全国中医药行业高等教育"十四五"规划教材
全国高等中医药院校规划教材（第十一版）

中西医结合传染病学

（供中西医临床医学、中医学、
临床医学等专业用）

主　编　李素云　孙克伟

U0343323

中国中医药出版社
·北　京·

图书在版编目（CIP）数据

中西医结合传染病学 / 李素云 , 孙克伟主编 .
北京 : 中国中医药出版社 , 2024. 12. -- (全国中医药
行业高等教育 "十四五" 规划教材)
ISBN 978-7-5132-9034-0
Ⅰ . R510.5
中国国家版本馆 CIP 数据核字第 2024TL4433 号

融合出版数字化资源服务说明

全国中医药行业高等教育 "十四五" 规划教材为融合教材，各教材相关数字化资源（电子教材、PPT 课件、视频、复习思考题等）在全国中医药行业教育云平台 "医开讲" 发布。

资源访问说明

扫描右方二维码下载 "医开讲 APP" 或到 "医开讲网站"（网址：www.e-lesson.cn）注册登录，输入封底 "序列号" 进行账号绑定后即可访问相关数字化资源（注意：序列号只可绑定一个账号，为避免不必要的损失，请您刮开序列号立即进行账号绑定激活）。

资源下载说明

本书有配套 PPT 课件，供教师下载使用，请到 "医开讲网站"（网址：www.e-lesson.cn）认证教师身份后，搜索书名进入具体图书页面实现下载。

中国中医药出版社出版

北京经济技术开发区科创十三街 31 号院二区 8 号楼
邮政编码　100176
传真　010-64405721
保定市西城胶印有限公司印刷
各地新华书店经销

开本 889×1194　1/16　印张 30　字数 823 千字
2024 年 12 月第 1 版　2024 年 12 月第 1 次印刷
书号　ISBN 978-7-5132-9034-0

定价　109.00 元
网址　www.cptcm.com

服 务 热 线　010-64405510　　微信服务号　zgzyycbs
购 书 热 线　010-89535836　　微商城网址　https://kdt.im/LIdUGr
维 权 打 假　010-64405753　　天猫旗舰店网址　https://zgzyycbs.tmall.com

如有印装质量问题请与本社出版部联系（010-64405510）

匡海学（黑龙江中医药大学教授、教育部高等学校中药学类专业教学指导委员会主任委员）

吕志平（南方医科大学教授、全国名中医）

吕晓东（辽宁中医药大学党委书记）

朱卫丰（江西中医药大学校长）

朱兆云（云南中医药大学教授、中国工程院院士）

刘　良（广州中医药大学教授、中国工程院院士）

刘松林（湖北中医药大学校长）

刘叔文（南方医科大学副校长）

刘清泉（首都医科大学附属北京中医医院院长）

李可建（山东中医药大学校长）

李灿东（福建中医药大学校长）

杨　柱（贵州中医药大学党委书记）

杨晓航（陕西中医药大学校长）

肖　伟（南京中医药大学教授、中国工程院院士）

吴以岭（河北中医药大学名誉校长、中国工程院院士）

余曙光（成都中医药大学校长）

谷晓红（北京中医药大学教授、教育部高等学校中医学类专业教学指导委员会主任委员）

冷向阳（长春中医药大学校长）

张忠德（广东省中医院院长）

陆付耳（华中科技大学同济医学院教授）

阿吉艾克拜尔·艾萨（新疆医科大学校长）

陈　忠（浙江中医药大学校长）

陈凯先（中国科学院上海药物研究所研究员、中国科学院院士）

陈香美（解放军总医院教授、中国工程院院士）

易刚强（湖南中医药大学校长）

季　光（上海中医药大学校长）

周建军（重庆中医药学院院长）

赵继荣（甘肃中医药大学校长）

郝慧琴（山西中医药大学党委书记）

胡　刚（江苏省政协副主席、南京中医药大学教授）

侯卫伟（中国中医药出版社有限公司董事长）

姚　春（广西中医药大学校长）

徐安龙（北京中医药大学校长、教育部高等学校中西医结合类专业教学指导委员会主任委员）

高秀梅（天津中医药大学校长）

高维娟（河北中医药大学校长）

郭宏伟（黑龙江中医药大学校长）

唐志书（中国中医科学院副院长、研究生院院长）

彭代银（安徽中医药大学校长）

董竞成（复旦大学中西医结合研究院院长）

韩晶岩（北京大学医学部基础医学院中西医结合教研室主任）

程海波（南京中医药大学校长）

鲁海文（内蒙古医科大学副校长）

翟理祥（广东药科大学校长）

秘书长（兼）

陆建伟（国家中医药管理局人事教育司司长）

侯卫伟（中国中医药出版社有限公司董事长）

办公室主任

周景玉（国家中医药管理局人事教育司副司长）

李秀明（中国中医药出版社有限公司总编辑）

办公室成员

陈令轩（国家中医药管理局人事教育司综合协调处处长）

李占永（中国中医药出版社有限公司副总编辑）

张峘宇（中国中医药出版社有限公司副总经理）

芮立新（中国中医药出版社有限公司副总编辑）

沈承玲（中国中医药出版社有限公司教材中心主任）

编审专家组

全国中医药行业高等教育"十四五"规划教材
全国高等中医药院校规划教材(第十一版)

组　长

余艳红(国家卫生健康委员会党组成员,国家中医药管理局党组书记、局长)

副组长

张伯礼(天津中医药大学教授、中国工程院院士、国医大师)

秦怀金(国家中医药管理局副局长、党组成员)

组　员

陆建伟(国家中医药管理局人事教育司司长)

严世芸(上海中医药大学教授、国医大师)

吴勉华(南京中医药大学教授)

匡海学(黑龙江中医药大学教授)

刘红宁(江西中医药大学教授)

翟双庆(北京中医药大学教授)

胡鸿毅(上海中医药大学教授)

余曙光(成都中医药大学教授)

周桂桐(天津中医药大学教授)

石　岩(辽宁中医药大学教授)

黄必胜(湖北中医药大学教授)

前　言

为全面贯彻《中共中央 国务院关于促进中医药传承创新发展的意见》和全国中医药大会精神，落实《国务院办公厅关于加快医学教育创新发展的指导意见》《教育部 国家卫生健康委 国家中医药管理局关于深化医教协同进一步推动中医药教育改革与高质量发展的实施意见》，紧密对接新医科建设对中医药教育改革的新要求和中医药传承创新发展对人才培养的新需求，国家中医药管理局教材办公室（以下简称"教材办"）、中国中医药出版社在国家中医药管理局领导下，在教育部高等学校中医学类、中药学类、中西医结合类专业教学指导委员会及全国中医药行业高等教育规划教材专家指导委员会指导下，对全国中医药行业高等教育"十三五"规划教材进行综合评价，研究制定《全国中医药行业高等教育"十四五"规划教材建设方案》，并全面组织实施。鉴于全国中医药行业主管部门主持编写的全国高等中医药院校规划教材目前已出版十版，为体现其系统性和传承性，本套教材称为第十一版。

本套教材建设，坚持问题导向、目标导向、需求导向，结合"十三五"规划教材综合评价中发现的问题和收集的意见建议，对教材建设知识体系、结构安排等进行系统整体优化，进一步加强顶层设计和组织管理，坚持立德树人根本任务，力求构建适应中医药教育教学改革需求的教材体系，更好地服务院校人才培养和学科专业建设，促进中医药教育创新发展。

本套教材建设过程中，教材办聘请中医学、中药学、针灸推拿学三个专业的权威专家组成编审专家组，参与主编确定，提出指导意见，审查编写质量。特别是对核心示范教材建设加强了组织管理，成立了专门评价专家组，全程指导教材建设，确保教材质量。

本套教材具有以下特点：

1.坚持立德树人，融入课程思政内容

将党的二十大精神进教材，把立德树人贯穿教材建设全过程、各方面，体现课程思政建设新要求，发挥中医药文化育人优势，促进中医药人文教育与专业教育有机融合，指导学生树立正确世界观、人生观、价值观，帮助学生立大志、明大德、成大才、担大任，坚定信念信心，努力成为堪当民族复兴重任的时代新人。

2.优化知识结构，强化中医思维培养

在"十三五"规划教材知识架构基础上，进一步整合优化学科知识结构体系，减少不同学科教材间相同知识内容交叉重复，增强教材知识结构的系统性、完整性。强化中医思维培养，突出中医思维在教材编写中的主导作用，注重中医经典内容编写，在《内经》《伤寒论》等经典课程中更加突出重点，同时更加强化经典与临床的融合，增强中医经典的临床运用，帮助学生筑牢中医经典基础，逐步形成中医思维。

3.突出"三基五性"，注重内容严谨准确

坚持"以本为本"，更加突出教材的"三基五性"，即基本知识、基本理论、基本技能，思想性、科学性、先进性、启发性、适用性。注重名词术语统一，概念准确，表述科学严谨，知识点结合完备，内容精炼完整。教材编写综合考虑学科的分化、交叉，既充分体现不同学科自身特点，又注意各学科之间的有机衔接；注重理论与临床实践结合，与医师规范化培训、医师资格考试接轨。

4.强化精品意识，建设行业示范教材

遴选行业权威专家，吸纳一线优秀教师，组建经验丰富、专业精湛、治学严谨、作风扎实的高水平编写团队，将精品意识和质量意识贯穿教材建设始终，严格编审把关，确保教材编写质量。特别是对32门核心示范教材建设，更加强调知识体系架构建设，紧密结合国家精品课程、一流学科、一流专业建设，提高编写标准和要求，着力推出一批高质量的核心示范教材。

5.加强数字化建设，丰富拓展教材内容

为适应新型出版业态，充分借助现代信息技术，在纸质教材基础上，强化数字化教材开发建设，对全国中医药行业教育云平台"医开讲"进行了升级改造，融入了更多更实用的数字化教学素材，如精品视频、复习思考题、AR/VR等，对纸质教材内容进行拓展和延伸，更好地服务教师线上教学和学生线下自主学习，满足中医药教育教学需要。

本套教材的建设，凝聚了全国中医药行业高等教育工作者的集体智慧，体现了中医药行业齐心协力、求真务实、精益求精的工作作风，谨此向有关单位和个人致以衷心的感谢！

尽管所有组织者与编写者竭尽心智，精益求精，本套教材仍有进一步提升空间，敬请广大师生提出宝贵意见和建议，以便不断修订完善。

国家中医药管理局教材办公室

中国中医药出版社有限公司

2023 年 6 月

编写说明

  传染病是由各种病原体引起的能在人与人、动物与动物或人与动物之间相互传播的一类疾病。传染病学是一门研究传染病在人体内、外环境中发生、发展、传播和防治规律的学科。本教材是全国中医药行业高等教育"十四五"规划教材之一，其定位以高等中医药院校中西医临床医学及中医学等专业五年制及八年制本科阶段全国规划教材为主，兼作中医、中西医结合执业医师资格考试、住院医师规范化培训及全国职称考试的参考用书。本教材的编写强调教材内容的深度与广度适当，根据当今传染病学的学科现状及特点，以临床实际为出发点，突出中医思维，病种主要选择常见病和多发病，新增部分病种。编写内容在突出"三基"（基本理论、基本知识和基本技能）、"五性"（思想性、科学性、先进性、启发性、适用性）的基础上，适当兼顾地域性，融入一些近年来基本成型并得到公认的新的学术观点和研究成果，充分体现传染病学的进展与发展趋势。同时教材中融入课程思政内容，体现教材服务教育"立德树人"的根本任务。

  本教材分总论和各论两部分。总论部分介绍了感染的概念，感染过程的表现，传染病的基本特征和临床特点，传染病的诊断方法、防治原则等。各论部分分别论述了朊粒病、病毒感染性疾病、立克次体病、细菌感染性疾病、深部真菌感染、螺旋体病、原虫和蠕虫感染性疾病等传染病的基本知识和治疗方法，以及医院感染和消毒与隔离等方面的知识。常见传染病的潜伏期、隔离期、检疫期和预防接种，医防融合与疫情防控，传染病病区的设置和管理，呼吸道和消化道传染病救护技术作为附录放在教材最后。本教材在上一版的基础上增加了新型冠状病毒感染、甲型 H1N1 流感、败血症、曲霉病、肺孢子菌病、梅毒、弓形虫病、蠕虫蚴移行症等内容。

  本教材由来自全国 26 所高等医学院校的 30 名专家参与编写。第一章传染病学概述由李素云编写；第二章朊粒病由孙克伟编写；第三章病毒感染性疾病的病毒性肝炎由孙克伟编写，病毒感染性腹泻、登革热和黄热病由王昕编写，脊髓灰质炎、麻疹、水痘和带状疱疹由付义编写，流行性感冒、甲型 H1N1 流感、人禽流感和寨卡病毒病由张艳慧编写，流行性腮腺炎、肾综合征出血热和埃博拉病毒病由朱平编写，手足口病、流行性乙型脑炎、传染性单核细胞增多症由白丽编写，巨细胞病毒感染、狂犬病和严重急性呼吸综合征由王春娥编写，艾滋病由姜枫编写，中东呼吸综合征、发热伴血小板减少综合征和新型冠状病毒感染由王海峰编写；第四章立克次体病由赵琦编写；第五章细菌感染性疾病的伤寒与副伤寒、霍乱和细菌性痢疾由陈斌编写，细菌性食物中毒、细菌感染性腹泻由冷炎编写，布鲁菌病由张玮编写，鼠疫、炭疽和白喉由张弘编写，百日咳由贾新华编写，猩红热和流行性脑脊髓膜炎由朱叶编写，结核病由刘丽丽编写，败血症由周滔编写；第六章深部真菌感染的新生隐球菌病和念珠菌病由刘丽丽编写，曲霉病由刘旻编写，肺孢子菌病由姜枫编写；第七章螺旋体病的钩端螺旋体病、回归热和莱姆病由何金洋编写，梅毒由郑丽红编写；第八章原虫感染性疾病的阿米巴病、疟疾和黑热病由李京涛编写，弓形虫病由扈晓宇编写；第九章蠕虫感染性疾病的吸虫病、丝虫病和线虫病由杨新莉编写，肠绦虫病、囊尾蚴病和棘球蚴病由葛来安编写，蠕虫蚴移行症由王宪波编写；第十章医院感染由程良斌编写；第十一章消毒与隔离由王凤珍、贾新华编写。附录的常见传染病的潜伏期、隔离期和检疫期由扈晓宇编写，常见传染病的预防接种由周滔编写，医防融合与疫情防控由王宪波编写，传染病病区的设置和管理由张玮编写，呼吸道传染病救护技术由刘旻编写，消化道传染病救护技术由郑丽红编写。学术秘书王佳佳和袁维负责联络、协调等工作。本教材经历了编写人员认真编写与互校、副主编严格审校、主编统稿定稿等环节。本教材的数字化资源主要包括课程介绍、教学大纲、PPT课件、视频和复习思考题等，由李素云、孙克伟负责，全体编写人员共同参与。

本教材得到了中国中医药出版社、河南中医药大学、湖南中医药大学各级领导，以及各参编院校的关心和大力支持，在此一并表示感谢！

本教材在编写过程中参考了多位专家、学者的著作和论文，因篇幅所限，仅列出主要参考书目，请有关作者谅解，并向这些文献的作者表示诚挚的谢意！

本教材虽力求成为"精品教材"，但限于编者水平，不足之处在所难免，恳请广大读者及专家学者在使用中提出宝贵意见，以便再版时修订提高。

《中西医结合传染病学》编委会
2024 年 8 月

上篇

总论

第一章
传染病学概述

传染病（communicable diseases）是指由各种病原体包括病原微生物和寄生虫感染人体引起的具有传染性，在一定条件下可引起流行的疾病。病原微生物包括朊粒（prion）、病毒（virus）、衣原体（chlamydia）、立克次体（rickettsia）、支原体（mycoplasma）、细菌（bacteria）、真菌（fungus）、螺旋体（spirochete）等；寄生虫包括原虫（protozoa）和蠕虫（helminth）。感染性疾病（infectious diseases）是指由病原体感染人体所致的疾病，较传染病的范围更广泛，包括传染性感染性疾病（传染病）和非传染性感染性疾病。

传染病学是一门研究传染病在人体内、外环境中发生、发展、传播和防治规律的学科，其重点是研究这些疾病的发病机制、临床表现、诊断和治疗方法，同时兼顾预防措施和流行病学。传染病学与病原微生物学、免疫学、人体寄生虫学、流行病学、药理学等其他学科关系密切。

传染病是早期人类历史上导致死亡的主要疾病。公元211~266年传染病大流行（可能是鼠疫）导致罗马帝国的衰落；中世纪欧洲的"黑死病"（携带鼠疫杆状菌的老鼠和跳蚤为传播媒介，传播速度极快的一种传染性鼠疫）流行，导致约两千万人死亡；据流行病学家估计，1918年，亚洲、欧洲、美洲和非洲流感大流行，导致约6亿人感染，共计造成0.5亿~1亿人死亡。

在中国历史上，天花、霍乱、鼠疫、黑热病、疟疾、血吸虫病等肆虐，大量吞噬了劳动人民的生命。曹植在《说疫气》一文中云："建安二十二年，疠气流行，家家有僵尸之痛，室室有号泣之哀。或阖门而殪，或覆族而丧。"东汉张仲景在《伤寒杂病论·序》中云："余宗族素多，向余二百，建安纪年以来，犹未十稔，其死亡者，三分有二，伤寒十居其七。"这些均说明当时传染病疫情的严重。

中华人民共和国成立后，我国在"预防为主、防治结合"的卫生工作方针指引下，传染病防治工作取得了巨大成就，消灭了天花，基本控制了鼠疫、霍乱、登革热、脊髓灰质炎、乙型脑炎、麻疹、白喉、伤寒、疟疾等；建立了日趋完善的传染病防控体系，成功应对了2003年传染性非典型肺炎、2005年四川人感染猪链球菌病、2009年甲型H_1N_1流感流行、2013年人感染H_7N_9禽流感疫情，以及鼠疫、人感染H5N1和H5N6高致病性禽流感等多起重大急性传染病疫情。特别是2019年年底发生的新型冠状病毒肺炎（后更名为"新型冠状病毒感染"）疫情是百年来全球发生的最严重的传染病大流行，是中华人民共和国成立以来我国遭遇的传播速度最快、感染范围最广、防控难度最大的重大突发公共卫生事件。2020年1月20日，我国将新型冠状病毒肺炎纳入《中华人民共和国传染病防治法》规定的乙类传染病，并采取甲类传染病预防、控制措施，全面加强集中统一领导，坚持人民至上、生命至上，因时因势动态优化调整防控措施，不断提高科学精准防控水平，经受住了全球疫情的多轮冲击，经过近三年的抗疫历程，面对百年来全球发生的最严重的传染病大流行，我国经历了艰苦卓绝的历史大考，取得了伟大的胜利，创造了人类同疾病斗争史上的防控奇迹。2023 年 1 月 8 日起，对新型冠状病毒感染由"乙类甲管"调整为"乙类乙管"，新型冠状病毒感染防控取得决定性胜利。

目前，在我国传染病不再是引起死亡的首位病因，但传染病流行形势仍然严峻。由于自然环境的变化、人类社会因素的改变，以及病原体为适应生存而产生的变异等原因，新发与再现传染病不断暴发或流行，病原体对抗菌药物耐药性增加等，对人类健康产生了巨大威胁。随着全球化，境外突发急性传染病输入的风险也在不断增加。近年来，我国境内先后发生了中东呼吸综合征、黄热病、寨卡病毒病等多起输入性传染病疫情。传统烈性传染病也有死灰复燃的风险，例如我国先后发生人间鼠疫多起，对当地社会稳定和正常生产生活秩序造成了冲击。因此，针对新发传染病和传统传染病交替并存的情况，以及当前抗病原体治疗中病原微生物产生耐药等新问题，传染病防治任务艰巨，需不断加强防治工作。

我国古代医家对传染病已有所认识。《素问·刺法论》曰："五疫之至，皆相染易，无问大小，病状相似。"早在《汉书》就有"天行疫疠，人相传"的记载。11 世纪我国北宋的医家就发明了人痘接种术，开创了人类以免疫学方法预防传染病的先河。明末、清代逐渐成熟的中医温病学更是对传染病的病因病机及辨证论治有了较为系统而完善的论述，为后世中医学者对传染病的研究提供了宝贵的经验。20 世纪 70 年代，屠呦呦等受东晋葛洪《肘后备急方》"青蒿一握，以水二升渍，绞取汁，尽服之"的启发，提取了抗疟特效药青蒿素，并因此获得 2015 年诺贝尔生理学或医学奖。

第一节　感染与免疫

一、感染的概念

感染（infection）是病原体对人体的一种寄生过程。通过漫长的生物进化，某些微生物和寄生虫感染人体后与人体形成了相互适应、互不损害的共生状态（commensalism），如寄生在肠道的大肠埃希菌和某些真菌。但这种平衡是相对的，当某些因素导致宿主的免疫功能受损（如应用大剂量糖皮质激素或抗肿瘤药物、患艾滋病），或大量应用抗菌药物引起菌群失调，或机械损伤使寄生物离开其固有的寄生部位而到达其他寄生部位，平衡被打破，引起宿主损伤，导致机会性感染（opportunistic infection）。

感染病原体后因个体的适应程度不同而表现各异。临床上可见多种形式的感染：①首发感染（primary infection）：初次被某种病原体感染。一些传染病很少发生再次感染，如麻疹、水痘、流行性腮腺炎、伤寒、甲型病毒性肝炎、肾综合征出血热等。②重复感染（re-infection）：在被某种病原体感染的基础上再次被同一病原体感染，如血吸虫病、疟疾等寄生虫病。③混合感染（co-infection）：同时被两种或两种以上的病原体感染。临床较少见，如吸毒者使用被艾滋病病毒和丙型肝炎病毒污染的注射器而感染。④重叠感染（super infection）：被某种病原体感染的基础上又被其他病原体感染，如慢性乙型肝炎患者重叠丙型肝炎病毒或戊型肝炎病毒感染。在重叠感染中，原发感染后出现的其他病原体感染称继发性感染（secondary infection），如艾滋病患者继发弓形虫感染，肝炎肝硬化患者继发细菌、真菌感染等。

二、感染过程的表现

病原体通过不同途径进入人体后就开始了感染过程。是否导致疾病取决于病原体的致病力和人体的抗病能力。病原体、人体和它们所处的外环境是构成感染过程的三因素。感染过程中呈现出的不同结局称为感染谱（infection spectrum）。

（一）清除病原体 （elimination of pathogen）

病原体进入人体后，可被人体的防御功能所清除，清除病原体主要有3种方式：①非特异性免疫屏障作用，如胃酸的杀菌作用。②特异性免疫清除，如从母体获得特异性抗体、人工注射抗体等特异性被动免疫，通过预防接种或感染后获得特异性主动免疫。③治疗也是清除病原体的有效方法，如在血吸虫感染潜伏期内服用蒿甲醚可杀死血吸虫童虫。

（二）病原携带状态 （carrier state）

病原携带状态是指病原体侵入机体后，在机体的一定部位繁殖并能排出体外，虽可有轻度的病理损害，但不出现疾病的症状，包括带病毒者、带菌者和带虫者。一般情况下，携带病原在3个月之内为急性携带者，超过3个月为慢性携带者；发生于显性感染之后为恢复期（病后）携带者，发生于隐性感染之后为健康携带者，发生于显性感染症状出现之前为潜伏期携带者。携带者所具有的共性是不出现症状而能排出病原体，因而在许多传染病中成为重要的传染源。但并非所有传染病都有携带者，如麻疹、流感携带者极为罕见。

（三）隐性感染 （covert infection）

隐性感染又称亚临床感染（subclinical infection），指病原体侵入机体后，只引起特异性免疫应答，不引起或只引起轻微的组织损伤，无症状，只有通过免疫学检查才能发现。在大多数感染中此为最常见的表现，隐性感染者数量大约是显性感染者的10倍，其结束后大多产生特异性抗体，因此隐性感染有天然疫苗之称。但少数感染者可转变为病原携带状态，如乙型肝炎病毒等感染后在体内持续存在。

（四）潜伏性感染 （latent infection）

潜伏性感染指病原体感染人体后，机体免疫系统将其局限化，但又不能将其清除，当机体免疫功能下降时，潜伏的病原体才引起显性感染，如单纯疱疹、带状疱疹、疟疾、结核等。潜伏性感染者不排出病原体。

（五）显性感染 （overt infection）

显性感染又称临床感染，感染后引发机体免疫应答，还通过病原体本身的作用或机体的变态反应导致组织损伤，引起病理改变和临床表现。人体感染病原体后只有少部分人表现为显性感染。大多数显性感染后病原体被清除，机体获得一定的免疫力。有些病原体感染结束后机体可获得持久的免疫力，甚至终身不再感染，如伤寒杆菌、麻疹病毒、甲型肝炎病毒、汉坦病毒等。也有一些病原体感染后免疫力并不持久，易发生再次感染，如血吸虫、钩虫、疟原虫、痢疾杆菌等。少部分患者病原体不能被彻底清除，成为恢复期携带者或慢性携带者。

上述感染的表现形式在一定条件下可移行或转化，一般隐性感染者最多见，病原携带者次之，显性感染者比率最低，但一旦出现最易识别。潜伏性感染者仅少数传染病存在。

三、感染过程中病原体的作用

病原体侵入机体后能否致病，取决于病原体的致病能力、宿主的免疫功能和外界环境因素三个方面。其中病原体的致病能力包括以下四个方面。

（一）侵袭力（invasiveness）

病原体侵入机体并在体内生长、繁殖的能力称为侵袭力。病原体侵入人体和扩散的方式主要有：①病原体主动侵袭直接进入机体，如血吸虫的尾蚴、钩虫丝状蚴、钩端螺旋体通过宿主的皮肤或黏膜进入。②病原体借助昆虫或其他动物介导进入，如疟原虫以蚊虫为介导侵入。③病原体借宿主防御功能损伤而侵入人体，如破伤风芽孢杆菌从皮肤破损处侵入。④病原体与宿主细胞的特异性结合，如引起腹泻的大肠埃希菌表达受体与小肠上皮细胞结合（定植因子方式），在肠壁定居繁殖并产生毒素，病毒也常通过靶细胞表面的受体或配基进入细胞内。⑤病原体释放某些酶溶解组织便于侵入与扩散，如阿米巴原虫分泌的溶组织酶。⑥某些病原体的表面成分有防止免疫攻击的作用，如伤寒杆菌的 Vi 抗原有抗吞噬作用，血吸虫利用宿主抗原覆盖其表面逃避排斥免疫反应。此外细菌的菌毛、荚膜及病原体的黏附能力都是影响病原体侵入和扩散的重要因素。有些病原体一旦侵入人体后只停留在原位置，不扩散到其他部位，如白喉杆菌。

（二）毒力（virulence）

病原体释放毒素和毒力因子的能力称为毒力。毒素主要包括外毒素和内毒素。外毒素多数由革兰阳性菌产生，通过靶细胞上的受体而起作用，其毒性强。痢疾杆菌释放的志贺毒素、霍乱弧菌释放的肠毒素等都属于外毒素。内毒素为革兰阴性菌的脂多糖，是细菌裂解后的产物，通过激活单核吞噬细胞系统，导致炎症和免疫损伤致病。有些细菌还能分泌抑制其他细菌生长的细菌素（bacteriocin），利于自身的生长。某些寄生虫病也由毒素引起，如血吸虫卵释放的可溶性虫卵抗原（soluble egg antigen，SEA）是血吸虫病组织损伤的主要因素。SEA 既不是内毒素也非外毒素。

（三）数量（quantity）

对同一种病原体来说，致病力与病原体的数量成正比。但不同病原体最低致病量有很大的差别。如伤寒的最低病原体数量是 10 万个，而细菌性痢疾只需要 10 个，相差近 1 万倍。最低致病量与感染者免疫功能状况等多种因素有关。

（四）变异性（variability）

环境、药物和遗传等因素可致病原体发生变异。病原体通过抗原基因的变异、遗传信息的交换、耐药性的形成来逃避免疫系统的攻击，使机体对病原体的清除作用减低或消失，从而使疾病继续或慢性化，或使感染反复发生。如艾滋病、乙型肝炎、流行性感冒等。病原体在宿主之间反复传播可使致病力增强或减弱，如肺鼠疫可使致病力增强，而流行性感冒一般则减低。一般来说，在人工培养多次传代下，可使病原体致病力减弱，如卡介苗就是通过人工培养多次传代后，使牛型结核杆菌的致病力减弱，而免疫原性得以保留。

四、感染过程中免疫应答的作用

机体的免疫应答在感染的发生与转归过程中起着重要作用。免疫应答分为有利于机体抵抗病原体的保护性免疫应答和促进病理改变的变态反应。保护性免疫应答又可分为固有免疫应答与适应性免疫应答。变态反应都是适应性免疫应答。

（一）固有免疫（innate immunity）

固有免疫又称非特异性免疫、先天性免疫或自然免疫。指人体对体内异物的一种非特异性清除机制，由先天遗传而来，对多种病原体有作用，且无二次免疫应答增强现象。包括以下几个方面。

1. 天然屏障（natural barrier）　包括外部屏障，如皮肤和黏膜及其分泌物脂肪酸、汗腺分泌的乳酸、唾液中的溶菌酶、附属于气管黏膜上的纤毛等；以及内部屏障，如血脑屏障和胎盘屏障等。

2. 吞噬作用（phagocytosis）　包括单核吞噬细胞系统和粒细胞（特别是中性粒细胞）。吞噬细胞内含大量溶酶体，可杀灭并消化被吞噬的病原体。

3. 体液因子（humoral factors）　包括体液中的补体、溶菌酶、纤维连接蛋白和各种细胞因子，可直接或通过免疫调节作用清除病原体。细胞因子主要是单核吞噬细胞系统和淋巴细胞激活后释放的一类有生物活性的肽类物质，如白细胞介素、肿瘤坏死因子、γ–干扰素、粒细胞–巨噬细胞集落刺激因子等。细胞因子有利于病原体清除，也可以导致组织器官的炎症损伤。

（二）适应性免疫（adaptive immunity）

适应性免疫即特异性免疫，指宿主对抗原特异性识别而产生的免疫，包括细胞免疫（cell-mediated immunity）和体液免疫（humoral immunity），分别由 T 淋巴细胞和 B 淋巴细胞介导。

1. 细胞免疫　致敏 T 细胞与相应抗原再次相遇时，通过细胞毒性淋巴细胞和淋巴因子来杀伤、清除病原体及其所寄生的细胞，对细胞内寄生的病原体主要依赖细胞免疫清除。细胞免疫还具有调节体液免疫功能。

2. 体液免疫　致敏的 B 淋巴细胞受抗原刺激后，转化为浆细胞，并产生与相应抗原结合的抗体，即免疫球蛋白（immunoglobulin，Ig），抗体主要作用于细胞外的病原体。依据化学结构，抗体可分为 IgG、IgA、IgM、IgD 和 IgE 五类，各具不同功能。IgM 抗体最先出现，分子量最大，是近期感染的标志，持续时间较短，不能通过胎盘；IgG 是血清中含量最多的免疫球蛋白，唯一能通过胎盘的抗体，出现较晚，持续时间长，具有抗菌、抗病毒、抗毒素等特性，多用于回顾性诊断和流行病学调查，临床上常用的丙种球蛋白即为 IgG；IgA 有分泌型与血清型两型，分泌型 IgA 存在于鼻、支气管分泌物，唾液，胃肠液及初乳中，其作用是将病原体黏附于黏膜表面，阻止扩散，血清型 IgA 免疫功能尚不完全清楚；IgE 是含量最少的免疫球蛋白，可致敏肥大细胞及嗜碱性粒细胞，使之脱颗粒，释放组胺，在原虫和蠕虫感染中血清 IgE 含量增高；IgD 的功能尚不十分明确。抗体与相应的抗原在体外结合发生反应，称为血清免疫学反应，如凝集试验、沉淀反应和补体结合试验等，常用于传染病的诊断和流行病学调查。

第二节　传染病的发病机制

一、传染病发生与发展

疾病发展的阶段性是传染病发生、发展的共同特征，发病机制中的阶段性与临床表现的阶段性大多一致。

（一）入侵部位（position of invasion）

病原体的入侵部位与发病机制密切相关，入侵部位适宜其生存，病原体才能定植、生长、繁殖并引起病变。如痢疾杆菌和霍乱弧菌都必须经口感染、麻疹经呼吸道感染、疟疾经蚊虫叮咬感染才能致病。

（二）机体内定植（location in the body）

病原体侵入机体后可定植于不同的部位而致病：在入侵部位直接引起病变，如菌痢及阿米巴痢疾；在入侵部位繁殖，分泌毒素，引起远离入侵部位的病变，如白喉和破伤风；通过血液循环定位于某一脏器使其发生病变，如流行性脑脊髓膜炎和病毒性肝炎；经过较长的生活史阶段，最后在某脏器中定居，如蠕虫病。

（三）排出途径（route of exclusion）

不同传染病均具有其特有的病原体排出途径，此为患者、病原携带者和隐性感染者具有传染性的重要因素。如痢疾杆菌只通过粪便排出，脊髓灰质炎病毒可通过粪便或飞沫排出，疟原虫通过虫媒叮咬或采血时离开人体。不同病原体排出体外的持续时间各异，因此，不同传染病有不同的传染期。

二、组织损伤的发生机制

病原体感染人体后，可通过三种机制引起组织病理学损伤。

（一）直接侵犯（direct damage）

病原体可凭借其机械运动及所分泌的溶组织酶直接破坏组织，如溶组织内阿米巴原虫；可诱发细胞病变使细胞溶解，如脊髓灰质炎病毒；或直接导致组织炎症性坏死，如鼠疫。

（二）毒素作用（action of the toxin）

某些病原体可产生毒力很强的外毒素，导致组织损伤和功能障碍，如肉毒杆菌毒素、霍乱肠毒素。革兰阴性杆菌裂解可产生内毒素，刺激单核吞噬细胞分泌白介素 -1 和肿瘤坏死因子等细胞因子，导致发热、休克及弥散性血管内凝血（disseminated intravascular coagulation，DIC），如痢疾杆菌、伤寒杆菌等。

（三）免疫机制（immunity mechanism）

多数病毒感染性疾病和部分细菌感染性疾病的发病与异常免疫应答有关，如麻疹病毒抑制细胞免疫反应、艾滋病毒直接破坏 T 细胞导致免疫缺陷。某些病原体可通过变态反应介导组织损伤，如肾综合征出血热可发生Ⅲ型变态反应，结核病和血吸虫病等可发生Ⅳ型变态反应。

第三节　传染病的流行过程

传染病的流行过程指传染病在人群中发生、发展和转归的过程。此过程中需要具备传染源、传播途径和易感人群这三个基本条件（环节），且受到自然、社会和个人因素的影响。

一、流行过程的基本条件

传染病流行过程的三个环节缺少其中任何一个，传染病都不会流行；切断其中任一环节，就可控制传染病的流行。

（一）传染源（source of infection）

传染源是指体内有病原体生长、繁殖并能排出体外的人和动物。

1.患者　在大多数传染病中，患者体内存在着大量病原体，是重要的传染源，而且某些症状有利于病原体的排出，如咳嗽、腹泻等。不同病期的患者，其传染性的强弱有所不同，一般在发病初期传染性最强。轻型患者易被忽视，但作为传染源的意义重大。有些传染病，如麻疹、天花、水痘等，患者是唯一的传染源。慢性患者长期排出病原体是重要的传染源。

2.隐性感染者　隐性感染者通常不易被发现。对于某些传染病，如脊髓灰质炎、流行性脑脊髓膜炎、甲型病毒性肝炎等，隐性感染者是主要传染源。

3.病原携带者　包括慢性携带者、恢复期携带者、潜伏期携带者和健康携带者。病原携带者无症状，但能排出病原体，如伤寒、细菌性痢疾等，不易被发现，有重要的流行病学意义。

4.受感染动物　以啮齿类动物最常见，其次为家畜、家禽。动物作为主要传染源传播的疾病称为动物源性传染病，包括动物本身会发病的，如鼠疫、狂犬病、布鲁菌病等，以及动物仅为病原携带状态的，如地方性斑疹伤寒、恙虫病、流行性乙型脑炎等。野生动物作为传染源传播的疾病称为自然疫源性传染病。

（二）传播途径（route of transmission）

传播途径是指病原体离开传染源到达另一个易感者的途径。主要有呼吸道、消化道、皮肤黏膜直接接触、虫媒、母婴、血液及体液途径。有些传染病有多种传播途径，如肾综合征出血热；有些传染病只有单一传播途径，如伤寒。

1.呼吸道传播　易感者吸入了含有病原体的空气、飞沫或气溶胶而感染。如肺结核、麻疹、传染性非典型肺炎、白喉、新型冠状病毒感染等。

2.消化道传播　易感者通过进食被污染的水和食物而感染。如霍乱、伤寒、细菌性痢疾和一些寄生虫病（钩虫病、蛔虫病等）等。

3.接触传播　与传染源接触而感染，有直接接触与间接接触两种传播方式。如炭疽、破伤风、狂犬病、血吸虫病及性病等均为直接接触而感染；多种消化道传染病如细菌性痢疾、伤寒等，以及呼吸道传染病如流感、麻疹等，通过污染的手传播，谓之间接接触传播，又称为日常生活接触传播。

4.虫媒传播　通过被病原体感染的节肢动物叮咬吸血等方式传播病原体给人。如蚊虫传播疟疾、恙螨传播恙虫病、人虱传播流行性斑疹伤寒、鼠蚤传播地方性斑疹伤寒、白蛉传播黑热病、蜱传播森林脑炎等。某些病原体在媒介动物体内的繁殖周期中的某一阶段才能造成传播，称为生物传播；病原体通过蝇等机械携带传播称机械传播。此类传播常有季节性和地区性，有些与受染者的职业有关。

5.血液和体液（医源性）传播　存在于血液或体液中的病原体通过输血、使用血制品、分娩、性交而传播。如疟疾、乙型病毒性肝炎、丙型病毒性肝炎、艾滋病、梅毒等。医源性传播是指在医疗、预防工作中造成某些传染病传播。有两种类型，一类是指易感者在接受治疗、预防或检验（检查）时，由于所用器械受医护人员或其他工作人员的手污染或消毒不严而引起的传播，如丙型病毒性肝炎、乙型病毒性肝炎、艾滋病等；另一类是药厂或生物制品生产单位所生产的药品或生物制品受污染而引起传播，如用第Ⅷ因子引起的艾滋病。

6. 母婴传播　母婴传播属于垂直传播（vertical transmission），其他途径统称水平传播（horizontal transmission）。母婴传播有三种方式①经胎盘传播：如风疹、乙型病毒性肝炎、腮腺炎、麻疹、水痘、巨细胞病毒感染及虫媒病毒感染、梅毒等，如孕妇在怀孕早期患风疹，胎儿可发生畸形、先天性白内障等。②上行性传播：病原体经孕妇阴道通过子宫颈口到达绒毛膜或胎盘引起胎儿感染，称为上行性传播，如葡萄球菌、大肠埃希菌及白色念珠菌等。③分娩引起的传播：胎儿从无菌的羊膜腔穿出而暴露于母亲严重污染的产道内，胎儿的皮肤、呼吸道、肠道均有被病原体感染的风险，如孕妇产道存在淋球菌、结膜炎包涵体、疱疹病毒等，可能致新生儿相应的感染。出生前在宫内获得的感染又称先天性感染，如梅毒等。

（三）易感人群（susceptible person）

对某一传染病缺乏特异性免疫力的人称为易感者，人群对某种传染病病原体的易感程度或免疫水平称为人群易感性（susceptibility of the crowd），常用易感者在某一特定人群中的比例来确定该人群的易感性。当某种传染病流行过后，人群对该传染病的免疫力水平较高，数年后当易感者数量上升达到一定水平时，才会再次出现流行，所以有些传染病的流行具有周期性。坚持长期人工自动免疫干预，可以阻止传染病的周期性流行，甚至可以消灭该传染病（如天花、脊髓灰质炎等）。

二、影响流行过程的因素

（一）自然因素（natural factors）

自然环境的各种因素，包括地理、气象、生态环境等对传染病的发生与发展有重要的影响。例如，流行性乙型脑炎、疟疾有明显的发病季节；血吸虫病仅限于有钉螺地区，这与气温、湿度、雨量等有密切关系；炎热的天气可以减少人体胃酸的分泌，有利于细菌繁殖，因此，夏秋季节感染性腹泻患者较多；寒冷可以降低呼吸道抵抗力，所以冬季呼吸道感染性疾病发病率高；洪涝灾害后因水源和食物污染，消化道传染病发病率上升；全球气候变暖可能带来更多的自然灾害和生物种群的改变，有利于某些病原体扩散和流行区域扩大。在一定自然生态环境下，某些传染病只在野生动物间传播，如鼠疫、钩端螺旋体病等，人类进入该地区易被感染，这类疾病称为自然疫源性传染病或人兽共患病（zoonosis）。

（二）社会因素（social factors）

社会因素包括社会制度、经济与生活条件、文化水平等，对传染病的流行过程有决定性作用。优越的社会制度使人民逐步摆脱贫困，生活、经济与文化水平不断提高，不少传染病逐渐被控制。全球化进程中也带来一些负面影响。工业化进程加重了环境破坏和污染；人类城市化过程使人口流动增加，居住密集化；饮食方式改变，药物滥用，血制品污染；人工重组微生物进行恐怖主义威胁；战争与难民安置管理不善；突发公共卫生事件应急体系不健全等。上述这些因素可以使某些传染病发病率升高，或出现新的或变异的病原体。这些都应该引起我们的重视。

第四节 传染病的特征

一、基本特征

以下四个基本特征使传染病有别于非传染性疾病。

（一）病原体（pathogen）

传染病都是由特定的病原体所引起的。确诊传染病一定要有病原学依据。人们对病原体的认识是逐步深化的，许多传染病都是先认识其临床表现和流行规律，而后才认识其病原体。对已知病原体也是先了解其一般生物学性状，而后才认识其结构。随着科学技术发展，一些新的病原体正在不断被发现和认识。

（二）传染性（infectivity）

传染性是传染病与其他感染性疾病的主要区别。传染病有传染性的时期称为传染期，这是确定传染病患者隔离期的主要依据。病原体从感染者体内排出，污染环境，通过不同途径传染给易感者。所以，患者需隔离治疗，其分泌物、排泄物应该无害化处理。

（三）流行病学的特征（epidemiologic feature）

流行病学特征主要指传染病的流行性、季节性、地方性和外来性。

1. 流行性 指传染病在人群中连续发生，造成不同程度蔓延的特性。①散发：某地区某传染病年发病率为一般水平。②流行：某地区某传染病年发病率明显高于一般水平。③大流行：某传染病在一定时间内迅速传播，波及全国各地，甚至超过国界或洲界。④暴发：某传染病病例在某一局部地区集中发生于一个短时间内。

2. 季节性 指传染病发病率在时间上的分布，如流行性乙型脑炎主要在夏秋季节流行。

3. 地方性 指传染病发病率在空间（地区）上的分布，如血吸虫病只是一种地方流行的传染病。

4. 外来性 指国内或地区原来不存在，从国外或者外地区传入的传染病。

此外，传染病流行病学特征还包括传染病在不同人群（年龄、性别、职业）中的分布特点。

（四）感染后免疫（postinfection immunity）

传染病患者病后能产生不同程度的特异性保护免疫。不同传染病和不同个体，病后获得保护性免疫力水平及持续时间有很大差异。如麻疹、白喉、风疹等，病后可获得持久的免疫力；有的持续数年或数月，如戊型肝炎病毒感染后保护性免疫一般不超过2年；有的持续时间较短，如流行性感冒、细菌性痢疾，因此容易再感染；也有的感染后不产生保护性免疫，如血吸虫病、蛔虫病等，容易重复感染。

二、临床特征

（一）病程的顺序与规律

急性传染病的发生、发展和转归过程，通常分为以下几个阶段：

1. 潜伏期（incubation period） 潜伏期是指从病原体侵入人体起，至开始出现症状为止的时期。不同传染病潜伏期相对固定且有一定范围（最短、最长），潜伏期的曲线呈常态分布，是检疫工作者和传染病医师诊断、追溯传染源、确定检疫期、选择免疫方式的重要依据。通常潜伏期的长短与病原体感染的数量成反比。

2. 前驱期（prodromal period） 从起病至症状明显开始为止的时期。其临床表现常无特异性，如头痛、发热、乏力、肌肉关节痛等，为许多传染病所共有，持续1~3日，起病急骤者可很短暂或无前驱期。

3. 症状明显期（period of apparent manifestation） 在此期间传染病所特有的症状和体征通常都获得充分表现，如具有特征性的皮疹、肝脾肿大和脑膜刺激征、黄疸等。有些急性传染病如脊髓灰质炎、流行性乙型脑炎等部分患者经过前驱期后很快进入恢复期，临床上称为顿挫型，只有少数患者进入症状明显期。

4. 恢复期（convalescent period） 机体免疫力增长到一定程度，体内病理生理过程基本终止，患者的症状及体征基本消失，临床上称为恢复期。此期体内可能有残余病原体，病理改变和生化改变尚未完全恢复。

进入恢复期后，有些传染病患者体温恢复正常，稳定一段时间后，发热等初发病症状再度出现，称为复发（relapse）。

病程进入缓解期，体温开始降低但尚未降至正常时，体温再度升高，初发病的症状再度出现，称为再燃（recrudescence）。

复发或再燃都是由于潜伏于血液或组织中的病原体再次繁殖所致，可见于伤寒、疟疾等传染病。

有些传染病患者在恢复期结束后，机体功能障碍长期未能复常而留有后遗症（sequela），多见于中枢神经系统传染病，如脊髓灰质炎、流行性乙型脑炎、流行性脑脊髓膜炎等。

（二）常见的症状与体征

1. 发热（pyrexia，fever） 传染病的发热过程可分为三个阶段，即体温上升期、高热持续期和体温下降期。感染后，通常患者体温逐渐升高，体温急剧上升到39℃以上时常伴有畏寒。高热持续期发热可以持续数小时（如疟疾）、数日（如流感）或数周（如伤寒极期），退热时伴有大量出汗，间间日疟和败血症。根据发热程度将发热分为低热（37.5~38.0℃）、中度发热（38.1~39.0℃）、高热（39.1~41.0℃）和超高热（41℃以上）。

多数传染病可以出现短期（不超过两周）的高热，如麻疹、猩红热、水痘、登革热、伤寒、败血症等。发热超过两周常见于结核病、布鲁菌病、黑热病、慢性疟疾、急性血吸虫病、立克次体病等。发热时间越长，感染性疾病的可能性越小，如高热持续3个月以上者，在感染病范围之内一般只考虑结核病、布鲁菌病、黑热病和慢性疟疾四种。低热持续1个月以上者称长期低热，常见于慢性感染性疾病，如结核病、艾滋病、蛔虫病、华支睾吸虫病、慢性布鲁菌病等。发热也常见于非感染性疾病，如肿瘤、结缔组织病、代谢性疾病等，临床上应注意鉴别。

热型是传染病的重要特征之一，具有鉴别诊断意义。常见热型：①稽留热（sustained fever）：指体温升高达39℃以上，24小时波动不超过1℃，如伤寒和斑疹伤寒症状明显期。②弛张热（remittent fever）：24小时体温波动＞2℃，但最低温度未达正常水平，如败血症、伤寒缓解期、风湿热、重症肺结核等。③间歇热（intermittent fever）：24小时之内体温波动于高热与正常体温之间，如疟疾和败血症。④回归热（relapsing fever）：高热骤起持续数日后自行消退数日，后又再次出现，如回归热包柔体（螺旋体类病原体）所致回归热病。登革热也可以见到类似发热。⑤波状热（undulant fever）：发热逐渐上升达高峰后又逐渐下降至低热或正常，此后又多次重复，可持续数月，如布鲁菌病。⑥不规则热（irregular fever）：指发热患者体温曲线没有规律，可见于结核病、败血症、流行性感冒等。

发热仅是发热性疾病过程中机体的反应之一。发热的温度高低、时间长短以及热型，受机体的反应性和治疗（抗菌药物、解热药物、糖皮质激素等）的影响，因此未经治疗的典型病例，才可能有典型的热型。临床上不规则热较为常见。

2. 发疹（eruption） 约1/3的传染病在发热的同时伴有皮疹，称发疹性传染病。发疹包括皮疹（exanthem，外疹）和黏膜疹（enanthem，内疹）两大类。

皮疹的类型：①斑丘疹（maculopapule）：斑疹（macule）与皮肤表面相平；丘疹（papule）略高于皮肤，可以孤立存在或相互融合存在；斑丘疹为斑疹与丘疹同时存在。如斑疹伤寒可见斑疹；麻疹、恙虫病可见丘疹；伤寒的玫瑰疹属于丘疹；麻疹、风疹、登革热、猩红热可见斑疹丘疹混合存在。②出血疹（petechia）：由皮下出血引起。可为散在的瘀点（＜2mm），或相互融合成片（＞5mm为瘀斑）。多见于肾综合征出血热、登革热、流行性脑脊髓膜炎、流行性斑疹伤寒等。③疱疹（vesicle）、脓疱疹（pustule）：指表面隆起，内含浆液或脓液的皮疹。见于水痘、带状疱疹、单纯疱疹、金黄色葡萄球菌败血症、立克次体痘等。已消灭的天花见脓疱疹。④荨麻疹（urticaria）：为不规则的片块状丘疹。见于血吸虫病、蠕虫蚴移行症、丝虫病等。

黏膜疹指体内黏膜的出疹现象，如麻疹的科氏斑（Koplik's spot）。黏膜疹发生在体内不易发现。

皮疹出现的时间、先后顺序和分布部位对诊断和鉴别诊断有重要参考价值。如麻疹先见于耳后、面部，然后向躯干、四肢蔓延到手足心。水痘集中于躯干，呈向心性分布。伤寒玫瑰疹数量少，主要见于胸腹部。水痘、风疹多于病程的第1日，猩红热多于第2日，天花多于第3日，麻疹多于第4日，斑疹伤寒多于第5日，伤寒多于第6日出疹。

3. 毒血症状（toxemic symptoms） 病原体的代谢产物和毒素可引起多种症状，如乏力、全身不适、厌食、头痛、肌肉痛、关节骨骼疼痛，严重者可出现神经精神症状，有时还可引起肝、肾损害和多器官功能衰竭。临床常见：①毒血症：病原体在侵入的局部组织中生长繁殖，其产生的毒素进入血液循环，引起特殊的毒性症状，如白喉、破伤风。②菌（病毒、螺旋体）血症：病原体短暂进入血液循环引起，一般无明显毒血症症状，许多传染病感染过程中都可出现。③败血症：病原体进入血液并在血液中大量繁殖，产生毒性代谢产物，引起严重的全身性中毒症状，例如高热、皮肤和黏膜瘀斑、肝脾大等，见于伤寒、钩端螺旋体病等。④脓毒血症：化脓性细菌侵入血流后在其中大量繁殖，并通过血流扩散至机体其他组织或器官，产生迁徙性化脓病灶，如金黄色葡萄球菌感染的脓毒血症。

4. 单核吞噬细胞系统反应（reaction of mononuclear phagocyte system） 在病原体及其代谢产物的作用下，单核吞噬细胞系统可出现充血、增生等反应，表现为肝、脾和淋巴结的肿大。

（三）临床类型

根据传染病临床过程的长短可分为急性、亚急性、慢性；根据病情的轻重可分为轻型、中型、重型、暴发型；根据临床特征可分为典型和非典型。典型相当于中型或普通型，是各种传染病中最常见的一型。

第五节 传染病的诊断

传染病早期、正确的诊断有利于及时治疗，及时隔离，防止其扩散。特别是对鼠疫、霍乱等烈性传染病首发病例的诊断具有重要意义。传染病的诊断要根据流行病学资料、临床资料及实验室检查及其他检查资料，进行综合分析和判断。

一、流行病学资料

患者的年龄、职业、流行季节与地区、免疫接种史与既往患传染病史、与传染病患者接触史、有无向下传染病例等都有助于诊断，是不可缺少的资料。如血吸虫病目前只在川渝、长江中下游地区和云南省流行，在北方地区生活不会染上本病；流行性乙型脑炎有严格的发病时段，南方地区为6~9月，北方地区为7~9月；艾滋病在静脉吸毒人员中发病率高；布鲁菌病以牧民多见；炭疽多发生于从事与家畜及其皮毛、肉类密切接触的职业；患过麻疹或接种过麻疹疫苗的人一般不会再患此病。

二、临床资料

从详尽地询问病史、细致地体格检查中获得患者的临床资料，是诊断的重要基础。一些特殊症状和体征对传染病的诊断有很大帮助。

（一）病史及症状

详细地询问病史，如潜伏期长短、起病的缓急与诱发因素、发热与皮疹的特点、中毒症状、特殊症状对诊断意义重大，如菌痢的里急后重、脓血便；脊髓灰质炎的肢体弛缓性瘫痪；肾综合征出血热的"三痛"症等。

（二）体格检查

应认真检查，不要遗漏，特殊体征应特别关注，如猩红热的红斑疹、麻疹的科氏斑（Koplik's spot）、百日咳的痉挛性咳嗽、白喉的假膜、流行性脑脊髓膜炎的皮肤瘀斑、伤寒的玫瑰疹、狂犬病的"恐水"征等。

三、实验室检查及其他检查资料

实验室检查与其他检查资料在传染病的诊断中占有重要地位，一些检测结果可直接确诊，如病原体的培养和检出。免疫学检查可提供诊断的重要依据，大多数检查必须结合临床资料、流行病学资料综合分析，才能获得正确诊断。

（一）常规检查

常规检查包括血、尿、粪三大常规检查和生化检查等。

血常规检查中白细胞计数与分类应用最广。白细胞计数增高主要见于大多数细菌感染性疾病如流行性脑脊髓膜炎、猩红热、败血症等，部分病毒感染性疾病如流行性乙型脑炎、肾综合征出血热、狂犬病及传染性单核细胞增多症等白细胞计数也常增高。白细胞计数正常或升高不明显或减低主要见于：①布鲁菌病、伤寒、结核病及部分革兰阴性杆菌败血症等细菌感染性疾病。②多数的病毒感染性疾病，如流行性感冒、传染性非典型肺炎、人感染高致病性禽流感、登革热、新型冠状病毒感染等。③原虫感染，如疟疾、黑热病等。嗜酸性粒细胞增多见于蠕虫感染，如血吸虫病、钩虫病、并殖吸虫病等，而嗜酸性粒细胞减少则见于伤寒、流行性乙型脑炎等。

尿常规检查有助于肾综合征出血热、钩端螺旋体病等的诊断；大便常规检查有助于蠕虫感染和感染性腹泻的诊断；血液生化检查有助于判断传染病的病情，肝生化指标检查还有助于病毒性肝炎的诊断。

常规化验检查的重要性在于给传染病的诊断指明方向。

（二）病原学检查

一些病原体可由感染者的体液、组织、分泌物与排泄物中直接检出，如血片或骨髓片找疟原虫或微丝蚴，涂片染色法检查各种细菌，大便检测寄生虫卵，直接免疫荧光法检测白喉杆菌和军团杆菌等。一些病原体可采用血液、尿液、粪便、脑脊液、痰、骨髓和皮疹内容物进行人工分离培养检出，如细菌、螺旋体、真菌采用人工培养基培养，立克次体采用动物接种或组织培养，病毒的分离采用细胞培养等。

病原体的直接检出或分离培养出病原体常是传染病病原学诊断的金指标。

（三）分子生物学检测

随着精准分子检测技术的飞速发展，分子生物学检测方法广泛应用到临床。

1. 分子杂交技术　可用 DNA 印迹法（Southern blot）、RNA 印迹法（Northern blot）分别检测样品中病原体的 DNA 或 RNA，原位杂交法检测组织中病原体核酸。

2. 聚合酶链反应（PCR）　用于检测病原体的 RNA 或 DNA。本方法有很高的特异性，在体外可大量扩增病原体核酸，增加了检测敏感性，但要防止标本被污染。

3. 基因测序技术　目前测序技术已发展到三代，第二代测序（next generation seuencing，NGS）又称高通量测序，是一种可以同时对数十万到数百万条 DNA 分子序列进行读取的测序技术，包括宏基因组第二代测序（metagenomics next generation seuencing，mNGS）技术和靶向第二代测序（targeted NGS，tNGS）技术。mNGS 技术，是一种无偏倚性，可直接从样本中检测所有潜在病原体（包括细菌、真菌、病毒和寄生虫）的测序技术，适用于样本中已知或未知病原体的检测。tNGS 技术是基于 NGS 的靶向富集的测序技术，通过超多重 PCR 或杂交捕获技术富集待测样本中几十种至几百种已知病原微生物基因，进而进行基于 NGS 的高通量平行检测，适用于样本中已知病原体的检测。近年来，基于单分子 DNA 进行非 PCR 测序为主要特征的第三代测序技术也已出现。mNGS 的基本流程包括标本的采集、运送、核酸提取和富集、建库测序和生物信息分析来鉴定感染的病原体。NGS 技术应用的成功案例，对部分感染性疾病的病原学诊断起到决定性的作用，但也存在种种影响因素，如样品的污染、测序的深度、病原诊断阈值的设定、数据库等。mNGS 的优点之一是能够诊断出少见的感染微生物，mNGS 检测可提供新出现或重新出现的高致病病原体的证据。

分子生物学检测是传染病病原学诊断发展的方向。

（四）血清学检查

原理是应用已知的抗原、抗体检测患者血清或体液中相应的抗体或抗原。常用的方法有各种凝集试验、补体结合试验、酶联免疫吸附试验（ELISA）、放射免疫法（RIA）、荧光抗体技术（FAT）等。

病原体的特异性抗原一般在感染早期（相应抗体出现之前）或慢性感染状态下出现，是病原体存在的证据。如乙型肝炎病毒的表面抗原（HBsAg）、血吸虫循环抗原等。检测特异性抗原比特异性抗体更为可靠，但抗原大多容易被抗体中和，或慢性感染期抗原量少，达不到检测试剂的最低检测量。

检测特异性抗体是临床常用的诊断方法。IgM 是感染后较早出现的抗体，一般发病 1 周即可检出，持续时间 3~6 个月，因此，特异性 IgM 抗体检测常用作早期诊断和诊断现症感染者的依据，如流行性乙型脑炎、肾综合征出血热等。IgG 出现较晚，一般在发病后 2 周开始出现，3~4 周达到高峰，但持续时间长，可达数年或更长时间。因此，IgG 抗体检测不能作为疾病早期诊断的指标。检测急性期和恢复期双份血清 IgG 水平，抗体效价增加 4 倍或以上才有诊断意义。

免疫学检查大大地增加了传染病患者病原体检出率，起"补漏"作用。免疫学诊断指标大多属条件确诊指标，需结合流行病学资料和临床资料综合分析才能得出正确的诊断。

（五）其他检查

1. 内镜检查 胃镜、肠镜、支气管镜等有助于肠道感染、血吸虫病、支气管淋巴结结核等的诊断。

2. 影像学检查 X 线、计算机断层扫描（CT）、磁共振成像（MRI）等可协助诊断新型冠状病毒感染、肺结核、肺吸虫病、脑囊虫病等。B 型超声波常用于疾病的辅助诊断和鉴别诊断。

3. 组织病理学检查 活组织病理学检查可以为各种慢性肝炎、肝硬化、结核病、朊粒感染等的诊断与鉴别诊断提供重要参考。

第六节 传染病的治疗

一、治疗原则

传染病的治疗目的为促进患者康复，控制传染源，防止其进一步传播。须坚持治疗、护理与隔离、消毒并重的综合治疗原则，一般治疗、对症治疗与病原治疗、中医中药治疗相结合的原则。尤其强调早期治疗，防治结合。

二、治疗方法

（一）一般及支持治疗

一般治疗包括隔离和消毒、护理及心理治疗。患者的隔离按其传播途径和病原体排出方式及时间而异，并应及时做好消毒工作。保持病房及居室良好的卫生环境和通风，做好口腔、皮肤护理，防止并发症的出现，密切观察患者的血压、呼吸、脉搏及一般情况，确保各项诊疗措施得以正确实施。医务人员良好的服务态度、工作作风可以增强患者战胜疾病的信心，对病情的恢复有着重要作用。

支持治疗包括供给均衡的营养、足够热量及维生素等，维持水电解质平衡和酸碱平衡，必要时应用各种血液和免疫制品，以增强患者的体质和免疫功能，改善其一般状况。

（二）病原治疗

病原治疗是针对病原体的疗法，具有清除或抑制病原体的作用，达到根治和控制传染病的目的。常用的治疗方法有抗菌疗法、化学制剂疗法、抗病毒药物疗法和免疫疗法等。

1. 抗菌疗法 在传染病治疗中应用最广泛的疗法。主要用于细菌、真菌、立克次体、支原体、螺旋体等的治疗。抗菌药物包括抗生素及化学制剂。应用抗菌治疗应遵守以下原则：①严格掌握适应证，熟悉药物的药动力学特点和不良反应。②最好根据细菌培养和药敏试验的结果选用针对性强的抗菌药物。③用量适当、疗程充足。④经验性治疗。病情严重者，起始可先经验性广谱治疗，防止病情恶化，一旦获得药敏结果，及时采用针对性抗菌治疗。

2. 化学制剂疗法 可用于细菌性感染和寄生虫。常用于蠕虫病和原虫病的治疗。如吡喹酮治疗血吸虫病、并殖吸虫病和华支睾吸虫病，甲硝唑治疗阿米巴病，氯喹、奎宁治疗疟疾，锑剂治疗黑热病，磺胺类药物治疗流行性脑脊髓膜炎等。

3. 抗病毒药物疗法 现有的抗病毒药物和疗法仍有较多局限，但近年来部分抗病毒药物有了较大发展。常用的广谱抗病毒药物如利巴韦林（ribavirin）用于疱疹病毒感染及肾综合征出血热，抗 RNA 病毒药物如奥司他韦（oseltamivir）用于治疗甲型 H_1N_1 流感病毒感染，抗 DNA 病毒药物如更昔洛韦治疗巨细胞病毒感染等。对于艾滋病、慢性乙型肝炎、丙型肝炎、流行性感冒、新型冠状病毒感染等的抗病毒治疗取得了可喜的进展。

4. 免疫疗法 包括抗毒素、干扰素、胸腺素和免疫球蛋白。抗毒素有直接中和毒素或清除病原体的作用，如白喉和破伤风抗毒素等。使用抗毒素前须做过敏试验，对过敏者应采用小剂量开始、逐渐增量的脱敏疗法。干扰素作为免疫调节剂用于乙型肝炎、丙型肝炎的治疗；胸腺素和免疫球蛋白等免疫制剂在临床上应用广泛。

（三）对症治疗

对症治疗包括降温、镇静、强心、改善微循环、脱水、糖皮质激素的应用以及血液透析和血浆置换等。对症治疗是一些传染病极期的常用治疗方法，能减轻病者的痛苦，减少机体的消耗，减轻重要脏器的负担，改善和稳定内环境，使机体的损伤降至最低，从而安全度过危险期。

（四）康复疗法

某些传染病如脊髓灰质炎、脑炎和脑膜炎可留有肢体瘫痪和语言障碍等后遗症，需进行理疗、高压氧疗、针灸治疗、康复锻炼等，以促进机体功能的康复。

第七节 传染病的预防

预防是传染病防治工作中的一项重要任务，及时报告和隔离患者是临床工作者的职责。传染病的预防主要是针对传染源、传播途径、易感人群而采取相应的措施。

一、管理传染源

早期发现传染源并及时有效管理对于阻止传染病的传播非常重要。

首先应严格执行传染病报告制度。2013年修订的《中华人民共和国传染病防治法》把传染病分为甲、乙、丙三类。

甲类包括鼠疫和霍乱两种。

乙类包括传染性非典型肺炎、艾滋病、病毒性肝炎、脊髓灰质炎、人感染高致病性禽流感、麻疹、流行性出血热、狂犬病、流行性乙型脑炎、登革热、炭疽、细菌性和阿米巴性痢疾、肺结核、伤寒和副伤寒、流行性脑脊髓膜炎、百日咳、白喉、新生儿破伤风、猩红热、布鲁菌病、淋病、梅毒、钩端螺旋体病、血吸虫病、疟疾，2013年11月增加了人感染 H_7N_9 禽流感，2023年1月8日将新型冠状病毒感染调整为"乙类乙管"，共27种。

根据国务院卫生行政部门的规定，乙类传染病中传染性非典型肺炎、肺炭疽、人感染高致病性禽流感和脊髓灰质炎按甲类传染病报告和管理。

丙类包括流行性感冒（含甲型 H_1N_1 流感）、流行性腮腺炎、风疹、急性出血性结膜炎、麻风病、流行性和地方性斑疹伤寒、黑热病、包虫病、丝虫病、除霍乱、细菌性和阿米巴性痢疾、伤寒和副伤寒以外的感染性腹泻病，2008年5月增加了手足口病，2014年1月将甲型 H_1N_1 流感由乙类调整到丙类。共11种。

传染病报告制度是早期发现传染病的重要措施，必须严格遵守。甲类传染病属强制管理传染病，要求发现后于2小时内上报；乙类传染病属严格管理传染病，要求诊断后24小时内通过传染病疫情监测信息系统上报。

丙类传染病为监测管理传染病，为加强管理，发现后应在24小时内报告。

管理好传染源除了严格执行传染病报告制度，还应做到"五早"：早发现、早诊断、早报告、早隔离、早治疗；对患者的密切接触者，根据情况采取检疫、医学观察、药物预防和应急接种等措施；对病原携带者，应随访、给予治疗、管理、观察并适当调整工作；对动物传染源，应注意检疫、给予隔离治疗，对有害动物（如鼠类、病犬等）则坚决捕杀，对被传染病病原体污染的场所、物品及医疗废弃物应按相关法律法规、规定进行消毒和无害化处理。

二、切断传播途径

针对不同途径的传染病采取相应隔离或消毒措施。经消化道传播、虫媒传播的传染病以及许多寄生虫病，切断传播途径通常是起主导作用的预防措施。对消化道传染病着重加强个人、环境卫生、饮食卫生，水源和粪便的管理；对呼吸道传染病应着重进行呼吸道隔离，保持空气流通；对虫媒传播传染病应昆虫隔离，消灭动物媒介，如苍蝇、蟑螂、蚊、虱、蚤等；对寄生虫病应努力消灭中间宿主，如消灭钉螺控制血吸虫病等。

切断传播途径的重点是做好消毒与隔离工作。消毒与隔离的具体措施详见本教材第十章。

三、保护易感人群

提高人群免疫力，通过改善营养、加强体育锻炼、规律的生活方式以提高机体非特异性免疫力，但关键还是要通过有计划地预防接种，提高人群的特异性免疫力。接种疫苗、菌苗、类毒素等之后可使机体产生对抗病毒、细菌、毒素等的特异性主动免疫，注射抗毒素、丙种球蛋白或高滴度免疫球蛋白，可使机体获得特异性被动免疫。儿童计划免疫对传染病的预防起关键作用。此外潜伏期药物预防是一种有效的挽救措施。流行区内加强健康教育、卫生宣传，提高个人防护意识，往往有事半功倍的效果。

第八节 中医药在传染病防治中的作用

我国于公元前 674 年最早记载霍乱病流行，自此至鸦片战争的 2500 多年间共流行大的传染病五百余次，历代医家在诊治传染病的过程中，通过不断的实践和探索，促使中医药在与传染病的斗争中不断发展、提高，逐步形成了一套独特的体系，积累了宝贵的经验。中医对传染性疾病病因病机、发病传变规律、预防治疗的认识，均对现代传染病的防治有重要价值。

一、中医学对传染病病因、发病的认识

中医学中无"传染病"名称。从文献资料记载来看，早在西周已经认识到疫病的发生和流行，《说文解字》云："疫，民皆病也。"即指传染病的暴发、流行。将具有传染性的疾病称之为"疫""瘟疫""疫疠"等。周代《礼记》指出："孟春行秋令，则民大疫。""季春行夏令，则民多疾疫。"认识到自然气候的严重反常变化是传染病发生的主要原因。《素问·刺法论》云："五疫之至，皆相染易，无问大小，病状相似。"认识到传染病具有发病急骤、症状相似、传染性强、易于流行等特点。《黄帝内经》认为传染病的发生是由于外感"邪气"致病，同时认识到人体正气在其间所起的决定性作用，指出"正气存内，邪不可干"。隋代巢元方提出传染病病邪为"乖戾之气"，其云："伤寒之病，但人有自触冒寒毒之气生病者，此则不染着他人。若因岁时不和，温凉失节，人感其乖戾之气而发病者，此则多相染易，故须预服药及为方法以防之。"认识到不仅"疫疠"等烈性传染病可以传染流行，而且其他如痢疾、黄疸、急性咽喉病、某些发疹性疾病同样可以相互传染。明代吴又可所著《温疫论》被喻为我国第一部传染病专著，书中描述："夫温疫之为病，非风非寒，非暑非湿，乃天地间别有一种异气所感。""邪之所着，有天授，有传染。"认识到瘟疫主要是由"口鼻而入"或相互接触所致；"戾气"性毒烈，与六淫不同，认知到传染病的致病是一种特别的致病物质，毒力大小各异，其传染范围和对患者生命危害大小也不同。清代，温病学派兴起，对传染病的认识也不断进步，认识到精神情志的变化，能影响脏腑功能失调而发病，要注意气血之间相互依存的关系，要注重保存阴津等。可以看出中医学对于急性传染病病因的认识基本上外因是邪盛，内因是正虚，季节气候对于传染病的发生具有重要影响。对于急性传染病的传变，认为循五脏所主顺序传变，循经络脏腑顺序而传，如《黄帝内经》认为外感六淫之邪伤人由皮肤、孙络、脉络、经脉、腑、脏，循经络脏腑顺序而传变，也可以循表里而传，循上中下三焦顺序而传，循卫气营血顺序而传。总之，中医学认为，传染病是病邪遵循由表入里，由浅入深，由阳入阴，由轻到重而传变。应采取相应的隔离、消毒等措施，治疗以清热解毒、凉血、化湿为主。较为完整地提出了中医对传染病发病机制的认识，即年岁、年时（气候与环境因素）；藏精，冬伤于寒（人体内在因素）；戾气、时行之气（致病物质）。

二、中医学对传染病的辨治方法

中医将内科疾病主要分为外感与内伤两类。外感病在病因、临床特点等方面与内伤疾病有着显著的不同。张仲景的《伤寒论》专论外感热病，现在看来其中大部分所载是感染性疾病。他认为寒邪自皮肤而入，循六经传变，按六经辨证，创立的六经辨证对感染性疾病的临床实践至今仍有指导意义。清代，由于传染病的广泛流行和中医药防治传染病经验的不断丰富，温病学派的建立使诊治外感病的理法方药更趋完善，诞生了许多著名的中医温病学家。叶天士认为温病自口鼻而入，按卫、气、营、血辨证；吴鞠通认为疾病分上、中、下焦，按三焦辨证；王孟英赞成卫、

气、营、血辨证，又将疾病分外感温病与伏气温病两类。他们均从不同角度描述了外感病的临床特点、传变规律、治疗手段及预后转归，形成了一套完整的理论体系。薛生白对湿热病的湿热之邪在上、中、下三焦的辨证和治疗进行了系统论述，进一步充实和完善了温病学内容。吴鞠通的《温病条辨》收集整理和创立了许多治疗温病的有效方剂（如桑菊饮、银翘散等），为遏制传染病的流行作出了重要贡献。

传染病病机演变过程是正邪交争的过程，正胜则邪却，正虚则邪陷。中医重视"邪气"对人体的伤害，更重视"正足以胜邪"，在治疗过程中处处维护人体正气，故有"留人治病"的原则。"祛邪"是治病常法，其宗旨不单在于除邪，而重在给邪以出路。正如叶天士所说："或透风于热外，或渗湿于热下，不与热相抟，势必孤矣。"引而伸之，"汗、吐、下、和、温、清、消、补"八大治法，若用药得当，都能达到祛邪的目的。此外，要重视从正、邪关系的演变转化来认识、治疗传染病，权衡感邪之轻重、正气的盛衰，从而进行辨证论治。如其云："下不厌早，逐邪务尽，客邪贵乎早逐。""治上焦如羽，治中焦如衡，治下焦如权。""在卫汗之可也，到气才可清气，入营犹可透热转气，入血直须凉血散血。"这些均为现代急性传染病提供了宝贵的辨证思维和临床指导。

中医药治疗传染性疾病，尤其是病毒性疾病已显示出较好的疗效，主要是辨证论治，中医药在减轻症状、缓解病情发展方面有一定的作用，如新型冠状病毒感染的治疗得到了世界卫生组织（WHO）的认可，其精华为辨证施治。同时，中医药对细菌感染和寄生虫病的病原体直接清除作用不理想，中医药宝库还有待于进一步探索和发掘，希望未来有更多的像青蒿素类的药物问世，为世界医学的发展作出贡献。

三、中医学对传染病预防的认识

《黄帝内经》云："圣人不治已病治未病。""上工治未病。"《金匮要略》云："夫治未病者，见肝之病，知肝传脾，当先实脾。"强调了未病先防、已病早治和防传变的"治未病"思想。"治未病"的指导思想同样也适用于传染病的防治。

在摄生防病方面，《黄帝内经》提出"法于阴阳，和于术数，食饮有节，起居有常，不妄作劳"，达到"形与神俱"，使"正气存内，邪不可干"。《素问·上古天真论》认为："虚邪贼风，避之有时，恬惔虚无，真气从之，精神内守，病安从来？"可见良好的饮食、生活习惯和心态对增强体质，提高人体抗病能力的重要性。告诫人们"以酒为浆，以妄为常，醉以入房……不知持满，不时御神，务快其心，逆于生乐，起居无节"，这些不良生活习惯会耗散人体正气，使人体抗病能力下降。此外，《备急千金要方》中记载了佩戴、燃烧或吞服辟温杀鬼丸、雄黄丸等药物，以避免邪毒，防止"卒中恶病及时疫"。《景岳全书》中记载了用"福建茶饼"进行口腔消毒以防病从口入。《本草纲目》记载了常食大蒜以预防痢疾、霍乱等病。

《本草纲目》一书中记载了早期的消毒之法：于房内用苍术、艾叶、白芷、丁香、硫黄等焚烧以进行空气消毒；将患者接触过的衣被放于蒸笼中蒸或用开水煮沸，目的是"一家不染"。《石室秘录》中陈无择指出饮水消毒之法，可用贯众一枚浸入水缸之内，加入白矾少许用于饮水消毒。在秦代，已设有疠人场，专收麻风患者，进行隔离。《后汉书》记载，汉桓帝延熹五年（162年），陇右军中大疫，当时就将传染患者安置在临时指定的"庵庐"中，实行隔离。清代熊立品在《治疫全书》中提出了隔离的具体要求："瘟疫盛行，递相传染之际……毋近病人床榻，染其秽污；毋凭死者尸棺，触其臭恶；毋食病家时菜；毋拾死人衣物。"

在免疫预防方面，东晋《肘后备急方》载"疗犬咬人方，乃杀所咬犬，取脑敷之，后不复发"，这与狂犬疫苗原理有相似之处。我国人痘接种术预防天花历史悠久，可谓人工免疫法的先驱，比英国琴纳的牛痘苗仅文字记载就早一百多年。它不仅在我国广泛应用，还曾流传到国外。18世纪法国启蒙思想家、哲学家伏尔泰就曾对我国人痘接种术倍加赞赏："我听说一百年来，中国人就有这种习惯，这是被认为全世界最聪明最讲礼貌的一个民族的伟大先例和榜样。"

中医学确立的对传染病预防的基本原则为"正气存内""避其毒气"，主要措施为顺应自然界四时变化，平衡人体阴阳，调畅情志，导引养生，药物预防节制饮食，免疫接种等。

几千年来，中医学以防为主、防治结合的指导思想和方法对中华民族的繁荣昌盛功不可没。当今，中医药在发挥自己传统优势的同时，也在紧跟科学技术的发展步伐，逐步完善中医药防治传染病的体系，提升其在传染病防治中的地位。

下篇

各论

扫一扫，查阅本章数字资源，含 PPT、音视频、图片等

一、概述

朊粒病（prion diseases），又称传染性海绵状脑病（transmissible spongiform encephalopathies，TSE），是一组由朊粒（prion）导致的人兽共患的致死性中枢神经系统退化性疾病，是由体内正常朊蛋白（cellular prion protein，PrP^c）在一定的条件下构象改变而错误折叠形成的一种具有抗蛋白酶水解特性的致病型羊瘙痒病朊蛋白（pathogenic scrapie prion protein isoform，PrP^{sc}）引起。PrP^{sc}主要通过沉积于人与动物的中枢神经细胞内而引发多种具有高度传染性与致死性的中枢神经系统疾病，包括人类中传播的库鲁病（Kuru disease）、克-雅病（Creutzfeldt-Jakob disease，CJD）、新变异型克-雅病（new variant Creutzfeldt-Jakob disease，vCJD）、格斯特曼综合征（Gerstmann-Straiissler-Scheinker syndrome，GSS）、致死性家族性失眠症（fatal familial insomnia，FFI），以及动物中传播的疯牛病、羊瘙痒症等。

中医学依据其证候特点，将本病归属于"颤证""风证"范畴。

二、病原学

朊粒病的病原体是朊粒，是由宿主人朊粒蛋白基因编码的、具有两种二级构象的蛋白质感染粒子，朊蛋白（prion protein，PrP）不含有核酸，具有传染性和自我复制能力。大小30~50 nm，电镜下见不到病毒粒子的结构，经负染后可见到聚集而成的棒状体，大小（10~250）nm ×（100~200）nm。PrP 具有两种异构体：PrP^c 是正常动物脑组织中的一种糖蛋白，可被蛋白酶水解，是神经系统信息传递不可缺少的物质；PrP^{sc} 是致病异构体，不能被蛋白酶水解，由 PrP^c 转变而来，沉积于脑组织，导致神经系统疾病的发生。

PrP^{sc} 抵抗力很强，对热、辐射、酸碱和常规消毒剂有很强的抗性，可耐受紫外线照射、电离辐射、冷冻干燥、超声波及 80~100℃高温等物理因素，138℃高压灭菌 60 分钟亦不能或不完全能使其灭活。PrP^{sc} 对甲醛、羟胺、核酸酶类等化学或生化试剂表现出强抗性。然而蛋白酶 K 和氨基酸化学修饰剂处理可降低其感染性，蛋白质变性剂（如尿酸、胍胺、苯酚等）可将其灭活。

三、流行病学

（一）传染源

感染 PrP^{sc} 的人和动物，或由于 *Prp* 基因变异产生 PrP^{sc} 的人和动物，皆可成为传染源。

（二）传播途径

1. 消化道传播 通过进食含有朊粒的宿主组织或加工物而感染，尤其是脑组织。

2. 医源性传播 使用被克－雅病患者污染的器械，可使脑外科患者感染克－雅病；移植克－雅病患者的器官（角膜、硬脑脊膜），以及使用被朊粒污染的垂体来源激素（生长激素或促性腺激素）均可感染克－雅病。

3. 遗传突变 由人体自身编码 PrP^c 的基因（*PRNP*）存在致病性突变引起。

（三）易感人群

人群普遍易感，感染后不产生保护性抗体。

（四）流行特征

1. 库鲁病 最早被发现且详细研究的传染性神经退行性变疾病，也是人朊粒病研究的模型。曾流行于巴布亚新几内亚原始部落，与当地习俗（食用已故亲人的脑组织以示对死者尊敬）有关，食尸习俗被禁止后，此病曾销声匿迹，1996 年和 2004 年发现 11 例新发库鲁病，提示此病潜伏期可长达 50 余年。

2. 克－雅病 克雅病按病因可分为散发型克－雅病（sporadic Creutzfeldt–Jakob disease，sCJD）、遗传型克－雅病（genetic Creutzfeldt–Jakob disease，gCJD）、获得型克－雅病（包括医源型克－雅病及变异型克－雅病）。其中 sCJD 最为常见，约占 85%；gCJD 在同系血缘亲属中具有聚集发病现象，其确诊依赖朊蛋白基因（prion protein gene，*PRNP*）检测出特定致病位点突变，占 5%~15%；其余为获得型克－雅病。按照国际发病率（1~2）/100 万计算，我国克－雅病每年发病 1400~2800 例。截至目前，我国尚无获得型克－雅病的病例报告。

3. 新变异型克－雅病 是一种罕见的、致命的朊病毒病，是因牛海绵状脑病（bovine spongiform encephalopathy，BSE）（俗称疯牛病）传播给人而引起。可能是通过食用感染疯牛病的牛肉传播的，年轻患者多见。

4. 格斯特曼综合征 较罕见，具有家族性，多发于中年。

5. 致死性家族性失眠症 最早发现于意大利家庭，目前全世界均有报道，是一种迅速致死性疾病，平均病程 13 个月，中年患者多见。

四、发病机制与病理

（一）西医发病机制

PrP^{sc} 具有神经毒性，其本身或其片段在神经元内积聚可导致凋亡和细胞死亡，折叠不正确的 PrP 被以一种逆行形式运输至细胞质降解。细胞质中即使少量的这种蛋白质也具有高度的神经毒性，这种积聚是朊粒病发病机制的重要步骤。

朊粒的致病过程：首先经一定的传播途径（如进食患病动物的肉和内脏）侵入机体并进入脑组织，经神经细胞轴突在脑组织内播散。PrP^{sc} 抵抗蛋白酶的消化，并按指数形式复制和增长，PrP^{sc} 沉积于神经元溶酶体内，导致被感染的脑细胞损伤、凋亡和坏死，释出的朊粒又侵犯其他脑组织，使病变不断发展。病变的神经细胞死亡后，脑组织留下大量小孔呈海绵状，并出现相应的临床症状，这就是所谓的海绵状脑病。

（二）病理

人朊粒病的脑组织病理学特点主要包括：大体可见脑呈海绵状改变，皮质、基底核和脊髓萎缩变性；显微镜下可见神经元丢失、星形胶质细胞增生、海绵状变性，即细胞胞质中空泡形成和感染脑组织内可发现异常 PrP 淀粉样斑块，无炎性反应。

1. 库鲁病 小脑等部位 PrP^{sc} 阳性斑块是库鲁病特征性病理表现，可见 Kuru 斑，即过碘酸希夫染色（PAS）阳性的单中心圆形伴放射状小刺。可观察到神经元萎缩、深染或苍白，星形胶质细胞和小胶质细胞广泛增殖。

2. 克－雅病 sCJD 的显微镜组织病理学病变包括 PrP^{sc} 聚集沉积、海绵状变性、小胶质细胞激活、突触和神经元丢失和星形胶质细胞增生。

3. 新变异型克－雅病 大脑皮层萎缩和小脑萎缩，尤其是小脑蚓部。微观上 vCJD 的神经病理学特征是海绵状改变、神经元丢失和星形细胞增生。许多神经病理改变使 vCJD 区别于 sCJD。最显著的就是遍布于大脑和小脑 PrP^{sc} 高密度斑块，基底节和丘脑的较低密度斑块。这些斑块（称为炫丽红斑）（florid plaques）的红色中心含有大量嗜酸性粒细胞，苍白外周是海绵状改变。Prp 免疫组化染色中炫丽红斑均呈现很强的着色，呈不规则簇状分布。

4. 格斯特曼综合征 小脑普遍性萎缩，小脑灰质呈海绵状变性。小脑等部位有高密度的 Kuru 斑，脑组织神经纤维交织成网。

5. 致死性家族性失眠症 突出病理特点是丘脑腹前核、背内侧核和丘脑枕明显萎缩、80%~90% 的神经元消失、胶质细胞明显增生、缺乏海绵状改变。脑皮质组织学改变程度与病程有关。随着病程的进展，大脑皮质出现进行性海绵状改变，不同程度星形胶质细胞增生和神经元缺失。小脑皮质、导水管周围灰质、红核和脑干网状结构出现轻度神经元丢失和胶质细胞增生。

（三）中医病因病机

本病的发生是由于脑髓、肝、脾、肾等脏器相关功能受损，筋脉肌肉失养和（或）失控，则致头身肢体不协调、不自主地运动而为颤证。主要病理因素为虚、风、痰、火、瘀。

五、临床表现

（一）库鲁病

本病可分为行走期、静坐期及终末期三期。此外，还有一个不明确前驱期，其特征是头痛和四肢关节疼痛。早期或行走期有颤抖、共济失调和姿势不稳等特征性症状。静坐期出现肌阵挛、舞蹈手足徐动症、肌束颤动等非随意运动及行走困难。终末期出现痴呆症状，表现为思维减慢，小脑型言语障碍和虚弱无力，大小便失禁，肌肉萎缩，深反射亢进，吞咽困难，出现抓握反射、坠积性肺炎。起病 9~24 个月患者常因严重营养不良或合并肺炎死亡。

（二）克－雅病

克－雅病患者临床表现具有显著异质性，即使在同一家系相同致病位点所致的 gCJD 患者，也存在个体间差异。

典型临床症状：包括皮质受累症状、小脑受累症状、锥体外系症状、锥体系症状。皮质受累症状包括认知障碍（最常见的临床表现）、肌阵挛（特征性表现之一）、精神症状、视觉障碍及痫性发作。小脑受累症状：患者常表现为行走不稳，体格检查可见共济失调和眼球震颤。锥体外系症状：患者可表现为动作迟缓、肢体震颤和肌强直。锥体系症状：大多数患者会出现皮质脊束受累的征象，包括反射亢进、病理征阳性和痉挛等表现。

非典型临床症状：包括言语障碍、头晕、头痛、睡眠障碍（如嗜睡、失眠）、肢体麻木或无力、自主神经功能障碍、肌萎缩、假性延髓麻痹、脑神经病变（如动眼神经、三叉神经、前庭蜗神经损害）、周围神经病变、肌张力障碍（如舞蹈症、眼睑痉挛、手足徐动症）等。

（三）新变异型克－雅病

近年有发现报道，本病可能是牛海绵状脑病（Bovine spongiform encephalopathy，BSE），俗称疯牛病（mad cow disease）传播于人的表现。其特点：发病年龄较早，平均年龄为 29 岁（1~48 岁）；病程较长，平均大于 1 年；大部分病例以精神异常为主要表现，如焦虑、抑郁、孤僻、萎靡和其他行为异常；早期突发精神异常和体感障碍如疼痛、麻木，随后出现进行性小脑共济失调和认知障碍。晚期表现肌阵挛，痴呆和舞蹈病。一般无特征性脑电图改变。

（四）格斯特曼综合征

小脑退行性变症状伴有不同程度的痴呆是此病的特征。小脑症状表现为动作笨拙、动作失调和共济失调步态。早期常有感觉迟钝、反射减退、下肢近端肌肉无力等症状，一般无肌阵挛。是否出现痴呆及其程度，可因家族和个体差异而异。一般 5 年左右发展至死亡，发病年龄多在 40~50 岁。

（五）致死性家族性失眠症

1. 器质性睡眠障碍　睡眠障碍通常是本病最早出现且最突出的症状，而且贯穿整个病程的始终，其症状主要包括失眠、深睡眠缺失、片段睡眠、REM 睡眠减少或缺失、喉鸣、睡眠呼吸障碍和不自主运动。

2. 神经精神症状　症状主要反映为快速进展的痴呆、共济失调、锥体系损害、锥体外系损害、视觉障碍、肌阵挛、痫性发作、无动性缄默、构音障碍、吞咽困难等。

3. 自主神经功能障碍　主要包括发热、高血压、出汗、心动过速、呼吸不规律、体重减轻、流泪、流涎、便秘、瞳孔改变等，男性患者可有阳痿等性功能障碍，疾病晚期可出现大小便失禁。

六、实验室检查及其他检查

（一）脑脊液

脑脊液（CSF）常规和生化检查基本正常，约 40% 的患者脑脊液蛋白可有轻微升高。14-3-3 蛋白是 sCJD 敏感性和特异性均较好的诊断指标，但是阴性结果并不能排除诊断，尤其是 fCJD 或不典型 sCJD 患者，偶有非朊粒病患者有阳性结果。脑脊液或皮肤实时震动诱导转化（RT-Qulc）对于快速诊断 sCJD 具有一定意义。血和脑脊液总 tau 蛋白、磷酸化 tau 蛋白 / 总 tau 蛋白比值有助于克－雅病的诊断及鉴别诊断。

（二）电生理检测

绝大部分 sCJD 患者病程中脑电图可出现特异性的 EEG 波形：周期性同步二或三相尖锐复

合波。其他朊粒病 EEG 也可有异常，但缺乏特异性。多导睡眠监测对于 FFI 的诊断和鉴别诊断具有很大的提示作用。

（三）影像学

头颅 CT 一般无明显异常，MRI 可见局灶性信号增强，DWI 在显示病灶方面优于常规 MRI。尽管诊断意义不大，但是为了排除其他脑部疾病，常规 MRI 或 CT 是必需的。推荐放射性核素检查包括单光子发射计算机体层摄影（SPECT）^{18}F- 氟代脱氧葡萄糖（FDG）、正电子发射体层摄影（PET）等已协助诊断及鉴别诊断。

（四）组织病理学及免疫组织化学

脑组织切片可观察到空泡、淀粉样斑块、胶质细胞增生、神经元丢失等海绵状改变。目前诊断朊粒病的金标准为免疫印迹或免疫组化染色检查到脑组织抗蛋白酶的 PrP^{sc}。

（五）分子生物学

提取患者外周血白细胞 DNA 对 *PRNP* 基因测序，可发现家族遗传性朊粒病的 *PRNP* 基因突变。

（六）自主神经功能检查

推荐对所有怀疑 FFI 的患者常规行生命体征动态监测；建议行心率变异性等检查评估自主神经功能，交感神经兴奋有助于 FFI 诊断。

七、诊断与鉴别诊断

（一）诊断

朊粒病在生前诊断比较困难，绝大部分为死后脑组织病理检查确诊。

1. 流行病学资料 有神经外科手术或接受过植入性电极脑电图史；供者被发现有朊粒病的器官移植受者；有垂体来源激素使用史；有输血病史；有朊粒病家族史等。

2. 临床表现 朊粒病本质是中枢神经系统的进行性退行性疾病，有相似且独特的临床表现。

3. 实验室检查及其他检查 特征性的脑电图改变和病理学检查是重要的诊断依据。结合临床表现，若有脑组织海绵状改变，可临床诊断朊粒病。免疫组化或分子生物学检测证实脑组织中 PrP^{sc} 存在，可确定诊断。

4. 世界卫生组织诊断散发性 CJD 的标准

（1）疑似病例诊断标准 ①进行性痴呆。②肌阵挛，视觉或小脑性障碍，锥体束或锥体外束功能障碍，运动不能或缄默。③病程中典型的 EEG 改变和（或）两年内死亡并且 CSF 中 14-3-3 蛋白阳性。④常规检查未提示其他诊断。出现上述临床特征中两项或以上者即诊为疑似病例。

（2）确诊标准 上述 4 项均符合，并有以下神经病理学指标中的一项以上：①神经元丢失，胶质细胞增生，海绵状退行性变，或脑组织免疫组化 PrP^{sc} 阳性斑块。②预先用蛋白激酶 K 处理（消除正常的 PrP^c 反应）后，染色见 PrP^{sc} 阳性。③预先用蛋白激酶 K 处理后，脑组织行组织印迹见 PrP^{sc} 阳性。④患者脑组织注射到实验动物后可引起特征性神经退行性疾病。⑤检测到 *PRNP* 基因突变存在。

（二）鉴别诊断

朊粒病应与其他进行性神经系统退行性疾病相鉴别，如阿尔茨海默病、多发性硬化等。其鉴别的关键在于脑组织是否存在海绵状改变和 PrP^{sc}。

八、预后

迄今为止，对朊粒病缺乏有效治疗手段，预后差，此类疾病均为致死性。

九、治疗

（一）西医治疗

目前尚无有效的治疗药物，以对症和支持治疗为主要治疗措施。

（二）中医治疗

中医治疗本病注意辨病与辨证相结合，当以滋养肝肾、清热化痰、平肝息风为基本原则。

1. 风阳内动

临床表现：头部或肢体摇动、颤抖，不能自主，伴有眩晕耳鸣，头痛头胀，肌肉强直，烦躁易怒，腰膝酸软，尿黄，便秘。舌红，苔黄，脉弦细数。

治法：平肝潜阳，滋阴息风。

代表方药：天麻钩藤饮合镇肝熄风汤加减。

2. 痰热动风

临床表现：神呆懒动，头或肢体震颤尚能自制，胸脘痞满，口苦口黏，甚则口吐痰涎，头晕目眩，小便短赤，大便秘结或数日不行。舌质红或暗红，舌苔黄或黄腻，脉弦滑数。

治法：清热化痰，平肝息风。

代表方药：导痰汤合羚角钩藤汤加减。

3. 气滞血瘀

临床表现：头部或肢体摇动、颤抖，易激怒，善太息或妄思离奇，胸胁满闷，不思饮食。舌质淡暗或有瘀点瘀斑，苔薄白，脉弦或细涩。

治法：理气活血，通络息风。

代表方药：血府逐瘀汤加减。

4. 髓海不足

临床表现：头部或肢体摇动、颤抖，腰膝酸软，心烦少寐，眩晕耳鸣，善忘，老年患者兼有神呆、痴傻。舌红，苔少，脉细数。

治法：填精补髓，育阴息风。

代表方药：龟鹿二仙膏加减。

5. 阴阳两虚

临床表现：头摇肢颤，筋脉拘挛，畏寒肢冷，四肢麻木，心悸懒言，动则气短，自汗。舌淡，苔薄白，脉沉迟无力。

治法：补肾助阳，滋阴柔筋。

代表方药：地黄饮子加减。

十、预防

(一)管理传染源

应监测遗传性朊粒病家族，给予遗传咨询及产前 DNA 筛查。严禁朊粒病患者、有退行性神经系统疾病患者、在疫区居住过一段时间者、有遗传性朊粒病家族史者、曾接受器官提取人体激素治疗者捐献器官和组织。朊粒病患者尚无须单独隔离。

(二)切断传播途径

必须对从有 BSE 的国家进口的活牛（包括胚胎）及其制品进行严格的特殊的检疫。生产生物制品使用牛组织作为原料时，应充分考虑和了解生产这些材料的国家 BSE 流行情况。禁止牛羊等反刍动物组织及器官作为饲料喂养牛羊。接触朊粒病患者的医务人员及实验室研究人员必须严格遵守安全程序。必须注意的是，由于 PrP 缺乏核酸，针对一般病原微生物的常规消毒灭菌方法不适用于朊粒病。

(三)保护易感人群

目前尚无疫苗，也未研制出可供被动免疫的免疫球蛋白。

扫一扫，查阅本章数字资源，含PPT、音视频、图片等

第一节　病毒性肝炎

一、概述

病毒性肝炎（viral hepatitis）是由多种肝炎病毒引起的，以肝脏损害为主的一组传染病。目前按病原学明确分类的有甲型、乙型、丙型、丁型、戊型五型病毒性肝炎。各型病毒性肝炎的临床表现相似，主要表现为乏力、纳差、肝功能异常，部分患者出现黄疸。甲型和戊型主要经粪－口途径传播，主要表现为急性感染。乙型、丙型、丁型主要经血液、体液等胃肠外途径传播，多数呈慢性感染，少数病例可发展为肝硬化或/和肝细胞癌。

中医学根据主症不同，将其归于"黄疸""胁痛""肝着""肝瘟""急黄""积聚""鼓胀""郁证"等范畴。

二、病原学

甲、乙、丙、丁、戊五型肝炎病毒是病毒性肝炎的主要致病因子。巨细胞病毒、EB病毒、单纯疱疹病毒、风疹病毒、黄热病毒等感染亦可引起肝脏炎症，但这些病毒所致的肝炎是全身感染的一部分，不包括在本节"病毒性肝炎"的范畴内。

（一）甲型肝炎病毒（hepatitis A virus，HAV）

HAV属于微小RNA病毒科（picornavirus）中的嗜肝RNA病毒属（heparnavirus），球形，直径27~32 nm，无包膜，由32个亚单位结构（称为壳粒）组成20面对称核衣壳。病毒基因组为单股线状正链RNA，长约7.5 kb，有一个开放读码框（open reading frame，ORF），编码一种多聚蛋白（polyprotein）。病毒由RNA基因组和外壳蛋白（HAV Ag）组成。在肝细胞胞浆中组合为病毒颗粒，通过胆汁排至肠道，也可进入血清。血液中的HAV由宿主细胞来源的包膜包裹，称为准包膜病毒；而随粪便排出的HAV无包膜，以无包膜病毒形式存在。潜伏期和发病初期，以粪便中的病毒最高。

HAV对外界抵抗力较强，耐酸碱，室温可生存1周，25℃干粪中能生存30日，在贝壳类动物、污水、淡水、海水、泥土中能生存数月。能耐受60℃ 30分钟，80℃ 5分钟或100℃ 1分钟可使其完全灭活。对有机溶剂较为耐受，在4℃ 20%乙醚中放置24小时仍稳定。对紫外线、氯、甲醛等敏感。

HAV 只有一个抗原抗体系统，感染后 IgM 型抗体出现早，是近期感染标志，一般持续 8~12 周，少数可持续 6 个月左右；IgG 型抗体出现较晚，是既往感染或免疫接种后的标志，可长期存在。

（二）乙型肝炎病毒（hepatitis B virus, HBV）

HBV 属于嗜肝 DNA 病毒科（hepadnavirus）正嗜肝 DNA 病毒属（orthohepadnavirus）。

1. 形态及生物学特性 HBV 感染者血清在电镜下可见三种颗粒：①大球形颗粒，为完整的 HBV 颗粒，又名 Dane 颗粒，直径 42 nm，由包膜与核心组成。包膜内含乙型肝炎表面抗原（hepatitis B surface antigen, HBsAg）、糖蛋白与细胞脂质；核心内含不完全环状双股 DNA、DNA 聚合酶、乙型肝炎核心抗原（hepatitis B core antigen, HBcAg），具有感染性，是病毒复制的主体。②小球形颗粒，直径 22 nm。③丝状颗粒，直径 22 nm，长 100~1000 nm。后两种颗粒，不含病毒基因组和衣壳蛋白，主要由 HBsAg 和宿主细胞来源的脂质成分组成，不具有感染性，其含量多，是 Dane 颗粒的 10000~1000000 倍。这种独特现象为 HBV 所特有，其生物学意义尚未明确。

HBV 的抵抗力很强，对热、低温、干燥、紫外线及一般浓度的消毒剂均能耐受。100℃ 10 分钟、65℃ 10 小时或高压蒸汽消毒可被灭活，环氧乙烷、戊二醛、过氧乙酸和碘伏对 HBV 也有较好的灭活效果。

2. 基因组结构及编码蛋白 HBV 基因组由不完全的环状双链 DNA 组成，约含 3 200 个碱基对（bp），长链（负链）含有 HBV DNA 的全部遗传信息，短链（正链）的长度不定，相当于长链的 50%~80%。HBV 基因组目前已确定的共有 4 个开放读码框架（open reading frame, ORF），即 S 区、C 区、P 区和 X 区，均位于长链，分别编码外膜蛋白、核心蛋白、DNA 聚合酶和 X 蛋白。

S 区又包括前 S1、前 S2 和 S 三个编码区，分别编码前 S1 蛋白（pre-S1）、前 S2 蛋白（pre-S2）及 HBsAg。前 S 蛋白有很强的免疫原性。HBsAg 的抗原性较复杂，由一个属特异性的共同抗原决定簇 "a" 和至少两个亚型决定簇 "d/y" 和 "w/r" 组成，因此 HBsAg 有 10 个亚型，主要亚型是 adw、adr、ayw 和 ayr。根据 HBV 基因组序列差异 ≥ 8% 或 S 区基因序列差异 ≥ 4% 进行基因分型，目前 HBV 被分为（A–J 型）10 个基因型，部分基因型还可以根据基因序列差异在 4%~8% 分为不同基因亚型。HBV 基因型 / 亚型的地理分布差异明显，我国以 B 基因型和 C 基因型为主。

C 区由前 C 基因和 C 基因组成，分别编码乙型肝炎 e 抗原（hepatitis B e antigen, HBeAg）和 HBcAg。前 C 基因和 C 基因编码的蛋白质经加工后分泌到细胞外即 HBeAg，C 基因编码的蛋白质为 HBcAg。

P 区是最长的读码框，编码多种功能蛋白，包括具有反转录酶活性的 DNA 聚合酶、RNA 酶 H 等，参与 HBV 的复制。

X 区编码 X 蛋白（hepatitis B x antigen, HBxAg），HBxAg 具有反式激活作用，可激活 HBV 本身的、其他病毒或细胞的多种调控基因，促进 HBV 或其他病毒（如艾滋病病毒）的复制。HBxAg 在原发性肝细胞癌（hepatocellular carcinoma, HCC）的发生过程中可能发挥重要作用。

HBV 基因组易突变，大部分突变是沉默突变，无生物学意义。有意义的突变主要有以下几种。

（1）S 区突变可引起 HBsAg 亚型改变或 HBsAg 阴性乙型肝炎。

（2）前 C 区及 C 区启动子变异可引起 HBeAg 阴性 / 抗 -HBe 阳性乙型肝炎，前 C 区 1896 位核苷酸是最常发生变异的位点之一。C 区突变可导致抗 -HBc 阴性乙型肝炎。

（3）P区突变可导致复制缺陷或复制水平的降低，P区突变株与核苷（酸）类药物的耐药密切相关。

总之，HBV基因组极易发生各种形式的突变，且与疾病进展密切相关。HBV基因组变异除了影响血清学指标的检测，可能与疫苗接种失败、肝炎慢性化、抗病毒药物耐药、重型肝炎和HCC的发生等有关。因此，在抗病毒治疗之前尽可能进行病毒突变的检测（是否存在预存耐药突变），以免药物选择不当而需要后续的挽救治疗。

3.HBV的抗原抗体系统

（1）HBsAg与抗-HBs　成人感染HBV后最早1~2周、最迟11~12周，外周血中可检测到HBsAg；无症状携带者和慢性患者HBsAg可持续存在多年，甚至终身。HBsAg只有抗原性，无传染性。乙型肝炎表面抗体（hepatitis B surface antibody，HBsAb）是一种保护性抗体，抗-HBs阳性表示对HBV有免疫力，见于乙型肝炎恢复期、既往感染及乙肝疫苗接种后。需要注意的是，抗-HBs一般在急性乙肝病毒感染后期或HBsAg消失后，经过一段时间才出现，在此间隔期二者均不能检出，称为"窗口期"，"窗口期"的存在增加了通过血液传播HBV的风险。

（2）HBeAg与抗-HBe　急性HBV感染时，HBeAg出现略晚于HBsAg。HBeAg的存在提示患者处于高感染低应答期。HBeAg消失而抗-HBe产生称为e抗原血清转换。抗-HBe阳转后，病毒复制多处于静止状态，传染性降低；但仍有部分患者病毒复制，肝炎活动，与前C区变异相关。

（3）HBcAg与抗-HBc　血液中HBcAg主要存在于Dane颗粒的核心，游离的HBcAg极少，故较少用于临床常规检测。肝组织中HBcAg主要存在于受感染的肝细胞核内。HBcAg有很强的免疫原性，HBV感染者几乎均可检出抗-HBc，除非HBV C基因序列出现极少见的变异或感染者有免疫缺陷。抗-HBc IgM是HBV感染后较早出现的抗体，绝大多数出现在发病第1周，多数在6个月内消失，抗-HBc IgM阳性提示急性期或慢性肝炎急性发作。抗-HBc IgG出现较迟，但可保持多年甚至终身。乙肝病毒核心抗原相关抗原（HBcrAg）是一种包含HBcAg、HBeAg、p22蛋白质的复合标志物，与肝细胞内cccDNA转录活动有关，被认为有助于区分疾病分期、CHB抗病毒疗效评价及临床转归预测。

4.HBV DNA　主要用于评估HBV感染者病毒复制水平，是抗病毒治疗适应证及疗效判断的重要指标。

（三）丙型肝炎病毒（hepatitis C virus，HCV）

HCV属黄病毒科（flaviviridae）丙型肝炎病毒属（hepacivirus），为单股正链RNA病毒。

1. 形态及生物学特性　HCV呈球形颗粒，直径30~60 nm，外有脂质外壳、囊膜和棘突结构，内有核心蛋白和核酸组成的核衣壳。

HCV对有机溶剂敏感，10%氯仿可杀灭HCV。煮沸、紫外线等亦可使HCV灭活。血清经60℃ 10小时或1/1000甲醛溶液37℃ 6小时处理后，可使HCV传染性丧失。血制品中的HCV可用干热80℃ 72小时或加变性剂使之灭活。

2. 基因组结构及编码蛋白　HCV基因组为单股正链RNA，全长约9.6 kb，基因组由5′和3′非编码区和中间的编码区组成。编码区从5′端依次为核心蛋白区（C），包膜蛋白区（E1，E2/NS1），非结构蛋白区（NS2、NS3、NS4A、NS4B、NS5A和NS5B）。核心蛋白与核酸结合组成核衣壳。包膜蛋白为病毒外壳主要成分，可能含有与肝细胞结合的表位。NS3区编码螺旋酶和蛋白酶，NS3蛋白具有强免疫原性，可刺激机体产生抗体。NS5区编码依赖RNA的RNA多聚酶，在病毒复制中起重要作用。NS3/4A、NS5A和NS5B是目前直接抗病毒药物（direct-acting antiviral agent，DAA）的主要靶位，在临床上有重要价值。

根据基因序列的差异，以 Simmonds 的分型命名系统，目前可至少分为 8 个基因型，每种基因型又可区分出 a、b、c、d 等数种亚型。HCV 基因 1b 和 2a 型在我国较为常见，其中以 1b 型为主。HCV 1b 亚型、2 型、5 型的传播与输血、血液制品或医院内感染密切相关，HCV 3 型、6 型的传播多集中于静脉药瘾患者。

3.抗原抗体系统　① HCV Ag 与抗 -HCV。血清中 HCV Ag 含量很低，检出率不高。抗 -HCV 不是保护性抗体，是 HCV 感染的标志，抗 -HCV 又分为 IgM 型和 IgG 型。抗 -HCV IgM 在发病后即可检测到，一般持续 1~3 个月。如果抗 -HCV IgM 持续阳性，提示病毒持续复制且易转为慢性。② HCV RNA。HCV RNA 阳性是病毒感染和复制的直接标志。HCV RNA 基因分型在流行病学和抗病毒治疗方面有重要意义。

（四）丁型肝炎病毒（hepatitis D virus，HDV）

HDV 是一种缺陷病毒，必须有 HBV 或其他嗜肝 DNA 病毒的辅助才能复制、表达抗原及引起肝损害。基因组为单股负链闭合环状 RNA，长 1679 bp。HDV 可与 HBV 同时感染人体，但大部分情况下是在 HBV 感染的基础上引起重叠感染。

HDV 的抗原抗体系统：① HDV Ag 和抗 -HDV。HDV Ag 是 HDV 唯一的抗原成分，因此，HDV 仅有一个血清型。抗 -HDV 不是保护性抗体。② HDV RNA。血清或肝组织中 HDV RNA 阳性是诊断 HDV 感染的直接依据。

（五）戊型肝炎病毒（hepatitis E virus，HEV）

HEV 属戊型肝炎病毒属（hepevirus）戊型肝炎病毒（hepatitis E virus）。

HEV 为 20 面对称体圆球形颗粒，无包膜，直径 30~40 nm。HEV 基因组为单股正链 RNA，全长 7.2~7.6 kb。戊型肝炎病毒科分为正戊型肝炎病毒亚科和副戊型肝炎病毒亚科。感染人的主要为正戊型肝炎病毒亚科的帕拉斯戊型肝炎病毒属的巴拉扬尼种，可分为 8 个基因型，人类主要感染 1~4 型；1 型和 2 型只感染人；3 型和 4 型可感染人和多种动物；5 型和 6 型感染野猪，尚未见感染人的报道；7 型和 8 型可感染骆驼，已有报道 7 型可感染人。

HEV 在碱性环境下较稳定，对高热、氯仿、氯化铯敏感。

HEV 的抗原抗体系统：血液中检测不到 HEV Ag。抗 -HEV IgM 在发病初期产生，阳性时间相对较短，3~4 个月转阴，但少数可持续 6 个月甚至一年。因此，抗 -HEV IgM 阳性是近期 HEV 感染的标志。在抗 -HEV IgM 出现一周后，可检测到抗 -HEV IgG，抗 -HEV IgG 持续时间在不同病例中差异较大，多数于发病后 6~12 个月阴转，但亦有持续几年甚至十多年者。感染 HEV 后，约三周即可在血液中检测到 HEV RNA，粪便排出 HEV 可长达 4~6 周，粪便中检测出 HEV RNA 持续时间比病毒血症长 2~4 周。

三、流行病学

我国是病毒性肝炎的高发区。甲型肝炎人群流行率约 80%。全球约 20 亿人曾感染 HBV，其中 2.96 亿人为慢性 HBV 感染者，82 万人死于 HBV 感染所致的肝功能衰竭、肝硬化和 HCC。据估算，我国当前一般人群中 HBsAg 流行率为 6.1%，有慢性 HBV 感染者约 8600 万人。随着我国新生儿乙肝联合免疫预防接种全面实施，新生儿 HBsAg 阳性率明显下降，2014 年 5 岁以下儿童为 0.32%，1~29 岁人群的 HBsAg 阳性率为 2.94%。全球 HCV 感染者约 1.85 亿，我国人群

抗 –HCV 阳性者约 1000 万人。丁型肝炎人群流行率约 1%，戊型肝炎约 20%。

（一）甲型肝炎

1. 传染源　甲型肝炎无病毒携带状态。传染源为潜伏期末期、急性期患者及隐性 HAV 感染者，后者数量明显多于前两者。起病前两周至血清谷丙转氨酶（alanine aminotransferase，ALT）高峰期后一周为粪便排毒期，少数患者可延长至其起病后 30 日。从潜伏期末期到黄疸出现后 1~2 日，患者粪便中的病毒数量最多、传染性强，但由于在黄疸前期的患者一般不易被确诊和及时隔离，从而成为传染源。血清抗 –HAV 出现提示粪便排毒基本停止。

2. 传播途径　HAV 主要经粪 – 口途径传播，也有可能通过与感染者密切接触或间接接触而感染。粪便污染饮用水源、食物、蔬菜、玩具等可引起流行。水源或食物污染可致暴发或流行。日常生活接触多为散发性发病。1988 年，上海居民因生食被 HAV 污染的毛蚶引起甲肝大流行，造成 31 万人感染。

3. 易感人群　人群对 HAV 普遍易感，以隐性感染为主。随着卫生条件改善和甲肝疫苗接种，我国甲肝报告发病率从 1991 年的 56/10 万下降到 2020 年的 1.05/10 万。感染后可产生持久免疫。

（二）乙型肝炎

1. 传染源　主要为乙型肝炎患者和病毒携带者，传染性与体液中 HBV DNA 含量成正比。

2. 传播途径　因含 HBV 体液或血液进入机体而获得感染，具体传播途径主要有以下几种：

（1）母婴传播　在我国，母婴传播是 HBV 最主要的传播途径，主要在产程和哺乳期感染，占新发感染的 40%~50%。目前 HBV 的父婴传播相关研究较少，但男性 HBV 病毒携带者的精子头部细胞质中存在 HBV DNA，说明 HBV 病毒可穿过血睾屏障，完成 HBV 的父婴传播。

（2）血液传播　包括输注血制品、血液净化、有创操作（如不安全注射、各种手术、不规范的口腔科诊疗操作等）等。HBV 也可经破损的皮肤或黏膜传播，如修足、文身、扎耳环孔、职业暴露、共用剃须刀和牙具等。

（3）性传播　与 HBV 阳性者发生无保护性行为。

HBV 不经呼吸道和消化道传播。因此，日常生活中与乙型肝炎病毒携带者的非血液暴露接触，如拥抱、打喷嚏、咳嗽、共用餐具水杯等一般不会传染 HBV。尚未发现 HBV 能经吸血昆虫（蚊和臭虫等）传播的证据。

3. 易感人群　抗 –HBs 阴性者均为易感人群。婴幼儿期是 HBV 感染慢性化的最危险时期。高危人群包括 HBsAg 阳性母亲的新生儿、HBsAg 阳性者的家属、反复接受输血及血制品者、血液透析患者、多个性伴侣者、静脉药瘾者、接触血液的医务工作者等。

感染恢复后或疫苗接种后抗 –HBs 阳性者有免疫力。

4. 流行特征　以散发为主，有家庭聚集现象，婴幼儿感染多见。

（三）丙型肝炎

1. 传染源　丙型肝炎患者及无症状病毒携带者。

2. 传播途径　主要通过血液传播。过去以输血和血制品、单采血浆回输血细胞传播为主，我国自 1993 年对献血员筛查抗 –HCV，2015 年开始对抗 –HCV 阴性献血员查 HCV RNA 以来，经输血和血制品传播已很少发生。现阶段的主要传播途径如下：

（1）经破损的皮肤和黏膜传播：包括使用非一次性注射器和针头、未经严格消毒的牙科器械、内镜、侵袭性操作和针刺等。共用剃须刀、共用牙刷、修足、文身和穿耳环孔等，也是HCV潜在的经血传播方式。静脉药瘾共用注射器和不安全注射是目前新发感染最主要的传播方式。

（2）经性接触传播：多个性伴侣及同性恋者属于高危人群。

（3）母婴传播：HCV RNA 阳性母亲传播给新生儿的概率为 4%~7%。

（4）接受 HCV 阳性的器官移植。

3. 易感人群　人类对 HCV 普遍易感。抗 –HCV 并非保护性抗体，感染后无保护性免疫。

（四）丁型肝炎

传染源和传播途径与乙型肝炎相似。以与 HBV 重叠感染或同时感染的形式存在，尤其是重叠感染。人类对 HDV 普遍易感，抗 –HDV 不是保护性抗体。

（五）戊型肝炎

1. 传染源　传染源和传播途径与甲型肝炎相似，基因型 1 型和 2 型肝炎的传染源为戊型肝炎患者和亚临床感染者，3 型和 4 型戊型肝炎的主要传染源为猪和患者，鸡、牛、羊、鹿、啮齿动物亦可能是 HEV 的自然宿主，成为散发性戊型肝炎的传染源。

2. 传播途径　HEV 主要经粪 – 口途径传播，也有经血液、母婴和密切接触等途径传播的报道。粪 – 口传播最常见，包括由粪便和尿液污染水源造成暴发流行；由被 HEV 污染的食物、生食含 HEV 的动物内脏或肉制品，以及刀具、案板等厨具生熟不分，导致 HEV 污染蔬菜和水果等引起的食源性传播；隐性感染多见。

3. 易感人群　人群普遍易感，合并 HBV 感染者或晚期孕妇感染 HEV 后病死率高。

四、发病机制与病理

（一）西医发病机制

1. 甲型肝炎　HAV 经口进入体内后，由肠道进入血流，引起短暂的病毒血症。约一周后进入肝细胞内复制，两周后由胆汁排出体外。HAV 引起肝细胞损伤的机制尚不清楚，目前认为在感染早期，HAV 大量增殖，使肝细胞轻微破坏，随后细胞免疫对肝细胞损伤起了重要作用。

2. 乙型肝炎

（1）自然史　HBV 感染的自然史主要取决于病毒和宿主相互作用，其中感染 HBV 时的年龄是影响慢性化的主要因素之一。新生儿及 1 岁以下婴幼儿的 HBV 感染慢性化风险为 90%，而成人 HBV 感染慢性化风险 < 5%。慢性 HBV 感染自然史的划分主要依据病毒学、生物化学及组织学特征等进行综合考虑。

一般将慢性 HBV 感染划分为 4 个期，即 HBeAg 阳性慢性 HBV 感染（也称免疫耐受期、慢性 HBV 携带状态）、HBeAg 阳性 CHB（也称免疫清除期、免疫活动期）、HBeAg 阴性慢性 HBV 感染（也称非活动期、免疫控制期、非活动性 HBsAg 携带状态）和 HBeAg 阴性 CHB（也称再活动期），见表 3–1。

表 3-1 慢性 HBV 感染自然史分期

项目	HBeAg 阳性慢性 HBV 感染（免疫耐受期、慢性 HBV 携带状态）	HBeAg 阳性 CHB（免疫清除期、免疫活动期）	HBeAg 阴性慢性 HBV 感染（非活动期、免疫控制期、非活动性 HBsAg 携带状态）	HBeAg 阴性 CHB（再活动期）
HBsA（IU/mL）	$> 1 \times 10^4$	+	$< 1 \times 10^3$	+
HBeAg	+	+	—	—
HBV DNA（IU/mL）	$> 2 \times 10^7$	+	—	+
ALT	<正常值上限	持续或反复升高	<正常值上限	持续或反复升高
肝脏病理学	无明显炎症坏死和纤维化	有明显炎症坏死和（或）纤维化	无或仅有轻度炎症，可有不同程度的纤维化	有明显炎症坏死和（或）纤维化

（2）发病机制 乙型肝炎的发病机制非常复杂，至今尚未完全阐明。HBV 侵入人体后，未被单核吞噬细胞系统清除的病毒到达肝脏或肝外组织，如胰腺、胆管、脾、肾、淋巴结、骨髓等。HBV 先后与肝细胞膜上的 HBV 受体，主要与钠离子 - 牛磺胆酸 - 协同转运蛋白（sodium taurocholate cotransporting polypeptide，NTCP）结合，侵入肝细胞，随后 HBV 颗粒脱去外膜和核衣壳，HBV 基因组通过细胞核小孔转运至细胞核内，形成松弛环状 DNA（relaxed circular DNA，rcDNA）。在细胞核内，以负链 DNA 为模板延长正链以修补正链中的裂隙区，形成一个超螺旋的中间产物，称为共价闭合环状 DNA（cccDNA）；然后 HBV 以 cccDNA 为模板，转录成几种不同长度的 mRNA，编码不同的病毒蛋白。3.5 kb mRNA 可作为 HBV 前基因组 RNA 与聚合酶一起被核衣壳包裹，形成核心颗粒。在核心颗粒内，HBV 前基因组 RNA 逆转录为 HBV 的负链，再以负链为模板合成正链，双链环化。经外膜蛋白包装后，分泌至细胞外，产生子代病毒。cccDNA 半寿（衰）期较长，很难从体内彻底清除，目前口服的核苷类药物不能有效清除 cccDNA。慢性乙型肝炎的临床治愈仍面临诸多挑战。

HBV 不直接杀伤肝细胞，其引起的免疫应答是肝细胞损伤及炎症坏死的主要机制，而炎症坏死持续存在或反复出现，是慢性 HBV 感染者进展为肝硬化甚至 HCC 的重要因素。

固有免疫在 HBV 感染初期发挥重要作用，并启动后续的特异性（适应性）免疫应答，慢性 HBV 感染者的非特异性免疫应答受到损伤。HBV 可利用自身 HBeAg 和 HBxAg 等多种蛋白成分，通过干扰 Toll 样受体（Toll-like receptors，TLRs）、维 A 酸诱导基（retinoicacidinduciblegene-I，RIG-I）两种抗病毒信号转导途径从而抑制非特异免疫应答的强度。CHB 患者常表现为外周血中髓样树突状细胞（myeloid dendritic cell，mDC）和浆样树突状细胞（plasmacytoid dendritic cell，pDC）频数降低，且 mDC 成熟障碍，pDC 产生干扰素 α 能力明显降低，从而导致机体直接清除病毒和诱导 HBV 特异性 T 淋巴细胞产生的能力下降，不利于病毒清除。

HBV 特异性免疫应答在 HBV 清除中起主要作用。主要组织相容性复合物（MHC）Ⅰ类分子限制性的 CD8+ 细胞毒性 T 淋巴细胞可诱导病毒感染肝细胞凋亡，也可通过分泌 IFN-γ，抑制肝细胞内的 HBV 基因表达和复制。慢性感染时，HBV 特异性 T 淋巴细胞凋亡，分泌细胞因子功能和增殖能力显著降低，功能耗竭，可能是导致 HBV 持续感染的机制之一。目前认为血清和肝组织中存在大量 HBsAg，而 HBsAg 特异性细胞毒性 T 细胞数量缺乏和（或）功能不足，是导致慢性 HBV 感染者发生免疫耐受的重要原因。

3. 丙型肝炎　HCV 持续感染的机制尚未充分阐明，多种因素可能影响 HCV 与宿主之间的相互作用。病毒因素包括 HCV 的复制能力、基因型、病毒多肽的免疫原性、病毒对肝细胞的直接损害作用等，宿主因素包括先天性免疫反应、细胞免疫和体液免疫等。其他因素，如饮酒、使用免疫抑制剂等对 HCV 病程也有影响。HCV 感染的发病机制主要有免疫介导和 HCV 直接损伤两种。

人体对 HCV 的免疫反应包括非特异性的免疫反应（如细胞因子的产生、NK 细胞的活化等）和病毒特异的免疫反应（包括细胞和体液免疫）。

（1）体液免疫反应　HCV 感染后 7~13 周，机体能对 HCV 各种蛋白产生相应抗体（Core、E1、E2 和 NS2~NS5 抗体）。

（2）细胞免疫应答　HCV 感染后 3~4 周，在周围血中即可检测到特异性 CD4$^+$ 和 CD8$^+$T 细胞，CD4$^+$ 细胞激活后产生 Th1 类细胞因子，如 IFN-γ、IFN-α 等，发挥抗 HCV 作用，也增强了 CD8$^+$CTL 反应。CD8 识别因子 MHC Ⅱ 类分子提呈的 HCV 多肽后可诱导 CD8$^+$ 细胞发挥细胞毒细胞效应（即 CTL 反应），可溶解 HCV 感染细胞，从而清除病毒。早期强有力且为多特异性的 CD4$^+$ 和 CD8$^+$ 细胞 T 细胞免疫反应与自限性 HCV 感染及病毒清除有关。若细胞免疫反应弱，不足以清除 HCV，仅能对病毒载量有一定抑制作用，但能引起肝脏的慢性炎症，最终导致肝硬化和肝细胞癌。

（3）HCV 感染慢性化的机制　HCV 感染后，55%~85% 患者转为慢性。慢性化的可能机制主要有：① HCV 的高度变异性：HCV 在复制过程中由于依赖 RNA 的 RNA 聚合酶缺乏校正功能，复制过程容易出错；同时由于机体免疫压力，使 HCV 不断发生变异，甚至在同一个体出现准种毒株，来逃避机体的免疫监视，导致慢性化。② HCV 对肝外细胞的泛嗜性：特别是存在于外周血单核细胞中的 HCV，可能成为反复感染肝细胞的来源。③ HCV 在血液中滴度低，免疫原性弱，机体对其免疫应答水平低下，甚至产生免疫耐受，造成病毒持续感染。

4. 丁型肝炎　发病机制还未完全阐明，HDV 的复制效率很高，感染肝细胞后迅速复制，在 HBV 的辅助下产生大量病毒颗粒。HDV Ag 的抗原性较强，有资料显示其是特异性 CD8$^+$T 细胞攻击的靶抗原，宿主免疫反应在肝细胞损伤过程中起重要作用，也有研究认为 HDV 复制过程本身及其表达产物对肝细胞有直接作用，但尚缺乏确切证据。

5. 戊型肝炎　发病机制尚不清楚，目前认为 HEV 对肝细胞无直接致病作用，主要是细胞免疫反应介导的肝细胞溶解所致。

（二）病理解剖

1. 基本病变　病毒性肝炎以肝损害为主，肝外器官可有一定损害。各型肝炎的基本病理表现为肝细胞变性、坏死，同时伴有不同程度的炎性细胞浸润、间质增生和肝细胞再生。

2. 各临床型肝炎的病理特点

（1）急性肝炎（acute hepatitis）　肝脏肿大，肝细胞气球样变和嗜酸性变，形成点、灶状坏死，汇管区炎细胞浸润，坏死区肝细胞增生，网状支架和胆小管结构正常。黄疸型病变较非黄疸型重，有明显的肝细胞内胆汁淤积。急性肝炎如出现碎屑状坏死，提示极可能转为慢性。甲型和戊型肝炎在汇管区可见较多的浆细胞；乙型肝炎汇管区炎症不明显；丙型肝炎有滤泡样淋巴细胞聚集和较明显的脂肪变性。

（2）慢性肝炎（chronic hepatitis）　病理诊断主要按炎症活动度和纤维化程度进行分级（G）和分期（S），判定分级分期有助于判断预后、启动治疗及监测疗效，见表 3-2。

表 3-2 慢性肝炎分级、分期标准

级	炎症活动度（G）		期	纤维化程度（S）
	汇管区及周围	小叶		纤维化程度
0	无炎症	无炎症	0	无
1	汇管区炎症	变性及少数点、灶状坏死	1	汇管区纤维化，局限窦周及小叶内纤维化
2	轻度碎屑样坏死	变性，点、灶状坏死或嗜酸性小体	2	汇管区周围纤维化，纤维间隔形成，小叶结构保留
3	中度碎屑样坏死	变性、融合坏死或见桥接坏死	3	纤维间隔伴小叶结构紊乱，无肝硬化
4	重度碎屑样坏死	桥接坏死范围广，多小叶坏死	4	早期肝硬化

病理诊断与临床分型的关系：轻度慢性肝炎时，G1~2，S0~2 期；中度慢性肝炎时，G3，S1~3 期；慢性肝炎时，G4，S2~4 期。

（3）重型肝炎（severe hepatitis）①急性重型肝炎：发病初期肝脏无明显缩小，约一周后肝细胞大块坏死或亚大块坏死。坏死肝细胞占 2/3 以上，周围有中性粒细胞浸润，无纤维组织增生，亦无明显肝细胞再生。肉眼观肝体积明显缩小，由于坏死区充满大量红细胞而呈红色，残余肝组织淤胆而呈黄绿色，故称之为红色或黄色肝萎缩。②亚急性重型肝炎：肝细胞呈亚大块坏死，坏死面积小于 1/2。肝小叶周边可见肝细胞再生，形成再生结节，周围被增生胶原纤维包绕，伴小胆管增生，淤胆明显。肝脏表面肉眼可见大小不等的小结节。③慢性重型肝炎：在慢性肝炎或肝硬化病变基础上出现亚大块或大块坏死，大部分病例可见桥接及碎屑状坏死。

（4）肝炎肝硬化（cirrhosis）活动性肝硬化时肝硬化伴明显炎症，假小叶边界不清；静止性肝硬化肝脏硬化结节内炎症轻，假小叶边界清楚。

（5）淤胆型肝炎（cholestatic hepatitis）除有轻度急性肝炎变化外，还有毛细胆管内胆栓形成，肝细胞内胆色素滞留，出现小点状色素颗粒。严重者肝细胞呈腺管状排列，吞噬细胞肿胀并吞噬胆色素。汇管区水肿和小胆管扩张，中性粒细胞浸润。

（6）慢性 HBV 携带状态 约 10% 携带者肝组织正常，称为非活动性携带者（inactive carrier）；其余则称为活动性携带者（active carrier），其中部分表现为轻微病变，部分则表现为慢性肝炎甚至肝硬化病理改变。但由于病变分布不均匀，取材部位对无症状携带者的病理诊断会有一定影响。

（三）中医病因病机

本病是由湿热疫毒之邪内侵所致，当人体正气不足无力抗邪时而发病，常因外感、情志、饮食、劳倦而诱发。其病机特点是湿热疫毒隐伏血分，引发湿热蕴结证；湿阻气机则肝失疏泄、肝郁伤脾或湿热伤脾，可导致肝郁脾虚证；湿热疫毒郁久伤阴可导致肝肾阴虚证；久病阴损及阳或素体脾肾亏虚，感受湿热疫毒，导致脾肾阳虚证；久病致瘀，久病入络，即可导致瘀血阻络证。

本病的病位主要在肝，常多涉及脾、肾两脏及胆、胃、三焦等腑。病性属本虚标实，虚实夹杂。

五、临床表现

临床表现轻重不一，轻者可无症状，一般可出现乏力，食欲下降、恶心、厌油等消化道症状，重者可出现黄疸、肝性脑病、腹水、肝肾综合征、出血等。

（一）急性肝炎

急性肝炎包括急性黄疸型肝炎和急性无黄疸型肝炎，各型病毒均可引起，潜伏期不同，甲型肝炎 14~28 天，平均 30 天；乙型肝炎 30~160 天，平均 70 天；丙型肝炎 2~26 周，平均 50 天；丁型肝炎的潜伏期可能相当于乙型肝炎的潜伏期；戊型肝炎 2~10 周，平均 5~6 周。

1. 急性黄疸型肝炎 临床经过的阶段性较为明显，可分为三期：

（1）黄疸前期 此期症状有全身乏力、食欲减退、恶心、呕吐、厌油、腹胀、肝区痛、尿色加深等；体征可有右上腹叩击痛；肝功能改变主要为丙氨酸氨基转移酶（ALT）和天门冬氨酸氨基转移酶（AST）升高。本期持续 5~7 日。

（2）黄疸期 尿黄加深，巩膜和皮肤出现黄染，1~3 周黄疸达高峰。部分患者可有一过性粪色变浅、皮肤瘙痒、心动过缓等梗阻性黄疸表现。肝大，质软，边缘锐利，有压痛及叩击痛。部分病例有轻度脾大。肝功能改变主要为 ALT 和胆红素升高，尿胆红素阳性。本期持续 2~6 周。

（3）恢复期 症状逐渐消失，黄疸消退，肝、脾回缩，肝功能逐渐恢复正常。本期持续 1~2 个月。

总病程为 2~4 个月。

2. 急性无黄疸型肝炎 除无黄疸外，其他临床表现与黄疸型相似。无黄疸型发病率远高于黄疸型。其起病较缓慢，症状较轻，主要表现为全身乏力、食欲下降、恶心、腹胀、肝区痛、肝大、有轻压痛及叩痛等。恢复较快，病程多在 3 个月内。有些病例无明显症状，易被忽视。

急性甲型肝炎与其他病毒引起的肝炎无明显区别。多数 5 岁以下儿童感染 HAV 后（约有90%）无明显症状，超过 70% 的成年人感染者有症状。典型症状包括乏力、疲劳、厌食、呕吐、腹部不适和腹泻，少数病例会出现发热、头痛、关节痛和肌痛等。

急性乙型肝炎起病缓慢，发热少见，临床表现与急性甲型肝炎类似，但黄疸前期免疫复合物样表现如关节痛、皮疹等较急性甲型肝炎常见，部分病例转变为慢性肝炎。

急性丙型肝炎临床表现较轻，无黄疸型占 2/3 以上，慢性化发生率高，超过 50% 转为慢性。

急性丁型肝炎可与 HBV 感染同时发生或继发于 HBV 感染者，其临床表现部分取决于 HBV 感染状态。同时感染者临床表现与急性乙型肝炎相似，大多数表现为黄疸型，有时可见双峰型ALT 升高，分别表示 HBV 和 HDV 感染，预后良好，极少数可发展为肝衰竭。重叠感染者病情常较重，ALT 升高可达数月之久，部分可进展为急性肝衰竭，此种类型大多会向慢性化发展。

急性戊型肝炎与甲型肝炎组织学上相似，以无黄疸型多见，多为无症状或轻微临床表现，肝酶轻度异常，为自限性，一般可自发康复。但戊型肝炎黄疸有前期较长（平均 10 日）、症状较重、自觉症状至黄疸出现后 4~5 日才开始缓解、病程较长等特点。晚期妊娠妇女合并戊型肝炎容易发生肝衰竭。HBV 慢性感染者重叠戊型肝炎尤其是老年患者，病情较重，病死率较高。免疫抑制患者感染 HEV 后，易进展为慢性戊型肝炎。

（二）慢性肝炎

急性肝炎病程超过 6 个月，或原有乙、丙、丁型肝炎急性发作再次出现肝炎症状、体征及肝功能异常者，发病日期不明确或虽无肝炎病史，但根据肝组织病理学或根据症状、体征、化验及B 超等影像学检查综合分析符合慢性肝炎表现者。少部分戊型肝炎患者也可转为慢性。根据其病情严重程度可分为三度。

1. 轻度 病情较轻，主要表现为反复出现的乏力、头晕、食欲减退、厌油、尿黄、肝区不适、睡眠欠佳、肝稍大有轻触痛，可有轻度脾大。部分病例症状、体征缺如。肝功能仅 1~2 项指标有轻度异常。

2. 中度 症状、体征、实验室检查介于轻度和重度之间。

3. 重度　有明显或持续的肝炎症状，如乏力、食欲缺乏、腹胀、尿黄、便溏等，伴肝病面容、肝掌、蜘蛛痣、脾大，ALT 和（或）AST 反复或持续升高，白蛋白降低、免疫球蛋白明显升高。

（三）肝衰竭

多种因素引起的严重肝脏损害，导致合成、解毒、代谢和生物转化功能严重障碍或失代偿，出现以黄疸、凝血功能障碍、肝肾综合征、肝性脑病、腹水等为主要表现的一组临床症候群。肝衰竭是病毒性肝炎最严重的类型，5 型病毒性肝炎均可引起，但甲肝、戊肝所致肝衰竭少见。

根据病理组织学特征和病程经过不同，肝衰竭可分为以下四型。

1. 急性肝衰竭（acute liver failure，ALF）　既往称急性重型肝炎，急性起病，2 周内出现 Ⅱ 度及以上肝性脑病，并有以下表现者：

（1）极度乏力，并伴有严重消化道症状。

（2）短期内黄疸进行性加深，血清总胆红素（TBil）≥ 10 × 正常值上限（ULN）或每日上升 ≥ 17.1μmol/L。

（3）有出血倾向，凝血酶原活动度（PTA）≤ 40%，或国际标准化比值（INR）≥ 1.5，且排除其他原因。

（4）肝脏进行性缩小。

2. 亚急性肝衰竭（subacute liver failure，SALF）　既往称为亚急性重型肝炎，起病较急，2~26 周出现以下表现者：

（1）极度乏力，有明显的消化道症状。

（2）黄疸迅速加深，血清 TBil ≥ 10 × ULN，或每日上升 ≥ 17.1μmol/L。

（3）伴或不伴肝性脑病。

（4）有出血表现，PTA ≤ 40%（或 INR ≥ 1.5），并排除其他原因者。

3. 慢加急性肝衰竭（acute-on-chronic liver failure，ACLF）　既往称为慢性重型肝炎，在慢性肝病基础上，由各种诱因引起以急性黄疸加深、凝血功能障碍为肝衰竭表现的综合征，可合并包括肝性脑病、腹水、电解质紊乱、感染、肝肾综合征、肝肺综合征等并发症，以及肝外器官功能衰竭。患者黄疸迅速加深，血清 TBil ≥ 10 × ULN，或每日上升 ≥ 17.1μmol/L；有出血表现，PTA ≤ 40%（或 INR ≥ 1.5）。国外按照基础慢性肝病不同，分为 A、B、C 三型。国内根据病情轻重，分为早、中、晚期（1、2、3 级）。不同分型分级的临床预后不同。

4. 慢性肝衰竭（chronic liver failure，CLF）　在肝硬化基础上，缓慢出现肝功能进行性减退和失代偿：

（1）血清 TBil 升高，常 < 10 × ULN。

（2）白蛋白（Alb）明显降低。

（3）血小板明显下降，PTA ≤ 40%（或 INR ≥ 1.5），并排除其他原因者。

（4）有顽固性腹水或门静脉高压等表现。

（5）肝性脑病。

根据临床表现的严重程度，亚急性肝衰竭和慢加急性（亚急性）肝衰竭可分为早期、中期和晚期。在未达到标准时的前期要提高警惕，须密切关注病情发展。前期临床症状包括：

（1）极度乏力，并有明显厌食、呕吐和腹胀等严重消化道症状。

（2）ALT 和（或）AST 大幅升高，黄疸进行性加深（85.5μmol/L ≤ TBil < 171μmol/L）或每日上升 ≥ 17.1μmol/L。

（3）有出血倾向，40% < PTA ≤ 50%（INR < 1.5）。

（四）淤胆型肝炎

淤胆型肝炎（cholestatic hepatitis）是以肝内胆汁淤积性黄疸为主要表现的一种特殊临床类型，又称为毛细胆管炎型肝炎。起病类似急性黄疸型肝炎，大多可恢复。在慢性肝炎或肝硬化基础上发生上述表现者，为慢性淤胆型肝炎。淤胆型肝炎有类似梗阻性黄疸的临床表现，如皮肤瘙痒，粪便颜色变浅，肝大。肝功能检查血清总胆红素明显升高，以直接胆红素为主，γ-谷氨酰转肽酶（gamma glutamyl transpeptidase，γ-GT 或 GGT）、碱性磷酸酶（alkaline phosphatase，ALP 或 AKP）、总胆汁酸（total bile acid，TBA）、胆固醇（cholesterol，CHO）等升高，但 ALT、AST 升高不明显，PT 无明显延长，PTA > 60%，少数发展成胆汁性肝硬化。

（五）肝炎肝硬化

肝硬化是各种慢性肝病进展至以肝脏慢性炎症、弥漫性纤维化、假小叶形成、再生结节和肝内外血管增殖为特征的病理阶段，临床可分为代偿期肝硬化和失代偿期肝硬化。代偿期肝硬化指早期肝硬化，一般属于 Child-Pugh A 级，可无明显临床症状，可有门脉高压，如轻度食管静脉曲张，但无腹水、肝性脑病、消化道出血；失代偿期肝硬化指中晚期肝硬化，一般属于 Child-Pugh B、C 级，以门静脉高压和肝功能严重损伤为特征，患者常因并发腹水、消化道出血、脓毒症、肝性脑病、肝肾综合征和癌变等，导致多脏器功能衰竭而死亡。

未达到肝硬化诊断标准，但肝纤维化表现较明显者，称为肝炎肝纤维化。主要根据组织病理学做出诊断。肝脏瞬时弹性成像技术（transient elastography，TE），血清学指标如透明质酸、III 型前胶原肽、IV 型胶原、层连蛋白、壳酶蛋白，APRI 评分（aspartate aminotransferase-to-platelet ratio index，APRI，天冬氨酸氨基转移酶和血小板比率指数），FIB4 指数等可供参考。

（六）特殊人群的肝炎

1. 小儿病毒性肝炎 小儿急性肝炎多为黄疸型，以甲型肝炎为主。一般起病较急，黄疸前期较短，消化道症状和呼吸道症状较明显，早期易误诊为消化道或上呼吸道感染等疾病。婴儿肝炎病情常较重，可发展为急性重型肝炎。小儿慢性肝炎以乙型和丙型多见，病情大多较轻。因小儿免疫系统发育不成熟，感染 HBV 后易形成免疫耐受状态，多无症状而成为无症状 HBV 携带者。

2. 老年病毒性肝炎 老年急性病毒性肝炎以戊型肝炎多见，黄疸型为主。老年慢性肝炎较急性者为多，特点是黄疸较深，持续时间较长，易发生淤胆；并发症较多；肝衰竭发生率高，预后较差。

3. 妊娠期合并肝炎 病情常较重，尤其以妊娠后期更为严重，产后大出血多见，较易发展为肝衰竭，病死率较高。妊娠合并戊型肝炎时病死率可高达 20%~25%。

六、并发症

肝内并发症多发生于 HBV 和（或）HCV 感染，主要有肝硬化、脂肪肝、肝细胞癌等。肝外并发症包括胆道炎症、胰腺炎、糖尿病、甲状腺功能亢进、再生障碍性贫血、溶血性贫血、心肌炎、肾小球肾炎、肾小管性酸中毒、肝肺综合征、门静脉血栓、消化道出血、自发性细菌性腹膜炎或相关感染、肝性脑病或相关神经系统损伤、肝性骨病、肝硬化性肌萎缩等。

不同病原所致重型肝炎均可发生严重并发症，主要有：

1. 肝性脑病（hepatic encephalopathy，HE） 肝功能不全所引起的神经精神症候群，可发生于肝衰竭和肝硬化。常见诱因有上消化道出血、高蛋白饮食、感染、大量排钾利尿、大量放腹水、使用镇静剂、TIPs 术后等，其发生可能是多因素综合作用的结果。

2. 消化道出血　病因主要有：①凝血因子、血小板减少。②胃黏膜广泛糜烂和溃疡。③门脉高压。上消化道出血可诱发肝性脑病、腹水、感染、肝肾综合征等。

3. 肝肾综合征（hepatorenal syndrome）　肝肾综合征是严重肝病的终末期表现。约半数病例有出血、放腹水、大量利尿、严重感染等诱因。主要表现为少尿或无尿、氮质血症、电解质平衡失调。

4. 感染　失代偿期肝硬化、肝衰竭易发生难以控制的感染，以胆道、腹膜、肺多见，革兰阴性杆菌为主，主要来源于肠道，与肠道中微生态失衡与内源性感染的出现密切相关。应用广谱抗生素后，也可出现真菌感染。

5. 肝癌　HBV 感染是我国肝癌患者的主要病因，西方国家以 HCV 感染常见。起病隐匿，早期缺乏典型症状。临床症状明显者，病情大多已进入中晚期。本病常在肝硬化基础上发生，或者以转移病灶症状为首发表现，此时临床容易漏诊或误诊。

七、实验室检查及其他检查

（一）血常规

急性肝炎初期白细胞计数正常或略高，黄疸期白细胞计数正常或稍低，淋巴细胞相对增多，偶可见异型淋巴细胞。肝炎肝硬化伴脾功能亢进者可有血小板、白细胞、红细胞减少的"三少"现象。肝衰竭并发感染时白细胞可升高，红细胞及血红蛋白可下降。

（二）尿常规

尿胆红素和尿胆原的检测有助于黄疸的鉴别诊断。肝细胞性黄疸时两者均为阳性，溶血性黄疸以尿胆原为主，梗阻性黄疸以尿胆红素为主。

（三）肝生化指标检测

1. 血清酶学测定

（1）丙氨酸氨基转移酶（ALT）　ALT 是目前临床上反映肝细胞损伤的最常用指标。急性肝炎时 ALT 明显升高，AST/ALT 常小于 1。慢性肝炎和肝硬化时 ALT 可正常或轻中度升高或反复异常，AST/ALT 常大于 1。肝衰竭可出现胆红素不断升高，ALT 快速下降的"胆酶分离"现象，提示肝细胞大量坏死。

（2）天门冬氨酸氨基转移酶（AST）　肝病时血清 AST 升高，提示线粒体损伤，病情易持久且较严重，急性肝炎时如果 AST 持续高水平，有转为慢性肝炎的可能。心肌及其他脏器细胞受损时，AST 亦升高。

（3）碱性磷酸酶（ALP 或 AKP）　正常人血清中 ALP 主要来源于肝和骨组织。ALP 测定主要用于肝病和骨病的临床诊断。显著升高有助于肝外梗阻性黄疸的诊断，胆汁淤积可刺激 ALP 合成，所以淤胆型肝炎患者血清 ALP 也可明显升高，但该指标缺乏肝脏特异性，其升高是否为肝源性需参考 GGT/ALP 同工酶水平升高加以确认。另外，生长发育期的儿童该指标常明显增加。

（4）γ-谷氨酰转肽酶（GGT）　正常人血清中 GGT 主要来自肝脏，诊断价值同 ALP，不受骨骼系统影响。肝炎活动时可升高，酒精性肝病、药物性肝炎、胆管炎并肝内外胆汁淤积和患有肝癌时可显著升高。

（5）胆碱酯酶 由肝细胞合成，其活性降低提示肝细胞功能严重受损，其值越低，提示病情越重。

2. 血清蛋白 主要由白蛋白（A）、α_1、α_2、β 及 γ 球蛋白（G）组成。前 4 种主要由肝细胞合成，γ 球蛋白主要由浆细胞合成。急性肝炎时，血清蛋白可在正常范围内。慢性肝炎中度以上、肝硬化、重型肝炎时白蛋白下降，γ 球蛋白升高，白 / 球（A/G）比例（正常值为1.5~2.5）下降甚至倒置。

3. 总胆红素 总胆红素与胆红素生成、摄取、代谢和排泄有关，是反映肝细胞损伤严重程度的重要指标，急性或慢性肝炎、肝硬化出现胆红素升高提示病情较重，升高的主要原因包括肝细胞损伤、肝内外胆管阻塞、胆红素代谢异常和溶血。肝衰竭患者总胆红素可 > 171μmol/L，或每日上升 > 17.1μmol/L。应注意鉴别其他原因所致胆红素异常，特别是 Gilbert 综合征引起的非结合胆红素升高和 Dubin-Johnson 综合征引起的结合胆红素升高。

4. 凝血酶原时间（PT）、凝血酶原活动度（PTA）、国际标准化比率（INR） 反映肝脏凝血因子合成功能，对判断疾病进展及预后有重要价值。PT 延长或 PTA 下降与肝功能损害严重程度密切相关。INR 是根据 PT 与 ISI（国际敏感度指数）的比值计算而得出。健康成年人 INR 大约为 1.0，INR 值越大表示凝血功能越差。PTA ≤ 40%（或 INR ≥ 1.5）是诊断肝衰竭的重要依据。

5. 血氨 肝硬化、肝衰竭时清除氨的能力减退或丧失，导致血氨升高，常导致肝性脑病。

6. 血浆胆固醇 60%~80% 的血浆胆固醇来自肝脏。肝细胞严重损伤时，胆固醇在肝内合成减少，故血浆胆固醇明显下降，胆固醇越低，预后越险恶。胆汁淤积性黄疸（淤胆型肝炎、胆道梗阻）时胆固醇常升高。

7. 胆汁酸 血清中胆汁酸含量很低，当肝炎活动时胆汁酸升高。

（四）肝癌血清学指标

甲胎蛋白（AFP）是一种单链糖蛋白，由胎儿肝细胞及卵黄囊合成，AFP 含量的检测是筛选和早期诊断 HCC 的常规方法，但应注意假阴性的情况。血清 AFP ≥ 400 μg/L，在排除妊娠、慢性或活动性肝病、生殖腺胚胎源性肿瘤，以及消化道肿瘤后，高度提示肝癌。异常凝血酶原、血浆游离微小 RNA 和血清甲胎蛋白异质体（AFP-L3）也可以作为肝癌早期诊断标志物，特别是对于血清 AFP 阴性人群。

（五）肝纤维化指标

透明质酸、III 型前胶原肽、IV 型胶原、层粘连蛋白、脯氨酰羟化酶等，对肝纤维化的诊断有一定参考价值，但缺乏特异性。目前研究发现，血清壳多糖酶 3 样蛋白 1（chitinase 3-like 1，CHI3L1 或 YKL-40）对 ALT 正常或轻度升高患者的中、重度肝脏纤维化有一定诊断意义。

（六）病原学检查

1. 甲型肝炎

（1）抗 -HAV IgM 发病后一周即可阳性，两周时达高峰，1~2 个月滴度开始下降，3~4 个月转阴。是 HAV 新近感染的证据，是早期诊断甲型肝炎最简便而可靠的血清学标志。

（2）抗 -HAV IgG 出现稍晚，于 2~3 个月达到高峰，持续多年或终身，常用于流行病学调查。属于保护性抗体。

2. 乙型肝炎

（1）HBsAg 与抗 -HBs　HBsAg 在感染 HBV 两周后即可阳性，HBsAg 阳性反映现症 HBV 感染，但阴性不能排除 HBV 感染。HBsAg 定量检测可反映疾病分期与疾病进展风险，也可用于指导干扰素治疗。抗 -HBs 为保护性抗体，阳性表示对 HBV 有免疫力。HBsAg 和抗 -HBs 同时阳性可出现在 HBV 感染恢复期，此时 HBsAg 尚未消失，抗 -HBs 已产生；另一情形是 S 基因发生变异，原型抗 -HBs 不能将其清除；或抗 -HBs 阳性者感染了免疫逃避株等。

（2）HBeAg 与抗 -HBe　急性 HBV 感染时 HBeAg 的出现时间略晚于 HBsAg。HBeAg 的存在表示病毒复制活跃且有较强的传染性。HBeAg 消失而抗 -HBe 产生称为血清转换。抗 -HBe 阳转后，病毒复制多处于静止状态，传染性降低。部分 HBeAg 阴性患者，仍可检测到 HBV DNA，可能由于前 C 区基因变异，导致不能形成 HBeAg，仍存在病毒复制，具有传染性。

（3）HBcAg 与抗 -HBc　血清中 HBcAg 主要存在于 HBV Dane 颗粒的核心，游离的极少，常规方法不能检出。HBcAg 阳性表示 HBV 处于复制状态，有传染性。抗 -HBc IgM 是 HBV 感染后较早出现的抗体，在发病第 1 周即可出现，多数在 6 个月内消失。高滴度的抗 -HBc IgM 对诊断急性乙型肝炎或慢性乙型肝炎急性发作有帮助。抗 -HBc IgG 在血清中可长期存在，只要感染过 HBV，不论病毒是否被清除，此抗体通常为阳性，高滴度的抗 -HBc IgG 常与 HBsAg 并存，表示为现症感染。单一抗 -HBc IgG 阳性者可以是过去感染，因其可长期存在；亦可以是低水平感染，特别是高滴度者。HBcrAg 对于区分疾病分期及预测 Peg-IFN-α 抗病毒疗效、预估 NAs 停药后复发和 HBsAg 消失可能、监测 HCC 发生风险等有一定意义。

（4）HBV DNA　是 HBV 感染、病毒复制和传染性的直接标志。HBV DNA 定量对于判断病毒复制水平，传染性大小，抗病毒治疗的指征与疗效等有重要意义。对 HBsAg 阳性者，包括正在接受抗病毒治疗的 CHB 患者，应尽可能采用高灵敏度且检测线性范围大的 HBV DNA 检测方法（定量下限为 10~20 IU/mL）。

（5）HBV RNA 定量　HBV RNA 是一种新型 HBV 标志物，包含前基因组 RNA（pgRNA）和其剪切变异体的病毒样颗粒或衣壳抗体复合物，可反映 cccDNA 的转录活性，可用来预测抗 HBV 治疗应答疗效、评估停药后复发及指导新的抗病毒靶点研究。

（6）HBV 基因分型　检测 HBV 基因型有助于预测干扰素疗效，判断疾病预后。

（7）耐药突变株　检测 HBV 耐药突变株可以指导抗病毒药物选择。

3. 丙型肝炎

（1）抗 -HCV　HCV 感染的标志，可作为 HCV 感染的初筛指标，不是保护性抗体，自身免疫病患者可能出现抗 -HCV 假阳性，处于窗口期的急性丙肝患者、血液透析和免疫功能缺陷或合并 HIV 感染者可出现抗 -HCV 假阴性。

（2）HCV RNA　HCV RNA 阳性是病毒感染和复制的直接标志，适用于 HCV 现症感染的确认、抗病毒治疗前基线病毒载量分析，以及治疗结束后的应答评估。

（3）HCV 核心抗原　HCV 核心抗原是 HCV 复制的标志物，在 HCV RNA 检测不可及时，可替代 HCV RNA 用于诊断急性或慢性 HCV 感染。

（4）HCV RNA 基因分型　HCV RNA 基因分型结果有助于判定治疗的难易程度及制定抗病毒治疗的个体化方案。

4. 丁型肝炎

（1）HDV Ag、抗 -HD IgM 及抗 -HD IgG　HDV Ag 阳性是诊断急性 HDV 感染的直接证据。

抗 –HD IgM 阳性表示现症感染。高滴度抗 –HD IgG 提示感染的持续存在，低滴度提示感染静止或终止。

（2）HDV RNA　血清或肝组织中 HDV RNA 是诊断 HDV 感染的直接依据。

5. 戊型肝炎

（1）抗 –HEV IgM 和抗 –HEV IgG　抗 –HEV IgM 是近期 HEV 感染的标志。抗 –HEV IgG 在急性期滴度较高，恢复期则明显下降。

（2）HEV 抗原　HEV 抗原检测可用于急性和慢性 HEV 感染的辅助诊断，血清、粪便和尿液中 HEV 抗原阳性也是 HEV 现症感染的证据之一。

（3）HEV RNA　采用 RT–PCR 法在粪便和血液标本中检测到 HEV RNA，可明确诊断。

（七）影像学检查

B 超有助于鉴别阻塞性黄疸、脂肪肝及肝内占位性病变。对肝硬化有较高的诊断价值。能反映肝脏表面变化，门静脉、脾静脉直径，脾脏大小，胆囊异常变化，腹水等。在肝衰竭中可动态观察肝脏大小变化等。彩色超声还可观察到肝内血流变化。超声造影检查可以实时动态观察肝肿瘤血流灌注的变化，鉴别诊断不同性质的肝脏肿瘤。动态增强 CT、MRI 扫描是肝脏超声和（或）血清 AFP 筛查异常者明确诊断的首选影像学检查方法。

（八）无创性肝纤维化检查

肝脏硬度值测定（liver stiffness measurements，LSM）：LSM 主要包括基于超声技术的瞬时弹性成像（transient elastography，TE）、点剪切波弹性成像（point shear wave elastography，p–SWE）和二维剪切波弹性成像（2D shear wave elastography，2D–SWE），以及磁共振弹性成像（magnetic resonance elastography，MRE）。MRE 可更全面地评估肝纤维化程度，但由于其需要特殊人员、设备，价格较高，临床未常规开展。TE 应用最为广泛，能够比较准确地识别进展期肝纤维化和早期肝硬化，但测定值受肝脏炎症坏死胆汁淤积和重度脂肪变等多种因素影响，TE 结果判读需结合患者 ALT 及胆红素水平等指标。

（九）肝组织病理检查

肝组织病理检查对明确诊断、衡量炎症活动度、纤维化程度、评估疗效及预后判断具有重要价值。

八、诊断

（一）流行病学资料

1. 甲型肝炎　甲肝流行区接触史，未煮熟海产及污染饮用水接触史。多见于儿童。

2. 乙型肝炎　输血、不洁注射史，与 HBV 感染者接触史，家庭成员有 HBV 感染者，特别是婴儿母亲是否 HBsAg 阳性等有助于乙型肝炎的诊断。

3. 丙型肝炎　有明确的就诊前 6 个月以内的流行病学史，如输血史、应用血液制品史、不安全注射、文身等其他明确的血液暴露史。

4. 丁型肝炎　同乙型肝炎，我国以西南部感染率较高。

5. 戊型肝炎　基本同甲型肝炎，暴发以水传播为多见。多见于成年人。

（二）临床诊断

1. 急性肝炎 起病较急，常有乏力、食欲减退、恶心、呕吐、畏寒、发热等急性感染症状；皮肤巩膜可有黄染，肝大，触痛；ALT 显著升高或血清胆红素升高。黄疸型肝炎血清胆红素升高，尿胆红素、尿胆原可阳性。病程不超过 6 个月。

2. 慢性肝炎 病程超过半年或发病日期不明而有慢性肝炎症状、体征、实验室检查改变者。常有乏力、厌油、肝区不适等症状，可有肝病面容、肝掌、蜘蛛痣、胸前毛细血管扩张、肝大质偏硬、脾大等体征。

3. 肝衰竭 肝衰竭是多种因素引起的严重肝脏损害，导致合成、解毒、代谢和生物转化功能严重障碍或失代偿，出现以黄疸、凝血功能障碍、肝肾综合征、肝性脑病、腹水等为主要表现的一组临床症候群。根据病史、起病特点及病情进展速度可分为急性肝衰竭、亚急性肝衰竭、慢加急性（亚急性）肝衰竭和慢性肝衰竭。

4. 淤胆型肝炎 起病类似急性黄疸型肝炎，黄疸持续时间长，恶心、呕吐、厌油等消化道症状轻，临床可见顽固性皮肤瘙痒、陶土样大便等症状，需排除肝外梗阻。

5. 肝炎肝硬化 多有慢性乙肝或丙肝病史，出现脾大、腹水、胃底食管静脉曲张等门静脉高压表现或肝组织病理学出现肝硬化征象，临床表现轻重不一，轻者可无症状，重者可出现腹水、出血、肝性脑病等。

根据病程进展可将肝硬化分为代偿期和失代偿期，根据是否伴有食管胃静脉曲张（EGV）或腹水等表现，可将肝硬化进一步分为 6 期。

在肝硬化基础上，出现门静脉高压相关并发症，如脾大、腹水、食管胃静脉曲张破裂出血、肝性脑病、肝肾综合征等表现者为失代偿期肝硬化。代偿期肝硬化属 Child-Pugh A/B 级，如无特异的组织学改变，或无内镜及影像学提示肝硬化或门静脉高压表现，符合以下中两条提示存在肝硬化：①无其他原因的 PLT $< 100 \times 10^9$/L。②白蛋白< 35g/L，排除营养不良或肾脏疾病等。③ INR > 1.3 或 PT 延长（停用溶栓或抗凝药 7 天以上）。④成人 APRI > 2（排除其他因素对 APRI 的影响）。

（三）病原学诊断

1. 甲型肝炎 有急性肝炎临床表现，并具备下列任何一项，均可确诊为甲型肝炎：①抗 -HAV IgM 阳性。②抗 -HAV IgG 急性期阴性，恢复期阳性。③粪便中检出 HAV 颗粒或抗原或 HAV RNA。

2. 乙型肝炎 急性乙型肝炎较少见。HBsAg 持续阳性> 6个月，可诊断为慢性 HBV 感染，慢性 HBV 感染分为以下几种：

（1）慢性 HBV 携带状态 患者多处于免疫耐受期，年龄较轻，HBV DNA 定量水平（通常$> 2 \times 10^7$ IU/mL）较高，血清 HBsAg 水平（通常$> 1 \times 10^4$ IU/mL）较高、HBeAg 阳性，但血清 ALT 和 AST 持续正常（一年内连续随访 3 次，每次至少间隔 3 个月），肝脏组织病理学检查无明显炎症坏死或纤维化。

（2）HBeAg 阳性 CHB 患者血清 HBsAg 阳性、HBeAg 阳性、HBV DNA 阳性，伴有 ALT 持续或反复异常或肝组织学检查有明显炎症坏死，或肝组织学 / 无创指标提示有明显纤维化（$\geqslant$ F2）。

（3）非活动性 HBsAg 携带状态 患者血清 HBsAg 阳性、HBeAg 阴性、抗 -HBe 阳性，HBV DNA 阴性（未检出），HBsAg < 1000 IU/mL，ALT 和 AST 持续正常（一年内连续随访 3 次以上，每次至少间隔 3 个月）；影像学检查无肝硬化征象，肝组织学检查显示组织活动指数

（histological activity index，HAI）评分＜ 4，或根据其他半定量计分系统判定病变轻微。

（4）HBeAg 阴性 CHB 患者血清 HBsAg 阳性、HBeAg 持续阴性，多同时伴有抗 –HBe 阳性，HBV DNA 阳性，伴有 ALT 持续或反复异常或肝组织学检查有明显炎症坏死，或肝组织学 / 无创指标提示有明显纤维化（≥ F2）。

（5）隐匿性 HBV 感染（occult hepatitis B virus infection，OBI） 患者血清 HBsAg 阴性，但血清和（或）肝组织中 HBV DNA 阳性。在 OBI 患者中，80% 可有血清抗 –HBs、抗 –HBe 和（或）抗 –HBc 阳性，称为血清阳性 OBI；但有 1%~20% 的 OBI 患者所有 HBV 血清学标志物均为阴性，故称为血清阴性 OBI。

3. 丙型肝炎 抗 –HCV 阳性，HCV RNA 阳性或 HCV Ag 阳性，可诊断为丙型肝炎。

4. 丁型肝炎 有现症 HBV 感染，同时血清 HDV Ag/ 抗 –HD IgM 高滴度或抗 –HD IgG/HDV RNA 阳性，或肝内 HDV Ag/HDV RNA 阳性，可诊断为丁型肝炎。低滴度抗 –HD IgG 可能为既往感染。不具备临床表现，仅血清 HBsAg 和 HDV 血清标记物阳性时，可诊断为无症状 HDV 携带者。

5. 戊型肝炎 对出现原因不明 ALT 异常和（或）有肝炎临床症状的患者，血清抗 –HEV IgM 和抗 –HEV IgG 同时阳性，可诊断为急性戊型肝炎。对免疫抑制患者，还应检测 HEV RNA 或抗原。HEV RNA 阳性是 HEV 现症感染的直接证据。20%~30% 的患者在发病时体内 HEV 已基本被清除，因此，HEV RNA 阴性并不能排除 HEV 急性感染。血清、粪便和尿液中 HEV 抗原阳性也是 HEV 现症感染的证据之一。免疫抑制患者如出现 ALT 异常，且血清和（或）粪便 HEV RNA 持续阳性 3 个月以上，可诊断为慢性戊型肝炎。

九、鉴别诊断

（一）其他原因引起的黄疸

与其他原因引起的黄疸相鉴别，如溶血性黄疸、肝外梗阻性黄疸、遗传代谢疾病相关性黄疸等。

（二）其他原因引起的肝炎

与其他感染性疾病（如巨细胞病毒感染、传染性单核细胞增多症、流行性出血热、恙虫病等）所致的肝炎，以及药物性肝损害、酒精性肝病、自身免疫性肝病、脂肪肝及妊娠急性脂肪肝、肝豆状核变性等相鉴别。

十、预后

（一）急性肝炎

急性肝炎多数患者在 3 个月内临床康复。甲型肝炎预后良好，病死率约为 0.01%；急性乙型肝炎约 95% 以上患者可完全康复，5 岁以后感染者仅有 5%~10% 转为慢性或病毒携带者；急性丙型肝炎 55%~85% 转为慢性或病毒携带；急性丁型肝炎重叠 HBV 感染时＞ 90% 发展为慢性；戊型肝炎病死率为 0.07%~0.6%，妊娠晚期合并戊型肝炎病死率为 20%~25%。

（二）慢性肝炎

轻度慢性肝炎患者一般预后良好，仅少数转为肝硬化。中度慢性肝炎预后较差，较大部分转为肝硬化，小部分转化为肝癌；重度慢性肝炎容易发展为慢性肝衰竭或者失代偿期肝硬化。由于抗病毒治疗的临床应用，慢性乙型肝炎的疾病进展大多可以得到控制，丙型病毒性肝炎基本可达到临床治愈。

（三）肝衰竭（重型肝炎）

预后不良，病死率为 50%~70%，年龄较小、治疗及时、无并发症者病死率较低。急性肝衰竭存活者，远期预后较好，多不发展为慢性肝炎和肝硬化；亚急性肝衰竭存活者多数转为慢性肝炎或肝炎肝硬化；慢加急性肝衰竭病死率最高，可达 80% 以上，存活者病情可多次反复。

（四）淤胆型肝炎

淤胆型肝炎急性者预后较好，一般都能康复。慢性者预后较差，易发展成胆汁性肝硬化。

（五）肝炎肝硬化

肝硬化整体预后较差，代偿期肝硬化进展为失代偿期肝硬化的年发生率为 3%~5%，失代偿期肝硬化 5 年生存率为 14%~35%。但抗病毒治疗显著改善了肝硬化预后：代偿期肝硬化可显著减少；部分失代偿肝硬化可得到不同程度的逆转，腹水、消化道出血、肝性脑病等减轻或消失，称为肝硬化"再代偿"。同时，抗病毒治疗也可不同程度地减少乙型和丙型肝炎相关原发性肝癌的发生率。

十一、治疗

（一）西医治疗

病毒性肝炎的治疗应根据不同病原体、不同临床类型及组织学损害区别对待。各型肝炎的治疗均应给予足够的休息、合理饮食，辅以适当药物，避免饮酒、过劳和服用损害肝脏药物。

1. 急性肝炎　急性肝炎一般为自限性，多可完全康复。以一般治疗及对症支持治疗为主，急性期应进行隔离，症状明显及有黄疸者应卧床休息，恢复期可逐渐增加活动量，但要避免过劳。饮食宜清淡易消化，适当补充维生素，热量不足者应静脉补充葡萄糖，避免使用肝毒性药物和酒精，恢复期逐渐增加活动量，但要避免过度劳累。

一般不采用抗病毒治疗，急性丙型肝炎例外，急性丙型肝炎患者的慢性化率高达 55%~85%，因此，对于这类患者应积极处理，只要检查 HCV RNA 阳性，尽快抗病毒治疗可以治愈。

急性丙型肝炎患者可以给予索磷布韦 / 维帕他韦（泛基因型）、格卡瑞韦 / 哌仑他韦（泛基因型）、格拉瑞韦 / 艾尔巴韦（基因 1b 或 4 型）或来迪派韦 / 索磷布韦（基因 1、4、5、6 型）治疗 8 周。因有延迟复发的报道，应检测 SVR12。

2. 慢性肝炎

（1）抗病毒治疗

1）慢性乙型肝炎　治疗目标是最大限度地长期抑制病毒复制，减轻肝细胞炎症坏死及肝脏纤维组织增生，延缓和减少肝功能衰竭、肝硬化失代偿、HCC 和其他并发症的发生，改善患者生活质量，延长其生存时间。对于部分适合条件的患者，应追求临床治愈（又称功能性治愈）。

抗病毒治疗适应证包括：①对于血清 HBV DNA 阳性，ALT 持续高于治疗阈值（男性 30U/L、女性 19U/L），一年内连续随访 3 次以上，每次至少间隔 3 个月，且排除其他原因所致者，建议抗病毒治疗。②对于血清 HBV DNA 阳性者，无论 ALT 水平高低，只要符合下列情况之一，建议抗病毒治疗：有乙型肝炎肝硬化或 HCC 家族史；年龄 > 30 岁；无创指标或肝组织学检查，提示肝脏存在明显炎症（G ≥ 2）或纤维化（F ≥ 2）；有 HBV 相关肝外表现（如 HBV 相关性肾小球肾炎等）。③临床确诊为代偿期和失代偿期乙型肝炎肝硬化患者，无论其 ALT 和 HBV DNA 水平及 HBeAg 阳性与否，均建议抗病毒治疗。同时，应注意寻找并治疗肝硬化的其他病因（如酒精、肥胖、糖尿病、自身免疫或遗传代谢性肝病等）。④"不确定期"的具体定义：未经治疗的慢性 HBV 感染者随访一年，其 HBV DNA 和 ALT 模式不同于 4 个传统的慢性 HBV 感染分期（免疫耐受期、免疫清除期、免疫控制期和再活动期），考虑到我国"不确定期"慢性乙肝患者比例较高，且其与非活动期相比，发生 HCC 的风险显著增加，因此建议对这部分患者启动抗病毒治疗。目前抗乙肝病毒治疗的适应证不断扩大，"不确定期"的提出，为扩大抗乙肝病毒治疗的适应证提供了依据。

目前常用的抗 HBV 的药物有两大类：核苷（酸）类似物（nucleotide analogues，NAs）和干扰素（interferon，IFN）。核苷（酸）类似物目前有恩替卡韦（entecavir，ETV）、富马酸替诺福韦酯（tenofovir disoproxil fumarate，TDF）、富马酸丙酚替诺福韦（tenofovir alafenamide fumarate，TAF）、艾米替诺福韦（tenofovir amibufenamide，TMF）。干扰素代表药物有普通干扰素（IFN-α）和长效干扰素（Peg-IFN-α）。

作用机制及疗程：核苷（酸）类似物（NAs）主要通过抑制病毒逆转录从而抑制病毒复制，不能清除病毒，故需长期用药。抗病毒治疗后须动态监测病毒学应答，尽量将 HBV DNA 控制在检测不到的水平。如用药后 6~12 个月病毒不完全应答，应调整抗病毒药物。干扰素有限疗程为 1 年左右，可根据情况延长至两年。对于 NAs 经治 CHB 患者中符合条件的优势人群，联合 Peg-IFN-α 可使部分患者获得临床治愈。干扰素治疗前 HBsAg 低水平（< 1500 IU/mL）且 HBeAg 阴性的优势患者接受序贯 Peg-IFN-α 治疗更有可能实现临床治愈。

不良反应：NAs 总体安全性和耐受性良好，但在临床应用中仍有少见、罕见严重不良反应的发生，如肾功能不全（服用 TDF）、低磷性骨病（服用 TDF）、肌炎 / 横纹肌溶解、乳酸酸中毒等（服用 ETV），应引起关注。Peg-IFN-α 使用期间可出现流感样综合征（发热、头痛、肌痛和乏力等，可在注射干扰素 α 前或用药时服用非甾体抗炎药）、骨髓抑制、自身免疫病、精神异常，以及其他少见不良反应，可予以相应的预防性治疗，严重者应立刻停止干扰素治疗，必要时至专科进一步诊治。妊娠或短期内有妊娠计划、精神病史、未能控制的癫痫、失代偿期肝硬化、未控制的自身免疫病以及严重感染、视网膜疾病、心力衰竭、慢性阻塞性肺疾病等基础疾病患者禁止使用；甲状腺疾病，既往抑郁症史，未控制的糖尿病、高血压、冠心病患者谨慎使用。

2）丙型肝炎 治疗目标：治愈 HCV 感染，清除或减轻 HCV 相关肝损伤和肝外表现，逆转肝纤维化，阻止或延缓进展为肝硬化、失代偿期肝硬化、肝衰竭或 HCC，提高患者的长期生存率，改善患者的生命质量，预防 HCV 传播。

适应证：HCV RNA 阳性患者，均应接受抗病毒治疗。抗病毒治疗终点为治疗结束后 12 周，采用敏感检测方法（检测下限 ≤ 15 IU/mL）检测不到血清或血浆中 HCV RNA（SVR12）。进展期肝纤维化或肝硬化，显著肝外表现，肝移植后 HCV 复发，合并加速肝病进展的疾病，传播 HCV 高风险的患者需立即进行治疗；育龄期女性在 DAAs 治疗前先筛查是否已经妊娠，已妊娠者可在分娩哺乳期结束后给予抗病毒治疗。如果妊娠试验排除妊娠，则应告知，避免在服用 DAAs 期间妊娠。

目前常用的抗丙肝病毒药物：目前国际上多推荐使用无干扰素的 DAAs 方案。其在已知主要基因型和主要基因亚型的 HCV 感染者中都能达到 90% 以上的持续病毒学应答（sustained virological response，SVR），并且在多个不同临床特点的人群中方案统一，药物相互作用较少，除了失代偿期肝硬化、DAAs 治疗失败等少数特殊人群以外，也不需要联合利巴韦林（ribavirin）治疗。对丙型肝炎肝硬化患者，丙肝治愈后需要长期抗肝纤维化治疗并定期随访，部分基因 3b 型患者、丙肝肝硬化失代偿期患者，可出现病毒再激活，需要再次行抗病毒治疗。临床上可根据患者的意愿、病情、感染 HCV 的基因型、药物禁忌证及药物的可及性等综合选择抗病毒治疗方案。具体分类见表 3-3。

表 3-3 直接抗病毒药物的分类

类别	药品	规格	使用剂量
泛基因型			
NS5B 聚合酶核苷类似物抑制剂 / NS5A 抑制剂	索磷布韦 / 维帕他韦 [a]（sofosbuvir/velpatasvir）	400mg 索磷布韦、100mg 维帕他韦，复合片剂	1 片，1 次 / 日
NS5B 聚合酶核苷类似物抑制剂 / NS5A 抑制剂 /NS3/4A 蛋白酶抑制剂	索磷布韦 / 维帕他韦 / 伏西瑞韦 [a]（sofosbuvir/velpatasvir/voxilaprevir）	400mg 索磷布韦、100mg 维帕他韦及 100mg 伏西瑞韦，复合片剂	1 片，1 次 / 日
NS5A 抑制剂	可洛派韦 [a]（coblopasvir）	60mg，胶囊	1 粒，1 次 / 日
NS5A 抑制剂	拉维达韦 [a]（ravidasvir）	200mg，片剂	1 片，1 次 / 日
NS5B 聚合酶核苷类似物抑制剂	索磷布韦 [a]（sofosbuvir）	400mg，片剂	1 片，1 次 / 日
基因特异型			
NS3/4A 蛋白酶抑制剂 /NS5A 抑制剂	艾尔巴韦 / 格拉瑞韦 [a]（elbasvir/grazoprevir）	50mg 艾尔巴韦、100mg 格拉瑞韦，复合片剂	1 片，1 次 / 日
NS3/4A 蛋白酶抑制剂	达诺瑞韦 [a]（danoprevir）	100mg，片剂	1 片，2 次 / 日
NS5A 抑制剂	依米他韦 [a]（eimitasvir）	100mg，胶囊	1 粒，1 次 / 日
NS5A 抑制剂 /NS5B 聚合酶核苷类似物抑制剂	来迪派韦 / 索磷布韦 [a]（ledipasvir/sofosbuvir）	90mg 来迪派韦，400mg 索磷布韦，片剂	1 片，1 次 / 日

注：NS 为非结构蛋白。a 已经纳入国家基本医疗保险报销目录。

治疗前评估及方案：丙型肝炎患者进行抗病毒治疗前，需评估肝脏疾病的严重程度、肾脏功能、HCV RNA 定量检测、HBsAg、合并疾病及合并用药情况，必要时，可进行 HCV 基因型检测。治疗方案包括泛基因型方案、基因型特异性方案、特殊人群抗病毒治疗方案。

泛基因型、基因型特异性详细方案见表 3-4 和表 3-5。

特殊人群抗病毒治疗方案：①失代偿期肝硬化或曾有失代偿病史患者禁止使用 NS3 /4A 蛋白酶抑制剂类 DAAs。失代偿期肝硬化患者可选择索磷布韦 / 维帕他韦，或者根据基因型选择来迪派韦 / 索磷布韦，以及利巴韦林（< 75kg 者为 1000mg/d，≥ 75kg 者为 1200mg/d）治疗 12 周。如患者有利巴韦林禁忌或无法耐受利巴韦林，则不联合利巴韦林，但疗程延长至 24 周。②青少年患者，12 岁及以上或体重超过 35kg，可给予索磷布韦 / 维帕他韦 400mg/100mg，治疗 12 周，或者根据基因型给予 400mg 索磷布韦 /90mg 来迪派韦治疗 12 周。③所有合并 HCV 感染的 CKD（慢性肾脏疾病）患者，均应立即接受抗病毒治疗。根据基因型可选择格拉瑞韦 / 艾尔巴韦，索磷布韦 / 维帕他韦，其次为来迪派韦 / 索磷布韦。④肾移植后患者，可选择索磷布韦 / 维帕他韦，或来迪派韦 / 索磷布韦，不需要调整免疫抑制剂剂量。⑤等待肝移植患者，如果 MELD 评分 < 18~20 分，应在移植前尽快开始抗病毒治疗，患者可能从移植等待名单中移除；如果 MELD 评分 ≥ 18~20 分，首先进行肝移植，移植后再进行抗 HCV 治疗，如果等待时间超过 6 个月，可

根据情况在移植前进行抗 HCV 治疗。肝移植后 HCV 复发或再感染者，可选择索磷布韦 / 维帕他韦或来迪派韦 / 索磷布韦治疗 12 周。⑥静脉药瘾者应定期自愿检测抗 –HCV 和 HCV RNA，感染 HCV 的静脉药瘾者应立即接受抗病毒治疗，具体方案同普通患者，注意治疗时的 DDI。仍有持续高危行为的静脉药瘾者在 SVR 后，至少每年一次 HCV RNA 评估。SVR 后随访中 HCV 再次感染者应再次予抗 HCV 治疗。⑦血友病、地中海贫血、镰刀型细胞贫血病等血液系统疾病患者合并 HCV 感染时，HCV 抗病毒治疗的指征不变，选择无利巴韦林的全口服 DAAs 方案，具体方案同普通患者。有精神病史的 HCV 感染患者，治疗前应评估精神状态，必要时予以抗精神疾病类药物。在联合用药时，需注意 DDI。⑧合并 HBV 感染时，HCV 治疗与单纯 HCV 感染的治疗方案相同。如患者同时符合 HBV 抗病毒治疗指征，可考虑予以干扰素 α 或核苷（酸）类似物抗 HBV 治疗，如不符合 HBV 抗病毒治疗指征，但 HBsAg 阳性，则在抗 HCV 治疗同时予以核苷（酸）类似物抗 HBV 治疗，预防 HBV 再激活。⑨合并 HIV 感染时，针对 HCV 的治疗与单纯 HCV 感染的 DAAs 治疗方案相同，SVR 率与无 HIV 人群相同。如 DAAs 与抗逆转录病毒药物有相互作用，治疗方案和药物剂量需调整。⑩急性丙型肝炎患者可给予索磷布韦 / 维帕他韦，或者根据基因型，给予格拉瑞韦 / 艾尔巴韦或来迪派韦 / 索磷布韦，治疗 8 周。

表 3-4 初治或 PRS 经治的无肝硬化 HCV 感染者治疗方案

HCV基因型	既往治疗经验	SOF/VEL	SOF/CLP	GLE/PIB	SOF/LDV	GZR/EBR	SOF/EMV	DNV/RDV
基因型 1a 型	初治	12 周	12 周	8 周	12 周	—	—	—
	经治	12 周	12 周	8 周	12 周	—	—	—
基因型 1b 型	初治	12 周	12 周	8 周	8 周 /12 周	12 周	12 周	12 周
	经治	12 周	12 周	8 周	12 周	12 周	12 周	12 周
基因型 2 型	初治	12 周	12 周	8 周	12 周	—	—	—
	经治	12 周	12 周	8 周	12 周	—	—	—
基因型 3 型	初治	12 周	12 周	8 周	—	—	—	—
	经治	12 周	12 周	16 周	—	—	—	—
基因型 4 型	初治	12 周	12 周	8 周	12 周	12 周	—	—
	经治	12 周	12 周	8 周	—	16 周 +RBV	—	—
基因型 5 型	初治	12 周	12 周	8 周	12 周	—	—	—
	经治	12 周	12 周	8 周	—	—	—	—
基因型 6 型	初治	12 周	12 周	8 周	12 周	—	—	—
	经治	12 周	12 周	8 周	—	—	—	—

注：PRS 为聚乙二醇干扰素 α 联合利巴韦林或索磷布韦；HCV 为丙型肝炎病毒；SOF 为索磷布韦；VEL 为维帕他韦；CLP 为可洛派韦；GLE 为格卡瑞韦；PIB 为哌仑他韦；LDV 为来迪派韦；GZR 为格拉瑞韦；EBR 为艾尔巴韦；RBV 为利巴韦林；EMV 为依米他韦；DNV 为达诺瑞韦；RDV 为拉维达韦；"—"为不适用。

表 3-5 初治或 PRS 经治的代偿期肝硬化 HCV 感染者治疗方案

HCV基因型	既往治疗经验	SOF/VEL	SOF/CLP	GLE/PIB	SOF/LDV	GZR/EBR	SOF/EMV
基因型 1a 型	初治	12 周	12 周	12 周	12 周	—	—
	经治	12 周	12 周	12 周	12 周	—	—
基因型 1b 型	初治	12 周	12 周	12 周	12 周	12 周	12 周
	经治	12 周	12 周	12 周	12 周	12 周	12 周

续表

HCV基因型	既往治疗经验	SOF/VEL	SOF/CLP	GLE/PIB	SOF/LDV	GZR/EBR	SOF/EMV
基因型 2 型	初治	12 周	12 周	12 周	12 周	—	—
	经治	12 周	12 周	12 周	12 周	—	—
基因型 3 型	初治	12 周 +RBV	12 周 +RBV	12 周	—	—	—
	经治	12 周 +RBV	12 周 +RBV	16 周	—	—	—
基因型 4 型	初治	12 周	12 周	12 周	12 周	12 周	—
	经治	12 周	12 周	12 周	—	16 周 +RBV	—
基因型 5 型	初治	12 周	12 周	12 周	12 周	—	—
	经治	12 周	12 周	12 周	—	—	—
基因型 6 型	初治	12 周	12 周	12 周	12 周	—	—
	经治	12 周	12 周	12 周	—	—	—

注：PRS 为聚乙二醇干扰素 α 联合利巴韦林或索磷布韦；HCV 为丙型肝炎病毒；SOF 为索磷布韦；VEL 为维帕他韦；RBV 为利巴韦林；CLP 为可洛派韦；GLE 为格卡瑞韦；PIB 为哌仑他韦；LDV 为来迪派韦；GZR 为格拉瑞韦；EBR 为艾尔巴韦；EMV 为依米他韦；"—"为不适用。

不良反应：接受包含 DAAs 治疗方案的患者每次就诊时均需评估临床不良反应，需在基线，治疗后 4 周、12 周、24 周或有临床症状时监测 ALT 水平。治疗期间，ALT 出现 10 倍升高，或 ALT 升高但小于 10 倍的同时，伴有疲乏、恶心、呕吐、黄疸或胆红素、碱性磷酸酶、INR 显著升高，需提前结束治疗；ALT 升高小于 10 倍，且无症状者，密切监测，每两周复查一次，如果 ALT 水平持续升高，需提前终止治疗。使用 DAAs 治疗，应特别了解药品说明书中指出的具有相互作用的其他药物，如果可能的话，抗 HCV 治疗期间应停止有相互作用的合并用药，或者转换为具有较少相互作用的合并用药。为尽量避免药物不良反应及 DDI，在相同疗程可获得相似的 SVR 率时，两种 DAAs 的联合用药优于三种 DAAs 联合用药。

3）戊型肝炎　急性戊型肝炎多为自限性，通常以对症支持治疗为主，不需要抗病毒治疗。诊断为慢性 HEV 感染的实体器官移植受者，可减少或调整免疫抑制剂治疗剂量（以不发生排斥反应为准），或用利巴韦林 600mg/d 单药治疗 3 个月。如利巴韦林停药后复发，可再用利巴韦林单药治疗 6 个月。若利巴韦林单药治疗 6 个月 HEV RNA 仍持续阳性，或无应答或不耐受，对血液疾病、血透析、HIV、接受肝或肾移植患者可用聚乙二醇干扰素 α 治疗 3 个月，对其他器官移植患者无替代治疗。

（2）抗炎护肝治疗　病因治疗固然重要，但单纯病因治疗无法完全控制肝脏炎症，肝脏炎症是导致肝硬化、肝癌发生的重要因素，因此抗炎保肝治疗具有重要意义。对肝组织炎症明显或 ALT 水平明显升高的患者，可以酌情使用，但不宜多种联合。

1）抗炎类药物　甘草酸制剂具有非特异性抗炎作用而无抑制免疫功能的不良反应，可改善受损的肝功能。常用有异甘草酸镁注射液、甘草酸二铵肠溶胶囊等。

2）肝细胞膜修复保护剂　可改善患者肝脏相关生化指标，降低血清炎症指标，改善肝组织病理等。代表药物为多烯磷脂酰胆碱。

3）解毒类药物　可影响细胞的代谢过程，减轻组织损伤，促进修复。代表药物为谷胱甘肽、N- 乙酰半胱氨酸等，谷胱甘肽还可改善肝脏的合成，有解毒、灭活激素等功能。

4）抗氧化类药物　代表药物为水飞蓟素类和双环醇。水飞蓟素类对肝损伤具有保护作用。双环醇具有抗脂质氧化、抗线粒体损伤、促进肝细胞蛋白质合成、抗肝细胞凋亡等作用。

（3）免疫调节治疗 如胸腺肽、转移因子、特异性免疫核糖核酸等。某些中草药提取物如猪苓多糖、香菇多糖、云芝多糖等亦有免疫调节效果。

（4）抗肝纤维化治疗 多个抗纤维化中药方剂，如安络化纤丸、复方鳖甲软肝片、扶正化瘀片均有一定的抗纤维化作用，可以酌情选用。

3. 肝衰竭 肝衰竭因病情发展快、病死率高（50%~70%），应积极抢救。肝衰竭治疗原则：病情发展的不同时期（早、中、晚期）予以支持、对症、抗病毒等内科综合治疗，早期免疫控制，中、后期以预防并发症及免疫调节为主，辅以人工肝支持系统疗法，争取适当时期进行肝移植治疗。

（1）一般支持治疗 早期治疗，卧床休息，加强病情监护，待病情稳定后加强适当运动；推荐肠内营养，供给足够热量，积极纠正负氮平衡，饮食以高碳水化合物、低脂、适量蛋白为宜，进食不足者补充热量、液体、维生素和微量元素，积极纠正低蛋白血症、水电解质和酸碱平衡紊乱；预防感染，注意消毒隔离，加强口腔、肺部及肠道管理，预防院感发生。

（2）病因治疗 去除引发肝衰竭的诱因，如重叠感染、应激、饮酒、出血、药物影响、劳累等。

1）肝炎病毒感染：对 HBsAg 阳性的肝衰竭患者，不论其检测出的 HBV DNA 载量高低，建议立即使用强效核苷药物抗病毒治疗。

2）HCV RNA 阳性的肝衰竭患者，可根据肝衰竭发展情况选择抗病毒时机及药物治疗。

3）甲型、戊型病毒性肝炎引起的急性肝衰竭，目前尚未证明病毒特异性治疗有效。

（3）防止肝细胞坏死

1）抑制肝细胞坏死 推荐应用肝细胞膜保护剂、解毒保肝药物、抗炎护肝药物，以及利胆退黄（如熊去氧胆酸、丁二磺酸腺苷蛋氨酸等）药物。

2）促进肝细胞再生 疗效不肯定，但可试用以下药物：①肝细胞生长因子及肝细胞刺激物质。②前列腺 E1，但对已有出血的患者不能应用。③生长激素，可考虑使用。

（4）免疫调节剂 肾上腺皮质激素在肝衰竭治疗中的应用尚存在不同意见，临床上可慎重应用。胸腺肽 α1、集落粒细胞刺激因子有助于降低病死率和继发感染发生率，可酌情应用。

（5）肠源性内毒素的处理 肠源性内毒素血症在肝衰竭发生发展过程中发挥重要作用，临床注意肠源性内毒素血症的发生。含双歧杆菌、乳酸杆菌等的肠道微生态调节剂、乳果糖、利福昔明及中药保留灌肠可减少肠道细菌易位或内毒素血症。临床可积极使用。

（6）积极防治并发症

1）脑水肿 有颅内压增高者，给予甘露醇 0.5~1.0g/kg 或者高渗盐水治疗；利尿剂，一般选用呋塞米，可与渗透性脱水剂交替使用；人工肝支持治疗；不推荐糖皮质激素用于控制颅内高压；对于存在难以控制的颅内高压急性肝衰竭患者可考虑应用轻度低温疗法和吲哚美辛，后者只能用于大脑高血流灌注的情况；应用人血白蛋白，提高胶体渗透压，可能有助于降低颅内压。

2）肝性脑病 去除诱因，密切评估病情变化；将早期肝性脑病转移至安静的环境中，并密切评估其病情变化，防止病情进展恶化；评估患者的颅内压，轻度体温降低、吲哚美辛可以考虑应用于难控制的颅内高压患者；调整蛋白质摄入及营养支持，酌情使用支链氨基酸（BCAA）或BCAA 与精氨酸混合制剂，以纠正氨基酸失衡；应用乳果糖或拉克替醇，口服或高位灌肠，可酸化肠道，促进氨的排出，调节微生态，减少肠源性毒素吸收；视患者电解质和酸碱平衡情况酌情选择精氨酸、门冬氨酸 - 鸟氨酸等降氨；Ⅲ度以上的肝性脑病患者建议气管插管；抽搐患者酌情选用半衰期短的苯妥英或苯二氮䓬类镇静药物。

3）出血 常规推荐预防使用 H_2 受体阻滞剂或质子泵抑制剂；门静脉高压性出血可使用生长抑素类似物、特利加压素和垂体后叶素（或联合应用硝酸酯类药物）降低门静脉压力；食管胃底静脉曲张出血者可行三腔管压迫止血，或内镜下套扎、硬化剂注射或组织黏合剂止血，或行介入治疗，如经颈静脉肝内门体支架分流术（TIPS）；弥散性血管内凝血者可输注新鲜血浆、凝血酶原复合物和纤维蛋白原等补充凝血因子，适当补充血小板，酌情使用低分子肝素，纤溶亢进者应用氨甲环酸或止血芳酸等，维生素 K_1 缺乏者可短期使用维生素 K_1。

4）继发感染 感染是导致 ACLF 患者炎症反应最重要的原因，我国 ACLF 过程中发生感染的比例高达 80% 以上，因此抗感染治疗意义重大。肝衰竭治疗过程中需要动态监测患者病情变化，一旦发现感染，及时使用抗生素治疗，首先根据经验选择抗感染药物，并及时根据病原学检测及药敏试验结果调整用药；注意使用广谱抗感染药物，必要时联合应用多个抗感染药物，防治二重感染及真菌感染。

5）肝肾综合征 避免应用肾损害药物，避免引起血容量降低的各种因素。主要治疗方案：药物治疗包括人血白蛋白联合特利加压素、生长抑素类似物（奥曲肽）、米多君、去甲肾上腺素等联合治疗；托伐普坦利尿；经颈静脉肝内门体分流术（TIPs）；肾脏替代疗法；肝移植等。

（7）人工肝 人工肝指暂时替代肝脏部分功能的体外生命支持系统，分为非生物型、生物型和混合型三种，其中非生物型人工肝是目前技术发展比较成熟的人工肝支持系统，它通过弥散、对流、吸附等原理去除肝衰竭患者体内的毒性物质和代谢产物，同时补充必需物质，改善患者内环境，为肝细胞再生和肝功能恢复创造条件，也可作为肝移植术前的桥接治疗。

1）适应证 人工肝治疗适用于各类存在致病物质或代谢障碍导致中间产物堆积的患者。①各种原因引起的肝衰竭前、早、中期，PTA 介于 20%~40% 的患者为宜；晚期肝衰竭患者也可进行治疗，但并发症多见，治疗风险大，临床医生应权衡利弊，慎重进行治疗，同时积极寻求肝移植机会。②终末期肝病肝移植术前等待肝源、肝移植术后排异反应及移植肝无功能、ABO 血型不合肝移植围手术期脱敏治疗的患者。③严重胆汁淤积性肝病经内科治疗效果欠佳者；各种原因引起的严重高胆红素血症者。④存在免疫系统失衡相关的组织损伤和"细胞因子风暴"的重症患者。⑤其他自身免疫性疾病，且疾病危重或无其他有效治疗手段时，可采用人工肝治疗，血栓性微血管病变、血栓性血小板减少性紫癜、视神经脊髓炎、自身免疫性系统疾病及结缔组织病等导致器官功能衰竭者。⑥代谢异常疾病，如家族性遗传性高胆固醇血症、高脂血症引起的急性重症胰腺炎、妊娠期高脂血症及妊娠急性脂肪肝等脂质代谢异常所致疾病的患者。⑦化学物、毒物引起的急性中毒患者。

2）相对禁忌证 ①严重活动性出血或弥散性血管内凝血者。②对治疗过程中所用耗材、血制品或药品，如血浆、肝素和鱼精蛋白等高度过敏者。③循环功能衰竭者。④心脑梗死非稳定期者。⑤妊娠晚期。

3）并发症 人工肝治疗的并发症有出血、体外循环管路凝血、低血压、深静脉血栓、继发感染、过敏反应、肝素诱导的血小板减少症、失衡综合征、高枸橼酸盐血症等。

（8）肝移植 肝移植是治疗各种原因所致的中晚期肝功能衰竭的最有效方法之一，适用于经积极内科综合治疗和（或）人工肝治疗疗效欠佳，不能通过上述方法好转或恢复者。

1）适应证 ①对于急性/亚急性肝衰竭、慢性肝功能衰竭患者，MELD 评分是评估肝移植的主要参考指标，MELD 评分在 15~40 分是肝移植的最佳适应证。②对于慢加急性肝衰竭，经过积极的内科综合治疗及人工肝治疗后 CLIF-C 分级为 2~3 级的患者，建议尽早行肝移植。③对于合并肝癌患者，应符合肿瘤无大血管侵犯和肝外转移；所有肿瘤直径之和≤8cm，或所有肿瘤结节直径之和＞8cm，但术前甲胎蛋白（AFP）≤400 ng/mL且组织学分级为高、中分化。

2）禁忌证 ①4个及以上器官功能衰竭（肝、肾、肺、循环、脑）。②脑水肿并发脑疝。③循环功能衰竭，需要两种及以上血管活性物质维持，且对血管活性物质剂量增加无明显反应。④肺动脉高压，平均肺动脉压力（mPAP）＞50mmHg。⑤严重的呼吸功能衰竭，需要最大程度的通气支持 [吸入氧浓度（FiO$_2$）≥0.8，高呼气末正压通气（PEEP）] 或者需要体外膜肺氧合（ECMO）支持。⑥持续严重的感染，细菌或真菌引起的败血症，感染性休克，严重的细菌或真菌性腹膜炎，组织侵袭性真菌感染，活动性肺结核。⑦持续的重症胰腺炎或坏死性胰腺炎。⑧营养不良及肌肉萎缩引起的严重虚弱状态，需谨慎评估肝移植。

4. 淤胆型肝炎 淤胆型肝炎早期治疗同急性黄疸型肝炎，黄疸持续不退时，可考虑糖皮质激素治疗，具体剂量和疗程应根据病情进行选择。

5. 肝炎肝硬化 肝炎肝硬化抗病毒治疗参照慢性肝炎的治疗，丙肝肝硬化 DAAs 治疗（即抗病毒药物治疗）后仍需使用抗纤维化药物防止肝癌发生，有脾功能亢进或门脉高压明显时，可选用手术或介入治疗。

（二）中医辨证治疗

1. 急性肝炎

（1）肝胆湿热

临床表现：纳呆，呕恶，厌油腻，右胁疼痛，口干口苦，肢体困重，脘腹痞满，乏力，大便溏或黏滞不爽，尿黄或赤，或身目发黄，或发热。舌红，苔黄腻，脉弦滑数。

治法：清热解毒，利湿退黄。

代表方药：茵陈蒿汤合甘露消毒丹加减。湿重于热可用茵陈五苓散加减，热重于湿则以茵陈蒿汤化裁。

（2）寒湿中阻

临床表现：纳呆，呕恶，腹胀喜温，口淡不渴，神疲乏力，头身困重，大便溏薄，或身目发黄。舌淡或胖，苔白滑，脉濡缓。

治法：健脾和胃，温化寒湿。

代表方药：茵陈术附汤加减。

2. 慢性乙型肝炎、肝硬化
慢性乙型肝炎及肝硬化患者的基本病机包括湿热内结、肝郁脾虚、肝肾阴虚、瘀血阻络、脾肾阳虚等。肝硬化属于"积聚""鼓胀""癥瘕"等范畴，是慢性乙型肝炎脏腑气血功能失调的进一步发展，瘀血阻络病机贯穿疾病始终，故临证时需注重活血化瘀、软坚散结类药物的使用，可加用丹参、莪术、赤芍、桃仁、红花、鳖甲等药物；肝硬化出现腹水患者，在针对基本病机治疗的同时，可临证加用具有行气利水、攻下逐水、温阳利水、渗湿利水等功效药物治疗，如大腹皮、泽泻、猪苓、茯苓、桂枝、薏苡仁、白术、车前子、益母草、泽兰等药物。

（1）肝胆湿热

临床表现：纳差食少，口干口苦，困重乏力，小便黄赤，大便溏或黏滞不爽，或伴胁肋不适，恶心干呕，或伴身目发黄。舌红，苔黄腻，脉弦数或弦滑数。

治法：清热利湿。

代表方药：茵陈蒿汤合甘露消毒丹加减。

（2）肝郁脾虚

临床表现：胁肋胀痛或窜痛，精神抑郁，善太息，纳呆食少，脘痞腹胀，嗳气，纳差或食后胃脘胀满，便溏。舌淡红或淡胖，苔薄白或薄黄，脉弦细。

治法：疏肝解郁，健脾和中。

代表方药：逍遥散或柴芍六君子汤加减。

（3）肝肾阴虚

临床表现：胁肋隐痛，遇劳加重，腰膝酸软，四肢拘急，筋惕肉𥆧，头晕目眩，耳鸣如蝉，两目干涩，口燥咽干，失眠多梦，或头晕耳鸣，五心烦热。舌红或有裂纹，少苔或无苔，脉细数。

治法：养血柔肝，滋阴补肾。

代表方药：一贯煎或知柏地黄丸加减。

（4）瘀血阻络

临床表现：胁肋刺痛，痛处固定而拒按，入夜更甚，或面色晦暗、黧黑。舌质紫暗或有瘀斑、瘀点，舌下络脉迂曲，脉沉细涩。

治法：活血化瘀，通络散结。

代表方药：膈下逐瘀汤加减。

（5）脾肾阳虚

临床表现：腹大胀满，形似蛙腹，朝宽暮急，胁肋隐痛，畏寒喜暖，面色无华，少腹、腰膝冷痛，食少脘痞，腹胀便溏，或伴下肢浮肿。舌质暗淡，有齿痕，苔淡白，脉沉细无力。

治法：温补脾肾，化气利水。

代表方药：附子理苓汤。

3. 肝衰竭　肝衰竭多从中医学"黄疸"辨证论治，临床多见毒热瘀结、湿热蕴结、脾肾阳虚、肝肾阴虚等证候。近十余年国内学者研究发现，慢加急性肝衰竭患者存在阴黄化趋势，由此提出了"阴阳黄""阴阳间黄""介黄"等病名，早期使用温法干预有助于黄疸消退，丰富了肝衰竭黄疸辨证的内容。

（1）毒热瘀结

临床表现：发病急骤，身黄、目黄，颜色鲜明甚至其色如金，困倦乏力，呕恶厌食或脘腹胀满，或见壮热、神昏谵语，或有呕血、衄血、便血，口干口苦，或口渴但饮水不多，皮肤瘙痒，或抓后有瘀斑，或皮肤灼热，尿黄而短赤，大便秘结。舌质薄黄或舌红或紫暗，或有瘀斑、瘀点，舌苔黄而干燥或灰黑，脉数有力。

治法：解毒凉血，健脾化湿。

代表方药：凉血解毒化瘀方加减。

（2）湿热蕴结

临床表现：身目黄染，小便短黄，肢体困重，乏力明显，口苦泛恶，口干欲饮或饮而不多，脘腹胀满，高热或身热不扬，大便黏滞秽臭或先干后溏，小便色黄。舌质红，舌苔黄腻，脉弦滑或滑数。

治法：清热利湿，健脾化瘀。

代表方药：复方茵陈方加减。

（3）脾肾阳虚

临床表现：身目黄染，色黄晦暗，畏寒肢冷，或少腹腰膝冷痛，神疲纳差，腹胀，恶心呕吐，头身困重，口干不欲饮，下肢浮肿，或朱砂掌、蜘蛛痣，或有胁下痞块，食少便溏或饮冷则泻，小便清长。舌质淡胖或舌边有齿痕，舌苔白而滑腻，脉沉迟而弱。

治法：健脾温阳，化湿解毒。

代表方药：茵陈术附汤加减。偏于脾气虚者，可选用益气解毒化瘀方；偏于肾阳虚者，可选用温阳退黄方。也可应用温阳解毒化瘀方。

（4）肝肾阴虚

临床表现：身目晦暗发黄，或黄黑如烟熏，头晕目涩，腰膝酸软，口干口渴，全身燥热或五心烦热，形体消瘦，少寐多梦，胁肋隐痛，遇劳加重，腹壁青筋，朱砂掌及蜘蛛痣，腹部胀大如鼓，下肢水肿。舌红少津，脉细数。

治法：滋补肝肾，健脾化湿。

代表方药：补肾生髓成肝方加减。

4. 淤胆型肝炎 属于中医学"黄疸"范畴，参考肝衰竭辨证论治。

5. 中医外治法

（1）中医直肠滴注、结肠灌洗

适应证：应对无法配合服用中药的肝性脑病，大便秘结者。

药物组成：大黄、乌梅。

功效：清热解毒通便。

（2）贴敷疗法

适应证：难治性腹水或腹水并发脐疝患者。

药物组成：莱菔子、汉防己、地龙、砂仁。

功效：温通行气，通络利水。

（3）艾灸穴位

适应证：腹部胀满不适患者。

穴位组成：足三里、神阙、中脘、下脘、天枢等。

功效：理气、消胀、除满。

（4）中药熏洗法

将药物煎汤，趁热在患处熏蒸、淋洗，以达到疏通腠理、祛风除湿、清热解毒、杀虫止痒目的的一种外治方法。

适应证：皮肤瘙痒患者。

药物组成：菊花、苦参、荆芥、防风等。

功效：清热解毒，疏风止痒。

十二、预防

（一）控制传染源

肝炎患者和病毒携带者是本病的传染源。急性甲肝或戊肝患者应隔离治疗至病毒消失（病后3周）。慢性乙肝和丙肝患者可根据病毒复制指标评估传染性大小，符合抗病毒治疗情况的尽可能予以抗病毒治疗。对育龄期女性、乙肝和丙肝高危人群重点检查，早期发现，早期诊断，早期治疗及阻断母婴传播。

对献血员进行严格筛选，不合格者不得供血。

（二）切断传播途径

1. 甲型和戊型肝炎 搞好环境卫生和个人卫生，加强粪便、水源管理，做好食品卫生、食具消毒等工作，防止"病从口入"。

2. 乙、丙、丁型肝炎 理发、美容、洗浴等用具应按规定进行消毒处理。提倡使用一次性医疗用具，各种医疗器械及用具实行"一人一用一消毒"措施。对带血及体液污染物应严格消毒处理。加强血制品管理，每一个献血员和每一个单元血液都要经过最敏感方法检测 HBsAg 和抗 -HCV，阴性者还要检测 HBV DNA 和 HCV RNA。对于 HBsAg 阳性的孕妇，孕前已使用抗病毒药物者，孕期及产后应继续使用抗病毒药物；尽量避免羊膜腔穿刺，以保证胎盘的完整性，减少新生儿暴露于母血的机会；孕前未使用抗病毒药物者，应定期复查 HBV DNA，对于 HBV DNA $\geq 2 \times 10^5$ IU/mL，应口服抗病毒药物进行阻断，通常选用 TDF（富马酸替诺福韦酯）。

（三）保护易感人群

1. 甲型肝炎 抗 -HAV IgG 阴性者可以接种甲肝疫苗。对近期有与甲型肝炎患者密切接触的易感者，可用人丙种球蛋白进行被动免疫预防注射，时间越早越好，免疫期为 2~3 个月。

2. 乙型肝炎

（1）乙型肝炎疫苗 接种乙型肝炎疫苗是我国预防和控制乙型肝炎流行的最关键措施，现已纳入计划免疫管理。易感者均可接种，新生儿应进行普种，与 HBV 感染者密切接触者、医务工作者、同性恋者、药瘾者、灾区人群、集体生活人员等高危人群及从事托幼保育、食品加工、饮食服务等职业人群亦是主要的接种对象。现普遍采用 0、1、6 个月的接种程序，每次注射 10~20 μg，高危人群可适当加大剂量，抗 -HBs 阳转率可达 90% 以上。接种后随着时间的推移，抗 -HBs 水平会逐渐下降，如果低于 10 mIU/mL，可加强免疫一次。HBV 慢性感染母亲的新生儿在出生后 12 小时内尽早（越快越好，最好在数分钟之内）肌内注射一剂 100 IU 乙肝免疫球蛋白（HBIG），同时在不同部位肌内注射第一针乙肝疫苗（10μg 重组酵母乙型肝炎疫苗），并于 1 月龄和 6 月龄分别接种第 2 针和第 3 针疫苗。

（2）乙型肝炎免疫球蛋白（HBIG） 属于被动免疫，从人血液中制备。主要用于 HBV 感染母亲的新生儿及暴露于 HBV 的易感者，应及早注射，保护期约 3 个月。

（3）妊娠晚期预防性抗病毒治疗 高病毒载量（HBVDNA 水平 $\geq 2 \times 10^5$ IU/mL）或 HBeAg 阳性孕妇妊娠 24~28 周首选口服 TDF 进行预防性抗病毒治疗，孕 28 周以后首诊发现的 HBVDNA $\geq 2 \times 10^5$ IU/mL 的孕妇，立即启动抗病毒治疗。

3. 戊型肝炎 我国自主研发的目前全球唯一的戊肝疫苗——益可宁，即重组戊型肝炎疫苗（大肠埃希菌）（简称"戊肝疫苗"）。

4. 其他 丁型肝炎可通过注射乙肝疫苗来预防。目前对丙型肝炎尚缺乏特异性免疫预防措施。

第二节 病毒感染性腹泻

一、概述

病毒感染性腹泻又称病毒性胃肠炎（viral gastroenteritis），是由肠道内病毒感染所引起的，以呕吐、腹泻、水样便或稀便为主要临床特征的一组急性肠道传染病。临床上可伴有发热、恶心、腹痛等症状，病程自限。有多种病毒可引起胃肠炎，如轮状病毒、诺如病毒、肠腺病毒、星状病毒、冠状病毒、柯萨奇病毒等。本节重点介绍由轮状病毒（Rotavirus）、诺如病毒（Norovirus）和肠腺病毒（Entertadenovirus）所致的腹泻。本病可归于中医学"泄泻"范畴，以排便次数增多，粪质稀溏或完谷不化，甚至泻出如水样为主症的病证。古有将大便溏薄而势缓者称为泄，大便清稀如水而势急者称为泻，现临床一般统称为泄泻。

二、病原学

（一）轮状病毒

人类轮状病毒为双股 RNA 病毒，属于呼肠病毒科，球形，平均直径约 70 nm，病毒体中心为直径 36~45 nm 的致密核心，含病毒核酸。外有双层衣壳，内壳为 22~24 个从内向外呈放射状排列的结构，犹如车轮状辐条，故称为轮状病毒。具有双层衣壳结构的完整病毒颗粒（光滑型）有传染性。单壳颗粒是只有内壳的不完整颗粒（粗糙型），为不完整病毒，无传染性。

根据基因结构和特异性，可以将人和动物轮状病毒分为 A~G 7 个组和两个亚群（Ⅰ和Ⅱ）。A 组主要引起婴幼儿腹泻，该组病毒主要感染人类。B 组为成人腹泻轮状病毒，是我国学者 1984 年首先从成人流行性腹泻患者粪便中分离出来的，还包括猪、牛、羊、大鼠的轮状病毒，该型至今仅限于中国内地流行。C 组仅在个别人中发现，但主要流行于猪中。D~G 组仅与动物疾病有关。亚群Ⅱ比亚群Ⅰ多见。

轮状病毒在室温中可存活 7 个月，在 –20℃可长期保存，在粪便中可存活数日或数周，耐酸、耐碱、耐乙醚，56℃ 1 小时可使其灭活。

感染后可产生 IgM 及 IgG 抗体，IgM 于感染早期出现，IgG 产生较晚，但抗体的产生不等于对轮状病毒有抵抗力。

（二）诺如病毒

曾命名为诺沃克病毒，2002 年 8 月第 8 届国际病毒命名委员会定名为诺如病毒。分类上归于杯状病毒科（caliciviridae）。诺如病毒是一组形态相似但抗原性略异，能引起人类胃肠炎的病毒。

诺如病毒为单股正链 RNA 病毒，呈球形，直径 25~35 nm。无包膜，在宿主细胞核中复制。诺如病毒分为两个基因组，基因组Ⅰ以诺如病毒的原株 NV68 为代表，基因组Ⅱ以雪山病毒为代表。

诺如病毒对各种理化因子有较强的抵抗力，耐乙醚、耐酸、耐碱、耐热。在 pH 2.7 的环境中可存活 3 小时。冷冻数年仍具有活性。60℃ 30 分钟不能灭活，但煮沸后病毒失活。4℃时能耐受 20% 乙醚 24 小时。含氯 10mg/L，30 分钟才能灭活。

（三）肠腺病毒

肠腺病毒属于人类腺病毒下亚属，根据红细胞凝集特性将腺病毒分为 A~F 6 个亚群，F 组 40 型、41 型和 30 型可侵袭小肠而引起腹泻，故称肠腺病毒。肠腺病毒是双链线形 DNA 病毒，长约 34 kb，核心有衣壳，无包膜，呈 20 面体对称，直径 70~90 nm，核心 40~45 nm。型特异性抗原位于病毒颗粒表面，刺激机体产生中和抗体。

与普通腺病毒相比，肠腺病毒很难进行组织培养，并对酸、碱及温度的耐受能力较强，在室温、pH 6.0~9.5 的条件下，可保持其最强感染力，4℃ 70 日、36℃ 7 日病毒可保持感染力不变，但在 56℃ 环境下经 2~5 分钟即灭活。腺病毒由于不含脂质对脂溶剂如胆盐等也有较强的抵抗力，可在肠道中存活。对甲醛和紫外线敏感，30 分钟即刻丧失感染性。

三、流行病学

（一）轮状病毒

1. 传染源　为患者、带病毒者及被感染的动物。患者急性期粪便中有大量病毒颗粒，症状出现前一日肠道开始排毒，腹泻第 3~5 日为排毒高峰期，病后持续排毒 7 日，极少数可长达 18~42 日。

2. 传播途径　主要为粪 – 口或口 – 口途径传播。易感者只需 10 个病毒即可感染。也有通过水源污染、呼吸道及日常接触传播的可能性。成人轮状病毒胃肠炎常呈水型暴发流行。轮状病毒是造成医院内感染的重要病原体。

3. 易感人群　A 组轮状病毒主要感染婴幼儿，最高发病年龄为 6~24 月龄，6 月龄以下较少发病。新生儿和成人也可感染，但成人感染后多无明显症状或仅有轻症表现。B 组轮状病毒主要感染青壮年，以 20~40 岁人群最多，成人对其普遍易感。C 组轮状病毒主要感染儿童，成人偶有发病。感染后均可产生抗体，特异性 IgG 持续时间较长，有无保护性尚未肯定。有再次感染而发病的报道。不同血清型的病毒之间缺乏交叉免疫反应。

4. 流行特征　A 组轮状病毒感染呈世界性分布，全年均可发病。在温带和亚热带地区以秋冬季为多见，在热带地区无明显季节性。是发达国家住院婴幼儿急性感染性腹泻的主要原因，是发展中国家婴幼儿秋冬季腹泻的主要原因。B 组轮状病毒感染主要发生在中国，以暴发性流行为主，有明显季节性，多发生于 4~7 月。C 组轮状病毒感染多为散发，偶有小规模流行。

（二）诺如病毒

1. 传染源　主要为隐性感染者和患者，急性期患者为主要传染源。感染后粪便排毒时间短暂，一般不超过 72 小时。

2. 传播途径　主要为粪 – 口途径传播。可散发，也可暴发。散发病例为人 – 人的接触感染。暴发流行常由食物和水源污染所造成。

3. 易感人群　普遍易感，但发病者以成人和大龄儿童多见。感染后患者血清中抗体水平很快上升，但诺如病毒抗体无明显保护性作用，故本病可反复感染。

4. 流行特征　流行地区广泛，全年发病，秋、冬季流行较多。常出现暴发流行。在我国，一些地区诺如病毒引起的腹泻占秋冬季腹泻的 50% 以上。

（三）肠腺病毒

1. 传染源　患者、隐性感染者、病毒携带者是主要传染源。粪便中可持续排毒 10~14 日，通常是在腹泻前 2 日至停止后 5 日。

2. 传播途径　以粪 – 口传播和人 – 人的接触传播为主，部分患者也可能由呼吸道传播而感染。

3. 易感人群　绝大多数患儿在两岁以下，患病高峰年龄为 6~12 个月。成人很少发病。感染后可获得一定的免疫力，持续时间尚不清楚。儿童期感染后可获得长久免疫力。

4. 流行特征 呈世界性分布，全年均可发病，夏、秋季发病率较高。以散发和地方性流行为主，暴发流行少见。我国肠腺病毒腹泻患病率仅次于轮状病毒感染，居第二位，也是院内病毒性腹泻的第二大致病源。

四、发病机制与病理

（一）西医发病机制与病理

病毒性腹泻的发生机制与细菌引起腹泻发生机制有所不同。有些病毒具有肠毒素样作用，使肠黏膜细胞内腺苷酸环化酶（adenylate cyclase）被激活，提高环腺苷酸（cAMP）水平，导致肠黏膜对水电解质的过度分泌，但大多数与腹泻有关的病毒是通过其他途径引起腹泻。

1. 轮状病毒 轮状病毒侵入人体后主要侵犯十二指肠及空肠，严重者累及整个小肠，通过轮状病毒外壳蛋白 VP_4（吸附蛋白）与肠黏膜绒毛上皮细胞上的轮状病毒受体结合而进入上皮细胞。然后在上皮细胞胞质内增殖，使小肠绒毛上皮细胞受到破坏、脱落，造成吸收面积减少，导致腹泻。同时，小肠隐窝部的分泌细胞不受损害，增殖修复上移受损的黏膜上皮，但新生的上皮细胞不够成熟，其酶活性和转运功能较差。由于绒毛上皮细胞的破坏，使正常肠黏膜上存在的绒毛酶如乳糖酶、麦芽糖酶、蔗糖酶减少，造成双糖吸收功能障碍，不被吸收消化的双糖在肠腔内积聚造成肠腔内高渗透压，使水分移入肠腔，导致渗透性腹泻和呕吐。此外，乳糖移到结肠被细菌分解后，进一步提高肠腔内渗透压，使症状加重。A 组轮状病毒的非结构蛋白 NSP_4 还可导致分泌性腹泻。大量的吐泻，丢失水和电解质，导致脱水、酸中毒和电解质紊乱。

小肠上皮细胞绒毛顶端带有乳糖酶，是轮状病毒受体，可使病毒脱外衣壳进入上皮细胞。婴儿肠黏膜上皮细胞含大量乳糖酶，易感染轮状病毒。随年龄增长，此酶量减少，易感性下降。因此，A 组轮状病毒主要感染婴幼儿。但某些人乳糖酶不随年龄增长而发生变化，在这些人群中，成人也易发生轮状病毒感染。

本病为可逆性病理改变，黏膜常保持完整性。绒毛缩短，微绒毛不规整，严重者出现空泡甚至坏死。上皮细胞变为方形或不整齐形，病变的上皮细胞内质网池膨胀，含有病毒颗粒，线粒体肿胀和变稀疏。固有层有单核细胞浸润。

2. 诺如病毒 诺如病毒主要侵袭十二指肠及空肠上段，为可逆性病变。肠黏膜上皮细胞被病毒感染后，小肠刷状缘碱性磷酸酶水平明显下降，出现空肠对脂肪、D-木糖和乳糖等双糖的一过性吸收障碍，引起肠腔内渗透压上升，液体进入肠道，引起腹泻和呕吐症状。

病理表现为肠黏膜上皮细胞绒毛变宽、变短，尖端变钝，细胞质内线粒体肿胀，形成空泡，未见细胞坏死。肠固有层有单核细胞浸润。

3. 肠腺病毒 肠腺病毒主要感染空肠和回肠，导致肠黏膜绒毛变短变小。病毒在感染的细胞核内形成包涵体，导致细胞变性、溶解，小肠吸收功能障碍而引起渗透性腹泻。小肠固有层内可见单核细胞浸润，隐窝肥大。

（二）中医病因病机

感受外邪、饮食所伤、情志失调、病后体虚、禀赋不足等是泄泻的主要病因。六淫皆可致泄泻，但以湿邪为主，常夹寒、夹暑热之邪，影响脾胃升降功能；饮食过量、嗜食肥甘生冷或误食不洁而伤于脾胃；郁怒伤肝，忧思伤脾；病后体虚，劳倦年老，脾胃虚弱，肾阳不足；或先天禀赋不足等，皆能使脾运失职而致泄泻。

肠为泄泻病位之所在，脾为主病之脏，肝、肾为其相关脏腑。脾胃运化功能失调，肠道分清泌浊、传导功能失司为主要病理变化。外感寒湿、饮食不节、劳倦内伤等皆可引起脾胃受损，湿困脾土，脾失健运，脾胃运化失常，而致泄泻。小肠受盛及大肠传导功能失常，水谷停滞，合污而下，即可发生泄泻。该病迁延日久，泄泻由实转虚，虚实之间相互转化、夹杂，但往往虚中夹实，其中以虚夹湿邪最为常见。此外，久泻脾虚，日久及肾，导致肾阳不足，脾肾阳虚，完谷不化，而致五更泻。情志不畅，肝失疏泄，久必横逆犯脾，肝强脾弱，而成泄泻。脾病日久入络，加之情绪忧郁，病情可向气滞血瘀转变。

五、临床表现

不同病毒引起腹泻的临床表现十分相似，无明显特征性。

（一）轮状病毒腹泻

1. 婴幼儿轮状病毒胃肠炎　潜伏期 1~3 日。临床类型呈多样性，从亚临床感染和轻型腹泻至严重的脱水，甚至死亡。6~24 月龄小儿症状重，而较大儿童或成人多为轻型或亚临床感染。临床特征为起病急，有恶心、呕吐、腹泻、厌食或腹部不适等症状，多数先吐后泻。粪便多为水样或黄绿色稀便，无黏液，无脓血。半数患儿在腹泻出现前有咳嗽、流涕等上呼吸道症状，严重者有支气管炎或肺炎表现。腹泻每日十余次，重者可达数十次，严重病例可发生脱水、酸中毒和电解质紊乱。

2. 成人轮状病毒胃肠炎　潜伏期 2~3 日，胃肠炎可出现米汤样粪便，可伴有恶心、呕吐症状，无里急后重，多无发热或低热。一般呕吐与发热持续 2 日消失，多数患者腹泻持续 3~6 日，少数患者持续 1~2 周。

3. 免疫缺陷或功能不全患者　可发生慢性症状性腹泻，粪便排出病毒的时间延长。接受免疫抑制药治疗患者一旦感染，往往症状较重。体弱及老年人的症状也较重。少数患者可出现肠套叠、直肠出血、溶血尿毒综合征，儿童患者可出现 Reye 综合征。严重脱水患者未能及时治疗，导致循环衰竭和多器官功能衰竭是本病主要死因。

（二）诺如病毒性胃肠炎

潜伏期 24~48 小时。起病急，以腹泻、呕吐为主要症状，轻重不等。腹泻为黄色稀水便，每日数次至十多次，无脓血及黏液。有时腹痛呈绞痛。可伴有低热、头痛、发冷、食欲减退、乏力、肌痛等。病程自限，一般持续 1~3 日自愈。死亡罕见。成人以腹泻为主。儿童患者先出现呕吐，然后出现腹泻。体弱及老年人病情较重。

（三）肠腺病毒性腹泻

潜伏期为 3~10 日，平均 7 日。发病者多为 5 岁以下儿童。腹泻每日 3~30 次，多为十多次，粪便稀水样，伴呕吐。偶有低热。部分患者同时可有鼻炎、咽炎或气管炎等呼吸道感染症状。部分患者因腹泻、呕吐导致脱水，严重者因严重的失水和电解质紊乱而死亡。腺病毒 41 型感染腹泻持续时间较长（约 12 日），腺病毒 40 型感染腹泻持续时间较短（约 9 日），但初期症状重。发热通常持续 2~3 日而恢复正常。少数患者腹泻延至 3~4 周。极少数患儿可发展为慢性腹泻，以致引起营养不良，影响正常发育。

六、实验室检查

（一）血常规

外周血白细胞计数多为正常，少数可稍升高。

（二）粪便常规

粪便外观多为黄色水样。无脓细胞及红细胞，有时可有少量白细胞。

（三）病原学检查

1. 电镜或免疫电镜 根据病毒的生物学特征和排毒时间可从粪便提取液中检出致病的病毒颗粒，但诺如病毒常因病毒量少而难以发现。

2. 抗原检测 补体结合（CF）、免疫荧光（IF）、放射免疫试验（RIA）、酶联免疫吸附试验（ELISA）法检测粪便中轮状病毒、诺如病毒、腺病毒、嵌杯病毒、星状病毒等特异性抗原。

3. 分子生物学检测 聚合酶链反应（PCR）或反转录 PCR（RT-PCR）检测粪便标本相应病毒 DNA 或 RNA，具有很高的敏感性。

4. 凝胶电泳分析 用于轮状病毒感染诊断及肠腺病毒型鉴定。

5. 粪便培养 常无致病菌生长。

（四）血清抗体的检测

应用病毒特异性抗原检测患者发病初期和恢复期双份血清的特异性抗体，若抗体效价呈 4 倍以上，增高有诊断意义。轮状病毒感染以 IgA 抗体检测价值大。

七、诊断与鉴别诊断

（一）诊断

根据流行病学特点、临床表现及实验室检查诊断该病。在流行季节，特别是在秋、冬季节，患者突然出现呕吐、腹泻、腹痛等症状或住院患者中突然发生原因不明的腹泻，病程短暂，往往有集体发病的特征，而末梢血白细胞无明显变化，便常规检查仅发现少量白细胞时，应怀疑本病。但确诊需经电镜找到病毒颗粒，或检出粪便中特异性抗原，或血清检出特异性抗体效价呈 4 倍以上增高有诊断意义。

（二）鉴别诊断

本病需与大肠埃希菌、沙门菌等细菌引起的感染性腹泻，以及隐孢子虫等寄生虫性腹泻相鉴别。与其他病毒性腹泻鉴别，主要依赖于病原学检查。实验室的特异性病原学检测对鉴别不同病因引起的感染性腹泻及确定诊断有重要意义。

八、治疗

（一）西医治疗

病毒性腹泻为自限性疾病，尚无特异性治疗，一般临床不建议使用抗病毒药。治疗上主要是针对腹泻和脱水的对症和支持治疗。重症患者需纠正酸中毒和电解质紊乱。

轻度脱水及电解质平衡失调可以口服等渗液或世界卫生组织推荐的口服补液盐（ORS），补液治疗是世界卫生组织推荐的首选治疗。配方：1L 水中含 3.5g 氯化钠，2.5g 碳酸氢钠，1.5g 氯化钾，20g 葡萄糖或 40g 蔗糖。近年来，世界卫生组织推荐了一种更有效的低渗透压口服补液盐，与标准口服补液盐相比，其钠与葡萄糖浓度较低，能减轻呕吐、减少腹泻量并减少静脉补液量。米汤加口服补液盐液治疗婴儿脱水很有益。口服补液剂量应是丢失量加上继续丢失量之和的 1.5~2.0 倍。脱水纠正后应立即停服。

慢性病毒性腹泻，尤其是轮状病毒引起婴儿腹泻时，可喂以含轮状病毒抗体的牛奶或母奶，如出现乳糖不耐受情况，应适当限制含乳糖的饮食。由于微量元素锌对肠黏膜有修复作用，补锌能缩短病程，减轻腹泻程度，减低腹泻的再发生，因此应及早补锌。

严重脱水及电解质紊乱应静脉补液。脱水情况改善后改为口服。

世界卫生组织推荐蒙脱石散剂用作病毒性腹泻的辅助治疗。尤其对治疗轮状病毒腹泻疗效显著，不良反应小。

吐泻较重者，可予以止吐剂及镇静剂。有明显的痉挛性腹痛者，可口服山莨菪碱（654-2）。还可应用抑制肠道分泌的药物：次水杨酸铋制剂及脑啡肽酶抑制剂。

由于小肠受损害，其吸收功能下降，故饮食以清淡及富水分为宜。患者一般不需要禁食，但吐泻频繁者禁食 8~12 小时，然后逐步恢复正常饮食。可应用肠黏膜保护剂。

（二）中医治疗

本病以祛邪扶正为基本治则，以运脾化湿为基本治法。

1. 寒湿困脾

临床表现：大便清稀或如水样，腹痛肠鸣，食欲缺乏；或脘腹闷胀，胃寒；或兼寒热头痛，肢体酸楚。舌苔薄白或白腻，脉濡缓。

治法：芳香化湿，解表散寒。

代表方药：藿香正气散加减。

2. 肠道湿热

临床表现：腹痛即泻，泻下急迫，粪色黄褐，气味臭秽，肛门灼热，烦热口渴，小便短黄。舌苔黄腻，脉濡数或滑数。

治法：清热燥湿，分利止泻。

代表方药：葛根芩连汤加减。

3. 食滞胃肠

临床表现：泻下大便臭如败卵，或伴不消化食物，腹胀疼痛，泻后痛减；或脘腹痞满，嗳腐吞酸，纳呆。舌苔厚腻，脉滑。

治法：消食导滞，和中止泻。

代表方药：保和丸加减。

4. 脾肾阳虚

临床表现：久泻不止，大便澄澈清冷，完谷不化，或见形寒肢冷，面色无华，精神萎靡，寐时露睛，脱肛，小便色清，舌淡苔白，脉细弱。

治法：温补脾肾，固涩止泻。

代表方药：附子理中汤合四神丸加减。

5. 肝气乘脾

临床表现：泄泻伴肠鸣，腹痛、泻后痛缓，每因情志不畅而发，胸胁胀闷，食欲缺乏，神疲乏力。苔薄白，脉弦。

治法：抑肝扶脾。

代表方药：痛泻要方加减。

九、预防

（一）管理传染源

对病毒性腹泻患者应消毒隔离，积极治疗。对密切接触者及疑似患者进行严密观察。

（二）切断传播途径

切断传播途径是预防该病最重要而有效的措施。重视食品、饮水及个人卫生，加强粪便管理和水源保护。注意手的卫生。加强对海产品的卫生监督及海关检疫。保持良好的个人卫生习惯，不吃生冷变质食物，保证海鲜食品的加工、食用符合卫生要求。

（三）提高人群免疫力

迄今为止，仅轮状病毒疫苗获准临床应用。主要用于6~12月龄的婴幼儿，最佳接种方式是在2月龄、4月龄、6月龄时口服3次。最迟在1岁内接种完成，其有效率达80%以上。免疫功能低下以及急性胃肠炎者为接种禁忌证。人乳在一定程度上可以保护严重的轮状病毒性腹泻患儿，对婴儿提倡母乳喂养。经牛轮状病毒免疫后的牝牛的牛奶中含有IgA及IgG抗体，用此种牛奶喂养婴儿也有一定的保护作用。

第三节 脊髓灰质炎

一、概述

脊髓灰质炎（poliomyelitis）是由脊髓灰质炎病毒（poliovirus）引起的急性消化道传染病。临床表现主要为发热、上呼吸道症状及肢体疼痛，部分患者可发生弛缓性神经麻痹并留下瘫痪后遗症，重症患者可因呼吸肌麻痹或脑脊髓炎而死亡。5岁以下小儿多见，俗称"小儿麻痹"。

本病在前期属中医学"温病"范畴，后期出现肢体痿软瘫痪，则属"痿证"范畴。

二、病原学

脊髓灰质炎病毒属小核糖核酸病毒科（picornaviridae）肠道病毒属（enterovirus），为单股正链RNA病毒，直径27~30 nm，无包膜，核衣壳为立体对称20面体，含60个壳微粒。根据抗原性不同可分为Ⅰ、Ⅱ、Ⅲ三种血清型，三种血清型病毒基因组核苷酸序列存在36%~52%的差异，无交叉免疫。

脊髓灰质炎病毒可用人胚肾、人胚肺、猴肾、Hela、Vero等多种细胞培养分离病毒及制备疫苗。该病毒在外界环境中有较强的生存力，在污水和粪便中可存活数月，冷冻条件下可保存几年，在酸性环境中较稳定，不易被胃酸和胆汁灭活，耐乙醚和乙醇，但加热至56℃30分钟以上、紫外线照射 1 小时或在含氯 0.05mg/L 的水中 10 分钟，以及甲醛、2% 碘酊、各种氧化剂如过氧化氢溶液、含氯石灰、高锰酸钾等均能将其灭活。

三、流行病学

（一）传染源

人是脊髓灰质炎病毒的唯一自然宿主，隐性感染和轻症瘫痪型患者是主要传染源，其中隐性感染者占 90% 以上，可携带病毒数周，难以被及时发现和隔离，在传播过程中具有重要作用。轻症瘫痪型在传播上意义不大。

（二）传播途径

主要以粪 – 口途径传播。初期病毒主要通过患者鼻咽排出，因此早期可以飞沫方式通过呼吸道传播；随着病程进展，病毒由粪便排出，粪便带毒时间可长达数月，可通过污染的水、食物以及日常用品传播。此外，口服的减毒活疫苗在通过粪便排出体外后，在外环境中有可能恢复毒力，从而感染其他易感者。

（三）易感人群

人群普遍易感，感染后获持久型特异性免疫力。血清中最早出现特异性抗体 IgM，2 周后出现抗体 IgG 和 IgA。母亲的特异性 IgG 抗体可通过胎盘，分泌型 IgA 抗体通过母乳传给新生儿，这种被动免疫在出生后 6 个月内逐渐消失。目前年长儿主要经预防接种获得免疫力。

（四）流行特征

本病遍及全球，多见于温带地区，但在普种疫苗地区发病率明显降低。目前，只有尼日利亚、印度、巴基斯坦和阿富汗等国是脊髓灰质炎高发国家。我国自 20 世纪 60 年代开始使用减毒活疫苗后发病率迅速下降，到 20 世纪 90 年代大部分省市发病率均降至很低水平，2000 年 10 月世界卫生组织西太平洋地区宣布成为无脊髓灰质炎区域，标志着我国已达到无脊髓灰质炎的目标。近年来，全球消灭脊髓灰质炎的进度缓慢，甚至出现反弹现象，国外特别是与我国接壤的部分国家仍有脊髓灰质炎流行，脊髓灰质炎病毒株输入我国并引起流行的危险依然存在。

四、发病机制与病理

（一）西医发病机制与病理

脊髓灰质炎病毒感染后是否致病与感染病毒的数量、毒力、宿主特异性免疫反应的强弱有关。感染分为两个阶段：第一阶段病毒经鼻咽或消化道进入体内，先在鼻咽部和胃肠道内复制，然后逐渐侵犯相关淋巴组织，大多数人感染后，机体可产生相应保护性抗体，病毒不进入血液，不出现症状或仅有轻微不适，表现为隐性感染。若机体抵抗力较低，病毒可入血，先引起较轻的病毒血症（即第一次病毒血症），若病毒未侵犯神经系统，机体免疫系统又能清除病毒，患者可不出现神经系统症状，为顿挫型；少部分患者因病毒毒力强或血中抗体不足，病毒随血流扩散至全身淋巴组织或其他组织中进一步增殖，大量复制并再度入血形成较为严重的病毒血症（即第二次病毒血症）。典型病例可进入感染的第二阶段，病毒通过血脑屏障，侵入中枢神经系统，在脊髓前角运动神经细胞中增殖，引起细胞坏死，若运动神经元受损严重，则导致肌肉瘫痪，引起瘫痪期症状。除神经系统病变之外，肠壁和其他淋巴组织亦可发生退行性或增生性病变，偶见局灶性心肌炎、间质性肺炎及肝、肾等其他脏器病变。

脊髓灰质炎病毒为嗜神经病毒，可引起中枢神经系统广泛病变，以脊髓病变最重，尤以颈段、腰段为甚，脊髓前角运动神经元损害为主，其次为脑干和小脑神经核。早期镜检可见神经细胞内染色体溶解，尼氏体（Nissl's bodies）消失，出现嗜酸性包涵体，伴周围组织充血，水肿和血管周围单核细胞浸润。严重者细胞核浓缩，细胞坏死，最后被吞噬细胞清除。瘫痪主要是神经细胞不可逆性的严重病变所致。患者是否瘫痪、瘫痪轻重及其恢复程度，主要由神经细胞病变的程度和部位决定，并非所有受累神经元都坏死，且损伤是可逆性的。起病 3~4 周后，水肿、炎症消退，神经细胞功能可逐渐恢复。

（二）中医病因病机

毒邪由口鼻而入，初在肺胃两经，则发热身痛，咽红咳嗽，呕吐，腹胀等；若邪毒不解，流注经络，深及四肢百骸，则肢体疼痛，渐而麻痹；疾病后期，筋、骨、脉均失所养而出现痿软、瘫痪、肌肉萎缩及骨骼畸形等后遗症。

五、临床表现

潜伏期为 5~35 日，一般 9~12 日，临床可表现为多种类型：无症状型（隐性感染）、顿挫型、无瘫痪型、瘫痪型等。

（一）无症状型（隐性感染）

该型最多见，占 90% 以上。无症状，无法通过临床表现及早发现。从咽部分泌物和粪便中可分离出病毒，间隔 2~4 周后的血清中特异性中和抗体效价增长 4 倍以上可确诊。

（二）顿挫型

顿挫型占 4%~8%，表现为发热、咽部不适、咽部淋巴组织充血水肿等上呼吸道症状；恶心、呕吐、腹泻、腹部不适等消化道症状或流感样症状。一般不伴神经系统症状、体征。上述症状持续 1~3 日后可逐渐恢复。该型可经病毒分离及血清中特异性抗体检测诊断。

（三）无瘫痪型

此型与顿挫型的主要区别是出现脑膜刺激表现。表现为发热、头痛、背痛、呕吐，脑膜刺激征阳性，脑脊液呈病毒性脑膜炎改变。发热持续 3~5 日后热退，脑膜刺激征和病理反射 1 周后消失，病毒侵入中枢，出现神经系统症状，但能完全恢复，不发生瘫痪。

（四）瘫痪型

瘫痪型占 1%~2%，病变累及脊髓前角、脑干及大脑等中枢神经系统，在无瘫痪型表现的基础上出现瘫痪。此型根据病程又分为五期。

1. 前驱期　临床表现与顿挫型相似，儿童以上呼吸道感染为主，成人以发热、全身肌肉和骨骼酸痛等为主。经过 1~2 日发热期及 4~7 日无热期，然后再度发热，进入瘫痪前期。10%~30%的儿童患者有双相热型。大多数病例缺乏前驱期而直接进入瘫痪前期。

2. 瘫痪前期 可由前驱期直接进入，或在症状消失后 1~6 日体温再次上升，可出现头痛、恶心呕吐、烦躁或嗜睡、肢体强直灼痛等症状，可伴交感神经功能紊乱，而出现面色潮红、多汗、括约肌功能障碍等表现。查体可有脑膜刺激征、三脚架征、吻膝试验等阳性。后期可有腱反射减弱或消失。本期一般持续 3~4 日，偶可短至 36 小时或长至 14 日。极少数病例无本期表现而直接进入瘫痪期。

3. 瘫痪期 通常于起病后 3~10 日出现肢体瘫痪，典型病例在第 2 次发热 1~2 日高峰时或体温开始下降时（称"双峰热"）发生瘫痪，并逐渐加重。瘫痪前可有肌力减弱，腱反射减弱或消失并逐渐加重。瘫痪早期可出现发热和肌痛，多数患者体温下降后瘫痪即停止进展。瘫痪期根据其病变部位分为四型。

（1）脊髓型　最常见。表现为弛缓性瘫痪，不对称，腱反射消失，肌张力减退。因病变多位于颈、腰部脊髓，故四肢瘫痪，尤以下肢瘫痪居多。近端肌群较远端肌群受累重，病变出现早。躯干肌群瘫痪时头不能直立，颈背无力，不能坐起和翻身。颈胸部脊髓病变严重时可累及呼吸肌而影响呼吸运动，表现为呼吸浅速、咳嗽无力等。

（2）延髓型　即球麻痹型，系延髓和脑桥受损所致。呼吸中枢受损时出现呼吸不规则，呼吸暂停，严重时出现呼吸衰竭。血管运动中枢受损时可有血压和脉率变化乃至循环衰竭。脑神经受损时则出现相应的症状和体征，以面神经及第 X 对脑神经损伤多见。

（3）脑型　较少见，主要见于婴幼儿。患者可单纯表现为脑炎，也可与脊髓型和延髓型同时存在。弥漫性脑炎表现为意识障碍、高热、谵妄、烦躁、惊厥、嗜睡、昏迷、强直性瘫痪等。局灶性脑炎有定位表现，恢复期可出现阅读不能症，阵挛或癫痫样大发作等。

（4）混合型　以上几型同时存在为混合型，常见脊髓型和延髓型的混合。

4. 恢复期 急性期后 1~2 周瘫痪肢体开始恢复，肌力也逐步加强。瘫痪通常从远端肌群开始恢复，持续数周至数月，轻型病例 1~3 个月可基本恢复，重者需 6~18 个月或更长时间。

5. 后遗症期 瘫痪 1~2 年后仍不恢复为后遗症。长期瘫痪的肢体可发生肌肉萎缩，肢体畸形。部分瘫痪型病例在感染后 25~35 年，发生进行性神经肌肉软弱、肌肉萎缩疼痛，受累肢体瘫痪加重，称为脊髓灰质炎后综合征（post-poliomyelitis syndrome）。

六、并发症

最主要为呼吸系统并发症，多见于延髓型呼吸麻痹患者，可继发肺炎、肺不张、急性肺水肿等。累及消化系统时因胃肠道肌麻痹可发生胃扩张、麻痹性肠梗阻。累及泌尿系统常易发生尿潴留和尿路感染。长期瘫痪麻痹不起者易有褥疮、肾结石、骨质脱钙和骨骼萎缩等。10%~20% 的患者可累及心肌，导致心电图 T 波、ST 段和 P-R 间期改变。

七、实验室检查

（一）血液学检查

血中白细胞多正常，早期和继发感染时可增高，以中性粒细胞为主。急性期 1/3~1/2 的患者血沉增快。

（二）脑脊液检查

顿挫型脑脊液通常正常，无瘫痪型或瘫痪型患者脑脊液改变类似于其他病毒所致的脑膜炎。

颅压可略高，细胞数稍增，早期以中性粒细胞为主，后期以淋巴细胞为主。热退后细胞数迅速恢复正常，蛋白可略高，呈蛋白－细胞分离现象。少数患者脑脊液可始终正常。

（三）病毒分离

发病 1 周内从鼻咽部和发生瘫痪后 14 日内分别采集两份粪便标本（两份标本间隔至少 24 小时），每份标本粪便量 5~8g，冷藏送实验室容易分离到病毒。急性期从血液、脑脊液也可分离病毒，但阳性率低，多次送检可增加阳性率，诊断价值也更大。

（四）血清学检查

可用中和试验、补体结合试验和酶标等方法检测特异性抗体，中和试验较常用，阳性率和特异性均较高。血清和脑脊液中检测特异性 IgM 抗体，若阳性提示近期感染。早期和恢复期双份血清检测，特异性 IgG 抗体呈 4 倍及以上增高，有诊断意义。

八、诊断与鉴别诊断

（一）诊断

1.流行病学资料　在流行季节、流行地区，尤其是未接种过脊髓灰质炎疫苗的易感者。

2.临床特征　有发热、咽痛、多汗、烦躁、肌肉酸痛、项背强直。当在热度下降时或双峰热型第二峰热度下降时出现不对称性肌张力减退，腱反射减弱至消失，但无感觉障碍，则患本病的可能性极大，确诊则需要病原学证据。

3.实验室检查　当血、脑脊液脊髓灰质炎 IgM 抗体阳性和（或）双份血清脊髓灰质炎 IgG 抗体呈 4 倍及以上增高，具有诊断意义。经咽部、血液、脑脊液或粪便中分离到脊髓灰质炎病毒则可确定诊断。

（二）鉴别诊断

前驱期需和上呼吸道感染、流行性感冒、胃肠炎等鉴别。瘫痪前期与各种病毒性脑炎、化脓性脑膜炎、结核性脑膜炎和流行性乙型脑炎相鉴别。瘫痪患者应与以下疾病相鉴别：

1.感染性多发性神经根炎（吉兰－巴雷综合征）　多见于年长儿，急性起病，无发热，弛缓性瘫痪呈上行性、对称性，多伴有感觉障碍，腱反射减弱或消失。常伴有面神经、舌神经麻痹，重者常有呼吸肌麻痹。脑脊液呈典型的蛋白－细胞分离现象。肌电图为神经源性损害。瘫痪可以恢复，后遗症少。

2.急性横贯性脊髓炎　急性起病，常有脊髓休克期，急性弛缓性瘫痪，受损脊髓平面下除麻痹外，伴感觉障碍及尿潴留或失禁。脑脊液中淋巴细胞和蛋白含量轻度增加。

3.家族性周期性瘫痪　有家族史和既往发作史，瘫痪突然发生，发展迅速，呈全身性和对称性。发作时血钾低，补钾后很快恢复，但可反复发作。

4.其他病毒感染引起的急性弛缓性瘫痪　常见有柯萨奇、埃可病毒等其他肠道病毒。有感染病史，大多瘫痪程度轻、范围较小，不呈流行性，多无后遗症。需依赖病原学及血清免疫学检测来确诊。

5.假性瘫痪　因局部损伤、骨折、骨髓炎、关节炎或维生素 C 缺乏引起的骨膜下血肿等，不愿移动肢体而误诊为瘫痪。需详细询问病史和进行肢体检查，结合 X 线以明确诊断。

九、预后

该病在流行地区和国家，病死率高达 5%~15%，主要死于呼吸肌麻痹和脑干炎症而引起的呼吸衰竭。严重病例可留有难以恢复的后遗症，主要表现为肢体瘫痪、肌肉萎缩、肢体畸形、跛行等。

十、治疗

（一）西医治疗

目前尚无特效抗病毒治疗方法。治疗原则主要是对症治疗，缓解症状，促进恢复，预防及处理并发症，康复治疗。

1. 前驱期及瘫痪前期

（1）一般治疗　卧床至热退后一周，避免各种引起瘫痪发生的因素，如剧烈活动、肌内注射或手术等。保证液体及热量的供给。

（2）对症治疗　必要时可用退热药物、镇静剂缓解全身肌肉痉挛和疼痛；适量的被动运动可减少肌肉萎缩和畸形发生。

2. 瘫痪期

（1）保持功能体位　卧床时保持身体呈一直线，膝部略弯曲，髋部和脊柱用板或重物使之挺直，踝关节呈 90°。疼痛消失后应积极做主动和被动锻炼，以防止骨骼肌肉萎缩、畸形。

（2）营养补充　予以充足的营养和水分，维持电解质平衡。

（3）药物促进功能恢复　使用营养神经细胞的药物如维生素 B_1、维生素 B_{12}；促神经传导药物地巴唑；增进肌肉张力药物，如加兰他敏等，一般在急性期后使用。

（4）延髓型瘫痪

1）保持呼吸道通畅　采用头低位，避免误吸，最初几日可使用静脉途径补充营养。若气管内分泌物较多，应及时吸出，防止气道梗阻。

2）监测　监测血气分析、电解质、血压等，发现问题及时处理。

3）其他　声带麻痹、呼吸肌瘫痪者，需行气管切开术，必要时使用呼吸机辅助通气。

3. 恢复期及后遗症期　体温恢复正常，肌肉疼痛消失和瘫痪停止发展后应进行积极康复治疗。若畸形较严重，可行外科矫形治疗。此外，还可通过中医推拿、针灸、康复锻炼及其他理疗措施，促进功能恢复。

（二）中医辨证治疗

1. 邪犯肺胃

临床表现：发热，咳嗽，流涕，厌食呕吐，头项身痛，腹痛，腹泻，嗜睡，精神不安。舌质红，苔白腻，脉滑数。

治法：疏风解表，清热化湿。

代表方药：葛根黄芩黄连汤加减。

2. 邪注经络

临床表现：发热又起，肢体疼痛，转侧不利，哭闹不安，继则出现瘫痪，或见口眼㖞斜，亦见小便失禁。舌质红，苔薄黄，脉滑数。

治法：清热化湿，疏通经络。

代表方药：三妙丸加减。

3.气虚血滞

临床表现：肢体瘫痪，痿软无力，面色萎黄，易汗出。舌质淡暗，苔薄白，脉细涩。

治法：补气养血，活血通络。

代表方药：补阳还五汤加减。

4.肝肾亏损

临床表现：患肢萎缩，短小而细，躯干畸形，脊柱歪斜，腰膝酸软。舌暗，少津，脉沉细。

治法：补益肝肾，强壮筋骨。

代表方药：虎潜丸加减。

十一、预防

（一）管理传染源

早期发现患者及病毒携带者，及时报告疫情，进行详细的流行病学调查。自起病日起至少隔离40日，最初一周保证呼吸道和胃肠道隔离。密切接触者应医学观察20日。

（二）切断传播途径

急性期患者粪便使用20%含氯石灰乳剂浸泡消毒1~2小时，或用含氯消毒剂浸泡消毒后再排放，沾有粪便的尿布、衣裤应煮沸消毒，被服应日光曝晒。加强水、粪便和食品卫生管理。

（三）保护易感人群

1.本病流行期间，儿童应少去人群众多场所，避免过分疲劳和受凉，推迟各种预防注射和不急需的手术等，以免促使顿挫型变成瘫痪型。

2.主动免疫：是预防本病的主要而有效的措施。我国从1960年开始大规模生产减毒活疫苗供全国儿童服用，致使本病发病率逐年降低，目前已无新病例报道。常用疫苗有口服脊髓灰质炎减毒活疫苗（oral polio vaccine，OPV）和灭活脊髓灰质炎疫苗（inactivated polio vaccine，IPV）。

3.被动免疫：未服过疫苗的幼儿、孕妇、医务人员、免疫力低下者、扁桃体摘除术后等，或先天性免疫缺陷者，若与患者密切接触，应及早肌内注射丙种球蛋白。推荐剂量0.3~0.5mL/kg，每月一次，连用两次，免疫效果可维持两个月。

第四节 流行性感冒

一、概述

流行性感冒（influenza，Flu）简称流感，是由流感病毒（influenza virus）引起的急性呼吸道传染病。本病传染性强，可引起世界范围大流行，是全球目前面临的重要公共健康问题之一。临床上具有起病急骤，畏寒、高热、头痛、肌痛等全身症状明显而呼吸道症状较轻的特点，病程短而自限。

流感可归属于中医学"时行感冒"范畴。由外感时行之邪引起，非时之气夹时行之邪侵袭人体而致病。

二、病原学

流感病毒属正黏病毒科，为 RNA 病毒，呈球形或丝状，球形的直径 80~120 nm。自外而内分为包膜、基质蛋白及核心三部分。包膜由脂质双层膜和表面的糖蛋白刺突构成，包括血凝素（hemagglutinin，HA）和神经氨酸酶（neuraminidase，NA）。流感病毒的感染性是在 HA 被宿主细胞的丝氨酸蛋白酶切割裂解成 HA_1（重链）和 HA_2（轻链）时表现出来的，HA_1 是与宿主细胞膜受体结合的亚单位；HA_2 是 HA 与病毒包膜的结合部位。HA_1 和 HA_2 共同作用使流感病毒吸附于宿主细胞表面，构成感染的第一步。NA 能水解被感染细胞膜表面的 N- 乙酰神经氨酸，促进病毒释放和病毒颗粒的播散。基质蛋白有 M_1 和 M_2 两种，M_1 构成病毒的外壳骨架，M_2 为跨膜蛋白镶嵌其中，属离子通道蛋白，在病毒从宿主细胞包涵体进入胞质的过程中起重要作用。核心由病毒核酸、核蛋白（nucleoprotein，NP）和 RNA 聚合酶组成。病毒核酸为节段性单股负链 RNA。由于流感病毒核酸呈节段性，病毒 RNA 在复制过程中又不具有校正功能，故在复制过程中易发生基因重组形成新毒株。

根据 NP 和基质蛋白 M_1 抗原性的不同，将流感病毒分为甲（A）、乙（B）、丙（C）三型。甲型流感病毒宿主广泛，是人类流感的主要病原体。根据流感病毒 HA 和 NA 的不同，可分为若干亚型（H_1~H_{16}，N_1~N_9），其中可感染人的流感病毒 HA 有 3 个亚型（H_1、H_2、H_3），NA 有两个亚型（N_1、N_2）。乙型和丙型流感病毒主要感染人类。

流感病毒抗原变异主要发生在 HA 和 NA，有抗原漂移（antigenic drift）和抗原转换（antigenic shift）两种形式。抗原漂移是由于流感病毒基因发生突变导致抗原的小幅变异，没有产生新的亚型，属于量变；抗原转换是指流感病毒基因变异幅度较大（常是两种不同型的流感病毒间的基因重配），导致新的亚型出现。甲型流感病毒可发生抗原转换也可发生抗原漂移，乙型流感病毒可发生抗原漂移，一般不发生抗原转换。发生抗原转换可引起流感的全球性大流行，发生抗原漂移可引起季节性流感或流感的中小型流行。丙型尚未发现亚型，抗原稳定。

病毒分离一般用鸡胚。病毒对干燥、日光、紫外线敏感；对乙醇、碘酊等常用消毒剂敏感；不耐酸，在 pH6.5~7.9 最稳定；对热敏感，56℃ 30 分钟或 100℃ 一分钟可灭活。0~4℃可存活数周，−70℃可长期存活。

三、流行病学

（一）传染源

患者和隐性感染者是主要传染源。传染期从潜伏期末开始至病后 7 日，发病 3 日内传染性最强。

（二）传播途径

主要通过飞沫和气溶胶（aerosol）经呼吸道传播，也可通过口、鼻、眼等处黏膜接触传播。接触患者的呼吸道分泌物、体液和被病毒污染的物品亦可能引起感染。传播速度与人群密度相关。禽类粪便是人感染禽流感传播的主要媒介。

（三）易感人群

人群对流感病毒普遍易感，感染后可获得一定免疫力，常可以避免当次流行流感病毒的再次感染，但不能避免下次流感流行时的感染。甲、乙、丙三型之间以及各型流感病毒不同亚型之间无交叉免疫力，同一亚型的变种之间有一定免疫力。由于流感病毒不断变异，人群易反复感染而发病。新生儿对流感及其病毒的敏感性与成年人相同。

（四）流行特征

常突然发生，迅速蔓延。甲型流感常以流行形式出现，由于病毒抗原转换，间隔 10~15 年可引起世界性流感大流行。甲型流感病毒每 2~3 年，乙型流感病毒每 5~6 年可发生一次抗原漂移，可致季节性流感或流感局部流行。丙型流感多为散发，婴幼儿多见。

一般多发于冬春季节，北半球温带地区，每年流行高峰在 1~2 月；南半球温带地区高峰在 5~9 月；热带地区多发于雨季。我国北方流感高峰一般在当年 11 月底至次年 2 月。大流行时季节性不明显。

四、发病机制与病理

（一）西医发病机制与病理

1. 发病机制　病毒在细胞内复制致细胞病变是流感发病的主要机制。流感病毒进入呼吸道后，NA 破坏神经氨酸，使纤毛柱状上皮细胞表面的黏蛋白水解，HA 受体暴露。病毒 HA 与细胞黏附后，通过胞饮进入细胞内，随后在胞核中复制。最后，各种病毒成分在胞膜聚集，通过出芽方式形成新的病毒颗粒。NA 水解细胞表面糖蛋白末端的 N- 乙酰神经氨酸，促进病毒颗粒释放。释放的病毒再感染邻近纤毛柱状上皮细胞，短期内使大量呼吸道上皮细胞感染，引起炎症反应，临床上出现发热、肌肉痛等症状。

2. 病理　单纯流感病变主要在呼吸道上部和中部黏膜，不破坏呼吸道基底膜，一般不发生病毒血症，表现为纤毛柱状上皮细胞的变性、坏死和脱落，黏膜充血、水肿和单核细胞浸润。流感病毒性肺炎的病理特征为肺充血、水肿，支气管黏膜坏死，气道内有血性分泌物，黏膜下层灶性出血，肺泡内含有渗出液，严重时有肺透明膜形成。

（二）中医病因病机

本病的发生原因，主要是由感受时行之邪而引起，因所感病邪的差异而有风寒、风热、暑湿之分。四时气候异常，如春季应温反寒，冬季应寒反暖，非时之气易夹时行之邪侵袭人体而致病。然而，时行之邪虽然是本病的主因，但外邪侵入人体是否致病，还与人体正气的强弱和肺卫防御功能有关，如素体先天禀赋不足，体质虚弱者，卫表每多不固，故易遭外邪侵袭。生活起居不慎，冷暖失调，以及淋雨、劳倦等，使人腠理疏松，卫外功能降低，而导致时行之邪乘虚侵入而发病。《素问·生气通天论》云："清静则肉腠闭拒，虽有大风苛毒，弗之能害。"说明了人体体质的强弱，是发病的一个重要因素。

本病病因虽有四时六气的差异，但其中以风邪为主要的致病因素。风为百病之长，风性轻扬，故"伤于风者，上先受之"。肺居上焦，为脏腑之华盖，开窍于鼻，外合皮毛，主一身之表。风邪外侵，由口鼻侵入人体，肺卫首当其冲。卫气司"温分肉，充皮肤，肥腠理，司开合"，一旦被邪气阻遏，则卫气失宣，皮毛开合失司，出现发热、恶寒、头痛、身痛等卫表证候肺司呼吸，开窍于鼻，上系咽喉，邪从口鼻而入，直犯肺系，以致肺失宣肃，而见鼻塞流涕、咳嗽、打喷嚏、咽痛等肺系症状。

夏季暑湿当令，故发生于这一季节的时行感冒，多以暑湿为主，常表现为风寒外束，暑湿内蕴的病机变化。因暑湿易伤气分，易犯中焦脾胃，故见暑湿感冒者，其邪多直伤中焦，阻滞气分，而有胸脘痞闷、恶心腹泻等脾胃症状。

五、临床表现

流感的潜伏期为数小时至 4 日，一般为 1~3 日。

起病急骤，主要以全身中毒症状为主，呼吸道症状轻微或不明显，发热通常持续 3~4 日，疲乏无力可达 2~3 周。根据临床表现的不同可分为单纯型、轻型、肺炎型等类型。

（一）单纯型

为流感主要临床类型。急性起病，出现畏寒、高热、头痛、乏力、全身肌肉酸痛等症，鼻塞、流涕、咽痛等呼吸道症状轻微。高热持续 3 日左右渐退，全身症状好转，而上呼吸道症状加重，持续数日后消失。

（二）轻型

急性起病，发热等全身症状及呼吸道症状轻，2~3 日自愈。

（三）肺炎型

肺炎型是大流行时患者死亡的主要原因，多发生在两岁以下的小儿或原有慢性基础疾病者。病初与单纯型流感相似，24 小时内出现持续高热、剧咳、痰中带血或咯血、呼吸困难和发绀等症状。查体两肺可闻及广泛干、湿啰音，但无实变体征，重者呼吸音降低。胸部 X 线检查双肺散布絮状或片状阴影。病程一周至一个月余。危重患者可发生多器官功能衰竭（MODF）和弥散性血管内凝血（DIC）等，甚至死亡。

（四）其他类型

流感流行期间，患者除具有流感的各种症状、体征外，少数病例还有肺外表现：胃肠型伴有食欲减退、腹胀、腹痛、呕吐和腹泻等消化道症状；中毒型表现为高热、休克及弥散性血管内凝血等，但肺部体征不明显，病死率高；脑炎型伴有高热不退、昏迷、谵妄等，儿童可有抽搐和脑膜刺激征阳性，脑脊液细胞数可稍增多；心肌炎型伴有心悸、心律失常或循环衰竭，心电图异常；有报告流感病毒偶可致急性肌炎、出血性膀胱炎、肾炎和腮腺炎等。

六、并发症

1. 呼吸系统并发症　常见并发细菌性上呼吸道感染、支气管炎及肺炎。表现为咳黄色脓痰，外周血白细胞及中性粒细胞增多，咽拭子或痰培养可见病原菌生长。也可见到并发其他病原体引起的肺炎。

2. 急性脑病－肝脂肪变性综合征（Reye 综合征）　患者多为 2~16 岁的儿童，常可致死。患者出现心悸、心律失常、心电图异常或循环衰竭；少数发生，流感病毒还可导致出血性膀胱炎、肾炎和腮腺炎等。

七、实验室检查及其他检查

（一）一般检查

1. 血象 血白细胞计数正常或偏低，淋巴细胞相对增加。合并细菌感染时，白细胞计数增加，中性粒细胞增多。

2. 血生化检测 少数病例肌酸激酶、天门冬氨酸氨基转移酶、丙氨酸氨基转移酶、乳酸脱氢酶、肌酐等升高，部分病例血钾降低。

（二）血清学检测

用已知的流感病毒抗原检测患者血清中的特异性抗体，如抗体水平恢复期比急性期升高 4 倍及以上有诊断意义。

（三）病原学检查

1. 病毒抗原检测 一般取患者呼吸道标本用免疫荧光或胶体金法检测甲、乙型流感病毒型特异的 NP 或基质蛋白 M_1 或亚型特异性 HA 蛋白，使用单克隆抗体可以区别甲、乙型流感病毒或鉴定甲型流感病毒的型别。

2. 病毒核酸检测 用 RT-PCR 检测呼吸道分泌物中的流感病毒 RNA。

3. 病毒分离 是诊断流感病毒感染的"金标准"，也是能发现新毒株的唯一手段。将急性期患者呼吸道标本（如鼻咽分泌物、口腔含漱液、气管吸出物）或肺标本接种于鸡胚或组织培养进行病毒分离。

（四）影像学检查

单纯型及轻型流感患者胸部 X 线检查可无异常。肺炎型患者可显示单侧或双侧片状或多叶段渗出病灶，少数可伴有胸腔积液。

八、诊断与鉴别诊断

（一）诊断

根据流行病史、临床表现及实验室检查可以做出初步诊断，尤其是短时间内出现较多数量的相似患者，结合流行病学资料及病原学检查基本可以确诊。但在流行初期，散发或轻型的病例诊断比较困难，确诊往往需要实验室检查，病毒分离、鉴定是主要确诊依据。

1. 流行病学史 在流行季节，一个单位或地区出现大量上呼吸道感染患者或医院门诊、急诊上呼吸道感染患者明显增加。

2. 临床症状 急性起病，畏寒、高热、头痛、头晕、全身酸痛、乏力等中毒症状，可伴有咽痛、流涕、流泪、咳嗽等呼吸道症状；部分患者快速出现持续高热、剧咳、痰中带血或咯血、呼吸困难和发绀等严重呼吸道表现；少数患者有食欲减退、腹痛、腹胀、呕吐和腹泻等消化道症状。婴儿流感的临床症状往往不典型，可见高热惊厥；部分患儿表现为喉 - 气管 - 支气管炎，严重者出现气道梗阻现象。

3. 辅助检查 外周血象、胸部影像学检查可提供重要线索。病毒特异性抗原及其基因检查、病毒分离与鉴定是确诊依据。

（二）诊断分类

1. 疑似病例 具备流行病学史和临床症状。

2. 确诊病例 满足疑似病例标准，同时实验室检查有病原学证据。

（三）鉴别诊断

1. 普通感冒（common cold） 普通感冒可由多种呼吸道病毒感染引起。通常流感全身症状比普通感冒重，而普通感冒呼吸道局部症状更突出。病毒分离鉴定是唯一可靠的鉴别方法。

2. 严重急性呼吸综合征（severe acute respiratory syndrome，SARS） SARS 是由 SARS 冠状病毒引起的一种具有明显传染性，可累及多个脏器、系统的特殊肺炎，临床上以发热、乏力、头痛、肌肉关节疼痛等全身症状和干咳、胸闷、呼吸困难等呼吸道症状为主要表现。部分病例可有腹泻等消化道症状，胸部 X 线检查可见肺部炎性浸润影，实验室检查示外周血白细胞计数正常或降低，抗菌药物治疗无效。重症病例则表现为明显呼吸困难，并迅速发展成为急性呼吸窘迫综合征（ARDS）。根据流行病学史、临床症状和体征、实验室检查，胸部 X 线影像学变化，配合 SARS 病原学检测阳性，排除其他疾病，可做出 SARS 诊断。

3. 流行性脑脊髓膜炎（epidemic cerebrospinal meningitis） 流行性脑脊髓膜炎简称流脑，是由脑膜炎双球菌引起的化脓性脑膜炎。流脑早期症状类似流感，但季节性明显，临床表现为发热、头痛、呕吐、皮肤黏膜瘀点、瘀斑及颈项强直等脑膜刺激征。血象白细胞计数明显增加，一般在（10~30）×10^9/L 以上，中性粒细胞多在 80%~90%。皮肤瘀点和脑脊液病原学检查可明确诊断。

4. 肺炎支原体感染（pneumonia mycoplasma infection） 可出现发热、头痛、肌痛等类似流感的全身症状，但是较流感轻，呛咳症状较明显，或伴少量黏痰。胸部 X 线检查可见两肺纹理增深，并发肺炎时可见肺部斑片状阴影等间质性肺炎表现。血清学检查对诊断有一定帮助，核酸探针或 PCR 有助于早期快速诊断，痰及咽拭子标本分离肺炎支原体可确诊。

5. 衣原体感染（chlamydophila infection） 发热、头痛、肌痛等全身症状较流感轻，可引起鼻窦炎、咽喉炎、中耳炎、气管 - 支气管炎和肺炎。实验室检查可帮助鉴别诊断，包括病原体分离、血清学检查和 PCR 检测。

九、预后

单纯型流感预后较好，肺炎型则预后较差，特别是发生于老年人或有慢性呼吸道疾病或糖尿病的患者病死率较高。下列人群感染流感病毒后较易发展为危重症病例：①妊娠患者。②有慢性呼吸系统疾病、慢性循环系统疾病（高血压除外）、肾病、肝病、血液病、神经肌肉疾病（如帕金森病）、代谢及内分泌系统疾病（如糖尿病）、免疫功能低下等慢性基础疾病患者。③19 岁以下长期服用阿司匹林者。④肥胖患者（体重指数 ≥ 40）。⑤年龄 < 5 岁的儿童（年龄 < 2 岁更易发生严重并发症）。⑥年龄 > 65 岁的老人。

十、治疗

（一）西医治疗

以一般及对症治疗为主，必要时给予抗流感病毒治疗。

1. 一般治疗　休息，多饮水，清淡营养饮食，保持鼻咽及口腔清洁。密切观察病情变化，防止发生并发症。按呼吸道隔离一周或者至主要症状消失；流行期间对公共场所加强通风和空气消毒。

2. 对症治疗　酌情应用解热镇痛药、缓解鼻黏膜充血药物、止咳祛痰药物等。儿童忌用阿司匹林或含阿司匹林药物及其他水杨酸制剂，防止发生 Reye 综合征。

3. 抗病毒治疗　早期（48 小时内）给予抗流感病毒治疗可取得最佳疗效。现有离子通道 M_2 阻滞剂和神经氨酸酶抑制剂两类。

（1）离子通道 M_2 阻滞剂　通过阻断 M_2 蛋白而阻止病毒脱壳及其 RNA 的释放，干扰病毒进入细胞，使病毒早期复制被中断。主要有金刚烷胺和金刚乙胺，但目前甲型流感病毒毒株已对其耐药，临床上很少使用。

金刚烷胺成人每日 200mg，一次或分两次服用，疗程 3~4 日，应注意监测神经系统及消化道不良反应。

（2）神经氨酸酶抑制剂　阻止病毒由被感染细胞释放和入侵邻近细胞，减少病毒的播散及在体内的复制，对甲、乙型流感病毒均有作用。此类品种目前有奥司他韦（oseltamivir）、扎那米韦（zanamivir）、帕拉米韦（peramivir）及那尼纳米韦（laninamivir）等。

奥司他韦一般用于 13 岁以上患者，每次 75mg，每日两次口服，连服 5 日；13 岁以下儿童按体重给药；一岁以下儿童不推荐使用。

扎那米韦可用于 12 岁以上的患者，每日两次，间隔约 12 小时，每次 10mg（分两次吸入，一次 5mg），连用 5 日。

帕拉米韦成人患者 300mg，静脉滴注，一次给药。

不良反应：奥司他韦不良反应少，一般为恶心、呕吐等消化道症状，也有腹痛、头痛、头晕、失眠、咳嗽、乏力等。扎那米韦肝肾毒性小，患者耐受性好，吸入后最常见的不良反应有头痛、恶心、咽部不适、眩晕、鼻出血等。个别哮喘和慢性阻塞性肺疾病（COPD）患者使用后可出现支气管痉挛和肺功能恶化。

4. 抗菌治疗　患者在病程后期继发细菌性感染时，应积极抗感染。应针对最常见的社区获得性肺炎常见病原体经验性使用抗生素治疗，重点针对肺炎球菌、金黄色葡萄球菌和其他化脓性葡萄球菌。对于缺乏细菌感染的临床和（或）微生物学证据者，一般不用抗菌治疗。

5. 氧疗和呼吸支持　对重症患者出现呼吸衰竭时，应及时给予呼吸支持治疗，包括经鼻管或面罩吸氧、无创和有创正压通气治疗。实际上出现呼吸衰竭时，维持和保证恰当有效的氧合是治疗最重要的环节。

（二）中医辨证治疗

早期用药，辨证施治。可分别给予散寒、清热、解毒、化湿、扶正祛邪等不同治法。

1. 风寒证

临床表现：恶寒、发热、无汗、头痛、身痛；恶寒较重，全身疼痛而发热较轻；咳嗽，痰白而稀，鼻塞、喷嚏、咽痒等症。苔白而舌质正常，脉浮而不数。

治法：辛温解表，祛风散寒。

代表方药：荆防达表汤加减。

2. 风热证

临床表现：发热、恶寒、头痛、汗出不畅等；咳嗽痰少而质稠；咽喉干燥疼痛，鼻塞灼热而流浊涕，口干口渴。舌苔白微黄，舌边尖红，脉浮而数。

治法：辛凉解表，疏风泄热。

代表方药：银翘散加减。

3. 暑湿证

临床表现：发热恶寒，无汗或少汗，头痛身痛，心烦口渴，小便色黄，舌苔黄厚微腻，胸闷脘痞，泛恶欲吐，大便溏泄。

治法：解表散寒，祛暑化湿。

代表方药：新加香薷饮加减。

4. 燥邪证

临床表现：发热轻，恶寒重，头痛无汗，鼻咽干燥，唇燥不渴，眼睛干涩，皮肤干燥，小便色黄。舌质淡红，舌苔薄白少津。

治法：辛凉解表，润燥清肺。

代表方药：桑杏汤加减。

十一、预防

（一）控制传染源

监测流感动态，及早发现疫情，隔离和治疗患者。

（二）切断传播途径

流行期间减少大型聚会及集体活动，对公共场所加强通风和空气消毒。患者及接触者应戴口罩。对流感患者的用具及分泌物应进行消毒处理。

（三）保护易感人群

1. 疫苗接种　是预防流感的基本措施。常用减毒活疫苗或灭活疫苗，在疫苗毒株与流行毒株一致的情况下预防效果肯定。每年由世界卫生组织根据全球监测结果来决定疫苗毒株的补充或更换，但因病毒极易发生变异而难以对流行毒株做到准确预测。

2. 药物预防　药物预防不能代替疫苗接种，可作为未接种疫苗的并发症高风险人群的紧急临时预防措施。奥司他韦可用于甲型和乙型流感的预防，每日一次，每次口服 75mg，连用 1~2 周。

附1：人禽流感

一、概述

人禽流感（human avian influenza），是由禽流感病毒中某些亚型感染人引起的急性呼吸道传染病。临床以发热、咳嗽、咽痛等呼吸道症状为主，其中重症病例常合并急性呼吸窘迫综合征（ARDS）、感染性休克、多器官功能衰竭，甚至导致死亡。该病最早于 1997 年被发现，属人类新发传染病之一。

根据本病发病特点及表现，中医学归属"风温""温热""瘟疫"范畴。

二、病原学

禽流感病毒属正黏病毒科甲型流感病毒属，其病毒结构、生物学特性等与人甲型流感病毒相同。多数禽流感病毒不会导致人类患病，但有些禽流感病毒亚型属人兽共患病毒，能够感染人类并致病，目前已知可以感染人类的禽流感病毒亚型有 H_5N_1、H_5N_6、H_7N_2、H_7N_3、H_7N_7、H_7N_9、H_9N_2、$H_{10}N_7$、$H_{10}N_8$ 等，多数属低致病性。人类感染后表现为轻症，有的甚至没有症状，但 H_5 和 H_7 亚型的部分毒株属高致病性，人感染后可致重症肺炎。其中 H_5N_1 引起的人禽流感病情最为严重，病死率高。

甲型禽流感病毒除感染禽外，还可感染猪、马、水貂和海洋哺乳动物。

三、流行病学

（一）传染源

被甲型禽流感病毒感染的禽类动物是人禽流感的主要传染源，尤其是散养的鸡、鸭等家禽。野禽与候鸟在禽流感的自然传播中扮演了重要角色。被感染的哺乳动物也可能具有一定传染性。人禽流感多数为散发病例，有个别家庭聚集发病现象，但尚无持续人际间传播的证据，故患者不是主要传染源。

（二）传播途径

主要是经呼吸道传播或密切接触感染禽类的分泌物或排泄物而获得感染。目前的多数证据表明存在禽–人传播、环境–人传播和母–婴间垂直传播，少数和非持续证据支持人际间的有限传播。

（三）易感人群

由于存在一定的种属屏障，人类对禽流感病毒并不易感，一旦感染高致病性禽流感病毒，易导致重症，病死率高。从已有人禽流感的人群分布来看，主要发生在青壮年，大部分病例发生在农村。如果禽流感病毒通过一定过程的变异具备了感染人的能力，会使人类易感并且导致人际传播力增强，将是对公共卫生的严重威胁。

（四）流行特征

甲型 H_5N_1 病毒亚型是一种高致病性禽流感病毒，于 1997 年在中国香港特别行政区发生的一次禽类疫情中首次感染人类。人 H_5N_1 禽流感于 2003 年和 2004 年在印尼、越南、柬埔寨和埃及等国大范围出现，导致数百例人间病例，病死率 50% 以上。甲型 H_7N_9 亚型病毒是一种低致病性禽流感病毒，于 2013 年 3 月首次发现感染人类，据世界卫生组织公布，截至 2017 年 1 月 18 日，共报告了 918 例人感染甲型 H_7N_9 禽流感病毒实验室确诊病例。中国以外尚无本土病例报道。

从目前人禽流感的发病规律来看，多发生于禽类流感流行之际。本病全年可以散发，无明显季节性。

四、发病机制与病理

（一）西医发病机制与病理

1. 发病机制 禽流感病毒感染人体后，可诱发细胞因子风暴，导致全身炎症反应，出现急性呼吸窘迫综合征、休克及多脏器功能衰竭。

禽流感病毒感染人的靶细胞主要是 II 型肺泡上皮细胞，病毒在细胞中复制，直接导致细胞的死亡。同时刺激机体大量产生各种细胞因子，引起弥漫性肺损伤，同时可伴有心脏、肝脏、肾脏等多器官组织损伤。

人不易感染甲型禽流感病毒的原因可能是：

（1）受体特异性不同　人类上呼吸道组织和气管主要分布有唾液酸 $\alpha-2，6$ 型受体（人流感病毒受体）；人类肺组织分布有唾液酸 $\alpha-2，3$ 型受体（禽流感病毒受体）和唾液酸 $\alpha-2，6$ 型受体。H_5N_1 禽流感病毒主要识别和结合的受体为唾液酸 $\alpha-2，3$，H_7N_9 禽流感病毒可以同时结合唾液酸 $\alpha-2，3$ 型受体和唾液酸 $\alpha-2，6$ 型受体，但 H7 血凝素与唾液酸 $\alpha-2，3$ 型受体亲和力更高，较季节性流感病毒更容易感染人的下呼吸道上皮细胞，病毒可持续复制，重症病例病毒核酸阳性可持续 3 周以上。

（2）基因节段不同　H_5N_1 禽流感病毒基因组中很少含人流感病毒基因节段。

（3）连接肽含碱性氨基酸数目不同　所有人流感病毒 HA 蛋白分子上，HA_1 与 HA_2 之间的连接肽仅含一个碱性氨基酸，经呼吸道上皮细胞中的 Clara 细胞所分泌的类胰蛋白酶裂解，发生感染；而 H_5N_1 禽流感病毒 HA_1 与 HA_2 之间的连接肽含 4 个或以上碱性氨基酸，其裂解酶为类福林蛋白酶，但该酶在人呼吸道上皮细胞基本不存在。

（4）遗传因素　部分人感染禽流感病毒的原因可能与遗传因素有关。

2. 病理　人禽流感病毒性肺炎的病理特征为肺泡和支气管黏膜损伤严重，肺实质出血和坏死，肺泡内有透明膜形成。

（二）中医病因病机

戾气由鼻窍先犯肺之外合，肺为疫邪所侵，失于宣降。疫邪由口经咽腔直入胃腑，或经肺络下侵大肠，都可致手足阳明受病。疫疠之邪从肺入内，由气犯营，传入心包，扰乱神明，则见心悸胸痛、神昏谵语等。如《诸病源候论·温病诸候》中指出："人感乖戾之气而生病，则病气转相染易，乃至灭门。"《温疫论》谓之："夫疫乃热病也，邪气内郁，阳气不得宣布，积阳为火。""疫乃无形之毒。""疫既曰毒，其为火也明矣。"

五、临床表现

潜伏期一般在 7 日以内，也可长达 10 日，通常为 3~4 日。

患者起病急，通常表现为流感样症状，如发热、流涕、咽痛、咳嗽等，可伴有头痛、肌肉酸痛和周身不适，部分患者有恶心、腹痛、腹泻等消化道症状。重症患者病情发展迅速，多在发病 3~7 日出现重症肺炎，表现为高热、咳嗽、咳血性痰、呼吸困难等，常快速进展为急性呼吸窘迫综合征、脓毒症、感染性休克，甚至多器官功能衰竭，部分患者可出现胸腔积液等。

体格检查可发现受累肺叶段区域实变体征，包括叩浊、语颤和语音传导增强、吸气末细湿啰音及支气管呼吸音等。在病程初期常见于患侧肺的单个部位，但随着病情进一步恶化，可扩展至双肺的多个部位，肺内可闻及细湿啰音。合并心力衰竭时，部分患者心尖部可闻及舒张期奔马律。

六、并发症

重症病例可出现多种并发症，包括呼吸衰竭、气胸、纵隔气肿、心肌炎、心力衰竭和肾衰竭等。重症肺炎患者恢复后可出现原病变肺组织的纤维化。

七、实验室检查及其他检查

（一）一般检查

1. 血常规　血白细胞计数正常或降低。重症患者多有白细胞计数及淋巴细胞减少，可有血小板降低。

2. 尿常规　部分患者出现蛋白尿。

3. 血生化检查　多有肌酸激酶、乳酸脱氢酶、天门冬氨酸氨基转移酶、丙氨酸氨基转移酶升高，C 反应蛋白升高，肌红蛋白可升高。

（二）血清学检测

动态检测急性期和恢复期双份血清，采用血凝抑制试验、补体结合试验或 ELISA 法，检测禽流感病毒抗体，如抗体滴度呈 4 倍或以上升高有诊断意义。

（三）病原学检测

应在抗病毒治疗之前采集患者呼吸道标本（鼻咽分泌物、口腔含漱液、痰液、气管吸出物、支气管肺泡灌洗液等）及时送检。

1. 核酸检测　应用实时反转录 PCR（rRT-PCR）对所采集的呼吸道标本进行禽流感病毒核酸检测，是目前最常用的实验室确诊依据。

2. 甲型流感病毒抗原检测　应用 ELISA 法对所采集的呼吸道标本分别进行甲型流感病毒 NP 抗原及禽流感病毒 H 亚型抗原的检测，对确定为甲型流感病毒感染及判别其 H 亚型的分型有辅助意义。一般作为没有核酸检测条件的医疗机构的初筛实验。

3. 病毒分离　对患者呼吸道标本进行禽流感病毒的分离培养。

（四）胸部影像学检查

发生肺部感染的人禽流感患者，X 线片和肺 CT 检查可见肺内片状高密度影。早期的局限性片状影与一般肺炎相似，严重者肺内片状影像呈弥漫分布，为多发磨玻璃影及肺实变影像，病变进展迅速，少数合并单侧或双侧胸腔积液。

八、诊断与鉴别诊断

（一）诊断

根据流行病学史（发病前 10 日内接触禽类及其分泌物排泄物，或到过活禽市场，或与人禽流感病例有流行病学关联，或为禽流感病毒相关实验室工作人员等），出现发热、咳嗽甚至呼吸困难等临床表现，如尚无病原学检测结果，可诊断为人禽流感疑似病例。如病原学或者血清学检测阳性为实验室确诊病例。

（二）重症病例诊断标准

符合 1 项主要标准或 ≥ 3 项次要标准可诊断为重症病例。

1. 主要标准

（1）需要气管插管行机械通气治疗。

（2）脓毒性休克经积极液体复苏后仍需要血管活性药物治疗。

2. 次要标准

（1）呼吸困难，成人休息状态下呼吸频率≥ 30 次 / 分。

（2）氧合指数（OI）低于 250mmHg（1mmHg = 0.133k Pa）。

（3）多肺叶浸润。

（4）意识障碍和（或）定向障碍。

（5）收缩压< 90mmHg，需要积极的液体复苏。

（6）血尿素氮≥ 7.14mmol/L。

（三）鉴别诊断

应注意与其他病毒性肺炎（如流感病毒性肺炎、SARS、中东呼吸综合征、腺病毒肺炎等）和一些非典型病原体（如军团菌、肺炎支原体、肺炎衣原体）感染等所致的肺炎进行鉴别。确诊有赖于病原学检查结果。

九、预后

重症病例预后差。影响预后的因素可能与感染禽流感病毒的亚型有关，目前以感染 H_5N_1 亚型的病情最重，病死率最高。另外，也与患者年龄、基础疾病、并发症等有关。

十、治疗

在积极抗病毒治疗的基础上，采取对症支持等综合疗法。

（一）西医治疗

1. 隔离治疗　对疑似病例和确诊病例应尽早隔离治疗。

2. 对症治疗　参考流行性感冒治疗。重症病例积极给予呼吸功能支持治疗，依据病情采取氧疗甚或机械通气治疗。

3. 抗病毒治疗　尽早应用抗流感病毒药物以达到最佳疗效。鉴于 H_5N_1 及 H_7N_9 人禽流感病死率较高，同时有病毒长时间复制的证据，故在疾病的任意病程均应使用。重症病例可根据需要考虑增加用药剂量或延长治疗时间。使用原则和方法参考流行性感冒。在使用抗病毒药物之前应留取呼吸道标本。

（二）中医辨证治疗

1. 邪毒犯肺

临床表现：发热，恶寒，头痛，咽痛，肌肉关节酸痛，咳嗽，少痰。苔白，脉浮滑数。

治法：清热解毒，宣肺透邪。

代表方药：银翘散加减。

2. 毒犯肺胃

临床表现：发热，或恶寒，头痛，肌肉关节酸痛，或咳嗽；恶心呕吐，腹泻腹痛。舌苔白腻，脉浮滑。

治法：清热解毒，化湿和胃。

代表方药：葛根芩连汤加减。

3. 毒邪壅肺

临床表现：高热，咳嗽少痰，咳黄稠痰或痰中带血，呼吸迫促，胸膈满闷，气短，胸胁作痛心悸，躁扰不安，甚则神昏谵语，口唇紫暗。舌暗红，苔黄腻或灰腻，脉滑数。

治法：清热泻肺，解毒散瘀。

代表方药：麻杏石甘汤加减。

4. 热入营血

临床表现：高热，神昏，烦躁不安，口干口苦，面红目赤，便秘溲赤，皮肤斑疹，甚者吐血、便血、尿血。舌质红绛，脉数。

治法：清营解毒，凉血活血。

代表方药：犀角地黄汤加减。

5. 脱证

临床表现：神志淡漠甚至昏蒙，面色苍白或潮红，冷汗自出或皮肤干燥，四肢不温或逆冷，口燥咽干。舌暗淡，苔白，舌红绛少津，脉微细数，或脉微弱。

治法：扶正固脱。

代表方药：参附汤加减或生脉饮加减。

十一、预防

严格规范收治人禽流感患者医疗机构的医院感染防控措施。遵照标准预防的原则，根据疾病传播途径采取防控措施。

（一）控制传染源

加强禽类流感疫情的监测，及早发现并控制禽流感的疫情，加强对流感样病例和不明原因肺炎的监测及对密切接触禽类人员的检疫。隔离和治疗患者。

（二）切断传播途径

对发生禽流感疫情的疫点进行彻底消毒，对病死禽深埋处理。发生人禽流感疫情后，还应彻底消毒并关闭禽类交易市场。严密消毒患者的分泌物和排泄物。医务人员做好个人防护。

（三）保护易感人群

目前尚无人禽流感病毒疫苗，必要时密切接触者预防性服用抗流感病毒药物。

附 2：甲型 H_1N_1 流感

一、概述

甲型 H_1N_1 流感（influenza A）是由甲型 H_1N_1 流感病毒感染所致的急性呼吸道传染病。初始世界卫生组织将此型流感称为"人感染猪流感"，后将其更名为"甲型 H_1N_1 流感"。人群对甲型 H_1N_1 流感病毒普遍易感，并可以人传染人，人感染甲流后的早期症状与普通流感相似，包括发热、咳嗽、喉痛、身体疼痛、头痛、发冷和疲劳等，有些还会出现腹泻或呕吐、肌肉痛或疲倦、眼睛发红等。多数症状较轻的患者经积极、有效地治疗后可治愈，但症状较重的患者病情进展迅速，可出现病毒性肺炎，合并呼吸衰竭、多脏器功能损伤，甚至死亡，预后较差。

本病属于中医学"瘟病""瘟疫"范畴。

二、病原学

甲型 H_1N_1 流感病毒是一种新型的流感病毒，与以往或季节性流感病毒不同，该病毒毒株包含有猪流感、禽流感和人流感三种流感病毒的基因片段。甲型流感病毒宿主广泛，是人类流感的主要病原体。该流感病毒 HA 为 H_1 亚型，NA 为 N_1 亚型。HA_1 是与宿主细胞膜受体结合的亚单位，HA_1 使流感病毒吸附于宿主细胞表面，构成感染。NA 能水解被感染细胞膜表面的 N- 乙酰神经氨酸，促进病毒释放和病毒颗粒的播散。病毒核酸为节段性单股负链 RNA。

甲型 H_1N_1 流感病毒对干燥、日光、紫外线敏感；对乙醇、碘伏、碘酊等常用消毒剂敏感；不耐酸，在 pH 6.5~7.9 最稳定；对热敏感，56℃ 30 分钟或 100℃ 1 分钟即可灭活。0~4℃可存活数周，–70℃可长期存活。

三、流行病学

（一）传染源

主要的传染源是甲型 H_1N_1 流感患者和无症状带菌者。患者发病前一天至发病后的 5~7 天均具有传染性，老年人或免疫功能差的人，具有传染性的时间更长。

（二）传播途径

主要通过打喷嚏和咳嗽等飞沫传播，也可经口腔、鼻腔、眼睛等黏膜直接或间接接触传播，还可因接触被病毒污染的物品感染。

（三）易感人群

各年龄段人群普遍易感，儿童和老年人、慢性病患者人群或孕妇感染后重症发生率高于普通人群。

甲流 H_1N_1 高危人群包括：

1. 妊娠期妇女。

2. 伴有以下疾病或状况者：慢性呼吸系统疾病、心血管系统疾病（高血压除外）、肾病、肝病、血液系统疾病、神经系统及神经肌肉疾病、代谢及内分泌系统疾病、免疫功能抑制（包括应用免疫抑制剂或 HIV 感染等致免疫功能低下）、19 岁以下长期服用阿司匹林者。

3. 肥胖者：体重指数 ≥ $40kg/m^2$ 危险度高，体重指数在 30~39kg/m^2 可能是高危因素。

4. 年龄 < 5 岁的儿童：年龄 < 2 岁更易发生严重并发症。

5. 年龄 ≥ 65 岁的老年人。

（四）流行特征

常突然发生，迅速蔓延。甲型流感常以流行形式出现，由于病毒抗原转换，间隔 10~15 年可引起世界性流感大流行。甲型流感病毒每 2~3 年可发生一次抗原漂移，可致季节性流感或流感局部流行。

一般多发于冬春季节，我国北方流感高峰一般在当年 11 月底至次年 2 月。大流行时季节性不明显。

四、发病机制与病理

（一）西医发病机制与病理

本病为甲型 H_1N_1 流感病毒感染所致，诱发因素包括：免疫力低下；冬春季节中，冷热天气变化以及天气干燥等因素。

1. 发病机制 甲型流感病毒 H_1N_1 进入呼吸道后，使纤毛柱状上皮细胞表面的黏蛋白水解，HA 受体暴露。病毒 HA 与细胞黏附后，通过胞饮进入细胞内，随后在胞核中复制。NA 水解细胞表面糖蛋白末端的 N- 乙酰神经氨酸，促进病毒颗粒释放。释放的病毒再感染邻近纤毛柱状上皮细胞，短期内使大量呼吸道上皮细胞感染，引起炎症反应，临床上出现发热、肌肉痛等症状。

2. 病理 病变主要在呼吸道上部和中部黏膜，表现为纤毛柱状上皮细胞的变性、坏死和脱落，黏膜充血、水肿和单核细胞浸润。流感病毒性肺炎的病理特征为肺充血、水肿，支气管黏膜坏死，气道内有血性分泌物，黏膜下层灶性出血，肺泡内含有渗出液。

（二）中医病因病机

从本病的临床表现看，风热时疫从口鼻而入，引起以肺系为主的系列病变，具有转变快、变化多的特点。起初疫邪充斥表里，卫气同病，病在上焦，以肺卫为主，有高热，恶寒，咳嗽，咽喉疼痛，头痛，身痛等；若夹湿邪，可伴有纳差，腹泻，呕吐，肌肉痛。病情进一步发展，邪气深入气分，可出现高热、咳喘等肺经热毒炽盛症，甚者可逆转心包，出现内闭外脱之危重症；或因热邪消耗气阴，肺化源绝，呼吸急促、窘迫而致患者死亡。

五、临床表现

甲型 H_1N_1 流感的潜伏期，较流感、禽流感潜伏期长，潜伏期时长 1~7 天，多为 1~3 天。部分患者病情可迅速发展，来势凶猛、突然高热、体温超过 38℃，甚至继发严重肺炎、急性呼吸窘迫综合征、肺出血、肾功能衰竭、败血症、休克及瑞氏综合征（Reye 综合征）、呼吸衰竭及多器官损伤，导致死亡。

（一）典型表现

多数起病较急，表现为急速发热、可伴有畏寒或寒战，有咽痛、流涕、鼻塞、咳嗽、咳痰、头痛、全身酸痛、乏力。少数可出现呕吐、腹泻、肌肉痛或疲倦。体征主要包括咽部充血、扁桃体肿大和球结膜充血等。

（二）轻型

轻型患者的临床症状较轻，仅有轻微的上呼吸道症状，无发热或低热，常呈现自限性过程。

（三）重型

严重患者起病急剧，体温快速上升至 39℃以上，并持续不退，超过 3 天，呼吸道症状明显加重，出现心率加快，呼吸急促，口唇发绀，气喘加重，也可出现反应迟钝、嗜睡、躁动等精神神经症状。少数病情进展迅速，可出现呼吸衰竭、多脏器功能不全，甚至死亡。

六、并发症

1. 呼吸衰竭　肺的通气和（或）换气功能受阻，不能维持足够的气体交换，进而影响全身各系统脏器的正常功能。

2. 多脏器功能不全　继发两个或多个重要脏器的功能障碍，此时的死亡率较高。

3. 感染中毒性休克　可出现意识或精神障碍，呼吸异常，皮肤苍白或发绀，脉搏细速，尿量减少。

4. 肺炎　可以是流感病毒性肺炎，也可以继发细菌性肺炎或混合性肺炎。如果流感发病后2~4天病情进一步加重，或在流感恢复后病情反而加重，出现高热、剧烈咳嗽、脓痰、呼吸困难等，要考虑可能出现肺炎。

5. 神经系统损伤　流感后可能并发脑炎、脑膜炎、急性坏死性脑病、脊髓炎、吉兰-巴雷综合征等。如果患者出现意识状态改变，肢体无力等表现时，要考虑这些并发症发生的可能。

6. 心脏损害　少数患者会出现心脏损伤，但这个并发症不是很常见。主要有心肌炎、心包炎或心律失常。检查时可发现肌酸激酶升高，心电图异常。重症病例可出现心力衰竭或心源性休克。另外，感染流感病毒后，心肌梗死、缺血性心脏病等可导致死亡风险明显升高。

7. 肌肉损伤　少数患者出现肌肉痛、肌无力，血清肌酸激酶、肌红蛋白升高，并发急性肾损伤或肾功能衰竭等，提示出现肌炎和横纹肌溶解。

七、实验室检查及其他检查

（一）一般检查

1. 血象　血白细胞计数正常或偏低，淋巴细胞相对增加。合并细菌感染时，白细胞计数增加，中性粒细胞增多。

2. 血生化检测　少数病例肌酸激酶、天门冬氨酸氨基转移酶、丙氨酸氨基转移酶、乳酸脱氢酶、肌酐等升高，部分病例血钾降低。

（二）血清学检测

动态检测发病初期和恢复期双份血清甲型 H_1N_1 流感病毒特异性抗体滴度上升 ≥ 4倍。

（三）病原学检查

1. 病毒抗原检测　①快速抗原检测，即对患者咽、鼻拭子或含漱液标本中流感病毒的NP抗原和M1抗原进行快速检测。此方法较病毒分离培养和RT-PCR的敏感性低，无法确定流感病毒的亚型，一般可以提示甲型或乙型流感病毒感染。②直接免疫荧光方法检测，检测呼吸道分泌物标本中脱落细胞中含有流感病毒抗原，阳性即可确诊。

2. 病毒核酸检测　以RT-PCR法检测呼吸道标本（咽拭子、鼻拭子、鼻咽或气管抽取物、痰）中的甲型 H_1N_1 流感病毒核酸，结果可呈阳性。

3. 病毒分离　是诊断流感病毒感染的"金标准"，也是能发现新毒株的唯一手段。将急性期患者呼吸道标本（如鼻咽分泌物、口腔含漱液、气管吸出物）或肺标本接种于鸡胚或组织培养进行病毒分离。通过此方法可以从呼吸道标本中分离出甲型 H_1N_1 流感病毒。

（四）影像学检查

重症患者的胸部 X 线或胸部 CT 提示单侧或双侧肺炎征象，合并肺炎时肺内可见片状阴影，少数患者伴有胸腔积液等。

八、诊断与鉴别诊断

（一）诊断

1. 疑似病例　符合下列情况之一，即可诊断为疑似病例。

（1）发病前 7 天内与传染期甲型 H_1N_1 流感确诊病例有密切接触，并出现流感样临床表现。密切接触是指在未采取有效防护的情况下，诊治、照看传染期甲型 H_1N_1 流感患者；与患者共同生活；接触过患者的呼吸道分泌物、体液等。

（2）发病前 7 天内曾到过甲型 H_1N_1 流感流行（出现病毒的持续人间传播和基于社区水平的流行和暴发）的地区，出现流感样临床表现。

（3）出现流感样临床表现，甲型流感病毒检测阳性，尚未进一步检测病毒亚型。

对上述 3 种情况，在条件允许的情况下，可安排甲型 H_1N_1 流感病原学检查。

2. 临床诊断病例　仅限于以下情况做出临床诊断：同一起甲型 H_1N_1 流感暴发疫情中，未经实验室确诊的流感样症状病例，在排除其他致流感样症状疾病时，可诊断为临床诊断病例。

甲型 H_1N_1 流感暴发是指一个地区或单位短时间出现异常增多的流感样病例，经实验室检测确认为甲型 H_1N_1 流感疫情。

在条件允许的情况下，临床诊断病例可安排病原学检查。

3. 确诊病例　出现流感样临床表现，同时有以下一种或几种实验室检测结果：

（1）甲型 H_1N_1 流感病毒核酸检测阳性（可采用 real-timeRT-PCR 和 RT-PCR 方法）。

（2）分离到甲型 H_1N_1 流感病毒。

（3）双份血清甲型 H_1N_1 流感病毒的特异性抗体水平呈 4 倍或 4 倍以上升高。

（二）鉴别诊断

还需要与普通流感、禽流感、上呼吸道感染、肺炎、传染性单核细胞增多症、巨细胞病毒感染、军团菌肺炎、支原体肺炎、SARS 等鉴别。确诊有赖于病原学检查。

九、预后

多数症状较轻的患者经积极、有效的治疗后可治愈，但症状较重的患者病情进展迅速，会出现病毒性肺炎，合并呼吸衰竭、多脏器功能损伤，甚至死亡，预后较差。

十、治疗

（一）西医治疗

1. 一般治疗　休息，多饮水，清淡营养饮食，保持鼻咽及口腔清洁。密切观察病情变化，防止发生并发症。

2. 对症治疗　酌情应用解热镇痛药、缓解鼻黏膜充血药物、止咳祛痰药物等。儿童忌用阿司匹林或含阿司匹林药物及其他水杨酸制剂，防止发生 Reye 综合征。

3. 抗病毒治疗 甲型 H_1N_1 流感病毒目前对神经氨酸酶抑制剂敏感，对金刚烷胺和金刚乙胺耐药。临床症状较轻且无并发症、病情趋于自限的甲型 H_1N_1 流感病例，无须积极应用神经氨酸酶抑制剂，重型患者则应及时给予神经氨酸酶抑制剂进行抗病毒治疗。应尽可能在发病 48 小时以内（以 36 小时内为最佳）给药。使用原则和方法参考流行性感冒。在使用抗病毒药物之前应留取呼吸道标本。

（二）中医辨证治疗

1. 毒袭肺卫
临床表现：发热，恶寒，咽痛，头痛，肌肉酸痛，咳嗽。
治法：清热解毒，宣肺透邪。
代表方药：连花清瘟胶囊、银黄类制剂。

2. 毒犯肺胃
临床表现：发热或恶寒，恶心，呕吐，腹痛腹泻，头身，肌肉酸痛。
治法：清热解毒，化湿和中。
代表方药：葛根芩连微丸、藿香正气制剂等。

3. 毒壅气营
临床表现：高热、咳嗽、胸闷憋气、喘促气短、烦躁不安，甚者神昏谵语。
治法：清气凉营。
代表方药：清开灵注射液、醒脑静注射液等。

十一、预防

（一）控制传染源

监测流感动态，及早发现疫情，隔离和治疗患者。

（二）切断传播途径

流行期间减少大型聚会及集体活动，对公共场所加强通风和空气消毒。患者及接触者应戴口罩。对流感患者的用具及分泌物应进行消毒处理。

（三）保护易感人群

1. 疫苗接种 接种疫苗是预防流感的有效方法之一，专家建议年老（年龄＞65 岁）、体弱、慢性病患者、医务人员、6 个月 ~3 岁的儿童每年都应该接种。

2. 药物预防 药物预防不能代替疫苗接种，可作为未接种疫苗的并发症高风险人群的紧急临时预防措施。奥司他韦每日一次，每次口服 75mg，连用 1~2 周。

第五节　麻疹

一、概述

麻疹（measles）是由麻疹病毒（measles virus）引起的急性呼吸道传染病，临床主要表现为发热、流涕、咳嗽、打喷嚏、眼结膜炎、口腔黏膜斑及全身皮肤斑丘疹。在我国属于乙类法定传染病。

本病中医学称"麻毒",亦称"痧疹",可归属于中医学"温病"范畴。

二、病原学

麻疹病毒属于副黏病毒(paramyxovirus)科麻疹病毒属,与其他副黏病毒不同之处是该病毒无特殊的神经氨酸酶。电镜下呈球形或丝状,直径为100~250 nm,中心单链RNA,其基因组有16000个核苷酸,外为衣壳蛋白及包膜。外膜中的蛋白成分主要有膜蛋白(M蛋白)、血凝素(H蛋白)和融合蛋白(F蛋白)。其中H蛋白是其表面主要蛋白,能识别靶细胞受体,促进病毒黏附于宿主细胞;F蛋白在病毒扩散时使病毒与宿主细胞融合;M蛋白与病毒复制相关。麻疹病毒主要蛋白抗原性稳定,只有一个血清型。病毒分离最好的方法是组织培养,原代人肾、人羊膜、人胚肺、猴肾、狗肾及Vero、Hela、Hep-2等传代细胞和鸡胚均可用于病毒的分离和培养。

麻疹病毒在外界生存力不强,对热、紫外线及一般消毒剂敏感,56℃ 30分钟可灭活。但对寒冷及干燥环境有较强的抵抗力,室温下可存活数日,-70℃可存活数年。

三、流行病学

(一)传染源

人为麻疹病毒的唯一宿主,因此患者是唯一传染源。发病前两日(潜伏期末)至出疹后五日内,患者口、鼻、咽部、气管黏膜分泌物都含有病原体,可传染他人。前驱期传染性最强,出疹后逐渐减弱,疹退时已无传染性,恢复期不带病毒。

(二)传播途径

以呼吸道飞沫传播为主,直接到达易感者的呼吸道或眼结膜而致感染。间接传播病例少见。

(三)易感人群

人群普遍易感,易感者接触患者后90%以上发病。病后获得持久免疫力。成人多因儿时患过麻疹或接种麻疹疫苗后获得免疫力,6个月内婴儿因从母体获得抗体而很少发病。麻疹活疫苗预防接种后可获有效免疫力,但抗体水平可逐年下降,再接触传染源仍有可能发病。在疫苗时代麻疹有以下几类易感人群:①未达到接种月龄且母传抗体消失的小月龄婴儿。②无接种疫苗史或接种疫苗失败者。③无自然感染史的个体。目前成人麻疹病例报道越来越多,甚至局部地区有小的流行发生,主要原因是幼儿初次接种过疫苗,而后又未复种,使体内抗体水平降低而成易感者。

(四)流行特征

麻疹好发于冬春季节,6个月~5岁儿童发病率最高。20世纪上半叶,世界各地均有麻疹流行。20世纪60年代麻疹疫苗问世,普种疫苗的国家发病率大大下降,但每日仍有近400名儿童死于该病。我国自麻疹疫苗纳入计划免疫项目、婴幼儿普遍接种麻疹疫苗以来,麻疹流行得到有效控制。但近年来因流动人口或免疫空白造成城镇易感人群累积,局部地区有麻疹暴发。

四、发病机制与病理

（一）西医发病机制与病理

1. 发病机制　麻疹病毒侵入呼吸道黏膜、口咽部或眼结膜，在上皮细胞内复制繁殖后入血，于第 2~3 日引起第一次病毒血症。病毒散布到肝脏、脾脏等单核吞噬细胞系统的细胞中并在被侵细胞中大量增殖。感染后第 5~7 日再进入血液循环，形成第二次病毒血症，出现高热、出疹等表现。病毒血症持续至出疹后第 2 日。麻疹发病机制：①麻疹病毒侵入细胞直接引起细胞病变。②全身性迟发型超敏细胞免疫反应（Ⅳ型变态反应）在发病机制中起重要作用。

2. 病理　麻疹病理特征是麻疹病毒感染部位出现单核细胞浸润，数个细胞融合成多核巨细胞（warthin–Finkeldey cells）。多核巨细胞大小不一，内含数十至上百个细胞核，核内外均有病毒集落（嗜酸性包涵体），可见于皮肤、眼结膜、呼吸道、胃肠道黏膜、全身淋巴组织、肝、脾等处。病毒和免疫复合物侵犯皮肤真皮表浅血管，使真皮充血水肿。血管内皮细胞肿胀、增生与单核细胞浸润并渗出而形成皮疹和口腔黏膜斑。并发脑炎时，脑组织可出现充血、水肿、点状出血或脱髓鞘改变。

（二）中医病因病机

麻疹时邪经口鼻侵入，小儿肺脏未充，主气功能未健，故易被侵袭。首先邪犯肺卫，引起肺气失宣，而为肺炎喘嗽；随着疾病发展，麻疹入里，侵入脏腑，蕴于肺胃，气分热盛；热入营阴，则神明受扰，燥扰不宁，甚则神昏谵妄；麻疹属温热时邪，易伤津液，故麻疹后收没期常有气阴亏虚之表现。

五、临床表现

潜伏期 6~21 日，平均为 10 日左右。曾接受过被动或主动免疫者，潜伏期可延长至 3~4 周。麻疹常分为典型麻疹和非典型麻疹。

（一）典型麻疹

分为三期。

1. 前驱期

（1）发热　一般体温逐渐升高，幼儿也可突发高热伴惊厥。

（2）上呼吸道卡他症状　流涕、打喷嚏、咳嗽、咽部充血等。

（3）眼结膜炎　结膜充血、流泪、畏光、眼睑水肿等。

（4）科氏斑（Koplik 斑，麻疹黏膜斑）　常于发热 2~3 日后于双侧近第二磨牙的颊黏膜可见有数量不等直径 0.5~1mm 灰白色小点，周围可见红晕，是早期诊断麻疹的标志，一般 2~3 日消失。

（5）其他症状　头痛，胃肠道反应如恶心、呕吐、腹泻等。

2. 出疹期　多在发热 3~4 日后出现，持续发热，呼吸道症状加重，常伴有明显咽红、咽痛、咳嗽、腹泻、呕吐等，可出现喉炎、心肌炎、肺炎、脑炎等，严重者甚至可以出现呼吸系统衰竭、心力衰竭。发热高峰期出疹，出疹顺序自耳后、发际、前额、面、颈部开始自上而下波及躯干和四肢，最后到达手足心。皮疹为淡红色斑丘疹，大小不一，直径 2~5mm，压之可退色，疹间皮色正常。部分患者可见出血性皮疹，压之不退色。此期持续 3~5 日。由于疫苗的应用，成人麻疹发病率逐渐增加，其与儿童麻疹不同的是：肝损害发生率高；胃肠症状多见；骨骼肌痛，包括关节及背部痛；科氏斑存在时间长，可达 7 日；眼部疼痛多见。

3. 恢复期 皮疹依出疹顺序逐渐隐退，有色素沉着及糠皮样脱屑，经过 1~2 周才完全消失，疹退同时体温开始下降。若无并发症，10~14 日疹退热消，病情自愈。

（二）非典型麻疹

1. 轻型麻疹 多见于 6 个月前婴儿或 4 周内接受过被动免疫的患儿，偶见于接种麻疹疫苗后。临床发热程度低，体温一般不超过 39℃，热程短于 7 日，卡他症状轻，皮疹少，不留色素沉着或脱屑。

2. 异型麻疹 多为接种灭活麻疹疫苗后的 4~6 年再次接触麻疹患者或再接种麻疹灭活疫苗时出现。临床突起高热，伴有头痛和全身肌肉疼痛；无科氏斑；发热 2~3 日出疹，出疹自四肢远端开始逐渐波及全身。皮疹为多形性，有斑疹、丘疹、紫癜和荨麻疹，常伴有手足背水肿和肺炎。病情较重，但多为自限性，恢复期麻疹特异性抗体呈强阳性，病毒分离阴性。

3. 重型麻疹 多见于全身情况差，免疫力低下或继发严重感染者。此类患者病死率高。

（1）中毒性麻疹 起病急骤，40℃以上高热，严重中毒症状，谵妄或昏迷，反复抽搐，呼吸急促，唇甲发绀，脉搏细速，皮疹密集、暗红色、融合成片。

（2）休克性麻疹 除具有中毒症状外，出现心功能不全或循环衰竭，表现为面色苍白，口唇发绀，四肢厥冷，心音弱，心率快，血压下降等。皮疹少或皮疹刚出又突然隐退，遗留少量皮疹呈青紫色。

（3）出血性麻疹 皮疹呈出血性，形成紫斑，压之不退色，可伴内脏出血。

（4）疱疹性麻疹 皮疹呈疱疹样，可融合成大疱。

4. 新生儿麻疹 胎儿出生前几日母亲患有麻疹，出生的新生儿可患麻疹，表现为发热、上呼吸道感染、眼结膜炎及密集的皮疹。

六、并发症

1. 肺炎 是麻疹最常见的并发症。常见于五岁以下患儿。单纯麻疹病毒所致肺炎症状不重，但继发感染的肺炎较严重，是引起麻疹病例死亡的主要原因。临床表现为病情突然加重，体温持续升高，可见鼻翼扇动、口唇发绀等。

2. 喉炎 常见于两三岁以下幼儿。临床表现为声音嘶哑，犬吠样咳嗽，呛奶，气道梗阻，吸气困难，"三凹征"明显。若处理不及时，有可能出现窒息死亡。

3. 心肌炎、心功能不全 常见于两岁以下婴幼儿。由于脓毒症、高热、代谢紊乱、缺氧、心肌病变等原因所致。临床表现为烦躁不安，面色苍白，气急发绀，心率增速，心音低钝，四肢厥冷，脉细速，肝脏进行性肿大，皮疹不能出全或隐退，心电图可见低电压、T 波低平、传导异常、心肌酶异常等。

4. 脑炎 发生率为 0.01%~0.5%，多发生于出疹后 2~5 日，偶见于前驱期和恢复期。早期麻疹病毒直接侵犯中枢神经系统，晚期多由麻疹病毒抗原超敏反应，致脑组织髓鞘病变引起。临床表现与病毒性脑炎类似。即使无神经系统症状，麻疹患者仍约有 50% 出现脑电图异常。病死率 15%，部分患者留有智力障碍、瘫痪、失明等后遗症。

5. 亚急性硬化性全脑炎（subacute sclerosing panencephalitis，SSPE） 是一种麻疹远期并发

症，属亚急性或慢性进行性脑炎，发病率为（1~4）/100 万。病理变化主要为脑组织退行性病变，在病理切片中可见麻疹病毒抗原，伴有嗜酸性包涵体，并可分离到麻疹病毒。血液与脑脊液中麻疹抗体极度增高（高于急性麻疹患者 10~40 倍），且持续不降。潜伏期为 2~17 年，多发于男孩。起病隐匿，病初仅表现为行为异常或智力减退、睡眠障碍、情绪烦躁，数周或数月中病情加重，出现特征性肌痉挛、智力异常、视听障碍、语言不清、共济失调或局部强直性瘫痪，病情发展直至神志昏迷，呈去大脑强直状态。总病程平均一年余，可短至半年，长达 6~7 年。最后死于营养不良、恶病质及继发感染。

6. 其他 体弱及营养不良小儿可出现各种口炎、脓疱疹及颈部淋巴结炎等；近年来有文献报道麻疹合并肝炎患者呈增多趋势；孕妇患麻疹，早期可引起死胎，稍晚可发生流产或死产。

七、实验室检查

（一）血常规

白细胞计数减少，淋巴细胞相对增多。重型出血性皮疹患者可伴有血小板减少。

（二）血清学检查

酶联免疫吸附试验（ELISA）测定血清特异性 IgM 抗体和 IgG 抗体，敏感性和特异性好。其中 IgM 抗体水平病后 5~20 日最高，其阳性是诊断麻疹的常用方法，但成人麻疹约 8% 患者 IgM 抗体始终阴性。IgG 抗体恢复期较发病早期 4 倍及以上增高有诊断意义。

（三）病原学检查

1. 病毒分离 取前驱期或发病早期患者眼、鼻咽部分泌物或血液、尿液，接种于原代人胚肾或羊膜细胞分离麻疹病毒。

2. 病毒抗原检测 取早期患者眼、鼻咽部分泌物、痰、血细胞和尿沉渣，用免疫荧光法或酶联免疫法检查麻疹抗原，阳性可早期诊断。

3. 多核巨细胞检查 取早期患者眼、鼻咽部分泌物、痰、血细胞和尿沉渣涂片，用瑞氏染色查多核巨细胞。出疹前两日至出疹后一日阳性率最高。也可通过电镜于多核巨细胞内外包涵体中找麻疹病毒颗粒。

4. 核酸检测 采用反转录聚合酶链反应从临床标本检测麻疹病毒 RNA，是一种非常灵敏和特异性强的诊断方法。

八、诊断与鉴别诊断

（一）诊断

典型麻疹有麻疹流行病学史同时具有典型麻疹的临床表现，如急性发热、上呼吸道卡他症状、结膜充血、畏光、口腔麻疹黏膜斑及典型皮疹等即可诊断。非典型麻疹患者难以诊断者，有赖于实验室检查。

（二）鉴别诊断

1. 风疹 多见于幼儿，中毒症状及呼吸道症状轻，无科氏斑，起病 1~2 日即出疹，为细小稀疏淡红色斑丘疹，1~2 日退疹，无色素沉着及脱屑。耳后、枕后、颈部淋巴结肿大是其显著特点。

2. 幼儿急疹 多见于两岁以内婴幼儿，骤发高热，持续 3~5 日骤退，上呼吸道症状轻微。热退时或退后出疹，呈散在玫瑰斑丘疹，见于颈部与躯干，速及全身，面部疹少，疹退后无色素沉着，亦不脱屑，是本病的特征。

3. 猩红热 前驱期发热伴有咽痛，起病 1~2 日出疹，皮疹为针头大小，红色斑点状斑疹或粟粒疹，疹间皮肤充血，皮肤弥漫性潮红，压之退色，面部无皮疹，口周有 "苍白圈"，皮疹 4~5 日后热退疹退，退疹时脱屑脱皮。血白细胞计数及中性粒细胞明显升高。

4. 肠道病毒感染 柯萨奇病毒及埃可病毒感染常发生皮疹。多见于夏秋季，出疹前有发热、咳嗽、腹泻，偶见黏膜斑，常伴全身淋巴结肿大，皮疹形态不一，可反复出现，疹退不脱屑，无色素沉着。

5. 药物疹 近期有服药或接触药物史，皮疹呈多样化，瘙痒，伴低热或无热，无黏膜斑及呼吸道卡他症状，停药后皮疹可逐渐消退。血中嗜酸性粒细胞可升高。

6. 其他 应与败血症、斑疹伤寒、传染性单核细胞增多症相鉴别。

九、预后

单纯麻疹预后良好，重症患儿病死率高，年龄为其预后的最重要影响因素。在婴幼儿时期，麻疹容易并发严重肺炎，比较危险。冬季发病也比春季容易并发肺炎。原有佝偻病或营养不良的婴儿发生麻疹肺炎比较危险。轻度肺结核往往在麻疹病程中转为重症，甚至引起粟粒性结核和结核性脑膜炎。先天免疫缺陷的患儿发生麻疹时更危险，忌用主动免疫来预防麻疹。

十、治疗

至今尚无特效抗病毒药物，治疗重点在于加强护理、对症处理及防治并发症。

（一）一般治疗

患者应卧床休息。保持室内空气新鲜，温度、湿度适宜。保持皮肤及眼、鼻、口、耳的清洁。饮食以易消化、营养丰富的流质或半流质为主，多饮水。

（二）对症治疗

高热者可用小剂量退热剂或物理降温。咳嗽有痰者，可用止咳祛痰药；剧咳和烦躁不安者可用少量镇静药。体弱者可早期给予丙种球蛋白，以减轻病情。

（三）并发症治疗

1. 肺炎 按一般肺炎处理。继发细菌感染者，可选择抗菌药物。重症者可考虑短期应用糖皮质激素。酌情予以补液、化痰、镇咳治疗。

2. 喉炎 超声雾化吸入稀释痰液，使用抗菌药物。重症者可口服泼尼松或用地塞米松静脉点滴；喉梗阻进展迅速者，应及早考虑气管插管或气管切开。

3. 心肌炎、心功能不全 若出现心力衰竭，可选用毒毛花苷 K 或毛花苷 C 治疗，可同时应用呋塞米利尿。控制补液总量和速度，维持电解质平衡。

4. 脑炎 处理方法同流行性乙型脑炎。重点在于对症治疗。高热者物理降温为主；惊厥者镇静止惊；昏迷者加强护理；亚急性硬化性全脑炎目前无特殊治疗。

（四）中医辨证治疗

麻疹辨证首先辨顺逆证。治疗上主张以透为顺，适时清解，减少误治及变证。

1. 前驱期（邪犯肺卫）

临床表现：发热，咳嗽，目赤，流涕，头痛，咽痛，或恶心。舌质红，苔薄白、薄黄或薄腻，脉浮数。

治法：宣毒发表。

代表方药：宣毒发表汤合银翘散加减。

2. 出疹期（邪蕴肺胃）

临床表现：壮热不退，烦躁口渴，次第出疹，或目眶疼痛，恶心或呕吐，纳差，腹痛，便秘，尿黄。舌红或绛，苔黄或腻，脉洪大。

治法：清毒解表。

代表方药：清解透表汤加减。

3. 恢复期（气阴两伤）

临床表现：热势降，皮疹渐退脱屑，乏力，口干。舌边尖红，少苔乏津，脉细数。

治法：清热养阴生津。

代表方药：沙参麦冬汤加减。

十一、预防

预防麻疹的关键措施是对易感者接种麻疹疫苗，特别应对大学新生、入伍新兵、工矿企业等特殊人群开展疫苗接种。

（一）管理传染源

患者应严密隔离至出疹后 5 日，伴呼吸道并发症者延长至出疹后 10 日。对易感接触者隔离 3 周，可使用被动免疫制剂。流行期间托儿所、幼儿园等儿童机构应加强晨检，暂停接送和接收易感儿入所。

（二）切断传播途径

病室注意通风换气，充分利用日光或紫外线照射；医护人员应注意消毒隔离，防止传播和院内感染。

（三）保护易感人群

1. 主动免疫　麻疹减毒活疫苗的应用是预防麻疹最有效最根本的办法。我国计划免疫定于 8 个月龄初种，7 岁复种。亦可在流行前 1 个月，对未患过麻疹的 8 个月以上幼儿或易感者接种，12 日后产生抗体，1 个月达高峰，2~6 个月逐渐下降，但可维持一定水平，免疫力可持续 4~6 年，反应强烈的可持续 10 年以上，以后尚需复种。由于注射疫苗后产生抗体的时间比自然感染潜伏期短（3~11 日，多数 5~8 日），故易感者在接触患者后两日接种活疫苗，仍可预防麻疹发生，若于接触两日后接种，则预防效果下降，但可减轻症状和减少并发症。有发热、传染病未愈者应暂缓接种。对孕妇、过敏体质、免疫功能低下、活动性肺结核者均禁止接种。凡 6 周内接受过被动免疫者，应推迟 3 个月接种麻疹疫苗。

2. 被动免疫　有密切接触史的年幼、体弱及妊娠妇女等易感者，应立即采用被动免疫，肌内注射丙种球蛋白 0.1~0.2mL/kg，接触后 5 日内注射者可防止发病，6~9 日注射者只可减轻症状，免疫有效期 3~8 周。

第六节　水痘和带状疱疹

一、概述

水痘（varicella，chicken-pox）和带状疱疹（herpes zoster）是由同一种病毒即水痘 - 带状疱疹病毒（varicella-zoster virus，VZV）感染所引起的两种不同表现的疾病。原发感染为水痘，多见于儿童，临床特征是全身性丘疹、水疱及结痂并存。带状疱疹是潜伏于感觉神经节的水痘 - 带状疱疹病毒在激活后发生的皮肤感染，其特征为沿身体一侧周围神经出现呈带状分布的、成簇出现的疱疹，多见于成人。

本病可归属于中医学"水痘""水疮"及"蛇串疮""缠腰火丹"范畴。

二、病原学

水痘 - 带状疱疹病毒属疱疹病毒科，为双链 DNA 病毒，仅有一个血清型。病毒呈球形，直径 150~200 nm。病毒衣壳是由 162 个壳粒排成的对称 20 面体，衣壳表面有一层脂蛋白包膜，内含补体结合抗原，不含血凝素或溶血素。病毒含有 DNA 聚合酶（DNA polymerase）和胸腺嘧啶激酶（thymidine kinase），前者为合成 DNA 所必需的酶，系疱疹病毒属共有，后者仅存在于单纯疱疹病毒和水痘 - 带状疱疹病毒。一般认为，产生胸腺嘧啶激酶的病毒才能造成潜伏性感染而引起带状疱疹。受病毒感染的细胞可形成多核巨细胞，核内出现嗜酸性包涵体。病毒对外界抵抗力弱，不耐热和酸，不能在痂皮中存活，能被乙醚等消毒剂灭活。人是已知的自然界中的唯一宿主。

三、水痘

（一）流行病学

1. 传染源　患者是唯一传染源。病毒存在于患者上呼吸道和疱疹液中，自水痘出疹前 1~2 日至皮疹干燥结痂均有传染性。易感儿童接触带状疱疹患者，也可发生水痘，但少见。

2. 传播途径　主要通过空气飞沫经呼吸道传播，也可经直接接触疱疹的疱浆或被污染的用具而染病。

3. 易感人群　普遍易感。学龄前儿童发病最多。6 个月以内的婴儿由于获得母体抗体，发病较少，妊娠期间患水痘可感染胎儿。病后获得持久免疫，但以后可发生带状疱疹。

4. 流行特征　全年均可发生，冬春季多见。易感者接触患者后约 90% 发病，幼儿园、小学等幼儿集体机构易出现流行。

（二）发病机制与病理

1. 西医发病机制与病理

（1）发病机制　病毒由上呼吸道侵入人体后，先在呼吸道黏膜细胞中繁殖，2~3 日后进入血及淋巴液，形成病毒血症，并在单核吞噬细胞系统再次增殖，侵入血液引起第二次病毒血症，引起全身病变。主要损害部位在皮肤，偶可累及内脏。皮疹分批出现与间歇性病毒血症有关，其出现的时间与间歇性病毒血症的发生一致。皮疹出现 1~4 日后，机体出现特异性细胞免疫并产生特异性抗体，病毒血症消失，症状随之缓解。

（2）病理　水痘的皮肤病变主要在表皮棘细胞。细胞气球样变、肿胀后形成囊状细胞，后者液化及组织液渗入形成水疱，内含大量病毒。水痘疱疹以单房为主，其周围及基底部有充血、单核细胞和多核巨细胞浸润，多核巨细胞核内有嗜酸性包涵体。水疱液开始时透明，后因上皮细胞脱落及白细胞侵入而变浊，继发感染后可变为脓疱。皮肤损害表浅，脱痂后不留瘢痕。小儿初次感染水痘 – 带状疱疹病毒时，临床表现为水痘，愈后可获免疫力。但部分病毒经感觉神经纤维侵入，潜伏于脊髓背侧神经根和三叉神经节的神经细胞内，形成潜在性感染。黏膜疱疹易形成溃疡，亦易愈合。个别水痘病例病变可累及肺、食管、胃、小肠、肝、肾上腺、胰等处，引起局部充血、出血、炎细胞浸润及局灶性坏死。带状疱疹受累的神经节可出现炎细胞浸润、出血、局灶性坏死及纤维性变。

2. 中医病因病机　本病因外感水痘时邪所致。小儿因脏腑娇嫩，形气未充，卫外功能低下而易于罹患。其病变脏腑主要在肺、脾。盖肺主皮毛，脾主肌肉，水痘时邪从口鼻而入，蕴郁肺脾，与内湿相搏，蕴蒸于肌表，则发为水痘。

（三）临床表现

潜伏期为 10~24 日，以 14~16 日多见。典型水痘可分为两期：

1. 前驱期　婴幼儿常无前驱症状，在出现低热、全身不适的同时已有皮疹出现。年长儿童或成人可先有发热、头痛、全身不适、纳差及上呼吸道症状，持续 1~2 日后才出疹。偶可出现前驱疹。

2. 出疹期　皮疹先出现于躯干和头部，后延及全身。呈向心性分布，躯干最多，其次为头面部及四肢近端。数目由数个至数千个不等。皮疹发展迅速，开始为红斑疹，数小时内变为丘疹，再形成疱疹，疱疹时皮肤瘙痒，然后干结成痂。皮疹常呈椭圆形，直径 3~5mm，周围有红晕，疱疹浅表易破，压之无坚实感。疱液初为透明，经 24~48 小时以后变得浑浊，1~2 周后痂皮脱落，一般不留瘢痕。如继发细菌感染，疱疹可呈脓性，结痂时间延长并可留有瘢痕。皮疹常分批出现，同一部位可见斑疹、丘疹、疱疹和结痂同时存在。口腔、外阴、眼结膜等处黏膜可出现疱疹，易破溃形成浅表性溃疡，有疼痛。

当存在免疫功能缺陷、凝血机制障碍及继发感染等情况时，常形成非典型水痘。皮疹融合者为大疱型，直径可达 2~7cm，易继发金黄色葡萄球菌感染和脓毒血症而死亡；疱疹呈出血性，皮下、黏膜有瘀斑者为出血型，可伴有身体其他部位的出血；皮肤大片坏死，全身中毒症状严重者称为坏死型；病变播散累及内脏者称为播散型，多见于免疫功能低下的患者。妊娠初期 3 个月内感染水痘，可导致胎儿先天性畸形，称为先天性水痘综合征。

（四）并发症

1. 皮疹并发细菌感染　皮疹并发细菌感染是较常见的并发症。常见致病菌为金黄色葡萄球菌及化脓性链球菌，包括化脓性感染、丹毒、蜂窝织炎、败血症等。

2. 肺炎　儿童常为继发性肺炎，成人多为原发性水痘肺炎。轻者可无临床表现，仅 X 线检查有肺部弥漫性结节性浸润；重者有咳嗽、咯血、胸痛、呼吸困难、发绀等；严重者可于 24~48

小时死于急性呼吸衰竭。

3.脑炎　发病率低于1%，儿童多于成人，常于出疹后一周发病。临床表现与脑脊液所见与一般病毒性脑炎相似，病死率约5%，少数有中枢神经系统后遗症。其他少见的神经系统并发症有横断性脊髓炎、周围神经炎、视神经炎等。

4.肝炎　多表现为ALT升高，免疫障碍的患者可出现黄疸，少数可出现肝脂肪性变，伴发脑病即Reye综合征。

（五）实验室检查

1.血常规　血白细胞计数正常或稍增高，淋巴细胞比例可以升高。

2.疱疹刮片　刮取新鲜疱疹基底组织涂片，用瑞特或吉姆萨染色可见多核巨细胞，用苏木素－伊红染色可查见核内包涵体。

3.血清学检查　常用酶联免疫吸附法或补体结合试验检测特异性抗体。补体结合抗体于出疹后1~4日出现，2~6周达高峰，6~12个月后逐渐下降。血清抗体检测有可能发生与单纯疱疹病毒抗体的交叉反应。

4.病原学检查

（1）病毒分离　取病程3~4日疱疹液种于人胚成纤维细胞，分离出病毒后可行进一步鉴定。

（2）抗原检测　对病变皮肤刮取物，用免疫荧光法检测病毒抗原。其方法敏感、快速，并容易与单纯疱疹病毒感染相鉴别。

（3）核酸检测　用聚合酶链反应检测患者呼吸道上皮细胞和外周血白细胞中的病毒DNA，系敏感、快速的早期诊断方法。

（六）诊断与鉴别诊断

1.诊断　典型水痘根据临床皮疹特点及流行病学史即可诊断，非典型患者需依赖于实验室检测确定。

2.鉴别诊断

（1）带状疱疹　成人多见，疱疹呈簇状排列，沿身体一侧的皮肤周围神经分布，不对称，局部有显著的刺痛和灼热感。

（2）脓疱疹　为儿童常见的细菌感染性疾病。好发于鼻唇周围和四肢暴露部位。易形成脓疱及黄色厚痂，经搔抓而播散。不成批出现，无全身症状。

（3）丘疹样荨麻疹　系婴幼儿皮肤过敏性疾病。皮疹为红色丘疹，顶端有小水疱，无红晕，分批出现，离心性分布，不累及头部和口腔。

（七）预后

预后大多良好，重症水痘或并发重型脑炎、肺炎者预后差，甚至可导致死亡。接受免疫抑制剂或细胞毒性药物治疗者发生的水痘和新生儿水痘患者的病情均较重，病死率高。

（八）治疗

1.西医治疗　水痘一般忌用糖皮质激素，因其他疾病已用激素的水痘患者，在情况许可时，应尽快减至生理剂量或逐渐停用。

（1）一般治疗和对症治疗　患者应隔离至全部疱疹变成干痂为止。发热期卧床休息，给予易消化的食物，注意补充水分。加强护理，把指甲剪短，戴手套，保持皮肤清洁，防止搔抓疱疹导致继发感染。瘙痒者可给予炉甘石洗剂及抗组胺药物。皮疹已破溃可涂甲紫或新霉素软膏。

（2）抗病毒治疗　早期应用阿昔洛韦（acyclovir）已证明有一定疗效，是治疗水痘 – 带状疱疹病毒感染的首选抗病毒药物。每日 600~800mg，分次口服，疗程 10 日。如皮疹出现 24 小时内进行治疗，则能控制皮疹发展，加速病情恢复。其他如阿糖腺苷和干扰素也可选用。

（3）防治并发症　水痘继发细菌感染者应及早选用敏感的抗生素。并发脑炎者应给予对症处理，包括吸氧、降低颅内压、保护脑细胞、止痉等措施。肺炎应给予相应治疗。

2. 中医辨证治疗

（1）邪犯肺卫

临床表现：发热，咳嗽，流涕，疱疹显露，疹色红润，疱浆清亮。舌质红，苔薄黄或薄腻，脉濡数。

治法：解表清里。

代表方药：银翘散合升麻葛根汤加减。

（2）邪炽气营

临床表现：壮热不退，烦躁口渴，面红目赤，水痘密集，次第出疹，疹色暗紫，疱浆浑浊。舌红或绛，苔黄或腻，脉洪大或滑数。

治法：清气凉营。

代表方药：白虎汤合清营汤加减。

（九）预防

隔离患者至全部皮疹结痂或出疹后 7 日。其污染物、用具可用煮沸或曝晒法消毒。对于免疫功能低下、正在使用免疫抑制剂治疗的患者或孕妇等，如有接触史应留检三周，可早期应用丙种球蛋白 0.4~0.6mL/kg，或带状疱疹免疫球蛋白 0.1mL/kg，可明显降低水痘的发病率，减轻症状。

四、带状疱疹

带状疱疹是潜伏于人体感觉神经节的水痘 – 带状疱疹病毒再激活后引起的皮肤黏膜感染性疾病。临床上以突然发生的、沿神经带状分布、单侧分布、密集成群的疱疹为特点，常伴有局部神经疼痛。

（一）流行病学

1. 传染源　水痘和带状疱疹患者是传染源。带状疱疹患者的传染源作用不如水痘患者重要，易感者接触带状疱疹患者可引起水痘而不会发生带状疱疹。

2. 传播途径　易感者感染水痘 – 带状疱疹病毒后，先发生水痘，继后才可能出现带状疱疹，罕有初感染病毒后就直接发生本病。在水痘流行期间，未发现带状疱疹的发病率随之上升。因此，一般认为带状疱疹主要不是通过外源性感染，而是潜伏性感染的病毒再激活所致。

3. 易感人群　人群普遍易感，带状疱疹痊愈后仍可复发。

（二）发病机制与病理

1. 西医发病机制与病理

（1）发病机制　水痘 – 带状疱疹病毒侵入易感者体内，先引起原发感染水痘，部分病毒沿感觉神经末梢侵入，长期潜伏于脊神经后根神经节等处，形成潜伏性感染。当机体免疫力下降潜伏病毒被激活而复制，使受侵犯的神经节发生炎症，并沿神经下行至相应的皮肤节段，造成簇状疱疹及神经痛。

（2）病理　主要病变部位在神经和皮肤，病理变化主要是受累神经节炎症。局部可见单核细胞浸润、神经细胞变性，变性的细胞核中可见嗜酸性核内包涵体，皮疹病变与水痘相同。

2. 中医病因病机　早期以肝经郁热，脾经湿热内蕴，复感外邪而引动肝火，湿热熏蒸肌肤脉络；后遗神经痛期为湿、热、毒等邪气未尽，日久蕴于肌肤、经络，气血阻滞，不荣则痛，不通则痛。

（三）临床表现

带状疱疹潜伏期长短不一且难以确定。

发疹前数日沿病变神经节段的局部皮肤常有灼痒、疼痛、感觉异常或过敏等，部分患者有低热和全身不适，局部淋巴结可以肿痛。1~3 日后沿着周围神经分布区域皮肤出现成簇的红色斑丘疹，继之迅速变为水疱，疱疹从米粒大至绿豆大不等，分批出现，数个水疱集成簇状，数簇连接成片，沿神经支配的皮肤呈带状排列，故名"带状疱疹"，伴有显著的神经痛是该病的突出特征。疱壁紧张发亮，疱液澄清，外周绕以红晕，各簇水疱群间皮肤正常；皮损沿某一周围神经呈带状排列，多发生在身体的一侧，一般不超过正中线，罕见有多神经或双侧受累发生。疱液 2~3 日后浑浊或变成脓性，1 周左右干涸，10~12 日结痂，2~3 周脱痂，疼痛消失，不留瘢痕。免疫功能严重受损者，病程可延长。带状疱疹可发生于任何感染神经分布区，但以脊神经胸段最常见，因此皮疹部位常见于胸部，约占 50%，其次为腰部、面部等。

水痘 – 带状疱疹病毒可侵犯三叉神经眼支，发生眼带状疱疹，病后常发展成角膜炎与巩膜睫状体炎，若发生角膜溃疡可致失明。上颌支受累时，悬雍垂和扁桃体可出现水疱，下颌支受累时，则在舌前、颊黏膜等处出现水疱。面、听神经受病毒侵犯后，外耳道或鼓膜出现水疱并可有耳鸣、耳聋、眩晕、恶心、呕吐、眼球震颤及患侧面瘫、舌前 2/3 处味觉消失等症状，又称为耳带状疱疹，由此组成的面瘫、耳痛和外耳道疱疹三联症，又称 Ramsay-Hunt 综合征。病毒侵犯脑神经，可出现面瘫、听力丧失、眩晕、咽喉麻痹等。50 岁以上带状疱疹患者易发生疱疹后神经痛，可持续数月。

本病轻者可不出现皮疹，仅有阶段性神经疼痛。重型常见于免疫功能缺损者或恶性肿瘤患者。还可发生播散性带状疱疹，表现为除皮肤损害外，伴有高热和毒血症，甚至发生带状疱疹肺炎和脑膜脑炎，病死率高。

（四）实验室检查

同水痘，当出现带状疱疹脑炎、脑膜炎、脊髓炎者，其脑脊液细胞数及蛋白有轻度增加，糖和氯化物正常。

（五）诊断与鉴别诊断

1. 诊断　患者有免疫功能低下和水痘患者接触史。典型患者根据单侧性、呈带状排列的疱疹和伴有神经痛，诊断多无困难。非典型病例有赖于实验室检查。

2. 鉴别诊断　应与单纯疱疹鉴别。单纯疱疹多发生在皮肤黏膜交界处如口唇等部位，多在机体免疫力低下时发病；可有烧灼感，部分患者无自觉症状；通常疱疹在一个位置出现，而且水疱较为分散；一般几日内即可自愈，但常反复发生。

应注意带状疱疹前驱期及无疹性带状疱疹易误诊为肋间神经痛、胸膜炎或急腹症等。

（六）预后

预后大多良好，免疫功能低下出现严重并发症者预后差。

（七）治疗

1. 西医治疗　带状疱疹系自限性疾病，治疗原则为止痛、抗病毒和预防继发感染等。

（1）对症治疗　患者应注意休息，患处给予保护，避免摩擦。应用炉甘石洗剂或 5% 碳酸氢钠局部涂擦止痒，疱疹破裂可涂抗生素软膏，防止继发细菌感染。疱疹局部可用阿昔洛韦乳剂涂抹，可缩短病程。神经疼痛剧烈者，给予镇痛药。

（2）抗病毒治疗　抗病毒治疗的适应证：患者年龄大于 50 岁；头颈部疱疹，或躯干四肢严重疱疹；有免疫缺陷患者；出现严重的特异性皮炎或严重的湿疹等。目前批准使用的系统抗病毒药物包括阿昔洛韦、伐昔洛韦、泛昔洛韦、溴夫定和膦甲酸钠。这些药物的用法用量及不良反应见表 3-6。

表 3-6　治疗带状疱疹的抗病毒药物

药物	用法及用量	不良反应
阿昔洛韦	口服：800mg/ 次每日 5 次，疗程 7~10 日；静脉滴注[a]：5~10mg/kg 每 8 小时 1 次，疗程 7~10 日	①神经系统：头晕、头痛。②消化系统：恶心、呕吐、腹泻、食欲减退。③血液系统：白细胞减少。④泌尿系统：蛋白尿、尿素氮升高。⑤其他：关节痛、皮肤瘙痒等
伐昔洛韦	口服：1000mg/ 次每日 3 次，疗程 7~10 日	①消化系统：轻度胃肠道症状。②神经系统：头痛、头晕。③血液系统：贫血、白细胞减少、血栓性血小板减少性紫癜。④泌尿系统：肾功能损害。⑤心血管系统：心律失常、心动过速、血管扩张。⑥其他：皮肤瘙痒、关节痛、肌痛、畏光、眼痛等
泛昔洛韦	250~500mg/ 次每日 3 次，疗程 7~10 日	①神经系统：头晕、失眠、嗜睡、感觉异常等。②消化系统：腹泻、腹痛、消化不良、厌食、呕吐、便秘等。③全身反应：发热、寒战。④其他：皮疹、皮肤瘙痒、鼻窦炎、咽炎等
溴夫定	口服：125mg/d 每日 1 次，疗程 7~10 日	①泌尿系统：蛋白尿、糖尿、肌酐升高。②血液系统：粒细胞减少（罕见）、血小板减少（罕见）；③消化系统：恶心、呕吐、食欲不振、转氨酶升高（罕见）等
膦甲酸钠	静脉滴注：每次 40mg/kg 每 8 小时 1 次	①泌尿系统：肾功能损害。②神经系统：头痛、震颤。③血液系统：贫血、粒细胞减少。④消化系统：恶心、呕吐、食欲减退、腹痛、肝功能异常。⑤全身反应：发热，血钙、血钾、血镁降低等

注：[a] 阿昔洛韦静脉滴注前需稀释，滴速不宜过快，给药期间患者应充足饮水，防止阿昔洛韦在肾小管内沉淀，损害肾功能。

2. 中医辨证治疗

（1）肝经郁热

临床表现：皮损处色鲜红，灼热刺痛，疱壁紧张，口苦，咽干，心烦易怒，大便干燥，小便黄。舌质红，苔黄，脉弦滑数。

治法：清肝泻火，解毒止痛。

代表方药：龙胆泻肝汤加减。

（2）脾虚湿蕴

临床表现：皮损色淡，疼痛不显，疱壁松弛，困倦，纳呆，腹胀，便溏。舌淡胖，边有齿痕，苔白腻，脉沉缓或滑。

治法：健脾利湿，解毒止痛。

代表方药：除湿胃苓汤加减。

（3）气滞血瘀

临床表现：皮损减轻或消退后局部疼痛不止，痛不可忍，可伴心烦，夜寐不安。舌质暗，舌下可见瘀络、瘀点，苔白，脉弦细。

治法：理气活血，通络止痛。

代表方药：柴胡疏肝散合桃红四物汤加减。

（八）预防

带状疱疹患者不必隔离，但应避免与易感儿童及孕妇接触。接种疫苗预防水痘。目前尚无有效办法直接预防带状疱疹。

第七节　流行性腮腺炎

一、概述

流行性腮腺炎（mumps）是由腮腺炎病毒（mumps virus）引起的一种急性呼吸道传染病。以腮腺非化脓性炎症、腮腺区肿痛为临床特征。主要发生于儿童和青少年。腮腺炎病毒除侵犯腮腺外，尚能侵犯神经系统及各种腺体组织等，引起相应的组织或器官受累。

本病可归于中医学之"痄腮"，又称为"蛤蟆瘟"。

二、病原学

腮腺炎病毒属于副黏病毒科副黏病毒属（paramyxovirus），为单股 RNA 病毒。呈不规则球形，直径 100~200 nm。该病毒抗原结构稳定，只有一个血清型，但依据小疏水蛋白基因序列的差异至少分为 A~J 10 个基因型。此病毒有 6 种主要蛋白：①核蛋白（NP）。②多聚酶蛋白（P）和 L 蛋白，均为可溶性抗原（S 抗原）。③2 种包膜糖蛋白，即含血凝素和神经氨酸酶（HN）的糖蛋白。④血溶 - 细胞融合（F）糖蛋白（又称 V 抗原）。此外，还有基质蛋白（M），其在包装病毒中起作用。发病 1 周后即可出现 S 抗体，可用补体结合法检测。无论发病与否，人感染腮腺炎病毒后，V 抗原能诱导机体产生保护性抗体，一般感染后 2~3 周才出现，1~2 周后达高峰，体内存在时间长，可用补体结合法、血凝抑制法和中和抗体法进行检测。人是腮腺炎病毒唯一的宿主。腮腺炎病毒能在许多哺乳类动物细胞和鸡胚中培养生长。腮腺炎病毒抵抗力低，在紫外线、甲醛和 56℃ 10~20 分钟均可灭活，4℃时能存活数日。

三、流行病学

（一）传染源

早期患者和隐性感染者均为传染源。病毒在患者的唾液中存活时间较长，腮腺肿大前 7 日至肿大后 9 日内，均可从唾液中分离出病毒，此时患者具有高度传染性。病毒也可存在血液、尿液及脑脊液中。

（二）传播途径

本病主要经呼吸道飞沫传播和密切接触传播，孕妇可通过胎盘传染胎儿。

（三）易感人群

人群普遍易感，感染后可获持久免疫力。由于一岁以内婴儿体内尚有经胎盘由母体获得的抗腮腺炎病毒特异性抗体，同时成人中约 80% 曾患显性或隐性感染而在体内存在一定的抗体，故 90% 的病例为 1~15 岁的少年儿童。

（四）流行特征

本病呈全球性分布，全年皆可发病，以冬春季为主，患者主要是学龄儿童，无免疫力的成人亦可发病。

四、发病机制与病理

（一）西医发病机制与病理

1. 发病机制　腮腺炎病毒从呼吸道侵入人体后，在局部黏膜上皮细胞和局部淋巴结中复制，然后进入血流，播散至腮腺和中枢神经系统，引起腮腺炎和脑膜炎。病毒进一步繁殖复制后，再次侵入血流，形成第二次病毒血症，并侵犯第一次病毒血症时未受累的器官，如颌下腺、舌下腺、睾丸和胰腺等，可出现相应的临床表现。因此，流行性腮腺炎实际上是一种系统性、多器官受累的疾病，临床表现形式多样。

2. 病理　主要病理改变为腮腺的非化脓性炎症，表现为腮腺腺体周围组织充血水肿，腺体间质浆液纤维蛋白渗出及淋巴细胞浸润，腮腺导管上皮细胞水肿、坏死、脱落，管腔内充满坏死细胞、少量中性粒细胞及渗出物，使唾液排出受阻，唾液中的淀粉酶经淋巴管系统进入血液循环，致血中淀粉酶增多并从尿中排出。

胰腺和睾丸受累时，其显微镜下的病理表现与腮腺相似，多核细胞浸润和灶性出血在睾丸炎中较常见，严重者可见曲精管上皮细胞萎缩伴玻璃样变和纤维化。

（二）中医病因病机

中医学认为，本病是感受风热时毒，邪毒壅阻于少阳经。风热时毒，致病有蕴结壅滞、攻窜流走的特点，热毒循经上攻腮颊，与气血相搏，凝滞腮颊，故局部焮肿疼痛。甚则出现高热不退，烦躁头痛，经脉失和，机关不利，故张口及咀嚼困难。足少阳胆经与足厥阴肝经互为表里，热毒炽盛，邪陷厥阴，引动肝风，或热入心包，可出现高热不退、抽搐、昏迷等症。足厥阴肝经循少腹络阴器，邪毒内传，走窜睾腹，则可伴有睾丸肿胀、疼痛或少腹疼痛。

五、临床表现

本病潜伏期 14~25 日，平均 18 日。

（一）典型临床表现

多数患者起病急，常无前驱症状，以腮腺疼痛肿大起病，部分患者可于腮腺肿大前 1~2 日有发热、畏寒、头痛、咽痛、食欲不佳、恶心、呕吐、全身疼痛等表现。体温上升，可达 39℃ 以上，伴畏寒，全身不适等，成人患者一般病情较重。

腮腺肿胀的特点：以耳垂为中心，向前、后、下发展，状如梨形，边缘不清，局部皮肤紧张，发亮但不红，表面灼热，有轻度触痛及感觉过敏。言语、咀嚼时刺激唾液分泌，导致疼痛加剧。通常一侧腮腺肿胀后 1~4 日累及对侧，颌下腺或舌下腺也可同时被累及。严重者腮腺周围组织高度水肿，使容貌变形，并可出现吞咽困难。腮腺管开口处早期可有红肿，挤压腮腺部位始终无脓性分泌物自开口处溢出。腮腺肿胀大多于 1~3 日达到高峰，持续 4~5 日逐渐消退而恢复正常。全程 10~14 日。

（二）不典型临床表现

可无腮腺肿胀，可仅有睾丸炎或脑膜脑炎，也有仅见颌下腺或舌下腺肿胀者。

六、并发症

流行性腮腺炎实际上是一种全身性感染，75% 以上的患者有并发症。

（一）神经系统并发症

中枢神经系统是腮腺炎病毒最常侵犯的非腺体组织，多见于儿童。主要表现为脑膜炎，多于腮腺肿大后两周内出现，有头痛、呕吐、嗜睡、脑膜刺激征及病毒性脑膜炎的脑脊液改变。脑膜炎多可完全康复，无后遗症。还可并发脑炎、耳聋、小脑共济失调、面瘫、横断性脊髓炎、多发性神经根炎（吉兰 – 巴雷综合征）及类骨髓灰质炎综合征。

（二）生殖系统并发症

腮腺炎病毒易侵犯成熟的生殖腺，故多见于青春期以后的患者。

1. 睾丸炎　睾丸是除唾液腺外最易被累及的腺体。大多发生于病程第一周内，起病突然，高热，寒战，患侧睾丸肿痛明显，可合并附睾炎、阴囊水肿和鞘膜积液。由于病变大多侵犯单侧，亦有导致不育的报道。

2. 卵巢炎　症状较轻，表现为发热，下腹部轻度压痛，月经失调等，严重者可扪及肿大的卵巢，伴压痛，极少影响生育。

（三）胰腺炎

偶见于成年人。多发生于腮腺肿大后一周内，表现为中上腹剧痛和压痛，常伴发热、恶心、呕吐等。血淀粉酶不宜作为诊断依据，血清脂肪酶升高有助于鉴别。

（四）肾炎

轻者仅有少量蛋白尿或血尿，重者与急性肾炎的表现及过程相同，多数预后良好，个别严重者可发生急性肾衰竭，甚至死亡。

（五）心肌炎

大多表现为心电图改变，最常见改变为 ST 段压低，T 波变平或倒置，P-R 间期延长。

（六）其他

甲状腺炎、乳腺炎、前列腺炎、关节炎、血小板减少等均极少见。

七、实验室检查

（一）常规检查

白细胞计数和尿常规一般正常，有睾丸炎者白细胞可以增高。有肾损伤时尿中可出现蛋白和管型。

（二）血清和尿液中淀粉酶测定

90%患者血清和尿淀粉酶增高。淀粉酶增高的程度往往与腮腺肿胀程度成正比。无腮腺肿大的脑膜炎患者，血和尿中淀粉酶也可增高。

（三）脑脊液检查

有症状的脑膜炎患者，脑脊液检查见白细胞计数在 25×10^6 /L，分类主要是淋巴细胞增高。有腮腺炎而无脑膜炎表现的患者，约半数脑脊液中白细胞计数轻度升高，且能从脑脊液中分离出腮腺炎病毒。

（四）病原检测

1.抗体检查　ELISA法检测血清中NP的特异性IgM抗体可做出近期感染的诊断。

2.抗原检查　应用特异性抗体或单克隆抗体来检测血清或唾液中的腮腺炎病毒抗原，可做出早期诊断。

3.PCR检测　咽拭子、唾液、尿液或脑脊液中腮腺炎病毒RNA，可早期诊断并可提高诊断率。

4.病毒分离　早期患者可在唾液、尿、血、脑脊液中分离到腮腺炎病毒。

八、诊断与鉴别诊断

（一）诊断

主要根据发热和以耳垂为中心的腮腺肿大，结合流行情况和发病前2~3周有接触史，诊断一般不困难。对不典型病例可通过实验室检查进一步明确诊断。

（二）鉴别诊断

1.化脓性腮腺炎　多由金黄色葡萄球菌感染所致，常为一侧，局部有明显红、肿、热、痛，拒按，边界清楚，质硬，晚期可有波动感，挤压时有脓液自腮腺导管口流出。外周血象中白细胞计数和中性粒细胞明显增高。

2.其他病毒性腮腺炎　副流感病毒、A型柯萨奇病毒和甲型流感病毒等可引起急性腮腺炎，鉴别需做相关病原学检查。

3.其他原因的腮腺肿大　腮腺肿瘤或囊肿、过敏性腮腺炎、腮腺导管阻塞等引起的腮腺肿大多为单侧，一般不伴发热等急性感染的表现。

九、预后

多数患者预后良好；出现严重并发症如重型脑炎、心肌炎、肾炎则预后较差。

十、治疗

（一）西医治疗

卧床休息，给予流质饮食，避免进食酸性食物，保持口腔卫生。头痛、腮腺肿痛可应用镇痛药。睾丸胀痛可用棉花垫和丁字带托起。早期可用利巴韦林，成人 1g/d，儿童 15mg/kg/d 静脉滴注，疗程 5~7 日。有报告称应用干扰素治疗成人腮腺炎合并睾丸炎，能使腮腺炎和睾丸炎症状较快消失。对重症或并发脑膜脑炎、心肌炎患者，可应用地塞米松 5~10mg/d，静脉滴注，5~7 日。若出现剧烈头痛、呕吐疑为颅内高压的患者，可应用 20% 甘露醇 1~2g/kg 静脉推注，隔 4~6 小时一次，直到症状好转。可早期应用己烯雌酚预防睾丸炎，每次 1mg，3 次 / 日口服。

（二）中医辨证治疗

1. 常证

（1）邪犯少阳

临床表现：寒热往来，一侧或两侧耳下腮部漫肿疼痛，咀嚼不便，或伴头痛，咽痛，胸际满闷，纳少。舌红，苔薄白或淡黄，脉弦数。

治法：疏风清热，散结消肿。

代表方药：柴胡葛根汤加减。

（2）热毒壅盛

临床表现：高热不退，腮部肿胀疼痛，坚硬拒按，张口、咀嚼困难，烦躁不安，口渴引饮，伴头痛、呕吐，咽部红肿，纳差，尿少黄赤。舌红，苔黄，脉滑数。

治法：清热解毒，软坚散结。

代表方药：普济消毒饮加减。

2. 变证

（1）邪陷心肝

临床表现：高热不退，神昏，嗜睡，项强，反复抽搐，腮部肿胀疼痛，坚硬拒按，头痛。舌红，苔黄，脉弦数。

治法：清热解毒，息风开窍。

代表方药：清瘟败毒饮加减。

（2）毒窜睾腹

临床表现：病至后期，腮部肿胀渐消，一侧或两侧睾丸肿胀疼痛，或伴少腹疼痛，痛甚拒按。舌红，苔黄，脉数。

治法：清肝泻火，活血止痛。

代表方药：龙胆泻肝汤加减。

3. 中医外治法

外敷法：用于腮部肿痛。

（1）选用青黛散或紫金锭或如意金黄散，以醋或水调匀后外敷患处，每日2次。

（2）鲜蒲公英或鲜马齿苋或鲜仙人掌（去刺），捣烂外敷患处，每日2次。

十一、预防

疫苗接种是控制本病的主要措施。

（一）管理传染源

按呼吸道传染病早期隔离患者，直至腮腺肿大完全消失。

（二）疫苗接种

腮腺炎减毒活疫苗皮下接种或喷鼻或气雾吸入法，90%以上接种者可产生抗体。该疫苗不能用于孕妇及对卵蛋白过敏者。严重系统性免疫损害者为相对禁忌，但可用腮腺炎疫苗免疫无症状的人类免疫缺陷病毒（HIV）感染的儿童。国际上推荐应用麻疹腮腺炎风疹（MMR）联合减毒活疫苗。

第八节　肾综合征出血热

一、概述

肾综合征出血热（hemorrhagic fever with renal syndrome，HFRS），又称流行性出血热（epidemic hemorrhagic fever，EHF），是由汉坦病毒（hantavirus，HV）引起的一种急性自然疫源性疾病，主要传染源是鼠类。本病的主要病理变化是全身小血管和毛细血管广泛性损害；以发热、低血压休克、出血和肾损害为主要临床表现。

本病可归于中医学"伏暑""疫疹"等范畴。

二、病原学

汉坦病毒属布尼亚病毒科，负性单链RNA病毒，呈圆形或卵圆形，直径约120 nm（78~210 nm），由核心和囊膜组成。外有双层包膜，外膜上有纤突，内质为颗粒丝状结构。其基因组含有L（大）、M（中）、S（小）三个基因片段。S基因编码核衣壳蛋白；M基因编码膜蛋白，可分为G1、G2（构成病毒的包膜）；L基因编码聚合酶。宿主感染后核衣壳蛋白抗体出现最早，有助于早期诊断。膜蛋白含中和抗原和血凝抗原，前者可诱导宿主产生具有保护作用的中和抗体，后者对病毒颗粒吸附于宿主的细胞表面及病毒脱衣壳进入胞浆起重要作用。由于抗原结构的不同，目前汉坦病毒有20个以上血清型。世界卫生组织认定的只有Ⅰ型、Ⅱ型、Ⅲ型和Ⅳ型，我国流行的主要是Ⅰ型（汉滩病毒，野鼠型）和Ⅱ型（汉城病毒，家鼠型），Ⅲ型普马拉病毒在我国也已发现，而Ⅳ型希望山病毒尚未发现。感染HV后，Ⅰ型病情最重，Ⅱ型病情中等，Ⅲ型病情较轻，Ⅳ型迄今未发现致病。

汉坦病毒的抵抗力较弱，不耐酸，不耐热，对脂溶剂及一般消毒方法都较敏感，如乙醇、乙醚、氯仿、去氧胆酸盐和pH5.0以下酸性溶液可使之灭活。加热高于37℃易被灭活，56℃30分钟或100℃1分钟可被灭活。紫外线照射30分钟也可使之灭活。

三、流行病学

（一）传染源

鼠类为主要传染源，其他还有猫、狗、猪和兔等，我国以黑线姬鼠和褐家鼠为主，林区以大林姬鼠为主。虽然早期患者的血液和尿液中排出病毒，但人不是主要传染源。

（二）传播途径

1. 呼吸道传播　携带病毒鼠的排泄物如尿、粪、唾液等污染尘埃形成气溶胶，经呼吸道吸入而感染人体。

2. 消化道传播　进食被携带病毒鼠类的排泄物污染的食物，可经口腔或胃肠道黏膜感染。

3. 接触传播　被鼠咬伤或破损的伤口接触带病毒鼠类的排泄物或血液后导致感染。

4. 胎盘传播　本病可经胎盘感染胎儿。

5. 虫媒传播　可从寄生于鼠类身上的革螨或恙螨中分离到汉坦病毒，但其传播作用仍不明确。

（三）人群易感性

人群普遍易感，隐性感染率低，为 3.5%~4.3%。

（四）流行特征

有明显的地区性和季节性。本病主要流行于亚欧大陆，我国为疫情最严重的国家，除青海和新疆外其他省市均有报告。全年均可发病，多为散发。黑线姬鼠传播高峰多在 11 月 ~ 次年 1 月，家鼠在 3~5 月，林区姬鼠多在夏季。本病发病有一定的周期性，一般相隔数年有一次较大的流行。以男性青壮年农民和工人发病较高，这可能与接触疫源地和宿主动物的机会较多有关。

四、发病机制与病理

（一）西医发病机制与病理

1. 发病机制　至今仍未完全阐明。汉坦病毒进入人体后，通过位于血小板、内皮细胞和巨噬细胞表面的 β_3 整合素，进入血管内皮细胞内以及骨髓、肝、脾、肺、肾和淋巴结等组织，进一步增殖后再释放入血引起病毒血症。一方面病毒能直接破坏所侵袭的细胞功能和结构，另一方面可激发人体的免疫应答和各种细胞因子的释放，造成组织器官严重损伤。主要可分为病毒直接作用、免疫损伤作用和细胞因子和介质的作用三种。

患者在病毒血症期，具有相应的中毒症状，几乎所有脏器组织中均能检测出汉坦病毒抗原，尤其是其基本病变部位——血管内皮细胞。患病早期血清 IgE 抗体升高，组胺含量增高，与肥大细胞脱颗粒阳性率呈正相关，提示存在 I 型变态反应。在血小板和红细胞表面有免疫复合物沉积，电镜观察肾小管基底膜存在线状 IgG 沉积，提示存在 II 型变态反应。本病患者早期血清补体下降，全身小血管、毛细血管壁、肾小球基底膜、肾小管和肾间质血管均有特异性免疫复合物沉积，提示存在 III 型变态反应，并认为免疫复合物沉积是本病血管和肾脏损害的主要原因。

电镜观察发现，淋巴细胞攻击肾小管上皮细胞，认为病毒可通过细胞毒性 T 淋巴细胞

（CTL）的介导损伤机体细胞，提示存在Ⅳ型变态反应。患者急性期外周血 CD8$^+$ 细胞明显升高，CD4$^+$/CD8$^+$ 比值下降或倒置，抑制性 T 细胞功能低下，CTL 明显升高，CTL 在灭活病毒的同时，亦杀死了表面带有抗原的靶细胞，提示存在细胞免疫反应。汉坦病毒能诱发机体的巨噬细胞和淋巴细胞等释放各种细胞因子和介质（如 IL-1、TNF、前列腺素、内皮素等）引起临床表现和组织损害。小血管和毛细血管受到损害，引起血管通透性增加，血浆外渗使血容量下降，导致低血压休克，即原发性休克。而血浆外渗，血液浓缩，导致血液循环淤滞，弥散性血管内凝血形成，则加重休克。由于出血、继发感染和水与电解质丢失过多和补充不足，导致有效血容量不足而发生的休克，为继发性休克。在血管损伤的基础上，血小板损害、减少和功能障碍，加上肝素类物质增加、弥散性血管内凝血形成等，引起全身广泛性出血。

2. 病理　本病的基本病理改变以小血管、肾脏最为明显，其次为心、肺、肝和脑等。

全身小血管内皮细胞肿胀、变性，管腔不规则收缩、扩张致坏死、崩解或有微血栓形成。肾脏病变广泛。肾脂肪囊出血、水肿；肾皮质苍白；肾髓质暗红色（极度充血、出血所致）。镜检肾小球充血、基底膜增厚，肾小球囊中有蛋白、红细胞漏出；肾小管肿胀、挤压、变性以致坏死，管腔变窄或闭塞；肾间质可有出血、水肿及炎性浸润。包膜紧张可致肾破裂。自肾盂至膀胱整个尿路均可有出血。心脏病变以右心房为多见，心壁细胞变性、浸润及出血。脑垂体前叶病变最为常见，有充血、出血、水肿及凝固性坏死。脑实质水肿和出血，神经细胞变性，胶质细胞增生。肺部多有充血、出血、水肿和炎症变化，血管内亦可见微血栓。胃肠道可有充血、出血和水肿，以胃及小肠上端为主。肝、脾、淋巴结亦有充血、出血及炎性浸润，肝细胞变性并有灶性坏死。后腹膜及纵隔可见胶冻样水肿。

（二）中医病因病机

本病有发热、出血、肾损害等特点，多将其病因归为"疫毒"，兼有热毒、湿毒等性质。本病的传变，遵循卫气营血的传变规律。疫毒初犯人体，肺卫受遏，多出现发热与恶寒并见、头痛等卫表证候，但卫表证候比较短暂，随即出现卫气同病或卫营同病，多见高热烦渴，恶心呕吐，或脘腹胀满，或斑点隐隐、神昏谵语等。热毒深入血分，灼伤血络，耗血动血，常见多部位、多腔道出血。热毒内炽，正不胜邪，则出现身热骤退，冷汗淋漓，脉微细欲绝等亡阳或亡阴的表现。热毒内陷，灼伤肾阴，消烁津液，致下焦气化不利，则出现小便短少，甚至无尿。后期阴损及阳，导致肾气不固，制约失职，则出现多尿。

五、临床表现

潜伏期为 4~46 日，一般 7~14 日。典型经过可分为五期：发热期、低血压休克期、少尿期、多尿期及恢复期。非典型和轻型病例可出现越期现象，重型可出现前三期重叠。

（一）发热期

急性起病，畏寒，发热，体温多为 39~40℃，以稽留热和弛张热多见。一般持续 3~7 日，同时可出现中毒症状、毛细血管损害和肾损害。热程越长，病情越重。轻者热退后症状缓解，重者热退后病情反而加重。

全身中毒症状为全身酸痛、"三痛"（头痛、腰痛和眼眶痛）、嗜睡或失眠、烦躁、谵妄等神经中毒症状，食欲不振、恶心、呕吐、腹痛、腹泻、呃逆等胃肠道症状。

毛细血管损害征主要表现为充血、出血和渗出水肿征。颜面、颈、胸部皮肤潮红的"三红"

体征。眼结膜、软腭和咽部黏膜充血。腋下或胸背部条索样、抓痕样皮肤出血点。少数患者有鼻衄、咯血、黑便或血尿等。若皮肤迅速出现大片瘀斑和腔道出血，表示病情重，可能并发弥散性血管内凝血。眼球结膜及眼睑水肿明显，呈胶冻样外观。亦可有面部浮肿及渗出性腹水。

肾损害主要表现在蛋白尿和镜检可发现管型等。

（二）低血压休克期

一般发生于第4~6病日，迟者8~9病日。多于发热末期、发热同时或热退后出现。本期持续时间短者数小时，长者可达6日以上，一般为1~3日。持续时间的长短与病情轻重和治疗措施是否及时和正确有关。一般血压开始下降时四肢尚温，随着低血压进行性加剧出现面色苍白、四肢厥冷、口唇及肢端发绀、脉搏细弱、尿量减少等休克表现。过久的组织血流灌注不足，可引起弥散性血管内凝血、脑水肿、急性呼吸窘迫综合征（ARDS）和急性肾衰竭。

（三）少尿期

一般发生于第5~8病日，持续时间短者1日，长者可达十余日，一般2~5日。可与休克期重叠，或由发热期直接进入少尿期。此期主要表现为少尿（24小时尿量少于400mL）或无尿（24小时尿量少于100mL），可引起尿毒症、酸中毒、水和电解质紊乱、高血容量综合征和肺水肿等。表现为烦躁不安或嗜睡、神志恍惚、谵妄甚至昏迷、抽搐等，以及水肿、顽固性呃逆、呕吐、头痛、头晕、呼吸增快、心律失常、血压增高、脉压差增大等症。在治疗过程中若补液过多，则极易诱发心衰、肺水肿及脑水肿等。此期皮肤、内脏出血现象加重。由于抵抗力下降易继发感染，如肺部感染等。少数患者无明显少尿而存在氮质血症，称为无少尿型肾功能不全，这是肾小球受损而肾小管受损不严重所致。病情轻重与少尿持续时间和氮质血症的程度相平行，若血尿素氮（BUN）每日上升21mmol/L以上为高分解型肾衰竭，预后较差。

（四）多尿期

一般发生于第9~14病日，持续时间短者一日，长者可达数月之久，一般7~14日。根据尿量和氮质血症的情况可分为以下三期：

1. 移行期　每日尿量由400mL增至2000mL，但血尿素氮和肌酐等反而升高，症状亦加重。部分患者因并发症死于此期，应注意观察。

2. 多尿早期　每日尿量超过2000mL，氮质血症无明显改善，症状仍重。

3. 多尿后期　每日尿量超过3000mL，并逐日增加，可达4000~8000mL，少数可达15000mL以上。此期氮质血症逐渐减轻，精神食欲好转，但若水和电解质补充不足或继发感染，可发生继发性休克，亦可发生低血钾、低血钠等。

（五）恢复期

每日尿量恢复至2000mL以下，症状基本消失，精神食欲基本恢复，体力日渐增加，一般需要1~3个月才能恢复至正常。部分患者仍有乏力、多汗等症状，少数可遗留高血压、肾功能障碍、心肌劳损和垂体功能减退等。

六、并发症

1. 腔道出血　以呕血和便血常见，还可见咯血、鼻出血、阴道出血及腹腔出血等。

2. 肺水肿 ①急性呼吸窘迫综合征：肺毛细血管损伤，通透性增高，肺间质大量渗液，肺内微小血管血栓形成和肺泡表面活性物质生成减少均能促成急性呼吸窘迫综合征。②心源性肺水肿：由肺毛细血管受损，肺泡内大量渗液所致，亦可由高血容量或心肌受损所引起。

3. 中枢神经系统并发症 汉坦病毒可侵犯中枢神经引发脑炎和脑膜炎，休克、凝血功能异常、电解质紊乱和高血容量综合征等可引起脑水肿、高血压脑病和颅内出血等。

4. 自发性肾破裂 多发生于少尿期，破裂时突发腰部剧痛，并可出现恶心、出汗、血压降低和腹膜刺激征等。

5. 其他 继发性感染、心肌及肝脏损害等。

七、实验室检查

（一）血常规

发热早期白细胞计数多正常，第 3 病日后逐渐升高，可达（15~30）× 10^9/L，少数可达（50~100）× 10^6/L，初期中性粒细胞增多，有中毒颗粒，重者呈类白血病反应，可见幼稚细胞。第 4~5 病日，淋巴细胞增多，有异型淋巴细胞。发热后期至低血压期，血红蛋白和红细胞升高。血小板从第 2 病日开始减少，随病情进展减少愈甚，少尿期后开始逐渐恢复，可见异型血小板。

（二）尿常规

病程第 2 日可出现蛋白尿。突然出现大量蛋白尿有助于诊断。镜检可见红细胞和管型，部分患者尿中可出现膜状物，为尿蛋白与脱落上皮细胞的凝聚物。尿沉渣中可发现巨大融合细胞，是汉坦病毒的包膜糖蛋白在酸性条件下引起泌尿系脱落细胞的融合，其中可检出汉坦病毒抗原。

（三）生化检查

尿素氮和肌酐在低血压休克期开始升高，少尿期和移行期末达高峰。血气分析在发热期以呼吸性碱中毒为主，休克期和少尿期以代谢性酸中毒为主。血钠、氯、钙在各期多数降低，少尿期可见高钾血症。

（四）凝血功能检查

发热期开始出现血小板减少，若出现弥散性血管内凝血常减至 $50 × 10^9$/L 以下。高凝期凝血时间缩短，消耗性低凝血期凝血酶原时间延长、纤维蛋白原下降。进入纤溶亢进期则出现纤维蛋白降解物（FDP）升高。

（五）免疫学检查

在第 1~3 病日能检出特异性抗体 IgM，是临床常用诊断本病简便而可靠的依据，滴度 ≥ 1：20 为阳性。抗体 IgG 出现较晚，滴度 ≥ 1：40 为阳性，发病 1 周后滴度开始上升，双份血清检测其抗体由阴性转阳性或滴度升高 4 倍及以上有确诊价值。早期从患者血清和周围血中性粒细胞、单核细胞、淋巴细胞及尿沉渣细胞中可检测出汉坦病毒抗原。

（六）病毒核酸检测

用反转录聚合酶链反应（RT-PCR）检测汉坦病毒 RNA，可早期诊断。

八、诊断与鉴别诊断

（一）诊断

1.流行病学资料 在发病季节，病前2个月内曾进入疫区，有与鼠类或其他宿主动物接触史。

2.临床表现 感染中毒症状、充血、出血、外渗征和肾损害，热退后症状加重。典型患者有发热期、低血压休克期、少尿期、多尿期和恢复期等五期经过，可越期或叠期。

3.实验室检查 白细胞计数增高，可见异型淋巴细胞，血小板减少；尿蛋白进行性增加，有膜状物，出现红细胞和管型；血尿素氮增高。特异性抗原或抗体 IgM 检测阳性或 RT-PCR 检出汉坦病毒的 RNA 可早期诊断。

（二）鉴别诊断

发热期与上呼吸道感染、败血症、急性胃肠炎、菌痢等鉴别。休克期与其他感染性休克鉴别。少尿期与急性肾小球肾炎及其他原因引起的急性肾衰竭鉴别。出血明显者与消化性溃疡出血、血小板减少性紫癜和其他原因所致弥散性血管内凝血鉴别。腹痛与急腹症相鉴别。

九、预后

本病病死率与临床类型、治疗迟早及采取措施是否正确相关。近年来通过早期诊断和治疗措施的改进，病死率由10%下降为3%~5%。

十、治疗

（一）西医治疗

治疗原则是"三早一近"，即早发现、早休息、早治疗和就近治疗。要把好"休克、出血及肾衰竭"三关。

1.发热期 治疗原则为抗病毒、减轻外渗、改善中毒症状和预防弥散性血管内凝血。

（1）一般治疗 早期卧床休息，就近治疗。给予富有营养、易于消化的食物。退热宜物理降温（冰敷等），禁用发汗退热药，以防血容量进一步减少。

（2）抗病毒 利巴韦林 1g/d 加入 10% 葡萄糖液 500mL 中静脉滴注，连用 3~5 日。

（3）减轻外渗 给予芦丁、维生素C等，补液以平衡盐液和葡萄糖盐水为主。

（4）改善中毒症状 地塞米松 5~10mg 静脉滴注，每日 1 次。热退即停或连用 3 日。

（5）预防弥散性血管内凝血 适当予丹参注射液和低分子右旋糖酐静脉滴注，以降低血液黏滞性。高凝状态时可予小剂量肝素抗凝。一般用量 0.5~1mg/kg，每 6~12 小时缓慢静脉注射。

2.低血压休克期 治疗原则为补充血容量、纠正酸中毒和改善微循环。

（1）补充血容量 争取 4 小时内血压稳定。补液以晶胶结合为宜，晶体溶液以平衡盐液为主，胶体溶液以低分子右旋糖酐、甘露醇、血浆和白蛋白为主。休克较重者用双渗平衡盐液（每升各种电解质含量加一倍）快速补充血容量。

（2）纠正酸中毒 首选 5% 碳酸氢钠溶液，每次 60~100mL，24 小时内用量不宜超过 800mL。

（3）血管活性药物的应用　经补液、纠酸后，血红蛋白及红细胞比容恢复正常，若血压仍不稳定可用多巴胺、间羟胺等血管收缩药。山莨菪碱（654-2）具有扩张微血管、解除血管痉挛的作用，可酌情应用。

3. 少尿期

（1）稳定内环境　少尿早期，若尿比重＞1.20，尿钠＜40mmol/L，尿素氮与血尿素氮之比＞10：1，应考虑低血压休克所致的肾前性少尿。可输注电解质溶液500~1000mL，同时观察尿量是否增加。如3小时尿量＜100mL，为肾实质损害性少尿，此时宜严格控制输入量，补液量为前一日出量的基础上加500~700mL。酸中毒者可用5%碳酸氢钠溶液纠正。为了减少蛋白分解，控制氮质血症，可予高碳水化合物、高维生素和低蛋白饮食，不能进食者以静脉滴注高渗葡萄糖为主，每日糖量200~300g，必要时可加用胰岛素。

（2）利尿　呋塞米，从小剂量开始，每次20~300mg，静脉注射，效果不显时可加量重复。亦可试用酚妥拉明或山莨菪碱等血管扩张剂。

（3）导泻　为防治高血容量综合征和高血钾，对无消化道出血者可进行导泻。常用甘露醇25g，或50%硫酸镁40mL，或大黄10~30g煎水，每日2~3次口服。

（4）透析　少尿持续4日或无尿24小时以上，出现明显氮质血症（血尿素氮＞28.56mmol/L），或高分解状态，每日尿素氮升高＞7.14mmol/L，或高钾血症，或高血容量综合征等严重并发症时，可用血液透析或腹膜透析。

4. 多尿期　移行期和多尿早期的治疗同少尿期，多尿后期主要治疗如下：

（1）维持水和电解质平衡　补液以口服为主，予含钾和半流质的食物，不能口服者静脉给药。

（2）防治继发感染　本病易发生呼吸道和泌尿系感染，若发生感染应及时诊断、治疗。忌用对肾脏有毒性的抗菌药物。

5. 恢复期　补充营养，注意休息，逐渐恢复运动量，定期体检复查。

6. 并发症的治疗

（1）腔道出血　针对病因治疗，弥散性血管内凝血消耗性低凝血期宜补充凝血因子和血小板；弥散性血管内凝血纤溶亢进期可用6-氨基己酸或氨甲苯酸静脉注射；若肝素类物质增高，可用鱼精蛋白或甲苯胺蓝静脉注射；消化道出血可用去甲肾上腺素或凝血酶口服。

（2）急性呼吸窘迫综合征　可用大剂量糖皮质激素，地塞米松20~30mg，每8小时静脉注射1次。并限制入水量，进行高频通气，或用呼吸机进行人工终末正压呼吸。

（3）心衰、肺水肿　控制或停止输液，应用强心剂如毛花苷C、镇静药如地西泮及扩张血管和利尿药物，必要时可进行导泻或透析治疗。

（4）脑水肿及颅内出血　出现抽搐时应用地西泮或戊巴比妥钠静脉注射，颅内高压时应用甘露醇静脉注射。

（5）自发性肾破裂　外科手术治疗。

（二）中医辨证治疗

1. 发热期

（1）邪袭肺卫

临床表现：发热，恶寒，头痛，眼眶痛，腰痛，口微渴。舌红苔薄白或薄黄，脉浮数。或表现为风寒表证，则恶寒重，发热轻，头身疼痛，骨节酸痛，无汗。脉浮紧。

治法：表热证当清热解毒，疏风散邪；表寒证当散寒解表，疏郁清热。

代表方药：表热证用银翘散加减，表寒证越婢汤加减。

（2）表里同病

临床表现：卫气同病，则见发热恶寒，头痛，周身酸痛，少汗，心烦口渴，面红如醉，小便短赤，脘痞。苔白腻，脉濡数。卫营同病，则见发热，微恶风寒，头痛，心烦，或斑点隐隐。舌红少苔，脉浮细。

治法：表里双解。卫气同病，治以清热化湿，疏表透邪；卫营同病，则治以清营泄热，辛凉透表。

代表方药：卫气同病用银翘散加减；卫营同病用银翘散加生地黄、牡丹皮、赤芍、麦冬方。

（3）气血两燔

临床表现：壮热烦渴，神昏，斑疹吐衄。舌绛苔黄燥，脉弦数或细数。

治法：清气凉血，解毒护阴。

代表方药：清瘟败毒饮加减。

2. 低血压休克期

（1）热厥夹瘀

临床表现：壮热面赤，瘀斑吐衄，渴欲凉饮，心烦，肢冷，血压下降。舌红，苔黄燥，脉沉数。

治法：解毒化瘀，养阴益气。

代表方药：生脉散加减。

（2）阳气衰败

临床表现：肢厥，神疲气微，蜷卧不渴，面白唇青。舌淡苔白，脉微细或沉伏。

治法：回阳救逆。

代表方药：参附汤加味。

3. 少尿期

热炽阴伤

临床表现：少腹胀满，小便赤涩量少，甚至尿闭不通，口干。舌红，苔黄燥，脉细数。

治法：清热养阴，甘苦合化。

代表方药：冬地三黄汤加减。

4. 多尿期

肾气不固

临床表现：尿频量多，甚至遗尿，口渴引饮，腰酸肢软，头晕耳鸣。舌淡苔白，脉沉弱。

治法：温化阳气，固肾缩尿。

代表方药：金匮肾气丸合缩泉丸加减。

十一、预防

1. 疫情监测　平时做好鼠密度及带毒率、易感人群等的监测工作。

2. 防鼠灭鼠　为预防本病的关键性措施，可用药物、器械等方法灭鼠。

3. 个人防护　不用手直接接触鼠类及其排泄物，动物实验时防止咬伤，防止鼠类排泄物污染食品。

4. 疫苗注射　我国已研制成功 I 型病毒和 II 型病毒的精制纯化灭活疫苗，保护率达

88%~94%，但持续 3~6 个月后明显下降，一年后需加强注射。

第九节　埃博拉病毒病

一、概述

埃博拉病毒病（Ebola virus disease，EVD），原名埃博拉出血热，是由埃博拉病毒引起的一种急性出血性传染病。临床表现主要为突起发热、出血和多脏器损害。主要通过接触患者或感染动物的血液、体液、分泌物和排泄物等而感染，病死率 50%~90%。该病主要在非洲国家流行。

根据本病传染性强、以发热为主症，病程出现出血等表现，属于中医学"瘟疫"范畴。

二、病原学

埃博拉病毒属丝状病毒科。病毒呈长丝状体，可呈杆状、丝状、"L"形等多种形态。毒粒长度平均 1000 nm，直径约 100 nm。病毒有脂质包膜，包膜上有呈刷状排列的突起，主要由病毒糖蛋白组成。埃博拉病毒基因组是不分节段的负链 RNA，大小为 18.9 kb，编码 7 个结构蛋白和 1 个非结构蛋白。

埃博拉病毒可分为扎伊尔型、苏丹型、塔伊森林型、本迪布焦型和莱斯顿型。除莱斯顿型对人不致病外，其余四型感染后均可导致人发病。不同型病毒基因组核苷酸构成差异较大，但同一型的病毒基因组相对稳定。

埃博拉病毒在室温及 4℃存放一个月后，感染性无明显变化，60℃灭活病毒需要 1 小时，100℃ 5 分钟即可灭活。该病毒对紫外线、γ 射线、甲醛、次氯酸、酚类等消毒剂和脂溶剂敏感。

三、流行病学

（一）传染源

感染埃博拉病毒的患者和非人灵长类动物为本病主要传染源。狐蝠科的果蝠是埃博拉病毒的自然宿主，但尚未找到确切证据证实其为传染源。

（二）传播途径

以接触传播为主。可以通过接触患者和被感染动物的血液、体液、分泌物、排泄物及其污染物而感染。感染后患者血液中可维持很高的病毒含量。医院内传播是导致埃博拉出血热暴发或流行的重要因素。患者的精液可分离出病毒，存在性传播的可能；动物实验表明，埃博拉病毒可通过气溶胶传播。

（三）易感人群

人类对埃博拉病毒普遍易感。发病主要集中在成年人，这和暴露或接触机会多有关。尚无资料表明不同性别间存在发病差异。

（四）流行病学特征

1976 年，埃博拉病毒病在扎伊尔和苏丹暴发流行，累计发病 318 例，死亡 280 例。1995 年，刚果民主共和国（原扎伊尔）再次暴发，此次为典型的院内感染造成的流行，共发生 315 例患者，总病死率为 81%。最近的一次流行始于 2013 年 12 月 6 日，源于一名 2 岁婴儿的神秘死亡。2014 年 2 月，世界卫生组织发表声明埃博拉病毒病在几内亚暴发。此次疫情波及了包括塞拉利昂、利比里亚和几内亚在内的西非国家。截至 2016 年 4 月 30 日，来自世界卫生组织的疫情通报，西非上报的疫情病例共 28626 例，死亡 11310 例。

我国尚未发现感染病例。

尚未发现发病有明显的季节性。

四、发病机制与病理

（一）西医发病机制与病理

1. 发病机制　病毒进入机体后，可能在局部淋巴结首先感染单核细胞、巨噬细胞和单核吞噬细胞系统（mononuclear phagocytic system，MPS）的其他细胞。一些感染的 MPS 细胞转移到其他组织，当病毒释放到淋巴或血液中，可以引起肝脏、脾脏以及全身固定的或移动的巨噬细胞感染。从 MPS 细胞释放的病毒可以感染相邻的细胞，包括肝细胞、肾上腺上皮细胞和成纤维细胞等。感染的 MPS 细胞同时被激活，释放大量的细胞因子和趋化因子，包括肿瘤坏死因子（TNF）。这些细胞活性物质可增加血管内皮细胞的通透性，诱导表达内皮细胞表面黏附和促凝因子，损伤血管内皮使血管壁胶原暴露，释放组织因子等，最终导致弥散性血管内凝血。在感染晚期可发生脾脏、胸腺和淋巴结等大量淋巴细胞凋亡。

2. 病理　本病主要病理改变是皮肤、黏膜、脏器的出血，多器官可以见到灶性坏死。肝细胞点灶样坏死是本病的典型特点，可见小包涵体和凋亡小体。

（二）中医病因病机

中医学认为，本病的病因为温热疫毒之邪。温热疫毒之邪从皮毛侵入人体，内陷营血分，消灼营阴，扰神窜络，可出现谵妄、神昏等；热毒内迫血分，灼伤血络，可导致多部位、多腔道出血；热毒伤津耗气，则出现气阴欲脱或阳气欲脱，后期则出现正伤而余邪未尽的证候。

五、临床表现

本病潜伏期为 2~21 日，一般为 8~10 日。尚未发现潜伏期有传染性。

早期急性起病，发热并快速进展至高热，伴乏力、头痛、肌痛、咽痛等，并可出现恶心、呕吐、腹痛、腹泻、皮疹等。病程 3~4 日后可进入极期，出现持续高热，感染中毒症状，消化道症状加重，出现不同程度的出血，包括皮肤黏膜出血、呕血、咯血、便血、血尿等；在病程第 5~7 日可出现麻疹样皮疹，数日后消退并脱屑，部分患者可较长期地留有皮肤的改变。非重症者，发病后 2 周内恢复；严重者可出现意识障碍、休克及多脏器受累，多在发病后 2 周内死于出血、多脏器功能衰竭等。

六、并发症

急性期可并发心肌炎、细菌性肺炎等。由于病毒持续存在于精液中，也可引起睾丸炎、睾丸萎缩等迟发症。

七、实验室检查

（一）常规检查

1. **血常规**　早期白细胞减少，第 7 病日后上升，并出现异型淋巴细胞，血小板可减少。
2. **尿常规**　早期可见蛋白尿。
3. **血生化**　谷丙转氨酶和谷草转氨酶升高，且后者升高大于前者。

（二）病原学检测

埃博拉病毒高度危险，病毒相关实验必须在 BSL-4 实验室中进行。检测标本可为血液、唾液或尿液等。

（三）血清学检测

1. **特异性 IgM 抗体**　多采用 IgM 捕捉 ELISA 法检测，发病后 2~9 日出现，持续至病后 1~6 个月。
2. **特异性 IgG 抗体**　采用 ELISA、免疫荧光等方法检测，病后 7~10 日出现，持续存在数年。

八、诊断与鉴别诊断

（一）诊断

1. **流行病学史**　来自疫区或 21 日内有疫区旅行史；21 日内接触过来自或曾到过疫区的发热者；21 日内接触过患者及其血液、体液、分泌物、排泄物或尸体等；接触过被感染的动物。
2. **留观病例**　具备上述流行病学史中任何一项的发热（体温＞37.3℃）患者。
3. **疑似病例**　具备上述流行病学史中任何一项，且符合以下三种情形之一者：①体温≥38.6℃，出现严重头痛、肌肉痛、呕吐、腹泻、腹痛。②发热伴不明原因出血。③不明原因猝死。
4. **确诊病例**　留观或疑似病例经实验室检测符合下列情形之一者：①核酸检测阳性（若为阴性，但病程不足 72 小时，应在 72 小时后再次检测）。②病毒抗原检测阳性。③分离到病毒。④血清特异性 IgM 抗体检测阳性，双份血清特异性 IgG 抗体阳转或恢复期较急性期 4 倍及以上升高。⑤组织中病原学检测阳性。

（二）鉴别诊断

需要和以下疾病进行鉴别诊断：马尔堡出血热、克里米亚刚果出血热、拉沙热和肾综合征出血热等病毒性出血热，伤寒，恶性疟疾，病毒性肝炎，钩端螺旋体病，斑疹伤寒，传染性单核细胞增多症等。

九、预后

本病预后不良，病死率高。

十、治疗

尚无特效治疗方法。

（一）西医治疗

1. 一般及支持治疗　卧床休息，少渣易消化半流质饮食。

2. 对症治疗

（1）补液治疗　充分补液，维持水电解质、酸碱平衡和胶体液补充，预防和治疗低血压休克。

（2）保肝降酶　治疗应用甘草酸制剂等。

（3）出血的治疗　止血和输血，新鲜冰冻血浆补充凝血因子，预防弥散性血管内凝血。

（4）继发感染的治疗　及时发现继发感染，根据细菌培养和药敏结果应用抗生素。

（5）肾衰竭的治疗　及时行血液透析等。

3. 病原治疗　尚无批准的抗病毒药。

4. 埃博拉病毒病康复患者全血或血浆（convalescentwhole blood or plasma，CWB/CP）输注　选择 CWB/CP 的潜在献血者，在知情同意下，做全面风险评估后，采集其适当血量（一般 ≤ 15% 全血总量），按照临床输血标准程序输注给埃博拉病毒病患者。该疗法属于试验疗法，经确诊的埃博拉病毒病患者，最好是在发病早期，可考虑应用。

（二）中医辨证治疗

1. 急性期

（1）卫气同病

临床表现：发热恶寒，头痛，周身酸痛，咽红咽痛，面红目赤，恶心呕吐，腹痛腹泻。舌红，苔白腻，脉浮数。

治法：清热解毒，表里双解。

代表方药：银翘散加减。

（2）气分热盛

临床表现：壮热烦渴，汗出气粗，烦躁口渴，面红如醉。舌红，苔黄，脉洪大或滑。

治法：辛寒清气解毒。

代表方药：白虎汤加减。

（3）气营（血）两燔

临床表现：壮热烦渴，神昏，肌肤斑疹密布，吐衄，或溺血、便血。舌红绛，苔黄燥，脉弦数或细数。

治法：清气凉营，凉血止血。

代表方药：清瘟败毒饮加减。

2. 休克期

（1）热厥夹瘀

临床表现：壮热面赤，瘀斑吐衄，渴欲凉饮，心烦，肢冷，血压下降。舌红，苔黄燥，脉沉数。

治法：解毒化瘀，养阴益气。

代表方药：生脉散加减。

（2）阳气衰败

临床表现：肢厥，神疲气微，蜷卧不渴，面白唇青。舌淡苔白，脉微细或沉伏。

治法：回阳救逆。

代表方药：参附汤加味。

3. 恢复期

余邪未净

临床表现：低热不退，皮肤发疹，少气，多汗，气短，心胸烦闷。舌红少苔，脉虚数。

治法：涤除余热，生津透疹。

代表方药：竹叶石膏汤。

十一、预防

（一）管理传染源

1. 疫情报告　2014 年 8 月，我国将埃博拉病毒病列入法定检疫传染病管理范畴。留观病例、疑似病例和确诊病例应按甲类传染病报告的要求，在 2 小时之内通过传染病报告信息管理系统进行网络直报。

2. 隔离观察　留观、疑似或确诊患者应当采取严格的接触隔离措施，实行单间隔离，有条件的应当安置于负压病房进行诊治。对医疗机构内密切接触者亦应立即进行隔离医学观察。

3. 解除隔离　医疗机构内的密切接触者：自最后一次暴露之日起 21 日。确诊病例：连续两次血液标本核酸检测阴性。

（二）切断传播途径

1. 患者的分泌物、排泄物及其污染物品均严格消毒，严格规范污染环境的消毒工作。

2. 严格标本采集及运输程序。

3. 病毒的分离和培养应在 BSL-4 实验室中进行。

4. 患者死亡后，尸体应消毒并密封防漏包裹，及时焚烧或按相关规定处理。

（三）保护易感人群

加强个人防护，使用防护装备。疫苗尚在研制中。

第十节　手足口病

一、概述

手足口病（hand-foot-mouth disease，HFMD）是由多种肠道病毒引起的常见传染病之一，在夏秋季比较常见，多发生于 5 岁以下的婴幼儿，以发热和手足、口腔等部位的皮疹或疱疹为主要特征。个别患者可引起心肌炎、肺水肿、无菌性脑膜脑炎等致命性并发症。

本病属于中医学"瘟疫"范畴。

二、病原学

引起手足口病的病原体主要为小 RNA 病毒科肠道病毒属的柯萨奇病毒（Coxasckievirus）A

组 16、4、5、7、9、10 型，B 组 2、5、13 型，埃可病毒（echovirus）和肠道病毒 71 型（EV71）。其中以 EV71 及 CoxA16 最为常见。

肠道病毒适合在湿热的环境下生存与传播，对乙醚、去氯胆酸盐等不敏感，75% 酒精和 5% 来苏亦不能将其灭活，但对紫外线及干燥敏感。各种氧化剂（高锰酸钾、漂白粉等）、甲醛、碘酒都可将其灭活。在 50℃可被迅速灭活，4℃可存活一年，在 -20℃可长期保存。

三、流行病学

（一）传染源

人是肠道病毒的唯一宿主，患者和隐性感染者均为本病的传染源。

（二）传播途径

主要为粪 - 口途径，其次是呼吸道飞沫传播。

（三）易感人群

人对肠道病毒普遍易感，显性感染和隐性感染后均可获得特异性免疫力，持续时间尚不明确。病毒的各型间无交叉免疫。手足口病主要发生在 5 岁以下儿童，病情严重程度（病死率、重症比例和重症死亡比例）随年龄增长而下降，6 月龄以下婴儿病情最重。

（四）流行病学特征

手足口病是一种全球性传染病。2008 年 5 月卫生部正式将手足口病纳入法定报告的丙类传染病进行管理。2016 年国家卫生计生委网站公布数据显示，手足口病发病人数约为 23 万例，给我国儿童生命健康带来了严重威胁。

手足口病流行形式多样，无明显地区性，世界各地广泛分布，热带和亚热带地区一年四季均可发生，温带地区冬季感染较少，夏秋季 5~7 月可有明显的感染高峰。引起本病的肠道病毒型众多，传染性强，感染者排毒期比较长，传播途径复杂，传播速度快，控制难度大。故在流行期间，常可发生幼儿园和托儿所集体感染和家庭聚集发病，有时可在短时间内造成较大范围的流行。

四、发病机制与病理

（一）西医发病机制与病理

1. 发病机制 病原通过呼吸道或消化道进入人体内，侵入局部黏膜上皮细胞及周围淋巴细胞进行增殖。当增殖到一定程度，病毒侵入局部淋巴结，进入血液循环形成第一次病毒血症，此时患者无明显症状，但可以从各种体液中分离出病毒，具有一定传染性。病毒经血液循环侵入淋巴结、肝、脾、骨髓等处大量繁殖，并再次进入血液循环导致第二次病毒血症，出现典型症状和体征。

2. 病理 手足口病特征性组织学病变为皮疹或疱疹。光镜下表现为表皮内水疱，水疱内有中性粒细胞和嗜酸性粒细胞碎片；水疱周围上皮有细胞间和细胞内水肿；水疱下真皮有多种白细胞的混合型浸润。电镜下可见上皮细胞内有嗜酸性包涵体。

（二）中医病因病机

手足口病为外感温邪，内伤湿热，病位在肺、脾，累及心、肝。外感温邪，卫表被遏，肺气失宣，脾胃失和，症见发热、咳嗽、纳差等。心火循经上蒸于口舌，素体脾胃湿热熏蒸于四肢，则发为疱疹。毒热扰心，则烦躁谵语；热闭心神则神昏；热灼肝经，则手足抽搐。

五、临床表现

手足口病潜伏期 2~10 日，平均 3~5 日。

第 1 期（出疹期） 主要表现为发热，手、足、口、臀等部位出疹，可伴有咳嗽、流涕、食欲不振等症状。

第 2 期（神经系统受累期） 少数病例出现中枢神经系统损害，多发生在病程 1~5 天，表现为精神差、嗜睡、吸吮无力、易惊、头痛、呕吐、肢体抖动、肌无力、颈项强直等。

第 3 期（心肺功能衰竭前期） 多发生在病程 5 天内，表现为心率和呼吸增快、冷汗、四肢末梢发凉，皮肤可见花纹、花斑，血压升高。

第 4 期（心肺功能衰竭期） 可在第 3 期的基础上，迅速进入该期。表现为心动过速、呼吸急促、口唇发绀、咳粉红色泡沫痰或血性液体、血压降低或休克。

第 5 期（恢复期） 神经系统受累症状和心肺功能逐渐恢复，少数可遗留神经系统后遗症。

六、并发症

根据病毒侵犯不同脏器而表现不一，常见的并发症有呼吸系统、循环系统和神经系统并发症。

七、实验室检查及其他检查

1. 血常规 多数患者白细胞计数正常或降低。

2. 血生化检查 部分病例可有轻度谷丙转氨酶（ALT）及心肌酶、血糖、乳酸升高，C 反应蛋白多不升高。

3. 脑脊液 神经系统受累时，脑脊液符合病毒性脑膜炎和（或）脑炎改变。

4. 血气分析 呼吸系统受累时可有动脉血氧分压降低、血氧饱和度下降，二氧化碳分压升高，酸中毒。

5. 病原学及血清学检查 临床样本（咽拭子、粪便或肛拭子、血液等标本）肠道病毒特异性核酸检测阳性或分离出肠道病毒。急性期血清相关病毒 IgM 抗体阳性。恢复期血清 CV-A16、EV-A71 或其他引起手足口病的肠道病毒中和抗体比急性期升高 4 倍及以上。

6. 胸部 X 线 轻症无明显异常。重症及危重症患儿有局限或广泛分布的片状阴影，进展迅速。

7. 颅脑 CT 和（或）MRI 颅脑 CT 检查可用于鉴别颅内出血、脑疝、颅内占位等病变。

8. 心电图 可见窦性心动过速或过缓，Q-T 间期延长，ST-T 改变。

9. 脑电图 神经系统受累者可表现为弥漫性慢波，少数出现棘（尖）慢波。

10. 超声心动图 重症患儿可出现心肌收缩和（或）舒张功能减低，节段性室壁运动异常，射血分数降低等。

八、诊断与鉴别诊断

（一）诊断

1. 临床诊断

（1）发病前与手足口病患儿有直接或间接接触史。

（2）符合手足口病临床表现。

2. 实验室确诊

在临床诊断基础上，具有下列之一者即可确诊。

（1）肠道病毒（CV-A16、EV-A71 等）特异性核酸检测阳性。

（2）分离出肠道病毒，并鉴定为 CV-A16、EV-A71 或其他可引起手足口病的肠道病毒。

（3）急性期血清相关病毒 IgM 抗体阳性。

（4）恢复期血清相关肠道病毒的中和抗体比急性期有 4 倍及以上的升高。

3. 重症病例的早期识别诊断

（1）持续高热。

（2）神经系统：出现精神萎靡、头痛、眼球震颤或上翻、呕吐等。

（3）呼吸系统：安静状态下呼吸频率超过 30~40 次 / 分。

（4）循环功能障碍：心率增快（＞160 次 / 分）、冷汗、四肢末梢发凉等。

（5）外周血白细胞计数升高：白细胞计数 ≥ 15×10^9/L，除外其他感染因素。

（6）血糖升高：出现应激性高血糖，血糖＞ 8.3mmol/L。

（7）血乳酸升高：血乳酸 ≥ 2.0mmol/L，可作为判断预后的参考指标。

（二）鉴别诊断

1. 其他儿童出疹性疾病。

2. 其他病毒所致脑炎或脑膜炎。

3. 脊髓灰质炎。

4. 肺炎：重症病例可发生神经源性肺水肿，应与肺炎鉴别。

九、预后

本病为自限性疾病，多预后良好。

十、治疗

（一）西医治疗方法

1. 一般治疗　普通病例门诊治疗。注意隔离，避免交叉感染。

2. 对症治疗　积极控制高热。采用物理降温或应用退热药物治疗。保持患儿安静。惊厥病例应及时止惊。

3. 病因治疗　目前尚无特效抗肠道病毒药物。研究显示，干扰素 α 喷雾或雾化、利巴韦林静脉滴注早期使用可有一定疗效，若使用利巴韦林应关注其不良反应和生殖毒性。

4. 液体疗法　重症病例可出现脑水肿、肺水肿及心功能衰竭，应控制液体入量。

5. 降颅压　常用甘露醇，严重颅内高压或脑疝时，可增加频次。有心功能障碍者，可使用利尿剂。

6. 血管活性药物　第3期患儿血流动力学改变为高动力高阻力型，以使用扩血管药物为主。第4期血压下降时，可用正性肌力及升压药物治疗。

7. 丙种球蛋白　有脑脊髓炎和持续高热等表现者以及危重病例酌情使用。

8. 糖皮质激素　有脑脊髓炎和持续高热等表现者以及危重病例酌情使用。

9. 机械通气　危重症患者根据机械通气适应证使用。

10. 其他

（1）血液净化　危重症患儿有条件时可开展床旁连续性血液净化，目前尚无具体推荐建议。

（2）体外生命支持　包括体外膜肺（ECMO）、体外左心支持（ECLVS）或ECMO+左心减压（LV vent）等。适用于常规治疗无效的合并心肺衰竭的危重型患儿。

11. 恢复期治疗　针对患儿恢复期症状进行康复治疗和护理，促进各脏器尤其是神经系统功能的早日恢复。

（二）中医辨证治疗

本病传变有"卫气营血"规律，根据病证进行分期辨证论治。

1. 出疹期：湿热蕴毒，郁结脾肺

临床表现：手、足、口和臀部出现斑丘疹、丘疹、疱疹，伴有发热或无发热，咽红，流涎，倦怠，纳差，便秘。舌淡红或红，苔腻，脉数，指纹红紫。

治法：清热解毒，化湿透邪。

代表方药：甘露消毒丹加减。持续发热、烦躁、口臭、口渴、便秘，加生石膏、酒大黄、大青叶。

2. 风动期：毒热内蕴，肝热惊风

临床表现：高热，易惊，肌肉瞤动，瘛疭，或抽搐，或肢体痿软无力，呕吐，嗜睡，甚则昏蒙、昏迷。舌暗红或红绛，苔黄腻或黄燥，脉弦细数，指纹紫滞。

治法：解毒清热，息风定惊。

代表方药：清瘟败毒饮合羚角钩藤汤加减。神昏者加安宫牛黄丸，便秘者加紫雪散。

3. 喘脱期：邪闭心肺，气虚阳脱

临床表现：壮热，喘促，神昏，手足厥冷，大汗淋漓，面色苍白，口唇发绀。舌紫暗，脉细数或沉迟，或脉微欲绝，指纹紫暗。

治法：固脱开窍，清热解毒。

代表方药：参附汤、生脉散和安宫牛黄丸加减。

4. 恢复期：气阴不足，脉络不畅

临床表现：乏力，纳差，或伴肢体痿软，或肢体麻木。舌淡红，苔薄腻，脉细。指纹色淡或青紫。

治法：益气通络，养阴健脾。

代表方药：生脉散和七味白术散加减。

（三）非药物治疗

针灸、推拿等有助功能恢复。

十一、预防

（一）一般预防措施

保持良好的个人卫生习惯是预防手足口病的关键。避免儿童与手足口病患儿密切接触。

（二）接种疫苗

EV-A71 型灭活疫苗可用于 6 月龄 ~5 岁儿童预防 EV-A71 感染所致的手足口病，基础免疫程序为 2 剂次，间隔 1 个月，鼓励在 12 月龄前完成接种。

（三）加强医院感染控制

医疗机构应积极做好医院感染防控工作。各级医疗机构要加强预检分诊。接诊手足口病病例时，采取标准预防措施，加强诊疗区域环境和物品的消毒。

第十一节　流行性乙型脑炎

一、概述

流行性乙型脑炎（epidemic encephalitis B）简称乙脑，是由乙型脑炎病毒（encephalitis B virus）引起的以脑实质炎症为主要病变的中枢神经系统急性传染病。其病原体于 1934 年在日本发现，故又称为日本脑炎（Japanese encephalitis），我国于 1939 年在患者脑组织中分离出病毒。本病通过蚊叮咬传播，主要分布在亚洲地区，常在夏秋季流行。临床特征为高热、意识障碍、抽搐及病理征阳性等，重症者可发生中枢性呼吸衰竭，病死率高，部分患者遗留不同程度的后遗症。

本病可归属于中医学"暑温""暑厥"范畴。

二、病原学

乙型脑炎病毒属虫媒病毒（arborvirus）乙组的黄病毒科（Flaviviridae），直径 40~50 nm，呈球形。核心为单股正链 RNA 及衣壳蛋白，病毒包膜嵌有刺突糖蛋白 E 和膜蛋白 M。其中 E 蛋白是病毒的主要抗原成分，可诱导机体产生中和抗体和血凝抑制抗体。血凝抑制抗体出现较早且抗体水平维持时间长，可用于临床诊断和流行病学调查。补体结合抗体出现和达高峰时间晚，可用于回顾性诊断和流行病学调查。

乙脑病毒为嗜神经病毒，可在小鼠脑组织内传代，在鸡胚、猴肾和 Hela 细胞中生长繁殖。乙醚、1 ∶ 1000 去氧胆酸钠以及常用消毒剂均可灭活病毒。不耐热，100℃ 2 分钟、56℃ 30 分钟即可灭活，但对低温和干燥耐受力强，以冰冻干燥法在 4℃ 冰箱中可保存数年。

三、流行病学

（一）传染源

乙脑是人兽共患的自然疫源性疾病，感染乙脑病毒后的人和动物（家畜、家禽和鸟类）均可发生病毒血症，成为传染源。人感染后病毒血症持续时间短，且血中病毒含量少，不是主要的传染源。猪的感染率高，感染后血中病毒含量多，病毒血症期长，且因猪的饲养面广，更新率高，是本病主要的传染源。猪感染高峰常在人类流行高峰前1~2个月，可作为乙脑流行的预测依据。蚊虫可带病毒越冬并可经卵传代，是乙脑病毒的储存宿主，被感染的候鸟、蝙蝠可携带病毒，是本病的传染源和乙脑病毒的长期储存宿主。

（二）传播途径

乙脑的主要传播途径是蚊虫叮咬，我国约有26种传播乙脑病毒的蚊种，其中三带喙库蚊是主要的传播媒介，其次是东方伊蚊和中华按蚊。蚊虫叮咬感染乙脑病毒的动物后，乙脑病毒先在其体内增殖，然后移行至唾液腺，在唾液中保持较高浓度，再叮咬其他人或动物，形成蚊-动物（人）-蚊循环。

（三）易感人群

人群普遍易感，感染后多不发病，显性感染与隐性感染之比为1∶（300~2000），感染后可获得较持久的免疫力，再次感染者少见。婴儿可由母体获得保护性抗体。

（四）流行特征

东南亚和西太平洋地区是乙脑主要流行区，我国除东北北部、青海、新疆和西藏外，均有乙脑流行。热带地区全年均可发病，温带和亚热带地区病例多集中于7、8、9三个月。发病人群以10岁以下儿童为主，2~6岁儿童发病率最高，近年来由于儿童和青少年按计划接种疫苗，成人和老年人的发病率则相对增加。乙脑呈高度散发状态，家庭成员中少有多人同时发病。

四、发病机制与病理

（一）西医发病机制与病理

携带乙脑病毒的蚊虫叮咬人后，病毒进入人体，经淋巴管或毛细血管进入单核吞噬细胞系统内繁殖，随后进入血液循环，形成病毒血症。乙脑病毒进入人体后是否发病以及病情的严重程度，既取决于感染病毒的数量与毒力，又取决于机体的免疫功能。如机体免疫力正常，病毒迅速被清除，不进入中枢神经系统，临床表现为隐性感染或轻型病例，可获得持久免疫力；当机体免疫力相对较弱时，病毒可侵入中枢神经系统，引起脑实质病变。

乙脑病毒引起脑组织损伤的机制主要有：①乙脑病毒的直接侵袭作用，导致神经细胞坏死、胶质细胞增生和炎细胞浸润。②体液免疫产生的特异性IgM抗体与病毒抗原结合形成抗原抗体复合物沉积于脑实质和血管壁，激活补体和细胞免疫，导致血管壁破坏，附壁血栓形成，引起脑组织供血障碍和坏死。

乙脑病毒引起的中枢神经系统病变范围较广，可累及脑与脊髓，其中以大脑皮层、基底核及视丘病变最为严重，脊髓病变最轻。主要病理变化：神经细胞变性、肿胀，尼氏小体消失，灶性神经细胞坏死、液化，形成镂空筛网状软化灶；淋巴细胞、单核细胞和浆细胞围绕变性坏死神经元形成炎症灶，或围绕血管周围间隙形成血管套；小胶质细胞弥漫性增生形成小胶质细胞结节；脑实质及脑膜血管充血扩张，大量浆液渗出，血管周围间隙增宽，脑组织水肿。

（二）中医病因病机

中医学认为，本病外因为暑热疫毒，常兼湿邪，内因为正气内虚，卫外力弱。暑热邪毒先伤气分，循卫气营血传变，传变中易伤津耗气，化火生风，可有气营两燔、热陷营血等证。后期热邪渐退而津气未复，伤及肝肾阴精，大多表现为正虚邪恋，病情严重者邪毒留恋、伤津耗气，进展为痰瘀阻络，可后遗抽搐、瘫痪、失语呆钝等后遗症。

五、临床表现

潜伏期 4~21 日，一般为 10~14 日。

（一）临床分期

典型病例临床进程可分为四期。

1. 初期 病初 1~3 日。体温达到 39~40℃，伴头痛、食欲不振、恶心、呕吐等，可有倦怠和嗜睡等非特异性症状。少数患者可有神志淡漠和颈项强直。

2. 极期 病程第 4~10 日，在初期症状基础上，出现脑实质受损表现：

（1）**高热** 达 40℃以上，一般持续 7~10 日，重者可达 3 周或以上；体温高低和热程长短与病情轻重相关。

（2）**意识障碍** 表现为程度不等的嗜睡、谵妄、定向力障碍或昏迷等；昏迷程度的深浅、发生的早晚及持续时间的长短与病情的严重性和预后密切相关。

（3）**惊厥或抽搐** 是病情严重的表现，系高热、脑实质炎症及脑水肿所致，发生率为40%~60%。多于病程第 2~5 日出现，先有面部、眼肌、口唇的小抽搐，随后呈肢体阵挛性抽搐，重者出现全身抽搐，强直性痉挛，历时数分钟至数十分钟不等，并反复发作，均伴有意识障碍。频繁或长时间抽搐可导致发绀、脑组织缺氧和脑水肿、昏迷程度加深，甚至呼吸暂停。

（4）**呼吸衰竭** 多见于重症患者，由脑实质炎症、缺氧、脑水肿、颅内高压、脑疝和低钠性脑病等所致。

（5）**脑膜刺激征** 表现为颈项强直、克氏征或布氏征阳性，发生率为 40%~60%，婴幼儿常表现为前囟隆起而脑膜刺激征缺如。

（6）**其他** 神经系统症状和体征多在病程 10 日内出现，2 周后较少出现新的神经症状和体征。常有浅反射先减弱后消失，膝、跟腱反射等深反射先亢进后消失，锥体束征阳性。昏迷时，除浅反射消失外，可有肢体强直性瘫痪、偏瘫或全瘫，伴肌张力增高，还可伴膀胱或直肠麻痹（大小便失禁或尿潴留）。此外，根据病变部位不同，可有颅神经损伤或自主神经功能紊乱的表现。

（7）**循环衰竭** 少见，常与呼吸衰竭同时出现，表现为血压下降、脉搏细速，可伴胃肠道出血。

高热、抽搐和呼吸衰竭是乙脑极期的严重表现，三者相互影响，其中呼吸衰竭常为死亡的主要原因。

3. 恢复期 患者体温逐渐下降，神经系统症状和体征逐渐好转，一般于 2 周左右完全恢复。但重症患者可有反应迟钝、痴呆、失语、多汗、吞咽困难、颜面瘫痪、四肢强直性瘫痪或扭转痉挛等。经积极治疗后大多数患者可于 6 个月内恢复。

4. 后遗症期 5%~20% 重症患者留有后遗症，主要表现为意识障碍、痴呆、失语、肢体瘫痪、扭转痉挛和精神失常等，经积极治疗可有不同程度的恢复。癫痫后遗症可持续终生。

（二）临床分型

根据体温、意识状态、病程长短及有无后遗症等分为以下几型。

1. 轻型 体温 38~39℃，神志清楚，无抽搐，脑膜刺激征不明显，病程 5~7 日。

2. 普通型 体温 39~40℃，嗜睡或浅昏迷，偶有抽搐及病理反射阳性，脑膜刺激征较明显，病程 7~14 日，多无后遗症。

3. 重型 体温 40℃ 以上，昏迷，反复或持续抽搐，浅反射消失，深反射先亢进后消失，病理征阳性，可有肢体瘫痪和呼吸衰竭；病程多在两周以上，恢复期常有精神异常、瘫痪、失语等，部分患者留有不同程度后遗症。

4. 极重型（暴发型） 起病急骤，体温于 1~2 日内升至 40℃ 以上，常抽搐不止，伴深度昏迷，迅速出现中枢性呼吸衰竭及脑疝等。多在极期死亡，幸存者常留有严重后遗症。常见脑疝有小脑幕切迹疝（颞叶钩回疝）：表现为患侧瞳孔先变小，随病情进展逐渐散大，患侧上眼睑下垂，眼球外斜，病变对侧肢体肌力减弱或麻痹，病理征阳性，脑干受压时可出现生命体征异常。枕骨大孔疝（小脑扁桃体疝）：因脑干受压，生命体征紊乱出现较早，意识障碍出现较晚，瞳孔可忽大忽小，延髓呼吸中枢严重受损，可出现呼吸骤停而死亡。

流行期以轻型和普通型多见。

六、并发症

以支气管肺炎最常见，多因昏迷患者呼吸道分泌物不易咳出或应用呼吸机引起；其次为肺不张、败血症、尿路感染、压疮等。重型患者要警惕应激性溃疡引起的上消化道大出血。

七、实验室检查

（一）血象

白细胞计数增高，常为（10~20）×10⁹/L，中性粒细胞比例 80% 以上，部分患者血象始终正常。

（二）脑脊液检测

脑脊液压力增高，外观无色透明或微浑浊，白细胞计数多为（50~500）×10⁶/L，个别可高达 1000×10⁶/L 以上，早期以中性粒细胞为主，后期淋巴细胞增多，白细胞计数的高低与病情轻重和预后无关。蛋白质轻度升高，糖正常或偏高，氯化物正常。少数病例于病初脑脊液检查正常。

（三）血清学检测

1. 特异性 IgM 抗体测定 一般在病后 3~4 日即可出现，脑脊液中最早在病程第 2 日出现，两周达高峰，可作为早期诊断指标。

2. 血凝抑制试验 血凝抑制抗体出现早，一般在病后 4~5 日出现，两周达高峰，抗体水平维持一年以上，可用于临床诊断及流行病学调查。

3. 补体结合试验 特异性较高，多在 4~7 周出现阳性，急性期与恢复期双份血清抗体效价呈

4 倍或以上增长即可诊断，主要用于回顾性诊断或流行病学调查。

（四）病原学检测

1. 病毒分离 病程第一周内死亡患者的脑组织中可分离到病毒，但脑脊液和血中不易分离到病毒。

2. 病毒抗原或核酸检测 采用直接免疫荧光或聚合酶链反应（PCR）检测组织、血液或其他体液中的乙脑病毒抗原或 RNA，可早期诊断。

八、诊断与鉴别诊断

（一）诊断

1. 流行病学资料 严格的季节性（夏秋季），10 岁以下儿童多见，但近年来成人和老年人发病率有上升趋势。

2. 典型临床表现 起病急、高热、头痛、呕吐、意识障碍、抽搐、病理征阳性等。

3. 实验室检查 外周血白细胞及中性粒细胞均增高，脑脊液检查符合无菌性脑膜炎改变，结合血清特异性 IgM 抗体或血凝抑制试验阳性即可做出诊断，检测到乙脑病毒抗原或 RNA 亦可确诊。补体结合试验多用于回顾性诊断。

（二）鉴别诊断

1. 中毒型菌痢 流行季节与乙脑相同，亦多见于 10 岁以下儿童，但起病较乙脑更急，常在发病 24 小时内出现高热、抽搐、昏迷和感染中毒性休克，一般无脑膜刺激征，脑脊液多正常。做肛拭子或生理盐水灌肠镜检，可见大量白细胞或脓细胞。

2. 结核性脑膜炎 无季节性，多有结核病史。起病较缓，病程长，脑膜刺激征明显。脑脊液中氯化物与糖均降低，蛋白质升高较明显，薄膜涂片或培养可检出结核杆菌。X 线片及眼底检查，可能发现结核灶。

3. 化脓性脑膜炎 如流行性脑脊髓膜炎，其病原体为脑膜炎奈瑟菌，好发季节为冬春季，患者皮肤、黏膜可见瘀点、瘀斑。脑脊液呈细菌性脑膜炎改变，涂片染色或培养可发现致病菌。

4. 其他病毒性脑炎 如单纯疱疹病毒性脑炎、腮腺炎并发脑膜脑炎，临床表现与乙脑相似，确诊则有赖于血清免疫学检查和病毒分离。

九、预后

轻型和普通型大多可痊愈，重型和暴发型病死率达 20% 以上，主要死因为中枢性呼吸衰竭，存活者可有程度不等的后遗症。

十、治疗

（一）西医治疗

目前尚无特效的抗乙脑病毒药物，早期可试用利巴韦林、干扰素等。需采取综合治疗措施，积极对症、支持治疗并做好护理工作。重点处理好高热、抽搐和呼吸衰竭等，以降低病死率，防止后遗症发生。

1. 隔离及一般治疗 患者应隔离于有防蚊和降温设备的病室。昏迷患者要注意口腔清洁。定时翻身、拍背、吸痰以防止继发肺部感染。保持皮肤清洁，防止压疮发生。注意保护角膜。给昏迷抽搐患者设床栏以防坠床，并防止舌被咬伤。注意水及电解质平衡，重症患者应补液，补液量不宜过多，以免加重脑水肿。昏迷者可予以鼻饲营养。

2. 对症治疗 高热、抽搐及呼吸衰竭是危及患者生命的三大主要症状，且可互为因果，形成恶性循环，因此必须及时给予相应处理。

（1）降温 物理降温为主，药物降温为辅，同时降低室温至30℃以下，使肛温控制在38℃左右。物理降温：包括冰敷额、枕部和腋下、颈部及腹股沟等，温水擦浴，冷盐水灌肠等。药物降温：适当应用解热镇痛药。亚冬眠疗法适用于高热伴抽搐者用药过程要密切观察生命体征变化，注意保持呼吸道通畅。

（2）镇静止痉 在去除病因基础上防治惊厥或抽搐。脑水肿所致者以脱水为主，必要时可使用糖皮质激素、呋塞米、50%高渗葡萄糖注射液；因脑实质病变引起的抽搐，可使用镇静剂。

（3）防治呼吸衰竭 积极降温、控制颅内压以防止呼吸衰竭的发生。根据引起呼吸衰竭的不同原因和病变程度给予相应的治疗。氧疗可选用鼻导管或面罩给氧，纠正患者缺氧状态。中枢性呼吸衰竭可用呼吸兴奋剂，首选洛贝林，亦可与尼可刹米等交替或联合使用。呼吸道分泌物梗阻所致者，吸痰和加强翻身引流。若痰液黏稠可雾化吸入治疗，伴支气管痉挛可用β受体激动剂雾化吸入。如经上述处理无好转，可考虑气管插管或气管切开建立人工气道。可适当用抗菌药物防治细菌感染。

（4）糖皮质激素的应用 尚无统一意见。因该药有抗炎、退热、降低毛细血管通透性和减轻脑水肿等作用，对重症患者早期、短程酌情使用。

3. 恢复期及后遗症期的治疗 加强护理，防止出现压疮和继发感染。进行功能训练，包括吞咽、语言和肢体功能锻炼，可用理疗、针灸、推拿、体疗、高压氧治疗等，有助于语言、运动功能的恢复。

（二）中医辨证治疗

本病发病急，传变快，病理因素为暑热疫毒。传变有"卫气营血"规律，及时辨证治疗，可有效减少进展为重症或留有后遗症可能。

1. 邪犯卫气

临床表现：发热，头痛，嗜睡，神情倦怠，恶呕，或腹泻，口渴喜饮。舌红，苔薄白或微黄，脉浮数。

治法：辛凉透表，清气泄热。

代表方药：银翘散加减。头痛剧烈者，可加钩藤、僵蚕、蔓荆子；呕吐不止者，可加竹茹、制半夏；腹泻者，可加葛根芩连汤。

2. 气营两燔

临床表现：高热，头痛，烦渴，躁扰不安，嗜睡或昏睡，时有谵语，甚则四肢抽搐。舌红绛，苔黄干，脉洪数或滑数。

治法：清气泄热，凉营解毒。

代表方药：白虎汤合清营汤加减。嗜睡、昏迷、谵语者，可加远志、石菖蒲、郁金以开窍化痰，严重者给予安宫牛黄丸化服；惊厥抽搐者，可加羚羊角粉、钩藤、全蝎、蜈蚣以息风止痉；大便秘结，兼有阳明腑实证者，可用生大黄（后下）以通腑泄热。

3. 热陷营血

临床表现：壮热烦躁，神昏谵语，或昏愦不语，四肢抽搐，牙关紧闭，喉间痰鸣，或见肢体多处瘀斑。舌红绛，苔焦，脉细数。

治法：清营凉血，息风开窍。

代表方药：清瘟败毒饮合羚角钩藤汤加减。

4. 正气外脱

临床表现：高热骤降，时见抽搐，突然喘咳欲脱，呼吸不规则，或双吸气样呼吸，甚则出现面色苍白，四肢厥逆，冷汗淋漓。舌红少津，脉细数或微细欲绝。

治法：益气养阴，敛肺固脱。

代表方药：生脉散合参附汤加减。喘咳不止者，可加乌梅、罂粟壳等敛肺定喘；大汗淋漓者，加煅龙骨、煅牡蛎等收敛止汗；阳气外脱严重者，可酌加干姜、肉桂回阳固脱。本证病情危笃，需中西医结合抢救，必要时做气管切开或应用人工呼吸机。

5. 正虚邪恋

临床表现：低热盗汗，入夜尤甚，心烦面赤，神情呆滞，口干，尿少，大便秘结。舌红少苔，脉细数。

治法：养阴清热，补肾养肝。

代表方药：加减复脉汤加减。夜热早凉，热退无汗者，可加青蒿、鳖甲、牡蛎等以退虚热；肢体强直性抽搐者，加僵蚕、全蝎、地龙、鸡血藤搜风化痰，活血通窍；面色少华，心悸气短者，酌加黄芪、党参、黄精、茯苓等以益气健脾。

6. 痰瘀阻络

临床表现：神志呆钝，言语不利，神疲，面色晦暗或苍白，肢体无力或肢体瘫痪。舌淡或紫，苔厚腻或剥脱，脉细涩。

治法：益气活血，化痰通络。

代表方药：补阳还五汤合菖蒲郁金汤加减。气血不足为主者，配党参、白术、茯苓、熟地黄、白芍等加强益气养血之功；血瘀之象明显者，加乳香、没药、三棱、莪术加强行气破瘀之功；脉络痹阻为主者，加络石藤、鸡血藤、桑寄生、地龙、全蝎、蜈蚣以搜风化痰通络。本证还可配合针灸、推拿及功能锻炼综合治疗，有利于康复。

十一、预防

（一）管理传染源

隔离和治疗患者至体温正常。本病主要传染源是家畜，尤其是未经流行季节的幼猪，故应搞好饲养场所的环境卫生，人畜居住地分开。流行季节前给幼猪进行疫苗接种，减少猪群的病毒血症，能有效控制人群的乙脑流行。

（二）切断传播途径

以防蚊、灭蚊为主要措施，包括灭越冬蚊和早春蚊，消灭蚊虫孳生地，尤其是加强牲畜棚的灭蚊工作。使用蚊帐、捕蚊灯、蚊香片、驱蚊剂等以防被蚊叮咬。

（三）保护易感人群

预防接种是保护易感人群的关键措施。目前我国使用的是地鼠肾细胞灭活疫苗和减毒活疫苗，接种后抗体阳转率达85%~98%。接种对象以6~12个月的婴幼儿为主，初种两次，每次

0.5mL，间隔 1~2 周，接种后 2 年和 6~10 周岁时分别加强注射一次。对于初入流行区域的人员，可按初种方法，接种两次。疫苗接种应在乙脑开始流行前一个月完成。接种时应注意过敏等不良反应，不能与伤寒三联菌苗同时注射，有中枢神经系统疾患和慢性酒精中毒者禁用。

第十二节　登革热

一、概述

登革热（dengue fever）是由登革病毒（dengue virus，DENV）经蚊虫传播引起的急性蚊媒传染病。临床上以发热，全身肌肉、骨、关节疼痛，极度疲乏感，皮疹，淋巴结肿大及白细胞减少为主要表现，重症患者病死率高。登革热广泛流行于全球热带及亚热带地区。我国以华南地区为主要流行区域，有向北扩散的趋势。

中医学理论认为，登革热是由疫疠毒邪侵犯人体所致，发病急骤，传变迅速，属于"瘟疫"范畴。

二、病原学

登革病毒属黄病毒科黄病毒属。登革病毒颗粒呈哑铃状、棒状或球形，直径 45~55 nm。有 4 个血清型（DENV-1、DENV-2、DENV-3 和 DENV-4），4 种血清型均可感染人。其中 DENV-2 型易致重症。

登革病毒不耐热，56℃ 30 分钟可灭活；耐低温，在 4℃条件下其感染性可保持数周之久。在人血清中于 –20℃保存可存活 5 年，–70℃可存活 8 年以上。对酸、洗涤剂、超声波、紫外线、甲醛、乳酸、高锰酸钾、龙胆紫等均敏感。

三、流行病学

（一）传染源

患者、隐性感染者和带病毒的非人灵长类动物为主要传染源。患者在潜伏期末及发热期内均有传染性。大多在发病前 6~18 小时至发病后 3 日，少数患者在病程第 6 日还可在血液中分离出登革病毒。在流行期间因大量的患者为轻型感染者或隐性感染者，他们可能是更重要的传染源。

（二）传播途径

主要通过伊蚊叮咬传播。传播媒介主要为埃及伊蚊和白纹伊蚊。伊蚊通过吸入带病毒的血液被感染，吸血后 10 日即有传播能力，传染期可长达 174 日。非流行期间伊蚊可能是登革病毒的储存宿主。伊蚊多在白昼活动，埃及伊蚊多为家栖，白蚊伊蚊为半家栖。伊蚊幼虫常孳生于室内和居民区的小型积水中。

（三）易感人群

在新疫区，人群普遍易感，以青壮年发病率最高。在地方性流行区，20 岁以上居民 100% 可在血清中检出抗登革病毒中和抗体，因而发病者多为儿童。登革病毒感染后对同型病毒可产生持久免疫力，对异型病毒感染免疫能力不强，若再次感染异型或多个不同血清型病毒，机体可能会发生免疫反应，导致严重的临床表现。对其他黄病毒属病毒，如乙型脑炎病毒和圣路易脑炎病毒有一定的交叉免疫力。

（四）流行特征

全球有 128 个国家和地区，约 39 亿人面临登革病毒感染风险。每年约有 3.9 亿例登革热感染者，其中 9600 万出现不同程度的临床表现。近 10 年登革热发病率有较明显的增多趋势。登革热主要流行于热带及亚热带地区，尤其是在东南亚、太平洋岛屿和加勒比海，我国的广东、云南、福建、浙江、海南等南方省份为登革热流行区域。在当地伊蚊孳生的多雨季节发生流行，广东省为 5~11 月，海南省为 3~12 月。广东省曾于 2014 年 6~10 月暴发登革热疫情，当年累计报告登革热病例达 3.8 万人。

四、发病机制与病理

（一）西医发病机制与病理

1. 发病机制　登革病毒经伊蚊叮咬后侵入人体，在毛细血管内皮细胞和单核吞噬细胞系统增殖后进入血液循环形成第一次病毒血症。然后病毒进入单核吞噬细胞系统和淋巴组织中进行增殖，再次释放入血液循环形成第二次病毒血症，引起临床表现。机体产生的抗登革病毒抗体与登革病毒形成的免疫复合物，激活补体系统，导致血管壁损伤，使血管通透性增加，同时抑制骨髓粒系和巨核系的造血功能，引起白细胞和血小板减少，导致出血倾向。

抗登革病毒抗体对其他亚型的登革病毒的中和作用较弱，而具有较强的免疫促进作用或增强病毒感染的作用，故称为促进性抗体。4 型登革病毒都可以产生促进性抗体，但由 DENV-2 型登革病毒引起的促进性抗体作用较强，易引起重症病例。促进性抗体可促进登革病毒与单核或巨噬细胞表面的 Fc 受体结合，使这些细胞被激活释放出可裂解补体 C_3 的活性因子，导致血管损伤，使其通透性增加，血浆蛋白从微血管中渗出，引起血液浓缩、血容量减少，发生休克。凝血系统的激活与血小板减少一起导致各系统的出血，加重休克，引起弥散性血管内凝血。

2. 病理　心、肝、肾、脑退行性改变，心内膜、心包、胸膜、腹膜、胃肠黏膜、肌肉、皮肤及中枢神经系统不同程度的出血。皮疹内小血管内皮细胞肿胀，血管周围水肿及单核细胞浸润，瘀斑中广泛血管外溢血。重症患者可见肝小叶中央灶性坏死及淤胆、小叶性肺炎、肺脓肿等。脑部受损患者可见蛛网膜下腔和脑实质灶性出血，脑水肿及脑软化。

（二）中医病因病机

中医学认为，本病发病原因为外感疫毒、暑湿之邪。邪气侵袭机体，郁遏卫阳，邪正交争，故恶寒、发热；邪滞经络，而见头痛、肌痛、关节疼痛；疫邪迅速传入气分，热毒炽盛，充斥三焦，而见高热、汗出；热入营分，而见皮疹，烦躁，甚则神昏、谵语；热入血分，迫血妄行，而出现皮下或脏器的出血；严重者甚至出现内闭心窍，正气外脱；壮火食气，热盛伤阴，本病后期常见气阴两虚之证。

五、临床表现

潜伏期一般为 3~15 日，多数为 5~8 日。

登革热是一种全身性疾病，临床表现因病毒的致病力和患者的登革病毒既往感染情况的不同而复杂多样，临床上常将登革热分为普通、轻症和重症三型。登革病毒感染也可表现为无症状隐性感染。

（一）典型的登革热

典型病例的病程可分为急性发热期、极期和恢复期三期。

1. 急性发热期 患者通常急性起病，首发症状为发热，可伴畏寒，24 小时内体温可达 40℃。部分病例发热 3~5 日后体温降至正常，1~3 日后再度上升，称为双峰热型。发热时可伴头痛，全身肌肉、骨骼和关节疼痛，明显乏力，浅表淋巴结肿大，并可出现恶心、呕吐、腹痛、腹泻等胃肠道症状。

急性发热期一般持续 2~7 日。于病程第 3~6 日在颜面四肢出现充血性皮疹或点状出血疹。典型皮疹为见于四肢的针尖样出血点及"皮岛"样表现，多有痒感，大多不脱屑，持续 3~4 日消退。

近半数患者可出现不同程度的出血现象，如皮下出血、注射部位瘀点瘀斑、牙龈出血、鼻衄及咯血、血尿、黑便、束臂试验阳性等。大多出现在病程的第 5~8 日。

2. 极期 极期通常出现在疾病的第 3~8 日。腹部剧痛、持续呕吐等症状的出现往往提示极期的开始。

在血浆渗漏发生前，患者常表现为进行性白细胞减少和血小板计数迅速降低。不同患者血浆渗漏的程度差别很大，如球结膜水肿、心包积液、胸腔积液和腹水等。红细胞比容升高的幅度常反映血浆渗漏的严重程度。

如果血浆渗漏造成血浆容量严重缺乏，患者可发生休克。长时间休克患者可发生代谢性酸中毒、多器官功能障碍综合征和弥散性血管内凝血。

少数患者没有明显的血浆渗漏表现，但仍可出现严重出血如皮下血肿、消化道大出血、阴道大出血、颅内出血、咯血、肉眼血尿等；患者还可出现脑膜脑炎或脑病的表现（如剧烈头痛、嗜睡、烦躁、谵妄、抽搐、昏迷、颈强直等），急性呼吸窘迫综合征，急性心肌炎，急性肝衰竭，急性肾衰竭等。

3. 恢复期 极期后的 2~3 日，患者病情好转，胃肠道症状减轻，进入恢复期。白细胞计数开始上升，血小板计数逐渐恢复。

（二）登革热的临床类型

1. 普通登革热 大部分登革热患者为普通登革热。病情不重，患者多由发热期直接进入恢复期，少数患者可短暂出现部分极期表现，且症状较轻。病程 5~14 日，预后良好。

2. 轻症登革热 仅有短暂的发热期和恢复期，病程 1~4 日。病情较普通登革热轻，发热较低，全身疼痛较轻，皮疹较少甚至无皮疹，无出血倾向，可有浅表淋巴结肿大。

3. 重症登革热 高危人群包括：①二次感染登革热的患者，特别是当地上年登革病毒与本次感染病毒为不同亚型。②伴有糖尿病、高血压、冠心病、肝硬化、消化性溃疡、哮喘、慢阻肺、慢性肾功能不全等基础疾病者。③老人或婴幼儿。④肥胖或严重营养不良者。⑤孕妇。重症登革热早期临床表现类似于普通登革热，在发病 3~5 日热退后病情突然加重，出现前述登革热极期的表现，患者常出现休克、出血或神经精神症状，血小板快速下降，红细胞比容升高明显，又称为登革出血热。病情进展极为迅速，病势凶险，病死率高，其中以脑膜脑炎型病死率最高。

六、并发症

可出现中毒性肝炎、心肌炎、输液过量、电解质及酸碱失衡、继发感染、急性血管内溶血等。急性血管内溶血发生率为 1% 左右，多发生于葡萄糖 -6- 磷酸脱氢酶（G6-PD）缺乏的患者。

七、实验室检查及其他检查

（一）一般检查

1. 血常规 白细胞计数减少，多数病例早期开始下降，从病程第 2 日开始降低，第 4~5 日降至最低点，可低至 2×10^9 /L，至退热后 1 周才恢复正常，以中性粒细胞下降为主。多数病例有血小板减少，最低可降至 1.0×10^9 /L 以下。重症患者红细胞比容（HCT）常升高，升高的幅度反映血浆渗漏的程度。

2. 尿常规 可见少量蛋白、红细胞等，可有管型出现。

3. 血生化检查 超过半数的患者转氨酶、乳酸脱氢酶升高，部分患者心肌酶、尿素氮和肌酐等升高。丙氨酸氨基转移酶（ALT）和天门冬氨酸氨基转移酶（AST）呈轻中度升高，少数患者总胆红素升高，血清白蛋白降低。部分患者可出现低钾血症等电解质紊乱；凝血功能检查可见纤维蛋白原减少，凝血酶原时间和部分凝血活酶时间延长，重症病例的凝血因子 II、V、VII、IX 和 X 减少。

（二）血清学检测

1. 特异性 IgM 抗体和 IgG 抗体测定 初次感染患者，发病后 3~5 日可检出 IgM 抗体，发病 2 周后达到高峰，可维持 2~3 个月；发病 1 周后可检出 IgG 抗体，IgG 抗体可维持数年甚至终身；发病 1 周内，在患者血清中检出高水平特异性 IgG 抗体提示二次感染，也可结合捕获法检测的 IgM/IgG 抗体比值进行综合判断。恢复期血清抗体滴度比急性期升高 4 倍及以上者可以确诊。

2. 补体结合和红细胞凝集抑制试验 单份血清补体结合试验滴度超过 1：32，红细胞凝集抑制试验滴度超过 1：1280 有诊断意义。

（三）病毒分离

将急性期患者血清接种于乳鼠脑内或 C6/36 细胞系可分离病毒，阳性率 20%~65%。

（四）核酸检测

急性发热期可进行登革热抗原（NS1）检测及病毒核酸检测，本方法敏感性高，如阳性可早期明确诊断。

八、诊断与鉴别诊断

（一）登革热的诊断

根据流行病学资料、临床表现及实验室检查结果，可做出诊断。
由于本病呈区域性季节性流行，在流行前期的及时诊断对控制本病的流行具有十分重要的意义，故流行地区在流行季节如患者仅有发热、白细胞不高、血小板减少时就应进一步排查登革热。出现急性高热、全身疼痛、乏力、皮疹、出血、淋巴结肿大、束臂试验阳性应考虑登革热的诊断。非流行地区应警惕输入性病例的诊断。发现登革热患者和疑似患者即应按《中华人民共和国传染病防治法》相关规定和流程上报当地疾病预防控制中心。

1. 疑似病例　符合登革热临床表现，有流行病学史（发病前 15 日内到过登革热流行区，或居住地有登革热病例发生），或有白细胞和血小板减少者。

2. 临床诊断病例　符合登革热临床表现，有流行病学史，并有白细胞、血小板同时减少，单份血清登革病毒 IgM 抗体阳性。

3. 确诊病例　疑似或临床诊断病例，急性期血清检测出 NS1 抗原或病毒核酸，或分离出登革病毒或恢复期血清特异性 IgG 抗体阳转或滴度呈 4 倍以上升高。

（二）重症登革热的诊断

登革热患者出现下列情况之一者，可诊断为重症登革热。
1. 严重出血包括皮下血肿、呕血、黑便、阴道出血、肉眼血尿、颅内出血等。
2. 休克。
3. 重要脏器功能障碍或衰竭，如肝脏损伤 [ALT 和（或）AST > 1000 IU/L]、急性呼吸窘迫综合征、急性心功能衰竭、急性肾衰竭、脑病（脑炎、脑膜脑炎）等。

（三）鉴别诊断

登革热的临床表现多样，注意与下列疾病相鉴别：
1. 发热伴出血的疾病　如基孔肯雅热、肾综合征出血热、发热伴血小板减少综合征等。
2. 发热伴皮疹疾病　如麻疹、荨麻疹、猩红热、流脑、斑疹伤寒、恙虫病等。
3. 其他　有脑病表现的病例，需与其他中枢神经系统感染相鉴别；白细胞及血小板减低明显者，需与血液系统疾病鉴别。

九、预后

登革热是一种自限性疾病，通常预后良好。影响预后的因素包括患者既往有无感染登革病毒、年龄、基础疾病、并发症等。病死率按年计算为 0.016%~0.25%，总体约为 0.03%，绝大部分死亡病例为重症登革热。重症登革热的病死率为 1%~5%，主要死因为中枢性呼吸衰竭。

十、治疗

目前尚无特效的抗病毒治疗药物，主要采取支持及对症治疗。治疗原则是早发现、早诊断、早治疗、早防蚊隔离。重症病例的早期识别和及时救治是降低病死率的关键。

（一）一般治疗

急性期应卧床休息，流质或半流质饮食，防蚊隔离至完全退热。重症患者应加强护理，监测神志、生命体征、尿量、血小板、红细胞比容等，注意口腔卫生和皮肤清洁，保持大便通畅。

（二）对症治疗

1. 退热　以物理降温为主。可冰敷额部、枕部、大血管体表投射处以加快降温；也可酒精或温水擦浴、冷水灌肠等。慎用药物退热，以防在 G-6-PD 缺乏患者中诱发急性溶血。高热不退及毒血症状严重时，可短期使用小剂量糖皮质激素。

2. 补液　口服补液为主，非必要时不可滥用静脉补液，以避免诱发脑水肿。有高热、大汗、呕吐、腹泻者可静脉补液，并注意维持水、电解质平衡。

3. 止血　有出血倾向时，可予以一般止血药物如安络血、止血敏、维生素 K 等。大量出血时，则应以新鲜血浆或血小板静脉输注。严重上消化道出血者，可静脉应用奥美拉唑等制剂，口服冰盐水等。

（三）重症登革热的治疗

除一般治疗中提及的监测指标外，重症登革热病例还应进行电解质的动态监测。对出现严重血浆渗漏、休克、急性呼吸窘迫综合征、严重出血或其他重要脏器功能障碍者，应积极采取相应治疗。

1. 补液原则　重症登革热补液原则是维持良好的组织器官灌注。同时应根据患者红细胞比容、血小板、电解质、尿量及血流动力学情况，随时调整补液的种类和数量，可给予平衡盐等晶体液，渗出严重者应及时补充白蛋白等胶体液。在尿量大约 0.5mL/（kg·d）的前提下，应控制静脉补液量。

2. 抗休克治疗　出现休克时应尽快进行液体复苏治疗，初始液体复苏以等渗晶体液为主（如生理盐水等），对初始液体复苏无反应的休克或更严重的休克，可加用胶体溶液（如白蛋白等），同时积极纠正酸碱失衡。液体复苏治疗无法维持血压时，应使用血管活性药物；严重出血引起休克时，应及时输注红细胞或全血等。有条件可进行血流动力学监测并指导治疗。

3. 出血的治疗

（1）出血部位明确者，如严重鼻衄给予局部止血，胃肠道出血者给予制酸药。尽量避免插胃管、尿管等侵入性诊断及治疗。

（2）严重出血者根据病情及时输注红细胞，如伴血小板显著减少应输注血小板。有弥散性血管内凝血证据者按弥散性血管内凝血治疗。

4. 脑型病例的治疗　应及早给予脱水等治疗。可予 20% 甘露醇 250~500mL 静脉注射，同时予糖皮质激素静脉滴注。出现呼吸中枢抑制时应及时使用机械通气。

5. 其他治疗　在循环支持治疗及出血治疗的同时，应当重视其他重要器官如肝、肾、心、肺等功能状态的监测及治疗。预防并及时治疗各种并发症。

（四）中医治疗

1. 卫气同病
临床表现：发热恶寒，无汗或少汗，头痛，颜面潮红，全身肌肉、关节疼痛，四肢倦怠，口微渴，小便短赤。舌边尖红，苔白或黄或微腻，脉浮数或濡数。
治法：清暑化湿，透表解肌。
代表方药：新加香薷饮合柴葛解肌汤加减。

2. 气分热盛
临床表现：壮热面赤，大汗出，口苦而渴，心烦懊恼，坐卧不安，秽气喷人，腹满胀痛，腹泻或便秘，小便短赤。舌红，苔白黄而燥，脉浮洪或浮数。
治法：清热保津，宣郁透邪。
代表方药：白虎汤合栀子豉汤加减。

3. 气营两燔

临床表现：壮热，头痛如劈，周身肌肉、关节疼痛如被杖，口渴，恶心呕吐，烦躁不安，甚或昏谵，肌肤斑疹。舌红绛，苔黄，脉数。

治法：清热泻火，凉血解毒。

代表方药：清瘟败毒饮加减。

4. 热入血分

临床表现：发热，烦躁，肌肤斑疹或衄血、吐血、便血、尿血、妇人崩漏。舌红绛或暗红，脉细涩。

治法：凉血止血，清热解毒。

代表方药：犀角地黄汤加减。

5. 内闭外脱

临床表现：身热骤降，面色苍白，气短息微，大汗不止，四肢湿冷，烦乱不安或神昏谵语，肌肤斑疹或见各种出血。舌质淡红，脉微欲绝。

治法：清心开窍，固脱救逆。

代表方药：生脉散合四逆汤送服安宫牛黄丸。

6. 气阴两虚

临床表现：低热，疲倦乏力，头目不清，脘痞纳呆，小便短少。舌苔未净，脉细数而弱。

治法：清泄余热，益气生津。

代表方药：竹叶石膏汤加减。

（五）出院标准

1. 解除防蚊隔离标准 病程超过 5 日，并且热退 24 小时以上可解除隔离。

2. 出院标准 体温正常 24 小时以上，同时症状缓解可出院。

十一、预防

防蚊灭蚊是关键。

（一）控制传染源

在流行季节和流行期间要注意识别和发现轻型患者和隐性感染者，做到早发现、早诊断，及时隔离、治疗患者。

（二）切断传播途径

防蚊灭蚊是预防本病的根本措施。因伊蚊活动叮咬主要发生在白天，故需特别注意白天的个人防蚊措施，尽量减少裸露部分。如穿着长袖衣、长裤、袜子，裸露部分喷涂防蚊液。改善卫生环境，消灭伊蚊孳生地，及时清除室内外积水，室内水养植物应每 5~7 日换水或改埋沙养植。喷洒杀蚊剂消灭成蚊。

（三）保护易感人群

目前国内尚无疫苗可以应用。流行季节应使用防蚊措施，如蚊帐、蚊香、驱蚊水等，防止伊蚊叮咬，减少暴露机会。

第十三节　寨卡病毒病

一、概述

寨卡（Zika）病毒病是由寨卡病毒（Zika virus）引起的，通过埃及伊蚊叮咬传播，临床上以发热、皮疹、关节痛或结膜炎为主要表现的一种急性自限性传染病。寨卡病毒感染可能还与新生儿小头畸形、吉兰-巴雷综合征等有关。本病主要在全球热带及亚热带地区流行，根据世界卫生组织的统计，截至 2022 年 2 月，全球共有 89 个国家和地区出现出现寨卡病毒感染病例。

寨卡病毒病没有相关中医命名，根据其发病特点及表现可归属中医学"瘟疫"范畴。

二、病原学

寨卡病毒是一种蚊媒病毒，属黄病毒科黄病毒属，为单股正链 RNA 病毒，直径 40~70 nm，有包膜，包含 10794 个核苷酸，编码 3419 个氨基酸。根据基因型的不同可分为非洲型和亚洲型。2015~2016 年在南美地区流行的病毒为亚洲型。寨卡病毒与同为黄病毒属的登革病毒、黄热病毒及西尼罗病毒等存在较强的血清学交叉反应。病毒可在蚊源细胞（C6/36）、哺乳动物细胞等细胞中培养繁殖并产生病变。

寨卡病毒的抵抗力不详，但黄病毒属的病毒一般不耐酸、不耐热，60℃ 30 分钟可灭活，70% 乙醇、0.5% 次氯酸钠、脂溶剂、过氧乙酸等消毒剂及紫外照射均可灭活。

三、流行病学

（一）传染源

患者、无症状感染者和感染寨卡病毒的非人灵长类动物是该病可能的传染源。

（二）传播途径

1. 蚊媒传播　伊蚊叮咬为寨卡病毒病的主要传播途径。主要为埃及伊蚊，白纹伊蚊、非洲伊蚊和黄头伊蚊也可传播该病毒。

2. 人与人之间的传播

（1）母婴传播　有研究证明寨卡病毒可通过胎盘由母亲传染给胎儿。孕妇可能在分娩过程中将寨卡病毒传播给新生儿。在乳汁中曾检测到寨卡病毒核酸，但尚无寨卡病毒通过哺乳感染新生儿的报道。

（2）性传播　寨卡病毒可通过性传播，目前报告的少量病例均为男性患者感染其女性性伴侣。目前尚无证据表明感染寨卡病毒的女性可将病毒传播给其性伴侣。

（3）血液传播　寨卡病毒可能通过输血传播，目前已有可疑经输血传播的病例报告。

病毒血症持续时间一般在 10 日以内。在感染者的唾液、尿液、精液中可检测到寨卡病毒 RNA，且持续时间可长于病毒血症期。

（三）人群易感性

人群普遍易感。曾感染过寨卡病毒的人可能对再次感染具有免疫力。

（四）流行特征

寨卡病毒于 1947 年首次在非洲乌干达寨卡森林恒河猴中发现，随后于 1952 年在坦桑尼亚和乌干达的人体中得到确认。2007 年，第一次在密克罗尼西亚联邦雅浦岛出现暴发疫情。2015 年，巴西报道寨卡病毒感染与吉兰－巴雷综合征、小头症之间存在关联。截至 2022 年 2 月，全球共有 89 个国家和地区出现寨卡病毒感染病例。2016 年 2 月 9 日，我国确诊内地首例寨卡病毒病输入性病例。目前我国仅存在输入性病例，尚无区域性流行或暴发。

由于其为虫媒性传染病，流行条件为伊蚊活动叮咬，可推测其在我国可能的流行时间和地域。

1. 流行地区　由于本病为虫媒传播性疾病，其流行地区亦为伊蚊生存区域。我国伊蚊主要是埃及伊蚊和白纹伊蚊，其中埃及伊蚊主要分布于海南省，广东省雷州半岛，云南省的西双版纳州、德宏州、临沧市，台湾部分地区；白纹伊蚊则广泛分布于我国辽宁、河北、山西、陕西、甘肃、四川、西藏一线及以南广大区域。

2. 流行季节　与伊蚊孳生活动相关，主要流行于气温高、雨量多的夏秋季。

四、发病机制

本病发病机制尚未阐明。寨卡病毒通过伊蚊叮咬进入人体血液、体液。病毒感染眼睛，可引起视通路神经元中的细胞死亡，致眼部炎性反应和新生儿失明。孕妇感染后病毒可通过胎盘屏障，在妊娠早期阶段攻击胎儿神经祖细胞，致胎儿脑容量减小，导致小头症。目前发现寨卡病毒非结构蛋白 1（NS1）可能参与发病。

五、临床表现

寨卡病毒病的潜伏期一般为 3~12 日。

人感染寨卡病毒后，仅 20% 出现症状，且症状较轻，主要表现为皮疹（多为斑丘疹）、发热（多为中低度发热），可伴有非化脓性结膜炎、肌肉和关节痛、全身乏力以及头痛，少数患者可出现腹痛、恶心、腹泻、黏膜溃疡、皮肤瘙痒等，一般症状持续 2~7 日后缓解。

六、并发症

婴幼儿感染病例还可出现神经系统、眼部和听力等改变。孕妇感染寨卡病毒可能导致胎盘功能不全、胎儿宫内发育迟缓、胎死宫内和新生儿小头畸形。有与寨卡病毒感染相关的吉兰－巴雷综合征病例的报道，但二者之间存在的因果关系尚未确定。

七、实验室检查

（一）血常规

部分病例可有白细胞和血小板减少。

（二）血清学检查

1. 寨卡病毒 IgM 检测　采用酶联免疫吸附法（ELISA）、免疫荧光法等进行检测。

2. 寨卡病毒中和抗体检测　采用空斑减少中和试验（PRNT）检测血清中和抗体。应尽量采集急性期和恢复期双份血清检测。

寨卡病毒抗体与同为黄病毒属的登革病毒、黄热病毒和西尼罗病毒抗体等有较强的交叉反应，易出现假阳性，在诊断时应注意鉴别。

（三）病原学检查

病原学检查包括病毒核酸检测、病毒抗原检测和病毒分离培养。

八、诊断与鉴别诊断

（一）诊断

根据流行病学史、临床表现和相关实验室检查综合判断。

1. 疑似病例　发病前 14 日内曾在寨卡病毒感染病例报告或流行地区旅行或居住；或者接触过疑似、临床诊断或确诊的寨卡病毒病患者；出现难以用其他原因解释的发热、皮疹、关节痛或结膜炎等。发现疑似患者即应按《中华人民共和国传染病防治法》相关规定，在 24 小时内上报当地疾病控制中心。

2. 临床诊断病例　疑似病例且寨卡病毒 IgM 抗体检测阳性，同时排除登革热、流行性乙型脑炎等其他常见黄病毒感染。

3. 确诊病例　疑似病例或临床诊断病例经实验室检测符合下列条件之一者：

（1）寨卡病毒核酸检测阳性。

（2）分离出寨卡病毒。

（3）恢复期血清寨卡病毒中和抗体阳转或者滴度较急性期呈 4 倍以上升高，同时排除登革热、流行性乙型脑炎等其他常见黄病毒感染。

（二）鉴别诊断

需要和以下疾病进行鉴别诊断：

1. 主要与登革热和基孔肯雅热进行鉴别诊断。

2. 其次与微小病毒、风疹、麻疹、肠道病毒、立克次体病等相鉴别。

九、预后

本病大多数患者症状较轻、预后良好，重症与死亡病例罕见。

十、治疗

（一）西医治疗

1. 一般治疗　寨卡病毒病通常症状较轻。患者应当充分休息，饮用足够的水，一般无须特别处理。必要时可对症治疗，加强营养支持。在排除登革热之前，避免使用阿司匹林等非甾体抗炎药物。

2. 对症治疗及支持治疗

（1）高热不退患者　可服用解热镇痛药，如对乙酰氨基酚，成人用法为每次 250~500mg，每日 3~4 次；儿童用法为每次 10~15mg/kg，可间隔 4~6 小时一次，24 小时内不超过四次。在排除登革热之前，应避免使用阿司匹林等非甾体抗炎药物；儿童应避免使用阿司匹林，以防止并发 Reye 综合征。

（2）伴有关节痛患者 可使用布洛芬，成人用法为每次 200~400mg，4~6 小时一次，儿童每次 5~10mg/kg，每日三次。

（3）伴有结膜炎患者 可使用重组人干扰素 α 滴眼液，1~2 滴 / 次滴眼，每日四次。

（二）中医辨证治疗

本病属中医学"瘟疫－疫疹"范畴，可参照"疫疹"辨证论治。

1. 邪犯卫表

临床表现：皮疹、发热、恶风寒、咽痛、肌肉骨节疼痛，或见肌肤疹点隐约，或头颈皮肤潮红、目赤多泪。舌边尖红，脉浮数。

治法：清热解表。

代表方药：可选用清热解表类方剂，如银翘散加减。

2. 邪郁气营

临床表现：发热，口渴，疹点稠密，紫赤成片，头痛，骨节疼痛。舌质红绛，脉数。

治法：清营透邪。

代表方药：可选用清营透邪类中成药，如清解透表汤加减。

3. 气阴两虚

临床表现：热退，神疲，口干，少气，斑疹渐隐，小便黄。舌红、少苔，脉细。

治法：益气养阴。

代表方药：可选用益气养阴类中成药，如黄芪生脉饮、生脉散。

（三）其他

对感染寨卡病毒的孕妇，建议定期产检，每 3~4 周监测胎儿生长发育情况。

（四）出院标准

1. 解除防蚊隔离标准 病程超过 10 日，并且热退 24 小时以上可解除。

2. 出院标准 符合以下条件：①体温正常，症状消失。②血液核酸连续检测 2 次阴性（间隔 24 小时以上）；不具备核酸检测条件者，病程 ≥ 10 日。

十一、预防

（一）管理传染源

患者及无症状感染者应当实施有效的防蚊隔离措施 10 天以上，四周内避免献血，2~3 个月如发生性行为应使用安全套。住院患者要严格观察监测病情转归情况，以决定出院时间。建议出院时应符合以下条件：

（1）体温正常，临床症状消失。

（2）血液核酸连续检测两次阴性（间隔 24 小时以上）；不具备核酸检测条件者，病程不少于 10 天。

（二）切断传播途径

翻盆倒灌，灭蚊，治理环境。寨卡病毒病主要由伊蚊（俗称花斑蚊或花蚊子）叮咬传播；伊蚊在室内外的水缸、水盆、轮胎、花盆、花瓶等积水容器中孳生繁殖；翻盆倒罐清除积水，清除蚊虫孳生地可以预防寨卡病毒病流行；在发生疫情的地区要穿长袖衣裤，在身体裸露部位涂抹防蚊水、使用驱蚊剂或使用蚊帐、防蚊网等防止蚊虫叮咬。病房（家庭）安装纱门、纱窗。

（三）保护易感人群

目前尚无疫苗进行预防，最佳预防方式是防止蚊虫叮咬。应提醒孕妇及计划怀孕的女性谨慎前往寨卡病毒病流行的国家或地区，如确需赴这些国家或地区时，应严格做好个人防护措施，防止蚊虫叮咬。若怀疑可能感染寨卡病毒时，应及时就医，主动报告旅行史，并接受医学随访。

第十四节　黄热病

一、概述

黄热病（yellow fever）是一种由黄热病毒引起，通过伊蚊叮咬传播的急性传染病，临床典型病例以发热、剧烈头痛、黄疸、出血、少尿和蛋白尿等为主要表现。严重患者可因肝、心、肾功能衰竭和出血而死亡。黄热病是第一个（1900）被证实是由蚊媒传播的疾病，也是第一个（1927）被发现的人类急性病毒性传染病，其病死率高及传染性强，为世界卫生组织规定的检疫传染病之一。目前主要在中南美洲和非洲的热带地区流行，我国有输入性病例发生。

黄热病可归属于中医学"瘟疫"或"疫病"范畴。

二、病原学

黄热病毒（yellow Fever Virus）为单股正链 RNA 病毒，属于黄病毒科（flaviviridae）黄病毒属（flavivirus）。病毒颗粒呈球形，直径 40~60 nm，外有脂质包膜，表面有棘突，基因组长度约为 11 kb。

黄热病毒只有一个血清型，根据病毒基因组序列特征可分为多个基因型。该病毒可与同为黄病毒属的登革病毒、寨卡病毒、西尼罗病毒等产生血清学交叉反应。黄热病毒有嗜内脏（人和灵长类）如肝、肾、心等和嗜神经（小鼠）的特性。

黄热病毒对外界抵抗力弱，不耐酸、不耐热。60℃ 30 分钟可灭活，70% 乙醇、0.5% 次氯酸钠、脂溶剂、过氧乙酸等消毒剂及紫外线照射均可灭活。

三、流行病学

（一）传染源

黄热病是由蚊传播的自然疫源性疾病，按照传播方式的不同分为城市型和丛林型。城市型的传染源主要为患者和隐性感染者，特别是发病 5 日内的患者传染性最强；丛林型的传染源主要为猴及其他非人灵长类动物。

蚊叮咬感染病毒的人或非人灵长类动物后，经 8~12 日可具传染性。受感染的蚊可终身携带病毒，并可经卵传代。

（二）传播途径

黄热病主要经蚊媒叮咬黄热病毒感染的人或动物而染毒，再通过叮咬的方式传播病毒。

城市型黄热病传播媒介主要是埃及伊蚊，以"人 – 埃及伊蚊 – 人"的方式循环，是导致人群暴发流行的主要途径。

丛林型蚊种比较复杂，包括非洲伊蚊、辛普森伊蚊，趋血蚊属、煞蚊属等，以"非人灵长类 – 非洲伊蚊或趋血蚊属等 – 非人灵长类"的方式循环，人进入丛林被蚊媒叮咬可感染。

（三）人群易感性

人对黄热病毒普遍易感。感染或接种疫苗后可获得持久免疫力。

（四）流行特征

1. 地区分布　主要流行于非洲和中南美洲的热带地区。

2. 季节分布　在流行地区全年均可发病，蚊媒活跃季节高发。

四、发病机制与病理

（一）发病机制与病理

1. 发病机制　黄热病的发病机制尚不明确。病毒可由埃及伊蚊叮咬部位毛细血管扩散到淋巴结，在淋巴结内复制数日后进入血液，形成毒血症。然后扩散至其他器官和组织，主要侵入肝脏、脾脏、心脏、骨髓和横纹肌等，并在其中不断繁殖。即使血液中病毒已消失，但组织器官中的病毒依然可以存在。

靶器官损害可能为病毒直接作用所致，其中肝脏是主要靶器官，同时可见肾脏、心脏等受累。肝细胞受损可出现黄疸，肝细胞合成功能障碍可见凝血酶原时间延长，甚至诱发弥散性血管内凝血。

2. 病理　本病可引起广泛组织病变，其中肝脏病理变化具有诊断特异性。肝脏可见轻度肿大，肝小叶中央可见肝细胞浑浊肿胀，胞核变大，呈多发性微小性空泡性脂肪变、凝固性坏死及嗜酸透明变性，形成康斯尔曼体（councilman body）。严重时可发生整个肝小叶坏死，但无明显的炎症反应和纤维组织增生，网状结构塌陷少见。肾脏肿大，肾小管急性坏死（多见于近曲小管），肾小球也有破坏，特殊染色基底膜 Schiff 染色阳性。心肌呈脂肪变性、浊肿和退行性变。脾脏及淋巴结淋巴细胞减少，代之以大单核细胞和组织细胞。脑组织可有小出血灶及水肿，炎症细胞浸润不明显。

（二）中医病因病机

本病为湿热疫毒内侵所致。湿热疫毒从肌肤侵入，湿热郁阻，阻滞卫气膜原，则见发热恶寒；邪毒夹湿阻遏中焦，则见厌食呕恶；湿热毒邪内扰气营则见壮热汗出，神昏，皮肤斑疹；疫毒炽盛内传血分，则见黄疸，肌肤瘀斑，吐血便血；严重者甚至出现阳气暴脱；病变后期，疫毒渐退，但气阴受损，可见倦怠无力，思饮，尿黄渐轻等余邪未净之证。

五、临床表现

潜伏期通常为 3~6 日，长者可达 10 日。

人感染黄热病毒后大多数无症状或症状轻微。典型病例的临床过程可分为以下 4 期。

（一）感染期

此期为病毒血症期，持续 3~5 日。

急性起病，寒战、发热（可达 39~41℃），全身不适，头痛、畏光、腰骶部和下肢疼痛（特别是膝关节）、肌痛、厌食、恶心、呕吐、烦躁、易怒、头晕等，但症状无特异性。

体格检查可有相对缓脉，皮肤、结膜和牙龈充血，特征性舌苔改变（舌边尖红伴白苔），肝大和上腹压痛。

（二）缓解期

发病 3~5 日后，体温下降，症状减轻，进入缓解期。大多数患者开始恢复，但约 15% 的患者在 48 小时之内病情再次加重，进入中毒期（肝肾损害期）。

（三）中毒期（肝肾损害期）

此期特点是病情再次加重，出现多器官功能损伤表现，常累及肝脏、肾脏和血液系统等。临床表现为体温再次升高，黄疸逐渐加重，频繁呕吐，上腹痛，可出现多部位出血，如皮肤瘀点、瘀斑、鼻衄、黏膜出血，腔道大出血，甚至出血性休克。肾功能异常，表现为蛋白尿、血尿，少尿，甚至无尿。心电图可见 ST-T 异常，少数可出现急性心脏增大。神经系统表现为躁动、谵妄、昏迷，脑脊液压力明显增高，蛋白升高但白细胞升高不明显。进入此期，约有 50% 的患者在发病第 2 周死亡。

（四）恢复期

此期可持续 2~4 周。体温下降至正常，症状逐渐消失，器官功能逐步恢复，但疲乏症状可持续数周，黄疸和转氨酶升高可持续数月。

六、实验室检查

（一）一般检查

1. 血常规　外周血白细胞减少，中性粒细胞比例降低，血小板计数下降。

2. 尿常规　尿蛋白阳性，并有颗粒管型及红细胞。

3. 粪便检查　大便隐血试验可阳性。

4. 生化检查　血清转氨酶升高早于胆红素，以天门冬氨酸氨基转移酶（AST）升高突出，可达 20000 U/L 以上。血清胆红素也可明显升高，可达 255~340μmol/L。

5. 凝血功能检查　凝血酶原时间延长、凝血酶原活动度下降、凝血因子（Ⅱ、Ⅴ、Ⅶ、Ⅸ和Ⅹ）下降。部分病例出现弥散性血管内凝血（DIC）则相应凝血功能指标异常。

（二）血清学检测

1.IgM 抗体　采用 ELISA、免疫荧光等方法检测，捕获法检测 IgM 抗体的结果较为可靠。

发病后第 5~7 日可检出 IgM 抗体，可持续数年。

2.IgG 抗体 采用 ELISA、免疫荧光抗体测定（IFA）、免疫层析等方法检测，恢复期可检测出。黄热病毒抗体与其他黄病毒属的登革病毒、寨卡病毒和西尼罗病毒抗体等有较强的交叉反应，易产生假阳性，在诊断时应注意鉴别。

（三）病原学检查

1. 核酸检测 应用 RT-PCR 等核酸扩增技术检测血液、尿液及其他体液标本中的黄热病毒RNA，可用于早期诊断。

2. 病毒分离 发病后 5 日内，可采患者的血液或死亡病例的内脏器官、骨髓和淋巴结等组织标本，进行病毒分离。

3. 抗原检测 采用 ELISA、免疫组化等方法检测标本中的病毒抗原。

七、诊断与鉴别诊断

（一）诊断

根据流行病学史、临床表现和相关实验室检查综合判断。

1. 疑似病例 发病前 14 日内有在黄热病流行地区居住或旅行史。出现难以用其他原因解释的发热、黄疸、肝肾功能损害或出血等。

2. 临床诊断病例 疑似病例且黄热病毒 IgM 抗体检测阳性。

3. 确诊病例 疑似病例或临床诊断病例经实验室检测符合下列情形之一者：①黄热病毒核酸检测阳性。②分离出黄热病毒。③恢复期血清黄热病毒抗体滴度较急性期呈 4 倍及以上升高。同时排除登革热、寨卡病毒等其他常见黄病毒科病毒感染。

（二）鉴别诊断

早期或轻型病例应与流行性感冒、伤寒、斑疹伤寒和拉沙热等鉴别；发热伴有黄疸者应与各种原因引起的肝损害、钩端螺旋体病等鉴别；发热伴出血应与肾综合征出血热及其他病毒性出血热、登革热、蜱传回归热、恶性疟疾等相鉴别。

本病可与疟疾、登革热同时发生。

八、预后

本病预后受种族、年龄、其他黄热病毒科虫媒病毒感染引起的免疫状态等多种因素的影响，病死率为 2%~20%，重症病例病死率可达 50%。出现无尿、高胆红素血症、凝血酶原时间延长超过正常值 25%、出血无法控制、持续呃逆、谵妄、低血压休克、昏迷者预后差。多数患者于病程第 7~8 日开始缓解，逐渐恢复正常，但个别患者可在恢复期因心律失常而导致死亡。

九、治疗

本病尚无特效治疗，主要为对症及支持治疗。

（一）一般治疗

急性期患者应卧床休息至身体完全康复，加强皮肤和口腔护理，保持大便通畅，补充维生素

B、C、K类，并采取有效防蚊隔离措施。密切观察病情变化，监测生命体征。有频繁呕吐、消化道出血时应禁食、静脉补液，维持水、电解质及酸碱平衡。

（二）对症及支持治疗

高热时物理降温为主，必要时给予小剂量解热镇痛剂。但因阿司匹林有抗血小板聚集作用，可诱发或加重出血，故禁用阿司匹林。

肝功能损害时，予保肝、降酶、退黄治疗。

补充维生素 K 促进凝血因子合成，严重出血时补充凝血因子、血小板、新鲜血浆等，必要时输注红细胞。

急性肾衰竭时，必要时可予肾脏替代治疗。

上消化道出血时可予质子泵抑制剂、凝血酶等治疗。

出现脑水肿时，可予 20% 甘露醇等脱水治疗。

（三）中医治疗

本病属中医学"瘟疫""黄疸"范畴，结合中医辨证治疗，疗效更佳。

1. 湿热郁阻（感染期）

临床表现：发热恶寒，头身痛，骨节疼痛，羞明，厌食呕恶，烦躁易怒，尿黄等。舌边尖红，苔白厚腻，脉濡缓或浮数。

治法：清热化湿，透表解肌。

代表方药：甘露消毒丹合柴葛解肌汤加减。

2. 毒扰气营（中毒早期）

临床表现：壮热，且汗出热不解，神昏谵语。目黄，小便短赤。皮肤斑疹，烦渴，呕吐，上腹痛。舌红，苔白或黄，脉濡或数。

治法：清气凉营，泻火解毒。

代表方药：清瘟败毒饮加减。

3. 瘀毒入血（中毒期）

临床表现：壮热不解，上腹痛，黄疸加深，可见躁扰不安或神昏谵语，肌肤瘀斑，吐血、衄血、便血，或并见其他出血证，少尿。舌暗红，苔薄或腻，少津，脉细数。

治法：凉血止血，解毒化瘀。

代表方药：犀角地黄汤加减（犀角现用水牛角代）。

4. 阳气暴脱（休克）

临床表现：身热骤降，面色苍白，气短息微，大汗不止，四肢湿冷，烦躁不安或神昏谵语，肌肤斑疹或见各种出血。舌质淡红，脉微欲绝。

治法：回阳救逆，益气固脱。

代表方药：生脉散合四逆汤加减。

5. 余邪未净（恢复期）

临床表现：倦怠无力，纳食尚可，思饮，尿黄渐轻。舌淡，苔厚少津或少苔，脉细数。

治法：清利余热，益气养阴。

代表方药：茵陈五苓散加减。

（四）出院标准

综合评价住院患者病情转归情况以决定出院时间。符合以下条件可出院：体温正常，症状缓解，血液核酸检测连续两次阴性（间隔 24 小时以上）；不具备核酸检测条件者，病程不少于 10 日。

十、预防

（一）控制传染源

可疑发热患者应注意询问其旅行史，防止在境外感染并输入黄热病。

对疑似、临床诊断和确诊病例应采取有效防蚊隔离措施。对来自黄热病疫区人员实施卫生检疫。

（二）切断传播途径

防蚊灭蚊是本病的重要防控措施。

（三）保护易感人群

对前往本病流行国家或地区的人员开展免疫预防和卫生知识宣教。

本病可接种疫苗进行预防。减毒黄热病毒 17D 株制备的疫苗可以有效预防黄热病毒感染。接种疫苗 10 日内，90% 以上的人可获得有效免疫力；30 日内，99% 的人可获得有效免疫力。一般接种 1 剂足以提供持久的免疫保护，甚至产生终身保护，无须加强免疫。

前往本病流行国家或地区的旅行者需增强防范意识，采取驱蚊剂、长袖衣物等防蚊措施。

第十五节　传染性单核细胞增多症

一、概述

传染性单核细胞增多症（infectious mononucleosis，IM）是由 EB 病毒（Epstein–Barr virus，EBV）感染引起的单核 – 巨噬细胞系统增生性急性传染病。典型临床表现为发热、咽峡炎和淋巴结肿大"三联征"，常合并肝脾肿大、外周淋巴细胞增多及出现异型淋巴细胞。病程常呈自限性。多数预后良好，少数可出现噬血综合征等严重并发症。

二、病原学

EBV 是 1964 年 Epstein 和 Barr 等首先从非洲儿童恶性淋巴瘤体外培养的淋巴瘤细胞系中发现的一种新的人类疱疹病毒，1968 年确定为本病的病原体。

EBV 结构与传统疱疹病毒相似，完整的病毒颗粒由类核、膜壳、壳微粒、包膜所组成，电镜下呈球形，直径 150~180 nm，病毒核酸为 170 kb 的双链 DNA，主要侵犯 B 细胞。EBV 基因组编码 5 个抗原蛋白：衣壳抗原（viral capsid antigen，VCA）、早期抗原（early antigen，EA）、膜抗原（membrane antigen，MA）、EBV 核抗原（EBV nuclear antigen，EBNA）和淋巴细胞检出的膜抗原（lymphocyte detectedmembrane antigen，LYDMA）。VCA 可刺激机体产生 IgM 和 IgG 抗体，IgM 抗体在早期出现，持续 1~2 个月，提示新近感染。IgG 出现较迟，可持续数年，不能区别既往或新近感染。EA 是 EBV 进入增殖周期初期时形成的抗原，其 IgG 抗体于发病后 3~4 周达高峰，持续 3~6 个月，是新近感染或 EBV 活跃增殖的标志。EBNA、LYDMA 和 MA 的 IgG 抗体均于发病后 3~4 周出现，持续终身，是既往感染的标志。

EBV 对生长条件要求极为特殊，仅在非洲淋巴瘤细胞、传染性单核细胞增多症患者血液、白血病细胞和健康人脑细胞等培养中繁殖，因此病毒分离较困难。

三、流行病学

本病世界各地均有发生，通常呈散发性，一年四季均可发病，以秋末和春初为主，亦可引起流行。

（一）传染源

人是 EBV 的贮存宿主，患者和 EBV 携带者为传染源。病毒在口咽部上皮细胞内增殖，唾液中含有大量病毒，排毒时间可持续数周至数月。EBV 感染后长期病毒携带者，可持续或间断排毒达数年之久。

（二）传播途径

主要经口密切接触传播（口－口传播）。飞沫传播并不重要。偶可通过输血传播。

（三）易感人群

本病多见于儿童和少年。西方发达国家发病高峰为青少年，我国儿童发病高峰在学龄前和学龄儿童，体内出现 EBV 抗体，但常无嗜异性抗体。15 岁以上青年中部分呈现典型发病（临床与亚临床感染之比为 1：2~1：4），EBV 病毒抗体和嗜异性抗体均阳性。性别差异不大，发病后可获得持久免疫力。

四、发病机制与病理

（一）发病机制

EBV 进入口腔后先在咽部淋巴组织内复制增殖，导致渗出性咽扁桃体炎，局部淋巴管受累、淋巴结肿大，继而侵入血循环产生病毒血症，进一步累及淋巴系统的各组织和脏器。EBV 主要感染表面有 EBV 受体的 B 细胞，在 B 细胞内将其基因上的各个不同片段所编码的特异抗原表达在 B 细胞膜上，继而引起 T 细胞的强烈免疫应答，直接破坏携带 EBV 的 B 细胞。患者血中的大量异常淋巴细胞就是这种具有杀伤能力的细胞毒性 T 淋巴细胞（CTL）。因此，CTL 在免疫病理损伤形成中起着重要作用：它一方面能够杀伤携带 EBV 病毒的 B 细胞，另一方面破坏许多组织器官，致临床发病。EBV 可引起 B 细胞多克隆活化，产生非特异性多克隆免疫球蛋白，其中有些免疫球蛋白对本病具有特征性，如 Pawl-Bunnell 嗜异性抗体。

全球超过 90% 的成人存在 EBV 感染，但大多数均无临床表现，只有约 10%，尤其是原发感染延迟至青春期后的，会发展为 IM。导致这一现象的原因尚不清楚。EBV 感染人体后大多数成为潜伏性感染，极少数在一定的条件下病毒被激活，发展为慢性活动性 EBV 感染。

（二）病理

淋巴组织良性增生为本病基本病理特征。淋巴结肿大但不化脓。淋巴细胞及单核－巨噬细胞高度增生，胸腺依赖副皮质区的 T 细胞增生最为显著。肝、脾、肾、骨髓、中枢神经系统均可受累，主要为异常的多形性淋巴细胞浸润。

五、临床表现

儿童潜伏期 9~11 日，成人通常为 4~7 周。

起病急缓不一，症状多样，约 40% 有全身不适、头痛、畏寒、鼻塞、食欲不振、恶心、呕吐、轻度腹泻等前驱症状。典型表现为发热、咽痛、淋巴结肿大。本病病程 2~3 周，少数可延至数月。发病期典型临床表现如下。

1. 发热　体温在 38.5~40.0℃，无固定热型，部分患者伴畏寒、寒战，热程不一，持续数日至数周，也有长达 2~4 个月者，热渐退或骤退，多伴有出汗。病程早期可有相对缓脉。

2. 咽峡炎　咽部、扁桃体、悬雍垂充血水肿、疼痛，扁桃体上可有溃疡、渗出或假膜形成。咽和鼻黏膜充血水肿，严重的咽部水肿可引起吞咽困难和气道阻塞。

3. 淋巴结肿大　70% 的患者有明显淋巴结肿大，在病程第 1 周内即可出现，浅表淋巴结普遍受累，以颈部淋巴结最常见，腋下、腹股沟次之。肿大淋巴结直径 1~4cm，呈中等硬度，无粘连及明显压痛。肠系膜淋巴结受累可引起腹痛等症状，常在热退后数周消退。

4. 肝、脾肿大　大约 10% 的患者出现肝脏肿大，多在右肋下 2cm 以内，约 2/3 的患者出现 ALT 升高，部分患者有黄疸，半数患者有轻度脾大，有疼痛及压痛，偶可发生脾破裂。

5. 皮疹　约 10% 的患者出现皮疹，呈多形性，有斑丘疹、猩红热样皮疹、结节性红斑、荨麻疹等，偶呈出血性。多见于躯干部，常在起病后 1~2 周出现，3~7 日消退，无色素沉着和脱屑。

6. 其他　可出现神经系统症状，表现为急性无菌性脑膜炎、脑膜脑炎、周围神经炎等，临床上可出现相应的症状。偶见心包炎、心肌炎、肾炎、肺炎或腹泻。

六、并发症

约 30% 的患者可并发咽峡部溶血性链球菌感染。急性肾炎的发生率可高达 13%，临床表现与一般肾炎相似。脾破裂发生率约 0.2%，多见于疾病的 10~21 日。约 6% 的患者可并发心肌炎。

七、实验室检查

（一）血常规

血象改变是本病的特征之一。早期白细胞计数可正常或偏低，以后逐渐升高，一般为（10~20）×10⁹/L，亦有高达（30~50）×10⁹/L 者，异型淋巴细胞增多可达 10%~30%。异型淋巴细胞超过 10% 或其绝对值超过 1.0×10⁹/L 具有诊断价值。异型淋巴细胞多在发病后数日出现，通常持续两周。其他病毒性疾病也可出现异常淋巴细胞，但百分比一般低于 10%。血小板计数常减少。

（二）血清学检查

1. 嗜异性凝集试验　患者血清中常含有 IgM 型嗜异性抗体，能凝集绵羊或马红细胞，检测效价高于 1：64 有诊断意义，若逐周测定效价上升 4 倍以上则意义更大。该抗体在病程第 1~2

周出现，持续约6个月。本病的嗜异凝集素可被牛红细胞吸附而不被豚鼠肾细胞吸附，而正常人及其他疾病时血中嗜异凝集素则均可被牛红细胞和豚鼠肾细胞吸附，可通过吸附试验以鉴别。青少年原发性EBV感染中其阳性率可达80%~90%，小于5岁的儿童嗜异性抗体多为阴性。

2.EBV 抗体检测 有助于嗜异性抗体阴性 EBV 感染的诊断。原发性 EBV 感染过程中首先产生针对衣壳抗原 IgG 和 IgM 抗体（抗 CA-IgG/IgM）；随后，抗早期抗原（EA）抗体出现，IgG 抗体于发病后 3~4 周达高峰，持续 3~6 个月，是新近感染或 EBV 活跃增殖的标志。在恢复期，抗核抗原（NA）抗体产生。抗 CA-IgG 和抗 NA-IgG 可持续终身。抗 CA-IgM 抗体阳性是原发性 EBV 感染的诊断依据。但有的病例抗 CA-IgM 产生延迟，甚至持续缺失或长时间存在，给诊断造成一定困难。机体在受到病原体入侵时首先产生低亲和力抗体，随着感染的持续和进展，抗体亲和力升高。因此，低亲和力抗体的检出提示原发性急性感染。结合抗 EBV-CA-IgG 抗体为低亲和力抗体以及抗 EBV-NA-IgG 抗体阴性，可增加诊断的敏感性和特异性。

3.病毒核酸检测 Real-time PCR 检测标本中的 EBV DNA 有较高的敏感性和特异性。患者外周血中 EBV 病毒载量在两周内达到峰值，三周左右消失。EBV DNA 阳性提示机体存在活动性 EBV 感染，但不能判断是原发性感染还是既往感染再激活。

八、诊断与鉴别诊断

（一）诊断

主要依据临床表现、特异血象、嗜异性凝集试验、EBV 抗体、EBV DNA 检测进行诊断。有局部流行时，流行病学资料有重要参考价值。

（二）鉴别诊断

注意与巨细胞病毒（CMV）、腺病毒、风疹病毒、甲型肝炎病毒等所致的单核细胞增多相鉴别。其中巨细胞病毒导致的单核细胞增多最常见。EBV 所致者淋巴结炎、咽扁桃体炎常见，而巨细胞病毒所致者肝脾肿大、气管炎和皮疹多见。明确鉴别需依据血清学和病毒学检查。本病也需与急性淋巴细胞性白血病相鉴别，骨髓细胞学检查有确诊价值。儿童患者尚需与急性感染性淋巴细胞增多症鉴别，后者多见于幼儿，大多有上呼吸道症状，淋巴结肿大少见，无脾大。

九、预后

本病多为自限性，一般预后良好。

十、治疗

治疗措施主要是抗病毒治疗和对症治疗。

1.早期应用更昔洛韦有明确的疗效，阿昔洛韦、干扰素等抗病毒制剂亦有一定治疗作用。

2.抗菌药物仅用于咽或扁桃体继发链球菌感染时，一般采用青霉素 G，疗程 7~10 日；避免使用氨苄西林或阿莫西林等，因二者可显著增加多形性皮疹出现的机会。

3.重型患者，如咽喉严重病变或水肿时，有神经系统并发症及心肌炎、溶血性贫血、血小板减少性紫癜等并发症时，应用短疗程糖皮质激素可明显减轻症状。小儿重症患者联合使用抗病毒制剂及人免疫球蛋白 200~400mg/（kg·d），能有效改善症状，缩短病程。脾破裂若能及时确诊、迅速处理，常可获救。

4.中医中药治疗。中医学认为，本病属外感时邪热毒，由表及里，致湿热蕴结，或营阴受损，或热迫血溢，可随证选用银翘散、清营汤、甘露消毒丹等加减治疗。

十一、预防

（一）控制传染源

急性期患者应呼吸道隔离，专人护理，监测生命体征。

（二）切断传播途径

急性期患者呼吸道分泌物宜用含氯石灰（漂白粉）、氯胺或煮沸消毒。

（三）保护易感人群

注意个人卫生，锻炼身体，劳逸结合，提高自身免疫能力。目前研究者正在努力开发 EBV 疫苗。

第十六节　巨细胞病毒感染

一、概述

巨细胞病毒感染是指感染人巨细胞病毒（human cytomegalovirus，HCMV）引发的一种全身感染综合征。由于被感染的细胞在光学显微镜下可见到胞浆和胞核变大，核周出现大型嗜酸性包涵体，故又称巨细胞包涵体病（cytomegalic inclusion disease，CID）。在人群中，人巨细胞病毒感染广泛存在，可引起肺、肝、视网膜、泌尿生殖系统、中枢神经系统、血液循环系统等病变，并与动脉粥样硬化、冠心病、潜在致癌性有关。人巨细胞病毒在新生儿可引起先天性人巨细胞病毒综合征；健康人可引起单核细胞增多症；免疫缺陷患者，如新生儿、器官移植受者或艾滋病患者等，感染后病情危重，甚至可致死亡。

本病归属中医学"温病"范畴，可根据发病后呈现出所侵犯部位的相应临床表现来辨病辨证。

二、病原学

巨细胞病毒（cytomegalovirus，CMV）属疱疹病毒科，人巨细胞病毒属 B 型疱疹病毒亚科，呈球形，直径为 200 nm，是人类疱疹病毒科中最大的一种病毒，核心由分子量为（150~160）× 10^6 kD 的线状双股 DNA 组成。病毒壳体为 20 面对称体，含有 162 个壳粒。周围有单层或双层的类脂蛋白套膜，具有典型的疱疹病毒结构。

人是人巨细胞病毒的唯一宿主。人巨细胞病毒一般用人的成纤维细胞培养，体外生长缓慢，复制周期为 36~48 小时。人巨细胞病毒不耐酸，亦不耐热，pH < 5 时，或 56℃加热 30 分钟，或紫外线照射 5 分钟，均可灭活。在 20% 乙醚中最多存活 2 小时，在 –60℃以下稳定。

三、流行病学

（一）传染源

患者及隐性感染者为本病传染源，病毒可自血液、唾液、尿液、精液、乳汁、粪便、宫颈与阴道分泌物等排出，持续数周到数年。

（二）传播途径

1.母婴传播 人巨细胞病毒可在妊娠期通过胎盘感染胎儿，尤其是妊娠初期感染人巨细胞病毒对胎儿的影响尤大；也可在分娩时经产道传播给新生儿；或通过母乳喂养传播给新生儿。

2.接触传播 密切接触患者和隐性感染者的尿液、唾液、宫颈或阴道分泌物、精液、乳汁、粪便后，均可引起传播。通过性交可直接传播。

3.医源性传播 通过输血、器官移植、体外循环和心脏手术等方式传播。

（三）易感人群

人群易感性受年龄，机体免疫功能状态和社会经济情况等因素影响。一般年龄越小，其易感性越高，症状也越重。宫内未成熟的胎儿最易感染，可致多种畸形、早产、死胎等。年长儿童和青壮年则以隐性感染居多。70岁以上老人较年轻人易感。各种严重疾病及接受免疫抑制剂、化疗、放疗、器官移植等患者免疫功能降低时，体内潜伏的人巨细胞病毒可活化而发病。艾滋病患者的人巨细胞病毒感染发病率高。男性同性恋者本病亦多见。

（四）流行特征

本病遍布全球。大部分人在幼年或青年时期获得感染。健康人群人巨细胞病毒抗体阳性率80%~100%，说明其感染甚为普遍。男女无明显差异。围生期和生育期为两个感染高发期。社会经济落后地区感染率显著高于社会经济发达地区。本病的流行没有明显的季节性，一年四季均可发生。

四、发病机制与病理

（一）西医发病机制与病理

1.发病机制 人巨细胞病毒感染机体后，与胞膜融合或经吞饮作用进入宿主细胞，借助淋巴细胞或单核细胞播散，感染细胞存在于全身各种组织器官和各种体液中。人巨细胞病毒在健康人体内呈潜伏状态，在免疫缺陷或低下时可活化，引起间质炎症或灶性坏死等病变。脑内可有坏死性肉芽肿和广泛钙化。原发感染常会引起淋巴细胞的强烈反应，出现单核细胞增多症表现；也可进一步引起T淋巴细胞反应低下，导致肺孢子菌等的二重感染；还可引起包括浆细胞、淋巴细胞以及单核吞噬细胞等细胞的炎症反应，这种反应在肝脏尤为典型。从宫颈癌、前列腺癌等组织中发现了人巨细胞病毒序列和相应抗原成分，表明人巨细胞病毒可能具有致癌性。

2.病理 表现为感染细胞体积增大3~4倍，胞质内首先出现嗜碱性包涵体。继而在胞核内出现嗜酸性包涵体，位于核中央，染红色，周围包绕一轮透明晕，犹如猫头鹰眼状，特征明显。在所有人类病毒中，巨细胞病毒包涵体是最大的。

（二）中医病因病机

本病没有统一的中医病名，可根据感染引起的症状及后果来辨病，如"胎漏、滑胎、黄疸、暴盲、痫证、痿证、喘病"等范畴。根据巨细胞病毒潜伏在全身各脏器、各系统，发病后呈现出相对应系统的症状特点，可归于伏邪致病。吴又可《温疫论》认为，毒邪入侵后，藏于某处，若正尚能制邪，则感而不发，可因外邪侵袭、饮食不当、情志刺激、体虚劳累等诱因引动而触发，以致"邪毒渐张，内侵于腑，外淫于经"。邪毒浮越于某经，即显某经之证。如浮越于太阳，卫阳被郁，可见发热、恶寒、脉浮；若邪中厥阴，因肝开窍于目，肝疏泄失常，或肝血不足，可见视力减弱，甚则失明。婴幼儿脏腑娇嫩、形气未充，故体质虚弱，易感邪气，感邪后传变迅速，易从阳经迅速传变至阴经，邪犯少阴，肾精不足，脑髓失养，可见嗜睡、智力迟钝、发育缓慢等表现。

五、临床表现

人巨细胞病毒感染有原发性和继发性之分，前者见于首次感染者，后者或再感染者体内有病毒潜伏。一旦机体免疫功能减损，病毒即可激活致病。病情轻重不同，临床表现各异。

1. 先天性感染　孕妇通过胎盘感染胎儿所致。轻者于出生后数月发现，重症表现为黄疸、肝脾肿大、瘀点状皮疹和多系统器官损害。可见小头畸形、运动障碍、听力减退、脉络膜视网膜炎、大脑钙化、智力迟钝，甚至死亡。孕妇感染还会造成胎儿流产、死胎等。

2. 围产期感染　可由母体潜在病毒激活所致，对早产儿和体弱儿危险性较大，主要表现为神经肌肉损害。

3. 后天获得性感染　新生儿出生时吸入宫颈、阴道分泌物或产后哺乳等感染为后天获得性感染，大多数无症状，但血清抗体可呈阳性。儿童感染几乎无症状，偶有肝大或肝功能损害。正常成年人表现为隐性感染，或呈单核细胞增多症表现。免疫缺陷者的人巨细胞病毒感染，除可见单核细胞增多症外，还常见间质性肺炎、肝炎、胃肠道炎症、视网膜炎、大脑病变等。其中艾滋病患者发生人巨细胞病毒感染甚为普遍，人巨细胞病毒视网膜病是艾滋病患者失明的重要原因。

六、并发症

人巨细胞病毒感染常继发于艾滋病、器官移植等免疫功能低下者。合并人巨细胞病毒感染后，往往病情加重，病死率高。

七、实验室检查

（一）一般检查

1. 血常规　白细胞数升高，淋巴细胞增多，出现异型淋巴细胞，常占白细胞计数的10%以上。

2. 尿常规检查　可见蛋白尿，并有少量红细胞和白细胞。

3. 肝生化指标检查　可出现谷丙转氨酶（ALT）升高等异常。

（二）血清学检测

检测血清中特异性的抗HCMV-IgG和抗HCMV-IgM抗体。IgG阳性说明既往有过人巨细胞病毒感染，IgM阳性提示近期感染或潜伏性感染被激活，易受自身抗体、类风湿因子或EB病毒等交叉反应的干扰，出现假阳性，也可受机体免疫状态等因素的影响，出现假阴性。

（三）细胞学检查

从尿液、脑脊液或受感染的肝、肺、胃等组织中可查到感染人巨细胞病毒的细胞。

（四）病原学检查

1. 病毒分离　为实验室诊断的金标准。可从尿液、泪液、血液、乳汁、唾液、精液、阴道或宫颈分泌物、活检或尸检的各种组织中分离到人巨细胞病毒。

2. 核酸检测　采用聚合酶链反应（PCR）技术检出 HCMV-DNA。对无症状的潜伏感染和早期感染者，其敏感性、特异性高，为人巨细胞病毒检测方法的首选，尚可监测抗人巨细胞病毒疗效。

3. 抗原检测　HCMV-pp65 抗原是人巨细胞病毒复制时最早产生的抗原，在症状出现前 1~2 周即可测到。在外周血中检测到人巨细胞病毒抗原，已被公认为人巨细胞病毒活动性感染的重要标志。

4. 宏基因组测序（mNGS）　宏基因组学第二代测序技术检测病原体具有无偏倚性、广覆盖、快速等优点，在临床的应用正快速增长。取患者体液、血液或组织等标本进行核酸测序，可发现人巨细胞病毒的核酸序列，但需注意区分是感染还是定植。

八、诊断与鉴别诊断

（一）诊断

1. 婴幼儿　患儿母亲于妊娠期有可疑巨细胞病毒感染病史；先天性畸形，新生儿黄疸延迟消退，肝、脾肿大，重度溶血性贫血；白细胞增多伴异常淋巴细胞增多；有颅内钙化、脑部症状而原因不明。

2. 年长儿童及成人　单核细胞增多而血清嗜异凝集试验阴性；发生间质性肺炎或原因不明的肝炎；器官移植后接受免疫抑制治疗，发生传染性单核细胞增多症表现而血清嗜异凝集试验阴性。

以上情况均应考虑人巨细胞病毒感染，结合病原学、血清学检查可确诊。

（二）鉴别诊断

先天性人巨细胞病毒感染应与风疹病毒、单纯疱疹病毒、弓形虫病、新生儿败血症等鉴别；后天获得性人巨细胞病毒感染应与传染性单核细胞增多症、其他病毒所致的病毒性肝炎、肺炎等鉴别。

九、预后

取决于患者的年龄和免疫功能状态。正常成人和儿童感染人巨细胞病毒后常为自限性，很少发病，愈后较好。免疫功能低下者则可能预后不良。

十、治疗

（一）西医治疗

妊娠早期发现人巨细胞病毒感染，应终止妊娠；妊娠中、晚期感染者要注意胎儿有无畸形而采取相应治疗措施。

对于有症状或先天性人巨细胞病毒感染者可进行抗病毒治疗，一般选用下列药物：

1. 更昔洛韦（ganciclovir） 是目前首选的抗人巨细胞病毒治疗药物。对免疫抑制的人巨细胞病毒患者，有效率达80%。可预防艾滋病患者的巨细胞病毒视网膜炎和器官移植受者的人巨细胞病毒感染，剂量为5mg/（kg·d），分两次静脉给药，疗程14~21日。之后改为口服治疗，剂量为5mg/（kg·d），分3次口服，长期维持。主要不良反应为肝功能损害、骨髓抑制、消化道症状、神经毒性及肾损害等。

2. 膦甲酸钠（foscarnet） 常用于不能耐受更昔洛韦或更昔洛韦治疗无效的人巨细胞病毒感染患者。已获准用于艾滋病患者并发巨细胞病毒视网膜炎，常用初始剂量为60mg/kg，每日3次，疗程2~3周，继以90~120mg/（kg·d）维持。主要不良反应为肾毒性、电解质紊乱、粒细胞减少、血小板减少、贫血、胃肠不适、乏力等。

3. 缬更昔洛韦（valganciclovir） 为更昔洛韦的前体，口服后迅速转化为更昔洛韦，用于治疗艾滋病患者并发巨细胞病毒视网膜炎和预防高危移植受体的人巨细胞病毒病。

4. 人巨细胞病毒特异性免疫球蛋白 对病情危重的人巨细胞病毒患者，用高效价人巨细胞病毒特异性免疫球蛋白可中和人巨细胞病毒，阻止细胞毒性T细胞效应，减轻组织损害。

（二）中医辨证治疗

本病既为伏邪致病，《温疫论》云："必待诸证渐显，然后可得而治之。"目前尚无统一的证型，可依据发病后表现出的症状、舌脉象等进行辨证治疗。多从"正气亏虚、毒邪致病"辨证，中医治则为扶正、祛邪，中医治法有清热、解毒、化湿、凉血、健脾益气、补肾培脾等。孕妇、新生儿正气不足，伏邪诱发而出，可表现为胎动不安、胎怯、胎黄等疾病。

1. 胎动不安

（1）脾肾两虚

临床表现：妊娠期间，腰酸腹痛，胎动下坠，或伴阴道少量流血、色暗淡或色淡质稀，或头晕耳鸣、两膝酸软、小便频数，或精神倦怠、气短懒言、面色白。舌淡，苔薄或白，脉沉细而滑。

治法：补肾益气，固冲安胎。

代表方药：寿胎丸合举元煎加减。

（2）血热证

临床表现：妊娠期间，腰酸腹痛，胎动下坠，或伴阴道少量流血，血色深红或鲜红，心烦少寐，渴喜冷饮，便结溲黄。舌红，苔黄，脉滑数。

治法：清热凉血，固冲安胎。

代表方药：保阴煎加减。

2. 胎怯：脾肾两虚

临床表现：形体瘦小，身材短小，精神萎靡，啼哭无力，面色无华，口唇色淡，或头大，囟门开大，耳壳薄软，骨弱肢柔，肌肉瘠薄，痿软无力，吮乳乏力，溢乳，大便稀薄等。舌淡红，苔薄或白，指纹淡。

治法：健脾益气，补肾助阳。

代表方药：补肾地黄丸合保元汤加减。

3. 胎黄：湿热郁蒸

临床表现：面目皮肤发黄，色泽鲜明如橘，哭声响亮，不欲吮乳，口渴唇干，或有发热，大便秘结，小便深黄。舌质红，苔黄腻，指纹滞。

治法：清热利湿退黄。

代表方药：茵陈蒿汤加减。

十一、预防

（一）控制传染源

对患者进行隔离，对其分泌物和排泄物进行消毒处理。

（二）切断传播途径

输血或器官移植供应者应进行人巨细胞病毒筛查。注意个人、环境、饮食卫生等，以防感染。

（三）保护易感人群

对孕妇、器官移植受者、免疫缺陷患者等予以保护，远离传染源。

鉴于人巨细胞病毒感染广泛，且多为隐性感染者，传播途径不易控制，人群普遍性易感，预防措施重点在于应用疫苗。目前主要研制与应用的是减毒活疫苗及亚单位疫苗等，可诱导机体产生体液和细胞免疫应答，降低发病率。

第十七节　狂犬病

一、概述

狂犬病（rabies）是由狂犬病毒（rabies virus）引起的以侵犯中枢神经系统为主的人兽共患急性传染病。人多因被病兽咬伤而感染。临床表现为特有的恐水、恐风、咽肌痉挛、进行性瘫痪等，最终危及生命。因恐水症状突出，又名恐水症（hydrophobia）。发病后死亡率几乎为100%。本病归属中医学"疯犬病""猘犬病"范畴。

二、病原学

狂犬病毒属单负病毒目（Mmononegavirales）弹状病毒科（Rhabdoviridae）狂犬病毒属（Lyssavirus）。病毒形似子弹，直径75~80 nm，长100~300 nm。外层为核衣壳及含脂蛋白和糖蛋白的包膜，中心为单股负链RNA。狂犬病毒具有两种主要抗原：一种为病毒外膜上的糖蛋白抗原，能与乙酰胆碱受体结合，使病毒具有神经毒性，并使体内产生中和抗体和血凝抑制抗体，中和抗体具有保护作用；另一种为内层的核蛋白抗原，可使体内产生补体结合抗体和沉淀素，无保护作用。从患者或犬、猫等哺乳动物体内分离的病毒称野毒株（wild virus）或街毒株（street virus），致病力强，感染后一旦出现症状，病死率几乎为100%；在蝙蝠中传播的狂犬病毒毒力相对较弱。

狂犬病毒易被紫外线、甲醛、碘酒、高锰酸钾、乙醇、汞和季铵类化合物（如苯扎溴铵）等灭活。加热100℃，2分钟可灭活，对酚有高度抵抗力。在冰冻、干燥条件下可保存数年。

三、流行病学

（一）传染源

我国狂犬病主要传染源是病犬，由病犬传播者占80%~90%，其次是猫和狼。发达国家由于病犬被控制，野生动物如狐狸、嗜血蝙蝠、臭鼬和浣熊等逐渐成为重要传染源。患病动物唾液中含有大量病毒，发病前数日即具有传染性，隐性感染的犬、猫等兽类亦有传染性。因狂犬病患者唾液中病毒量较少，故一般不是传染源。

（二）传播途径

主要通过病兽咬伤、抓伤传播，器官移植、宰杀病兽等也可感染病毒而发病。结膜、肛门黏膜等也是病毒侵入的重要门户。此外，已有经呼吸道及消化道感染的报道，但病毒不能侵入没有损伤的皮肤。

（三）易感人群

人群普遍易感。兽医、动物饲养者及猎人尤其易感。男性多于女性。人被病兽咬伤后发病率为15%~20%。发病与否与下列因素有关：

1.咬伤部位　咬伤头面、颈部者发病率较高，咬伤手臂者次之。

2.创伤程度　伤口深而大者发病率高，头面深部伤者可达80%左右。

3.局部处理情况　咬伤后迅速彻底清洗者发病率低。

4.注射疫苗情况　及时、全程、足量注射狂犬疫苗者发病率低。

5.其他　免疫功能低下或免疫缺陷的被咬伤者发病率高。

四、发病机制与病理

（一）西医发病机制与病理

1.发病机制　狂犬病毒入侵后，对神经组织有强大的亲和力，沿末梢神经向心进入与咬伤部位相当的背根节和脊髓段，再上行至脑，在脑组织中繁殖，继而沿传导神经进入唾液腺，使唾液具有传染性。感染过程分为三个阶段：

（1）局部组织内繁殖期　病毒入侵后，在伤口的横纹肌肌梭感受器神经纤维处聚集繁殖，4~6日侵入末梢神经。

（2）侵入中枢神经期　病毒沿神经轴突向中枢神经进行向心性扩展，至脊髓背根神经节大量繁殖，然后侵入脊髓、大脑、小脑等处的神经元。

（3）向各器官扩散期　病毒自中枢神经系统沿传出神经向周围神经离心性扩散，侵入各组织器官，尤以唾液腺、舌部味蕾、嗅神经上皮等处病毒含量较多。由于迷走神经核、舌咽神经核和舌下神经核受损，临床易发生呼吸肌、吞咽肌痉挛，出现恐水、呼吸困难、吞咽困难等症状。交感神经受刺激，使唾液腺分泌和出汗增多。迷走神经节、交感神经节和心脏神经节受损时可致患者心功能紊乱或猝死。

2.病理　病理变化主要为急性弥漫性脑脊髓炎。大脑的海马、小脑、脑桥等处受损也较显著。脑实质可见充血、水肿和微小出血灶，其特异性病变是在镜下发现神经细胞胞浆中具有诊断价值的嗜酸性包涵体，即内氏小体（negri body），呈圆形或卵圆形，直径3~10 nm，最常见于海马及小脑蒲肯野细胞中，偶见于大脑皮层的锥体细胞层、脊髓神经细胞、后脚神经节、交感神经节等。内氏小体为病毒集落，电镜下可观察到小体内的病毒颗粒。

（二）中医病因病机

狂犬病系疫毒之邪，经过癫狂之犬的唾液由皮肤伤口侵入人体而发病。毒邪入侵后，初起犯及卫表，类似感冒；进而入里化热，热毒壅盛，深入营血，炼津成痰；痰热盛风动，扰乱心神，以致神识狂乱，肌肉痉挛，撕咬嚎叫，耗气伤阴；最终阴竭阳衰，神灭精绝而亡。

五、临床表现

潜伏期一般为1~3个月，极少数短至两周以内或长至一年以上。潜伏期长短与年龄（儿童较短），伤口部位（头面伤者较短、下肢伤者较长），伤口深浅（深者潜伏期短），病毒的数量及毒力（病毒数量多、毒力强者潜伏期短）等因素有关。

典型临床过程分以下3期。

（一）前驱期

常有发热，头痛，疲劳，厌食，周身不适等症状。对声、光、风、痛等敏感，并有咽喉紧缩感。较有诊断意义的早期症状是伤口及其附近有麻、痒、痛或蚁走感，此乃病毒繁殖时刺激神经元所致。本期2~4日。

（二）急性神经症状期

出现典型的狂犬病临床表现，分为狂躁型与麻痹型两种。

1. 狂躁型　出现发热伴明显神经系统体征，突出表现为极度恐惧，恐水、怕风。恐水、怕风是本病的特征性症状，但并非每例都出现。患者饮水、见水、听见水声或谈及饮水时，可引起严重咽喉肌痉挛，渴极而怕水，饮而不能下咽，常伴声嘶和脱水。受风，或音响、光亮、触动等，也可引起同样发作。因声带痉挛，致吐字不清，声音嘶哑，甚至失音。因吞咽困难同时有过度流涎而出现"泡沫嘴"。由于交感神经功能亢进，患者出现大汗，高热，体温可高达40℃以上，心率增快，血压升高，瞳孔扩大，但神志大多清醒。随着兴奋状态加重，部分患者出现精神失常、幻觉、谵妄、冲撞、嚎叫等。本期持续1~3日。

2. 麻痹型　无典型的兴奋期和恐水表现，而以高热，头痛，呕吐，咬伤处疼痛开始，继而出现肢体软弱，腹胀，共济失调，肌肉瘫痪，大小便失禁等横断性脊髓炎或上升性脊髓麻痹表现。

（三）麻痹期

痉挛减少或停止，患者由安静进入昏迷状态，并出现弛缓性瘫痪，尤以肢体软瘫多见。眼肌、颜面肌及嚼肌亦可受累。最终因呼吸麻痹和循环衰竭而死亡。本期一般6~18小时。

该病进展迅速，整个自然病程一般不超过5日。死因常为咽肌痉挛而窒息或呼吸循环衰竭。

六、并发症

可并发肺炎，气胸，心功能衰竭，动静脉栓塞，急性肾衰等。伤口离中枢神经越近、越深、越大，并发症就越多、越严重，死亡越快。

七、实验室检查

（一）血、尿常规

外周血白细胞计数轻至中度升高，中性粒细胞占80%以上。尿常规可发现轻度蛋白尿，偶见透明管型。

（二）脑脊液

压力正常或轻度升高，细胞数低于 200×10^6 /L，以淋巴细胞为主，蛋白轻度升高，糖和氯化物正常。

（三）病原学检查

1. 抗原检测 可取患者脑脊液或唾液直接涂片，角膜印片，或咬伤部位的皮肤组织或脑组织，检测狂犬病毒抗原，阳性率可达 98%。

2. 宏基因组测序（mNGS） 取患者脑脊液或唾液，或咬伤部位的皮肤组织或死者脑组织，应用宏基因组学第二代测序技术检测出狂犬病毒核酸序列，可确诊。

3. 病毒分离 取患者的唾液、脑脊液或死者脑组织混悬液接种动物，分离病毒，经中和试验鉴定可以确诊，但阳性率较低。

4. 内氏小体 用死者脑组织印压涂片或作病理切片，镜检查找内氏小体，阳性率为 70%~80%。

5. 核酸测定 采用 PCR 法测定狂犬病毒 RNA，以唾液标本检测阳性率较高。

6. 血清特异性抗体检测 病后两周该抗体几乎全部阳性。病后 6 日可测得血清中和抗体，效价上升者有诊断意义。

八、诊断与鉴别诊断

（一）诊断

依据有被病兽咬伤、抓伤史及典型的临床表现，即可做出临床诊断，但在疾病早期、儿童及咬伤不明确者易误诊。确诊有赖于病原学检查或尸检发现脑组织中的内氏小体。

（二）鉴别诊断

本病应与破伤风，病毒性脑炎，脊髓灰质炎等疾病相鉴别。流行病学资料和特殊症状是鉴别要点。本病瘫痪型还需与接种狂犬病疫苗后反应相鉴别，后者也可出现发热，肢麻，瘫痪表现，但停止接种疫苗并应用肾上腺皮质激素后大多恢复。死亡病例需经免疫荧光试验或脑组织内氏小体检查方能确诊。

九、预后

该病预后极差，一旦发病，病死率几乎达 100%。

十、治疗

（一）西医治疗

1. 隔离患者 单室严格隔离患者，卧床休息，保持安静，专人护理，尽量减少声、光、风和水等刺激，防止分泌物、排泄物等污染。

2. 对症治疗 监护患者生命体征，营养支持，维持水及电解质的平衡，做好对症处理。解除痉挛可用苯巴比妥或地西泮等镇静，必要时建立人工气道在机械通气支持下使用肌松剂。脑水肿可用甘露醇或呋塞米等脱水。

3. 抗病毒治疗 目前尚无有效的抗病毒药物。

（二）中医辨证治疗

中医治疗"疯犬病"，最早在东晋葛洪所著《肘后备急方》中有记载取狂犬的脑组织外敷疗法，但疗效不确切。之后亦无文献记载成功治疗本病的经验，故以下辨证治疗仅供参考。

1. 疫毒犯表

临床表现：精神不振，恶风，轻度发热，头痛，食欲不振，畏光，畏声，伤口处有麻、痒、痛或虫行感。舌淡红，苔薄白，脉浮。

治法：清热解毒，疏风消肿。

代表方药：连翘败毒饮加减。

2. 热盛风动

临床表现：狂躁不安，高热，惊恐，恐水，恐风，多汗流涎，咽喉痉挛，吞咽困难，谵语。舌红或暗，苔黄，脉数或弦等。

治法：凉肝息风，增液舒筋。

代表方药：羚角钩藤汤加减。

3. 阴竭阳衰

临床表现：神昏肌软，四肢厥冷，二便失禁。脉微欲绝。

治法：扶正固脱。

代表方药：生脉散合参附龙牡汤加减。

十一、预防

鉴于本病一旦发病，病死率几乎达 100%，故预防发病是最重要的。做好暴露前免疫接种，或咬伤等暴露后预防接种，同时注射免疫球蛋白，以及彻底地处理伤口，是预防狂犬病发病的重要手段。

（一）管理传染源

管理和免疫家犬，捕杀野犬，对进出口动物检疫，焚毁或深埋病兽尸体。

（二）伤口处理

被咬伤后尽快用 20% 肥皂水或 0.1% 苯扎溴铵（新洁尔灭）彻底冲洗伤口至少半小时，力求去除狗涎，挤出污血。彻底冲洗后用 5% 碘酊或 75% 酒精反复涂擦伤口。伤口不宜缝合包扎，以便排血引流，伤及大血管需紧急止血者除外。也可在伤口底部和周围局部浸润注射抗狂犬病免疫球蛋白或免疫血清。还需注意预防破伤风及细菌感染。

（三）预防接种

1. 疫苗接种 可用于暴露前预防或暴露后预防。

（1）暴露前预防 于第 0、第 7 和第 28 日分别肌内注射一次狂犬病疫苗，1~3 年加强一次。

（2）暴露后预防 ①应用人群：Ⅱ级（裸露的皮肤被轻咬或无出血的轻微抓伤或擦伤）和Ⅲ级暴露者（单处或多处贯穿皮肤的咬伤或抓伤，或破损皮肤被舔舐，或黏膜被动物唾液污染，或暴露于蝙蝠）。②接种程序：5针法程序，第0、第3、第7、第14和第28日各接种1剂，共接种5剂；"2-1-1"程序，第0天接种2剂（左右上臂三角肌各接种1剂），第7天和第21天各接种1剂，共接种4剂（此程序只适用于我国已批准可以使用"2-1-1"程序的狂犬病疫苗产品）。③接种途径、部位和剂量：2岁及以上儿童和成人在上臂三角肌注射；2岁以下儿童可在大腿前外侧肌注射；每剂0.5mL或1.0mL。

2.免疫球蛋白注射　以人抗狂犬病免疫球蛋白最佳。抗狂犬病马血清使用前应做皮肤过敏试验。

第十八节　艾滋病

一、概述

艾滋病（acquired immunodeficiency syndrome，AIDS）即获得性免疫缺陷综合征，是由人免疫缺陷病毒（human immunodeficiency virus，HIV）感染引起，以 $CD4^+T$ 淋巴细胞数量减少、功能缺损的免疫功能缺陷为特征，继发各种机会性感染、恶性肿瘤和中枢神经系统病变等的一种慢性传染病。根据临床表现，本病可归属于中医学"疫病""虚劳"等范畴。

二、病原学

HIV为反转录病毒（retroviridae）科慢病毒属（lentivirus）中的人类慢病毒组，直径100~120 nm的球形颗粒，由核心和包膜组成。核心由衣壳蛋白（CA，p24）组成，衣壳内包括两条完全相同的病毒单股正链RNA、核衣壳蛋白（NC）和病毒复制所必需的酶类，包括反转录酶（RT，p51/p66）、整合酶（IN，p32）和蛋白酶（PR，p10）等。病毒的最外层为包膜，其中嵌有外膜糖蛋白gp120和跨膜糖蛋白gp41；包膜结构之下是基质蛋白（MA，p17），形成病毒内壳。

HIV分为HIV-1型和HIV-2型。HIV基因组全长约9.7 kb，基因组两端长末端重复序列（LTR）发挥着调节HIV基因整合、表达和病毒复制的作用。HIV基因组含有gag、pol和env 3个结构基因、2个调节基因（tat反式激活因子和rev毒粒蛋白表达调节因子）和4个辅助基因（nef负调控因子、vpr病毒蛋白r、vpu病毒蛋白u和vif病毒感染因子），其中vpu为HIV-1型所特有，而vpx为HIV-2型所特有。

HIV变异性很强，各基因的变异程度不同，env基因变异率最高。HIV发生变异的主要原因包括反转录酶无校正功能导致的随机变异，病毒在体内高频率复制，宿主的免疫选择压力，病毒DNA与宿主DNA之间的基因重组，以及药物选择压力，其中不规范的ART以及患者依从性差是导致耐药变异的重要原因。

我国以HIV-1为主要流行株，已发现的有A、B（欧美B）、B'（泰国B）、C、D、F、G、H、J和K 10个亚型，还有不同流行重组型（CRF）和独特重组型（URF），主要流行亚型为CRF07_BC、CRF01_AE、CRF08_BC和B亚型。

HIV-1入侵宿主的主要受体是表达于T淋巴细胞、单核巨噬细胞以及树突状细胞表面的 CD_4 分子。HIV需借助易感细胞表面的受体进入细胞，包括第一受体（ CD_4 ，主要受体）和第二受体（CCR5或CXCR4等辅助受体）。根据HIV对辅助受体利用的特性将HIV分为X4和R5毒株。R5型病毒通常只利用CCR5受体，而X4型病毒常同时利用CXCR4、CCR5和CCR3受体。CCR5和CXCR4在不同T细胞亚群上的表达存在差异，初始T淋巴细胞（CD45RA）高表达 CXCR4，而记忆性 T 淋巴细胞（CD45RO）高表达 CCR5。巨噬细胞和树突状细胞也高表达 CCR5。HIV 在疾病早期常利用 CCR5 作为辅助受体，在疾病进展到晚期时常利用 CXCR4。

HIV 在人体细胞内的感染过程包括：①吸附、膜融合及穿入：HIV-1 感染人体后，选择性地吸附于靶细胞的 CD_4 受体上，在辅助受体的帮助下进入宿主细胞。②反转录、入核及整合：在细胞质中病毒 RNA 在反转录酶作用下，形成互补 DNA（cDNA），在 DNA 聚合酶作用下形成双链线性 DNA。进入细胞核内，在整合酶的作用下整合到宿主细胞的染色体 DNA 中。这种整合到宿主 DNA 中的病毒 DNA 即被称为"前病毒"。③转录及翻译：前病毒被活化而进行自身转录时，在细胞 RNA 聚合酶的催化下，病毒 DNA 转录形成 RNA，一些 RNA 经加帽加尾成为病毒的子代基因组 RNA；另一些 RNA 经拼接而成为病毒 mRNA，在细胞核蛋白体上转译成病毒的结构蛋白（Gag、Gag-Pol 和 Env 前体蛋白）和各种非结构蛋白，合成的病毒蛋白在内质网核糖体进行糖化和加工，在蛋白酶作用下裂解，产生子代病毒的蛋白和酶类。④装配、出芽及成熟：Gag 和 Gag-Pol 前体蛋白与病毒子代基因组 RNA 在细胞膜的内面进行包装，gp120 和 gp41 转运到细胞膜的表面，与正在出芽的 Gag 和基质蛋白 MA 相结合，通过芽生从细胞膜上获得病毒体的包膜，形成独立的病毒颗粒。在出芽的中期或晚期，病毒颗粒中的 Gag 和 Gag-Pol 前体蛋白在病毒自身的蛋白酶作用下裂解成更小的病毒蛋白，包括 Gag 中的 p17、p24、p7、p6，以及 Pol 中的反转录酶、整合酶和蛋白酶。这些病毒蛋白与子代基因组 RNA 再组合，最后形成具有传染性的成熟病毒颗粒。

HIV 在外界环境中的生存能力较弱，对物理因素和化学因素的抵抗力较低。一般消毒剂如：碘酊、过氧乙酸、戊二醛、次氯酸钠等对乙肝病毒（HBV）有效的消毒剂，对 HIV 也都有良好的灭活作用。除此之外，70% 的酒精也可灭活 HIV，但紫外线或 γ 射线不能灭活 HIV。HIV 对热很敏感，对低温耐受性强于高温。56℃处理 30 分钟可使 HIV 在体外对人的 T 淋巴细胞失去感染性，但不能完全灭活血清中的 HIV；100℃处理 20 分钟可将 HIV 完全灭活。

三、流行病学

（一）传染源

传染源为 HIV 感染者及艾滋病患者。HIV 主要存在于传染源的血液、精液、阴道分泌物、胸腹水、脑脊液、羊水和乳汁等体液中。

（二）传播途径

经性接触（包括不安全的同性、异性和双性接触），经血液及血制品（包括共用针具静脉注射毒品、不安全规范的介入性医疗操作、文身等），经母婴传播（包括宫内感染、分娩时和哺乳传播）。握手、拥抱、礼节性亲吻、同吃同饮等日常接触不会传播 HIV。

（三）易感人群

人群普遍易感，高危人群主要有男男同性性行为者、静脉注射毒品者、与 HIV 感染者有性接触者、多性伴人群、性传播感染（STI）者。

（四）流行特征

根据 2022 年 7 月世界卫生组织发布的全球疫情报告，截至 2021 年年底，在世界范围内存活的 HIV 感染者高达 3840 万，其中 2021 年约有 150 万例新发 HIV 感染者和 65 万例死于 HIV 相关疾病。截至 2022 年年底，我国（不含港、澳、台地区）报告现存活 HIV 感染者 122.3 万例，2022 年新报告 HIV 感染者 10.7 万例。我国疫情形势整体保持低流行态势，部分地区传播风险较高，性传播为主要传播途径，2022 年新报告病例中经性传播比例达 97.6%，其中异性性传播为 72.0%，男性同性性传播为 25.6%。

四、发病机制与病理

（一）西医发病机制与病理

1. 发病机制 HIV 主要侵犯人体的免疫系统，包括 CD4$^+$T 淋巴细胞、单核巨噬细胞和树突状细胞等，主要表现为 CD4$^+$T 淋巴细胞数量不断减少，最终导致人体细胞免疫功能缺陷，引起各种机会性感染和肿瘤的发生。此外，HIV 感染也会导致心血管疾病（CVD）、骨病、肾病和肝功能不全等疾病的发病风险增加。

HIV 进入人体后，在 24~48 小时到达局部淋巴结，5~10 日在外周血中可以检测到病毒成分，继而产生病毒血症，导致急性感染，以 CD4$^+$T 淋巴细胞数量短期内一过性迅速减少为特点。大多数感染者未经特殊治疗，CD4$^+$T 淋巴细胞数可自行恢复至正常水平或接近正常水平。由于病毒储存库的存在，宿主免疫系统不能完全清除病毒，形成慢性感染，包括无症状感染期和有症状感染期，无症状感染期平均约 8 年，主要表现为 CD4$^+$T 淋巴细胞数量持续缓慢减少；进入有艾滋病期后 CD4$^+$T 淋巴细胞再次快速地减少，多数感染者 CD4$^+$T 淋巴细胞计数在 350 个 /μL 以下，部分晚期患者甚至降至 200 个 /μL 以下。HIV 感染导致 CD4$^+$T 淋巴细胞下降的主要原因包括：① HIV 引起的 CD4$^+$T 淋巴细胞凋亡或焦亡。② HIV 复制所造成的直接杀伤作用，包括病毒出芽时引起细胞膜完整性的改变等。③ HIV 复制所造成的间接杀伤作用，包括炎症因子的释放或免疫系统的杀伤作用。④ HIV 感染导致胸腺组织的萎缩和胸腺细胞的死亡等。HIV 引起的免疫异常除了 CD4$^+$T 淋巴细胞数量的减少，还包括 CD4$^+$T 淋巴细胞、B 淋巴细胞、单核巨噬细胞、NK 细胞和树突状细胞的功能障碍和异常免疫激活。

HIV 感染后在临床上可表现为典型进展者、快速进展者和长期缓慢进展三种转归。影响 HIV 感染临床转归的主要因素有病毒、宿主免疫和遗传背景等。

人体通过固有免疫和适应性免疫应答对抗 HIV 感染。黏膜是 HIV 侵入机体的主要门户，又是 HIV 增殖的场所，是 HIV 通过性途径传播的重要通道。HIV 也能通过破损的黏膜组织进入人体，随即局部固有免疫细胞，如单核巨噬细胞、树突状细胞、NK 细胞和 γδT 细胞等进行识别、内吞并杀伤处理后将病毒抗原提呈给适应性免疫系统，之后 2~12 周，人体即产生针对 HIV 蛋白的各种特异性抗体，其中中和抗体在控制病毒复制方面具有重要作用。

2. 病理 HIV 感染病变可累及全身多器官，主要病理特点为组织炎症反应少，机会性感染病原体多。病变主要存在于免疫器官如淋巴结和胸腺。淋巴结病变主要为反应性，如滤泡增生性淋巴结肿；也可以是肿瘤性病变，如卡波西肉瘤（Kaposi's sarcoma，KS），非霍奇金淋巴瘤（non-Hodgkin's lymphoma），伯基特淋巴瘤（Burkitt lymphoma）等。胸腺可出现萎缩、退行性或炎性病变。病变累及中枢神经系统可出现神经胶质细胞灶性坏死，血管周围炎或脱髓鞘等。

（二）中医病因病机

中医学认为，本病病因 HIV 为疫毒疠气之邪，经血液、性接触和母婴途径感染，耗伤正气，日久全身气血阴阳失调，脏腑功能受损而发病，因而对疫毒性质的判别需根据 HIV 感染后机体所表现出的临床证候，基本病机是毒侵、虚损、痰浊、瘀血互结。该病病位由膜原侵及三焦及肺、脾、肾，病初疫毒流布三焦，壅遏气营，消烁气阴；久则疫毒渐渐耗损元气，暗耗精气血，出现五脏精气血阴阳虚损，三焦命门元气耗竭。

五、临床表现

从初始感染 HIV 到终末期的整个过程较为漫长、复杂，与 HIV 相关的临床表现多种多样。HIV 感染后的临床经过可分为三期。

（一）急性期

通常出现在初始 HIV 感染的 2~4 周，部分感染者出现 HIV 病毒血症和免疫系统急性损伤的症状，大部分患者症状轻微，通常持续 1~3 周后缓解。发热为最常见的临床表现，可伴有全身不适、咽痛、盗汗、恶心、呕吐、腹泻、肌痛、关节痛、皮疹、淋巴结肿大和神经系统症状等。患者血液中可检测出 P24 抗原和 HIV RNA，$CD4^+T$ 淋巴细胞可出现一过性减少，$CD4^+T/CD8^+T$ 比值倒置。部分患者可有轻度白细胞、血小板减少和肝功能异常，而 HIV 抗体需要感染后数周才能出现。

（二）无症状期

急性期过后进入此期，或无明显症状直接进入此期，一般持续 6~8 年。影响其时间长短的主要因素有感染途径、感染病毒数量、病毒型别、机体免疫状态、卫生条件、营养状况及生活习惯等。临床无明显症状，由于病毒在感染者体内不断复制，$CD4^+T$ 淋巴细胞计数逐渐下降，此期具有传染性。

（三）艾滋病期

此期为 HIV 感染的最终阶段，主要临床表现为 HIV 相关症状、各种机会性感染及肿瘤。患者 $CD4^+T$ 淋巴细胞计数多 < 200 个 /μL，HIV 血浆病毒载量明显升高。

1.HIV 相关症状 临床常见持续 1 个月以上的发热、盗汗、腹泻；体重减轻 10% 以上。部分患者出现神经精神症状，如记忆力减退、精神淡漠、性格改变、头痛、癫痫及痴呆等。可出现持续性全身性淋巴结肿大，其特点：①除腹股沟外有两个或两个以上部位的浅表淋巴结肿大。②淋巴结直径大于 1cm，无压痛，无粘连。③持续 3 个月以上。

2. 各种机会性感染

（1）呼吸系统 肺孢子菌肺炎（pneumocystis pneumonia，PCP）最为常见。感染人肺孢子菌，起病隐匿或呈亚急性，表现为慢性咳嗽，气短，发热，发绀，动脉血氧分压（PaO_2）降低，严重者可出现呼吸窘迫。肺部阳性体征少，或可闻及少量散在的干湿啰音，体征与疾病的严重程度往往不成比例。肺部 X 线显示双肺从肺门开始的弥漫性网状结节样间质浸润，肺部 CT 显示双肺毛玻璃状改变。痰液或支气管肺泡灌洗及肺组织活检等发现病原体可确诊。引起肺部感染的还有巨细胞病毒、结核杆菌、念珠菌、隐球菌、鸟分枝杆菌等。

（2）中枢神经系统 隐球菌脑膜炎、结核性胸膜炎、弓形虫脑炎、各种病毒性脑膜脑炎。

（3）消化系统 白色念珠菌食管炎，巨细胞病毒性食管炎及肠炎，沙门菌、痢疾杆菌、空肠弯曲菌及隐孢子虫性肠炎。其中肠道隐孢子虫感染较为常见，表现为长达数月的慢性持续性腹泻，呈水样便。隐孢子虫、巨细胞病毒、结核杆菌、鸟分枝杆菌及药物可以引起脂肪肝、肉芽肿性肝炎、肝硬化等。同性恋患者可见肛周疱疹病毒感染和疱疹性直肠炎。

（4）口腔　鹅口疮、舌毛状白斑、复发性口腔溃疡、牙龈炎等。

（5）眼部　巨细胞病毒和弓形虫性视网膜炎，巨细胞病毒（CMV）感染是艾滋病患者最常见的疱疹病毒感染。

（6）皮肤　带状疱疹、传染性软疣、尖锐湿疣、真菌性皮炎和甲癣。

3. 肿瘤　主要有淋巴瘤和卡波西肉瘤等。其中卡波西肉瘤在艾滋病患者中较为常见，多见于男同性恋及男双性恋患者，也可见于静脉吸毒者。病变主要累及下肢皮肤和口腔黏膜，出现紫红色和深蓝色浸润斑或结节，并可发生糜烂、溃疡。这种恶性病变也可出现于淋巴结和内脏。确诊有赖于病理活检。

六、实验室检查

（一）常规检查

血白细胞、血红蛋白、血小板有不同程度减少，尿蛋白常阳性。

（二）生化学检查

血清转氨酶、肌酐、尿素氮可升高。

（三）免疫学检查

流式细胞术（flow cytometry，FCM）检查 T 淋巴细胞绝对计数降低，功能下降，$CD4^+T$ 淋巴细胞减少，$CD4^+T/CD8^+T ≤ 1.0$。链激酶、植物血凝素等迟发变态反应性皮试阴性。免疫球蛋白、$β_2$ 微球蛋白可升高。$CD4^+T$ 淋巴细胞计数是判断疾病进展、临床用药、疗效和预后的重要指标。

（四）病原学检查

1. 抗原检测　p24 抗原是 HIV 感染者体内最早出现的病毒蛋白之一，作为诊断标志物将检测"窗口期"缩短至 14 日左右，有利于早期诊断、监测。

2. 抗体检测　HIV-1/2 抗体检测是诊断 HIV 感染最常用的指标和金标准，包括筛查试验和补充试验。筛查方法包括 ELISA、化学发光或免疫荧光试验、快速检测（斑点 ELISA、明胶颗粒凝集试验、斑点免疫胶体金或胶体硒快速试验、免疫层析试验）等。筛查试验阳性须经补充试验——蛋白印迹（western blot，WB）检测来确认。补充试验阳性可诊断为 HIV 现症感染。

3. 病毒检测

（1）核酸检测　是预测疾病进展、提供抗病毒治疗、指导治疗方案、评估治疗效果和诊断 HIV 感染的重要指标。测定病毒载量的常用方法有反转录 PCR（RT-PCR）、实时荧光定量 PCR（Real-time PCR）、核酸序列依赖性扩增（NASBA）技术和分枝 DNA 信号放大系统（bDNA）。核酸检测结果低于检测值下限可见于没有感染 HIV 的个体，以及接受成功的抗病毒治疗、机体自身可有效抑制病毒复制的部分 HIV 感染者。核酸检测结果高于检测值下限，表示本次试验检测出病毒载量，可结合流行病学史、临床症状及 HIV 抗体初筛结果做出现症感染判断。

（2）HIV 基因型耐药检测　HIV 基因型耐药检测可为高效抗反转录病毒治疗（HAART）方

案的选择和更换提供指导。检测方法包括基因型和表型检测，国内外多以基因型检测为主。与表型检测相比，基因型检测的成本更低，报告时间更快，对检测野生型和耐药病毒混合物的灵敏度更高。推荐检测时间为抗病毒治疗前、抗病毒治疗后病毒载量下降不理想及抗病毒治疗失败需要调整治疗方案。

（3）病毒分离　患者血浆、单核细胞和脑脊液可分离出 HIV。

七、诊断与鉴别诊断

（一）诊断

1. 诊断原则　HIV/AIDS 诊断应慎重，需结合流行病学史（包括不安全性生活史、静脉注射毒品史、输入未经抗 HIV 抗体检测的血液及血制品、HIV 抗体阳性者所生子女或职业暴露史等）、临床表现和实验室检查等进行综合分析。

2. 诊断标准　成人及 18 月龄以上儿童，符合下列一项者即可诊断 HIV 感染：① HIV 抗体筛查试验阳性和 HIV 补充试验阳性（抗体补充试验阳性或核酸定性检测阳性或核酸定量 > 5000 拷贝/mL）。②有流行病学史或艾滋病相关临床表现，两次 HIV 核酸检测均为阳性。③ HIV 分离试验阳性。

18 月龄及以下儿童，符合下列一项者即可诊断：①为 HIV 感染母亲所生和两次 HIV 核酸检测均为阳性（第二次检测需在出生四周后采样进行）。②有医源性暴露史，HIV 分离试验结果阳性或两次 HIV 核酸检测均为阳性。③为 HIV 感染母亲所生和 HIV 分离试验阳性。

（1）急性期　患者近期有流行病学史，符合急性期临床表现，结合实验室检查 HIV 抗体由阴性转为阳性即可诊断，或仅实验室检查 HIV 抗体由阴性转为阳性也可诊断。

（2）无症状期　有流行病学史，实验室检查 HIV 抗体阳性即可诊断，或仅实验室检查 HIV 抗体阳性即可诊断。

（3）艾滋病期　有流行病学史，实验室检查 HIV 抗体阳性，符合下列各项任意一项即可诊断：原因不明的不规则发热，体温高于 38℃ 一个月以上；慢性腹泻（> 3 次/日），持续一个月以上；体重在 6 个月内下降 10% 以上；反复发作的口腔念珠菌（假丝酵母菌）感染；反复发作的单纯疱疹、带状疱疹病毒感染；卡氏肺孢子菌肺炎；反复发生的细菌性肺炎；活动性结核或肺结核分枝杆菌病；深部真菌感染；中枢神经系统占位性病变；中青年人出现痴呆；活动性巨细胞病毒感染；弓形虫病；马尔尼菲蓝状菌感染；反复发作的败血症；皮肤黏膜或内脏的卡波西肉瘤、淋巴瘤。

HIV 抗体阳性，而 CD4+T 淋巴细胞数 < 200 个/μL，也可诊断为艾滋病。

（二）鉴别诊断

应注意与原发性 CD4+T 淋巴细胞减少症、继发性 CD4+T 细胞减少相鉴别；HIV 感染急性期应与传染性单核细胞增多症等相鉴别；淋巴结肿大应与血液系统疾病相鉴别。

八、预后

HIV 感染者无症状期可持续 10 年以上病情无进展，发展到艾滋病期，如不抗病毒治疗，平均生存期为 12~18 个月。除了晚发现病例（大多伴发严重机会性感染）预后较差，坚持长期规范 ART，HIV 患者的生存时间接近正常人群，艾滋病成为慢性疾病。

九、治疗

（一）一般治疗

体质较差者可采用营养支持治疗，心理负担重者可辅以心理治疗。

（二）抗病毒治疗

1. 治疗目标 最大限度地抑制病毒复制使病毒载量降低至检测下限并减少病毒变异；重建免疫功能；降低异常的免疫激活；减少病毒的传播、预防母婴传播；降低 HIV 感染的发病率和病死率、减少非艾滋病相关疾病的发病率和病死率，使患者获得正常的预期寿命，提高生活质量。

2. 治疗时机 HIV 感染一旦确诊，无论 CD4$^+$T 淋巴细胞水平高低，均建议立即开始治疗。启动 ART 后，需终身治疗。

3. 治疗方案 目前国际上共有六大类 30 多种药物，分别为核苷类反转录酶抑制剂（NRTIs）、非核苷类反转录酶抑制剂（NNRTIs）、蛋白酶抑制剂（PIs）、整合酶抑制剂（INSTIs）、融合抑制剂（FIs）、CCR5 抑制剂。初治患者推荐方案为两种 NRTIs 类骨干药物联合第三类药物治疗。第三类药物可以为 NNRTIs 或者增强型 PIs（含利托那韦或考比司他）或者 INSTIs；也可以选用复方单片制剂（STR）。见表 3-7。

表 3-7 成人及青少年初治患者抗病毒治疗方案

推荐方案		替代方案	
2 NRTIs	第三类药物	2 NRTIs	第三类药物
TDF+3TC（FTC）	+NNRTIs：EFV^a、RPV^b	AZT（ABC）+3TC	+NNRTIs：EFV 或 NVP^e 或 RPV 或 DOR 或艾诺韦林
TAF/FTC	或 +PIs：LPV/r		或 +PIs：LPV/r、DRV/c
复方单片制剂		TDF+3TC（FTC）	+NNRTIs：艾诺韦林
TAF/FTC/BIC		TDF+ 阿兹夫定^f	+NNRTIs：EFV
TAF/FTC/EVG/c			
ABC$_c$/3TC/DTG			
DOR/3TC/TDF			
1 NRTIs+1INSTIs			
DTG/3TC$_d$，或 DTG+3TC$_d$			

注：TDF：替诺福韦；3TC：拉米夫定；FTC：恩曲他滨；TAF：丙酚替诺福韦；EFV：依非韦伦；RPV：利匹韦林；LPV/r：洛匹那韦 / 利托那韦；DRV/c：达芦那韦 / 考比司他；DTG：多替拉韦；RAL：拉替拉韦；BIC：比克替拉韦；EVG/c：艾维雷韦 / 考比司他；ABC：阿巴卡韦；DOR：多拉韦林；AZT：齐多夫定；NVP：奈韦拉平；NRTIs：核苷类反转录酶抑制剂；NNRTIs：非核苷类反转录酶抑制剂；PIs：蛋白酶抑制剂；INSTIs：整合酶抑制剂。a：EFV 不推荐用于病毒载量 > 5×10^5 拷贝 /mL 的患者；b：RPV 仅用于病毒载量 < 10^5 拷贝 /mL 和 CD4$^+$ T 淋巴细胞计数 > 200 个 /μL 的患者；用于 HLA*-B5701 阴性者；d：DTG+3TC 和 DTG/3TC 用于 HBsAg 阴性、病毒载量 < 5×10^5 拷贝 /mL 的患者；e：对于基线 CD4$^+$ T 淋巴细胞 > 250 个 /μL 的患者要尽量避免使用含 NVP 的治疗方案，合并 HCV 感染的避免使用含 NVP 的方案；国产药附条件；f：批准上市药物，用于与 NRTIs 及 NNRTIs 联用，治疗高病毒载量（≥ 10^5 拷贝 /mL）的成年患者。

4. 疗效监测 ART 的有效性主要通过三方面进行评估：病毒学指标、免疫学指标和临床症状，其中病毒学的改变是最重要的指标。①病毒学指标：大多数患者 ART 后血浆病毒载量 4 周内应下降 1 个 log 以上，在治疗后的 3~6 个月病毒载量应低于检测下限。②免疫学指标：启动

ART 后一年内，CD4$^+$T 淋巴细胞计数与治疗前相比增加 30% 或增长 100 个 /L，提示治疗有效。③临床症状：ART 后患者机会性感染的发病率和艾滋病的病死率可以大大降低。对于儿童可观察身高、营养及发育改善情况。

绝大多数 HIV/AIDS 患者经过 ART 后，HIV 所引起的免疫异常改变能恢复至正常或接近正常水平，即免疫功能重建，包括 CD4$^+$T 淋巴细胞数量和免疫功能的恢复。然而有 10%~40% 的 HIV/AIDS 患者即使能够长期维持病毒抑制，仍不能完全实现免疫重建，这些患者被称为免疫重建不良者或免疫无应答者。与达到完全免疫重建的患者相比，免疫重建不良患者艾滋病相关和非艾滋病相关疾病的发病率和病死率升高。

（三）常见机会感染及肿瘤的治疗

1.肺孢子菌肺炎 对症治疗如卧床休息、给予吸氧、注意水和电解质平衡。病原治疗首选复方磺胺甲噁唑（SMZ-TMP）。

2.结核病 治疗药物包括异烟肼（H）、利福平（R）、利福布汀（LB）、乙胺丁醇（E）、吡嗪酰胺（Z），根据情况也可选用对氨基水杨酸钠（PAS）、阿米卡星（A）、喹诺酮类抗菌药物及链霉素（S）等。

3.非结核分枝杆菌感染 首选方案克拉霉素，或阿奇毒素＋乙胺丁醇，同时联合应用利福布汀。

4.巨细胞病毒感染 巨细胞病毒视网膜脉络膜炎应用更昔洛韦静脉滴注或缬更昔洛韦口服，替代方案采用膦钾酸钠。

5.弓形虫脑病 对症治疗降颅压、抗惊厥、抗癫痫等。病原治疗首选乙胺嘧啶＋磺胺嘧啶。替代治疗使用 SMZ-TMP 联合克林霉素或阿奇霉素。

6.念珠菌感染 口腔念珠菌感染：首选口服氟康唑，替代疗法伊曲康唑；或制霉菌素局部涂抹加碳酸氢钠漱口水漱口。食管念珠菌感染：口服或静脉注射氟康唑，或者伊曲康唑，或伏立康唑。

7.隐球菌感染 隐球菌脑膜炎或脑膜脑炎，分诱导期、巩固期、维持期三个阶段进行治疗。诱导期、巩固期使用两性霉素 B+5- 氟胞嘧啶，维持期使用氟康唑。肺隐球菌感染：弥漫性肺隐球菌感染的推荐治疗方案与中枢神经系统感染治疗方案一致，局灶性肺隐球菌感染使用氟康唑。隐球菌抗原血症：血隐球菌抗原定性检测阳性，建议给予氟康唑。

8.马尔尼菲篮状菌病 首选两性霉素或两性霉素 B 脂质体，替代方案伏立康唑，巩固期口服伊曲康唑或伏立康唑。

9.淋巴瘤和卡波西肉瘤 治疗须根据患者的免疫状态给予个体化综合性治疗，包括手术、化疗和放疗。

（四）预防性治疗

1.肺孢子菌肺炎 CD4$^+$T 淋巴细胞计数 < 200 个 /μL 的成人和青少年，首选 SMZ-TMP，替代药品有氨苯砜。

2.结核病 结核潜伏感染应给予预防使用异烟肼，可联合使用维生素 B$_6$ 减少周围神经炎发生，替代方案用利福平。

3.弓形虫脑病 对无弓形虫脑病病史但 CD4$^+$T 淋巴细胞数 < 200 个 /μL 且弓形虫 IgG 抗体阳性者应给予 SMZ-TMP 预防。

4.HIV 职业暴露 HIV 职业暴露是指卫生保健人员或人民警察，或其他人员在职业工作中与 HIV 感染者的血液、组织，或其他体液等接触，而具有感染 HIV 的危险。预防性用药方推荐方案：TDF/FTC+RAL（或 DTG）；也可考虑选择 BIC/FTC/TAF，尽可能在两小时内，最好在 24 小时内，但不超过 72 小时，连续服用 28 日。

（五）中医治疗

艾滋病的中医治疗采用病证结合的思路进行。

1. 辨病治疗 辨病治疗根据艾滋病不同病期的常见证候进行治疗。

（1）急性期

1）湿热肝郁

临床表现：低热，全身淋巴结肿大，口苦咽干，胸胁胀满，腹胀善太息，情志抑郁，急躁易怒，失眠多梦，妇女月经不调，乳房胀痛，少腹结块。舌红，苔薄黄，脉弦。

治法：疏肝理气。

代表方剂：达原饮合柴胡疏肝散加减。

2）湿热毒蕴

临床表现：不规则发热，体温38℃左右，皮肤红疹或斑块或疱疹，或口疮，或有脓疱，或躯干四肢有疖肿，或疮疡，伴红肿热痛，或咳嗽痰黄，口苦口臭。舌质红或绛，苔黄腻，脉滑数。

治法：清热解毒、宣散透邪。

代表方剂：黄连解毒汤合升降散加减，或清瘟败毒饮加减。

（2）无症状期

1）气虚血瘀

临床表现：面色萎黄或暗黑，乏力，气短，躯干或四肢有固定痛处或肿块，午后或夜间发热，遇劳复发或加重，自汗易感冒，食少便溏，或脱发。舌暗红，或有瘀点瘀斑，脉沉涩。

治法：益气活血。

代表方剂：补中益气汤合血府逐瘀汤加减。

2）肺脾两虚

临床表现：气短，神疲乏力，声低懒言，久咳不止，气短而喘，咯痰清稀，面白无华，食欲不振，纳差食少，腹胀，便溏，以慢性腹泻多见。舌淡，苔白滑，脉弱。

治法：益肺健脾。

代表方剂：参苓白术散加减。

（3）艾滋病期

1）阴虚内热

临床表现：两颧发红，形体消瘦，午后潮热，或夜间发热，失眠盗汗，五心烦热，咳嗽，久嗽，乏力，气短，口燥咽干，大便干结，小便黄赤。舌红少苔，脉细数。

治法：养阴清热。

代表方剂：百合固金汤合六味地黄丸加减。

2）气阴两虚

临床表现：少气，懒言，神疲，乏力，自汗，盗汗，动则加剧，易感冒，或伴口干舌燥，五心烦热，形体消瘦，体重减轻，或见干咳少痰。舌体瘦薄，舌质淡，苔少，脉虚细数无力。

治法：益气养阴。

代表方剂：参芪地黄汤加减。

3）脾肾阳虚

临床表现：面色㿠白，畏寒肢冷，腰膝酸软，腹中冷痛，或腹胀肠鸣，腹泻剧烈或五更泻，下利清谷，或小便不利，或面浮肢肿，或见小便频数，余沥不尽。舌质淡胖有齿痕，苔白滑，脉沉迟细弱。

治法：温补脾肾。

代表方剂：真武汤合附子理中汤加减。

2. 病证结合论治

（1）艾滋病腹泻

1）脾胃虚弱

临床表现：神疲乏力，面色萎黄，肢体倦怠，大便时溏时泻，餐后易泻，夹有不消化食物，腹痛隐隐，脘闷不舒，胃纳呆滞。舌淡胖苔白，脉细弱。

治法：健脾化湿。

代表方剂：参苓白术散加减。

2）寒热错杂

临床表现：久泻不止，或反复发作，大便稀薄，或呈水样，色褐而臭，可有黏液，肛门灼热，小便短赤，神疲纳呆，面色少华。舌质淡红，苔薄黄腻，脉细数而无力。

治法：辛开苦降，扶正祛邪。

代表方剂：半夏泻心汤加减。

3）脾肾阳虚

临床表现：腹痛、肠鸣继而泄泻，泻后则安，多在黎明前后，腰膝酸痛、腹部冷痛，得温痛减，形寒肢冷，溺清，不思饮食。舌淡胖而嫩，苔白滑，脉沉细无力。

治法：温补脾肾，固涩止泻。

代表方剂：加味赤石脂禹余粮汤合四神丸加减。

（2）艾滋病免疫重建不良

1）气虚血瘀

临床表现：面色淡白或晦滞，身倦乏力，气少懒言，肌肉关节痛、疼痛如刺、痛处不移、拒按。舌淡暗或有紫斑，脉沉涩。

治法：健脾益气，活血化瘀。

代表方剂：补中益气汤合血府逐瘀汤加减。

2）湿热内蕴

临床表现：身重疲乏，头重如裹，纳呆，胸脘痞满，不思饮食，大便黏腻不爽，小便不利或黄赤，口干、口苦。舌苔垢腻，脉濡数或细数。

治法：健脾化湿，清热解毒。

代表方剂：三仁汤合藿朴夏苓汤加减。

3）脾肾亏虚

临床表现：面色苍白，乏力，下利清谷或久泻滑脱或五更泻，腰膝酸软，形寒肢冷。舌淡胖，苔白滑，脉沉细。

治法：健脾益气，温阳补肾。

代表方剂：金匮肾气丸加减。

4）痰瘀互结

临床表现：瘰疬，肢体麻木，皮肤瘙痒，红色斑丘疹，胸闷咳嗽。舌质暗或有瘀斑，苔腻，脉弦滑。

治法：健脾化痰，活血化瘀。

代表方剂：涤痰汤合失笑散加减。

十、预防

（一）管理传染源

艾滋病属于《中华人民共和国传染病防治法》管理的乙类传染病，HIV/AIDS 患者是本病的传染源，需加强对患者的管理，遵循保密原则，定期随访，积极开展抗病毒治疗。对高危人群 HIV 普查有助于发现传染源，加强国境检疫。

（二）切断传播途径

加强艾滋病防治知识的宣传教育工作。避免接触 HIV 感染者的血液，严格加强血液制品管理，禁止非法采血，使用一次性注射器，严格消毒医疗器械。高危人群使用安全套。对 HIV 感染孕妇应采取产科干预，给予抗病毒药物干预及避免母乳喂养。注意个人卫生，不共用剃须刀、牙具等。

（三）保护易感人群

目前尚未研发出可临床使用的疫苗。

（四）预防职业暴露

1.进行可能接触患者血液、体液的诊疗和护理工作时，必须佩戴手套，操作完毕脱去手套后，应立即洗手。

2.在进行有可能发生血液、体液飞溅的诊疗和护理操作过程中，医务人员除需佩戴手套和口罩外，还应戴防护眼镜；当有可能发生血液、体液大面积飞溅，有污染操作者身体的可能时，还应穿上具有防渗透性能的隔离服。

3.医务人员在进行接触患者血液、体液的诊疗和护理操作时，若手部皮肤存在破损，必须戴双层手套。

4.使用后的锐器应当直接放入不能刺穿的利器盒内进行安全处置；抽血时建议使用真空采血器，并应用蝶形采血针；禁止对使用后的一次性针头复帽；禁止用手直接接触使用过的针头、刀片等锐器。

十一、思政内容

青年学生是艾滋病重点防控人群，同学们要时刻注意自身安全的防护。

艾滋病离同学们并不遥远，做好预防才是保护自身的关键。数据显示，2020 年，全国新报告 15~24 岁青年学生病例近 3000 例，占 15~24 岁青年的 22.3%，性传播占 98.6%。另外，2020 年新报告 15~24 岁青年学生病例中，男性同性传播占 81.7%，异性性传播占 16.9%。

懂原理，明知识，也要有切实的行动，在平时生活中，同学们要提高生命健康安全意识，拒绝吸毒，不轻易接受输血和血制品，不与他人共用有可能刺破皮肤或沾染血液的用具，不去消毒不严格的医疗机构或其他场所打针、拔牙、手术，正确使用安全套，改变不安全的性行为。同时，要关心关爱艾滋病患者。同学们应学会用科学、宽容的态度对待艾滋病毒感染者和艾滋病患者，尽己之力带给他们帮助与温暖，让他们感受到即使"身处泥泞"，也有"人间值得"。

通过此次课程的学习，要弘扬习近平总书记关于艾滋病的重要讲话精神："防治艾滋病是一个复杂的医学问题，也是一个紧迫的民生问题、社会问题，需要全民参与、全力投入、全面预防。"

第十九节　严重急性呼吸综合征

一、概述

严重急性呼吸综合征（severe acute respiratory syndrome，SARS），我国称为传染性非典型肺炎，简称"非典"，是由 SARS 冠状病毒（SARS Coronavirus，SARS-CoV）感染引起的一种急性传染性、可累及多个器官系统的病毒性肺炎。临床以发热、头痛、乏力、肌肉酸痛、干咳、胸闷、呼吸困难等为主要表现，重症病例可迅速发展成为急性呼吸窘迫综合征（acute respiratory distress syndrome，ARDS），甚至多脏器功能衰竭（multiple organ disfunction syndrome，MODS）而死亡。需要区别的是，2002 年年底开始流行的传染性非典型肺炎是由 SARS-CoV 感染引起的，2019 年年底开始全世界大流行的新型冠状病毒肺炎疫情是由 SARS-CoV-2（COVID-19）感染引起的。

本病归属中医学"疫病"范畴。

二、病原学

SARS-CoV 是一种新型冠状病毒，为单股正链 RNA。基因组全长 29206~29736 个核苷酸，基因组两侧为 5' 和 3' 端非编码区，中间为开放读码框架（ORF），编码膜蛋白（M）、突起蛋白（S）、核衣壳蛋白（N）等结构蛋白和 RNA 依赖的 RNA 聚合酶等非结构蛋白。经基因测序，在已知的基因片段中，SARS-CoV 和经典冠状病毒均不相同，有人建议将其归为冠状病毒第四群。SARS-CoV 能在 Vero 细胞、狗肾细胞、人胚肾细胞、人胚肺细胞、人横纹肌肿瘤细胞等细胞系中培养繁殖。

SARS-CoV 的抵抗力和稳定性要强于其他人类冠状病毒。病毒对温度敏感，随温度升高抵抗力下降，37℃可存活 4 日，75℃加热 30 分钟可被灭活。紫外线照射 60 分钟可杀死病毒。病毒对有机溶剂如乙醚、75% 乙醇及含氯消毒剂等敏感。

三、流行病学

（一）传染源

SARS 患者是最主要的传染源。急性期患者呼吸道分泌物及肠道排泄物含有大量病毒，持续高热、频繁咳嗽、出现急性呼吸窘迫综合征时传染性较强。老年人、患有其他脏器慢性基础性疾病的患者感染 SARS-CoV 后易成为超级传播者。隐性感染者作为传染源的意义尚不清楚。

研究表明果子狸、狸猫、貉等动物体内可分离出与 SARS-CoV 基因序列高度同源的冠状病毒，提示这些动物可能是 SARS-CoV 的寄生宿主和本病的传染源，但有待进一步证实。

（二）传播途径

1. 呼吸道传播　近距离的飞沫传播是主要传播途径。易感者吸入悬浮在空气中含有 SARS-CoV 的气溶胶是另一种呼吸道传播方式。

2. 接触传播　通过直接接触患者的呼吸道分泌物、消化道排泄物或其他体液，或间接接触被污染的物品，亦可导致感染。

3. 其他　患者粪便中的病毒经建筑物的污水排放系统和排气系统造成环境污染，可能引起局部流行。虽然急性期患者有短暂的病毒血症，粪便中可检出病毒 RNA，但 SARS 通过血液或消化道传播尚无案例支持。

（三）易感人群

人群普遍易感。发病者以青壮年居多，儿童和老人少见。SARS 患者的密切接触者如家庭成员、医务人员是 SARS 的高危人群。从事 SARS-CoV 相关实验室操作的工作人员在一定条件下也是高危人群。患者康复后无再次发病的报告。

（四）流行特征

2002 年 11 月 16 日，SARS 首例患者出现在广东省佛山市，2003 年 1 月底 SARS 开始在广州流行，随后传播到山西、北京、河北、内蒙古、天津等地。2003 年 2 月下旬开始在中国香港流行，随后迅速波及越南、加拿大、新加坡、中国台湾等地。2003 年 7 月 5 日，世界卫生组织宣布全球首次 SARS 流行结束。全球共有 29 个国家和地区报告 SARS 临床诊断病例 8096 例，其中北京与广东发病人数 4033 例，占内地总病例数的 75.7%。本次流行结束后，在新加坡，以及中国台湾、北京陆续出现 SARS 实验室感染病例。2004 年初，广东省又报告 4 例 SARS 散发病例。

此次流行发生于冬末春初，主要发生于人口密集的大城市，农村地区病例甚少；有明显的家庭、医院及居民楼聚集现象；以青壮年（20~49 岁）为主，儿童发病率低于成人。

四、发病机制与病理

（一）西医发病机制与病理

1. 发病机制　发病机制尚未阐明。推测 SARS-CoV 由呼吸道进入人体，在呼吸道黏膜上皮内复制，进一步引起病毒血症。对机体的损伤包括直接造成被感染的细胞损伤和死亡，以及诱发宿主的免疫反应失调、细胞因子风暴造成继发损伤。被病毒侵染的细胞包括气管支气管上皮细胞、肺泡上皮细胞、血管内皮细胞、巨噬细胞、肠道上皮细胞、肾脏远端曲管上皮细胞和淋巴细胞。肺泡上皮细胞和肺血管内皮细胞受累可损伤呼吸膜血气屏障的完整性，同时伴有炎症性充血，引起浆液和纤维蛋白原的大量渗出，渗出的纤维蛋白原凝集成纤维素，进而与坏死的肺泡上皮碎屑共同形成透明膜。机体对 SARS-CoV 感染的反应可表现为肺间质内有巨噬细胞和淋巴细胞渗出，激活的巨噬细胞和淋巴细胞可释放细胞因子和自由基，进一步增加肺泡毛细血管的通透性和诱发成纤维细胞增生。以上改变符合弥漫性肺损伤，可致氧合障碍。缺氧及血管内皮细胞损伤等因素所引起的弥散性血管内凝血常造成多器官功能衰竭而致患者死亡。

2. 病理 肺部的病理改变最为明显，存在不同程度的肺实变和弥漫性肺泡损伤。早期阶段肺水肿伴透明膜形成。病程三周后可见肺间质纤维化，肺泡被纤维组织替代。显微镜下还可见小血管内微血栓和肺出血，散在的小叶性肺炎，肺泡上皮脱落，增生等病理改变。

（二）中医病因病机

本病属于中医外感热病中的"疫病"范畴。病因为"疫戾"之气，此称谓源自明代吴又可《温疫论》，其云："夫瘟疫之为病，非风，非寒，非暑，非湿，乃天地间别有一种异气所感"，这种异气，吴氏命名为"戾气"，具有毒力大、传染性强的特点。病位在肺，可累及心、肾、脾胃等脏腑。早期疫毒之邪自口鼻而入，首先犯肺，肺主气属卫，司呼吸，正邪交争于肺卫而见恶寒发热身痛。中期（进展期）疫毒壅肺，邪毒入里化热，热毒之邪炼津为痰，壅塞息道，肺失宣降，故高热、干咳、气促、胸闷喘憋。若邪势进展，可伤阴耗气，加上脾胃亦受邪而胃不受纳，脾失健运，宗气消耗且化生不足以致亏虚下陷。宗气下陷，则肺气陷闭，清气难入，浊气难出，呼吸衰竭甚至停止。气虚则血行不畅而致瘀。痰热血瘀，气阴两虚，肺气陷闭为进展期病机，症见高热不退或开始减退，呼吸窘迫，喘憋胸闷，干咳少痰或痰中带血，气短乏力。若病情继续恶化，累及心、肾，可发展为内闭外脱，亡阴亡阳而死。恢复期气阴两虚，余邪内伏，症见胸闷气短，神疲乏力，动则气喘，或见咳嗽，自汗，纳呆，口干咽燥。

五、临床表现

潜伏期通常限于两周之内，一般 2~10 日。典型患者病程通常分为三期。

早期即病初的 1~7 日。起病急，以发热为首发症状，体温一般大于 38℃，可伴有头痛，肌肉及关节酸痛，乏力等；部分患者可有干咳，胸痛，腹泻等症状；常无上呼吸道卡他症状。发病 3~7 日后出现下呼吸道症状，多为干咳，少痰，偶有血丝痰，可有胸闷，肺部体征不明显。

进展期即发病 8~14 日，病情达到高峰。发热，乏力等感染中毒症状加重，并出现频繁咳嗽，活动则气喘，心悸胸闷，呼吸困难，肺实变体征进一步加重，易继发呼吸道感染。少数患者出现急性呼吸窘迫综合征而危及生命。

恢复期即病程的 15~21 日后。发热渐退，其他症状与体征减轻乃至消失。肺部炎症的吸收和恢复较缓慢，体温正常后仍需要两周左右才能完全吸收恢复正常。

六、并发症

并发症包括肺部或其他部位的继发感染，肺间质改变，纵隔气肿，皮下气肿和气胸，胸膜病变，心肌病变，骨质缺血性改变等。

七、实验室检查及其他检查

（一）一般检查

1. 血常规 病程初期到中期白细胞计数正常或下降，淋巴细胞计数绝对值常减少，且呈逐步减低趋势。

2. 血生化检查 血清谷丙转氨酶、谷草转氨酶、乳酸脱氢酶、肌酸激酶有不同程度的增高。

3. 血气分析 重症病例可见氧分压降低，乳酸升高，酸中毒等。

（二）病原学检查

1.病毒分离　将患者呼吸道分泌物，血液或粪便等标本接种到 Vero 细胞中进行培养，从而分离病毒。

2.核酸检测　用 RT-PCR 检测 SARS 病毒核酸阳性。

3.宏基因组测序（mNGS）　取患者呼吸道分泌物（通常是肺泡灌洗液）、肺组织等进行 SARS 病毒核酸的测序分析，具有快速、精准诊断的优点，已被临床接受。

（三）血清学检查

常用酶联免疫吸附试验（ELISA）和免疫荧光试验（IFA）检测血清中的 SARS 病毒抗体。如特异性 IgM 抗体阳性，或特异性 IgG 由急性期到恢复期滴度升高 4 倍及以上，提示为近期感染。

（四）影像学检查

早期胸部 X 线可见肺部不同程度的片状、斑片状磨玻璃密度影，少数为肺实变影。胸部 CT 检查可见肺局灶性实变，毛玻璃样改变最多见。起病初期常呈单灶改变，短期内病灶迅速增多，常累及双肺或单肺多叶。部分患者进展迅速，呈大片状阴影。双肺周边区域累及较为常见。

早期 X 线片可能正常，1~2 日后应复查。肺部阴影吸收、消散较慢，阴影改变程度范围可与症状体征不一致。

八、诊断与鉴别诊断

（一）诊断

1.临床诊断　流行病学史：与 SARS 患者有密切接触史，或属受传染的群体发病者之一，或有明确传染他人的证据；发病前两周内曾到过或居住于报告有 SARS 患者并出现继发感染疫情的区域。临床表现：起病急，以发热为首发症状，可伴有头痛，肌肉及关节酸痛，乏力，腹泻等；常无上呼吸道卡他症状；可有干咳，少痰，偶有血丝痰；可有胸闷，呼吸困难，肺部体征不明显。辅助检查：外周血白细胞计数正常或降低，常有淋巴细胞计数减少；胸部 X 线或 CT 检查，基本影像表现为肺部磨玻璃密度影和肺实变影，双肺周边区域累及常见。

2.确诊病例　疑似病例具备下列之一者可确诊：

（1）病例标本 SARS 病毒核酸检测阳性。

（2）病例标本检测 SARS 病毒特异性 IgM 抗体阳性，或 IgG 抗体阳转或恢复期滴度较急性期 4 倍以上增高者。

（3）病例标本分离到 SARS 病毒。

（二）鉴别诊断

在做出 SARS 诊断前，临床上要注意排除能够引起类似临床表现的疾病，如上呼吸道感染，流行性感冒，其他病原体（病毒、细菌、支原体、衣原体、真菌等）引起的肺炎，肺结核，肺部肿瘤，非感染性间质性肺疾病，肺水肿，肺不张，肺栓塞，肺嗜酸性粒细胞浸润症，肺血管炎等。

九、预后

大部分患者经综合治疗后可痊愈。少数患者进展至急性呼吸窘迫综合征甚至死亡。我国患者的病死率约为 6.55%，全球病死率为 10.88%。重型患者或患有其他严重基础疾病的患者病死率明显升高。少数重型患者出院后随访发现肺部有不同程度的纤维化。

十、治疗

目前无特异性治疗手段。临床上以对症、支持治疗和防治并发症为主。治疗总原则为早期发现，早期隔离，早期治疗。重型患者治疗中要注意防治急性呼吸窘迫综合征和多器官功能障碍综合征。强调护理工作和心理治疗的重要性。

（一）西医治疗

1. 一般治疗与病情监测　卧床休息，居室保持空气流通。加强营养支持，注意水电解质、酸碱平衡。

密切观察病情变化，根据病情需要，监测血氧饱和度或动脉血气分析，血常规，胸片及肝肾功能、心肌酶谱等。出现气促或 $PaO_2 < 70mmHg$，或 $SpO_2 < 93\%$，给予持续鼻导管或面罩吸氧。

2. 对症治疗　发热 > 38.5℃者，可给予物理降温，如冰敷、酒精擦浴等，并酌情使用解热镇痛药。咳嗽、咳痰者可给予镇咳、祛痰药。有心、肝、肾等器官功能损害者，应做相应的处理。

3. 糖皮质激素　具有以下指征之一者可考虑应用：①有严重的中毒症状，持续高热不退，经对症治疗 5 日以上最高体温仍超过 39℃。② X 线片显示多发或大片阴影，进展迅速，48 小时之内病灶面积增大 > 50% 且在正位胸片上占双肺总面积的 1/4 以上。③达到急性肺损伤或出现急性呼吸窘迫综合征。

一般成人剂量相当于甲泼尼龙 2~4mg/（kg·d），具体剂量及疗程根据病情调整，病情改善应及时减量或停用，一般不超过四周。不宜过大剂量或过长疗程使用，并注意糖皮质激素不良反应的处理。

4. 抗菌药物的使用　主要用于治疗和控制继发细菌或真菌感染。鉴于 SARS 常与社区获得性肺炎（CAP）相混淆，在确诊之前可选用氟喹诺酮类或 β - 内酰胺类联合大环内酯类药物试验治疗。

5. 抗病毒治疗　目前尚无针对 SARS-CoV 的特异性抗病毒药物。

6. 免疫增强剂的使用　胸腺肽、静脉用丙种球蛋白等非特异性免疫增强剂对 SARS 的疗效尚未肯定，不推荐常规使用。恢复期患者血清的临床疗效和风险尚有待评估，对诊断明确的高危患者可在严密观察下试用。

7. 重症 SARS 的治疗原则　严密动态观察，加强监护，及时给予呼吸支持，如使用高流量氧疗、无创正压通气或有创机械通气治疗。合理使用糖皮质激素，加强营养支持和器官功能保护，注意水、电解质和酸碱平衡，预防和治疗继发感染，及时处理并发症。发展成急性呼吸窘迫综合征或多器官功能障碍综合征时，参照相关章节治疗。

（二）中医辨证治疗

1. 疫毒袭肺

临床表现：发热，恶寒或不恶寒，无汗或少汗，头疼身痛，或干咳少痰，口微渴。舌质红，苔薄白、薄黄或薄腻，脉浮数或浮洪。

治法：疏风解表，解毒透邪。

代表方药：银翘散加减。

2. 疫毒壅肺

临床表现：高热，汗出热不解，咳嗽少痰，胸闷气喘，腹泻，恶心呕吐，或脘腹胀满，或便秘，或便溏不爽，甚或烦躁不安。舌红或绛，苔黄腻，脉滑数。

治法：清热解毒，宣肺化湿。

代表方药：麻杏石甘汤合达原饮加减。

3. 疫毒闭肺

临床表现：高热不退或开始减退，呼吸困难，憋气胸闷，喘息气促，或干咳，少痰，痰中带血，气短，疲乏无力，口唇紫暗。舌红或暗红，苔黄腻，脉滑数。

治法：清热化痰，益气升陷，活血祛瘀。

代表方：清金化痰汤合升陷汤加减。

4. 内闭外脱

临床表现：发热或不发热，神昏，或时清时昧，呼吸喘促，喘憋重，发绀，呼多吸少，冷汗淋漓，四肢厥冷，面色青灰。舌紫暗，苔厚腻或厚燥，脉微细数。

治法：固脱救逆，通闭开窍。

代表方药：参附汤合生脉散送服安宫牛黄丸。

5. 气阴两虚，余邪内伏

临床表现：干咳或咳嗽少痰，自觉发热或低热，口干咽燥，胸闷气短，乏力，自汗。舌红少苔，脉弦细。

治法：益气养阴，清透余邪。

代表方药：沙参麦冬汤合生脉散加减。

十一、预防

（一）控制传染源

包括疫情报告，隔离治疗患者，隔离观察密切接触者。

（二）切断传播途径

包括社区综合性预防，养成良好的个人卫生习惯，加强医院感染管理、防止医院内交叉感染，加强疫源地的消毒管理，加强国境检疫、严防境外病例传入，规范实验室管理。

（三）保护易感人群

目前尚无有效的预防药物可供选择。SARS-CoV 疫苗正在研制中，尚未有相关临床试验结果报道。

第二十节　中东呼吸综合征

一、概述

中东呼吸综合征（middle east respiratory syndrome，MERS）是由中东呼吸综合征冠状病毒

（middle east respiratory syndrome coronavirus，MERS-CoV）引起的一种急性呼吸道传染病。以发热、咳嗽、胸痛为主要临床表现，部分患者有腹泻等胃肠道症状，重症病例可迅速出现急性呼吸窘迫综合征、急性肾功能衰竭或多器官功能衰竭而危及生命。目前对该病的传播途径、发病机制等尚未阐明，该病致死率高，严重威胁人类身体健康。

本病可归属于中医学"瘟疫"范畴。

二、病原学

2012 年 6 月，埃及籍病毒学家 Ali Mohamed Zaki 在沙特阿拉伯 1 个因严重肺炎死亡病例的肺组织中首次分离出一种新型的冠状病毒，同年 9 月世界卫生组织向全球通报首例新型冠状病毒感染确诊病例，并证实与前述病毒基因型相同。2013 年 5 月 15 日，国际病毒命名委员会将该病毒命名为"中东呼吸综合征冠状病毒"。2013 年 5 月 23 日，世界卫生组织将这种新型冠状病毒感染引起的疾病正式命名为"中东呼吸综合征"。

MERS-CoV 属于冠状病毒科、β 类冠状病毒的 2C 亚群。外观呈球形，直径为 120~160 nm。为一种线性非节段单股正链 RNA 病毒。表面有包膜，内为基因组，全长约 30 kb。包膜上的刺突蛋白（spike protein，S 蛋白）是由 1353 个氨基酸组成的 I 型跨膜糖蛋白，包含两个功能性亚基，其中 S1 亚基负责与受体结合，近膜端的 S2 亚基负责介导膜融合。目前研究表明 S1 亚基的功能受体是二肽基肽酶 4（dipeptidyl peptidase4，DPP4；亦称为 CD26）。DPP4 是一种 II 型跨膜糖蛋白，广泛表达于肺、肾、小肠、肝、脾等上皮细胞及活化的白细胞表面，尤其是人深部呼吸道组织，能特异性地结合 S1 蛋白上的受体结合域（receptor binding domain，RBD），介导病毒进入宿主细胞内引发感染。DPP4 在不同物种中高度保守，因此 MERS-CoV 能够感染多种宿主（包括人类、猪、蝙蝠等）。

目前 MERS-CoV 病原学特征仍不完全清楚，其病毒结构、抗原性、生物学和分子生物学特征等还有待于进一步研究。资料表明，恢复期患者血清中可检测出 MERS-CoV 特异性抗体，有减轻病变的倾向，但是否具有保护性尚不明确。

MERS-CoV 病毒在外环境中生存能力强，能在低温、低湿的环境中保持其稳定性。在未消毒的骆驼奶中，4℃下保存超过 72 小时后病毒仍具有传染力，但经巴氏消毒后可灭活病毒的传染力。

三、流行病学

（一）传染源

中东呼吸综合征是一种人兽共患传染病。源头病例的病毒感染来源尚不十分清晰。根据对不同动物所携带的冠状病毒基因组进行的大量研究表明，人感染的 MERS-CoV 与中东地区的单峰骆驼所感染的病毒基因序列几乎一致，因而单峰骆驼可能是该病毒的中间宿主和人类感染的主要动物来源。同时，证实蝙蝠可能是 MERS-CoV 的天然宿主之一，但其传播流行的模式还不完全清楚。此外，患者及无症状感染者也是重要的传染源。

（二）传播途径

1. 动物 – 人模式　MERS-CoV 是一种人畜共患病毒，骆驼可能是 MERS-CoV 的主要动物宿主，约有 12% 的病例与接触骆驼有关。人类通过直接或间接接触受感染的单峰骆驼而被感染，但确切的传播途径仍不清楚。蝙蝠可能是 MERS-CoV 的储存宿主，但人类不常接触。

2. 人 – 人模式 是 MERS 疫情扩散的主要形式。常发生于密切接触者和医疗环境，如患者家属、患者与医护人员和其他患者之间。可能是通过呼吸道飞沫或密切接触引起传播。根据多个国家报道的多起医院及家庭聚集病例分析，提示 MERS-CoV 可以人传人，但由确诊病例引起接触者感染的人数通常有限。

（三）易感人群

人对 MERS-CoV 普遍易感，接触骆驼者，如饲养员、农场工人、屠宰场工人、兽医、饮用未消毒骆驼奶者感染风险尤高。

对现有 MERS 病例调查显示，发病人群以中老年为主，50~59 岁年龄段人群居多，平均为 53 岁，男性占 69%。大约 20% 的病例没有症状或症状轻微，而 48% 的病例有严重的症状或死亡。53% 的患者具有相关基础疾病（糖尿病、高血压、冠心病、慢性肾衰竭或肺部疾病），超过 70% 的死亡 MERS 病例至少有这些基础疾病中的一种。因此，患有慢性基础疾病或者免疫力低下的人群被认为是感染 MERS-CoV 的高风险人群。

（四）流行情况

2012 年至 2022 年 10 月 17 日，世界卫生组织收到了 2600 例中东呼吸综合征冠状病毒（MERS-CoV）感染的实验室确诊病例，其中 84%（2193/2600）由沙特阿拉伯报告，中东、北非、欧洲、美国和亚洲的 27 个国家都有 MERS 病例的报告。所有病例均在中东地区感染或者与中东地区感染的病例有直接或间接关系。截至 2022 年 10 月，已经向世界卫生组织报告了 935 例与 MERS 有关的死亡病例（死亡率约为 36%）。自新型冠状病毒感染大流行以来，向世界卫生组织报告的 MERS 病例数量已大幅下降。随着 MERS-CoV 的流行病学监测活动的恢复，世界卫生组织预计，中东地区仍可能报告更多的 MERS-CoV 感染病例。

四、发病机制与病理

（一）西医发病机制与病理

1. 发病机制 MERS 的发病机制可能与 SARS 有相似之处，可发生急性呼吸窘迫综合征和急性肾功能衰竭等多器官功能衰竭。冠状病毒入侵首先通过表面的 S 蛋白和（或）HE 蛋白与宿主细胞的表面受体相结合。第一群冠状病毒（HCoV-229E）能特异地与人类氨肽酶 N（aminopeptidase）结合。第二群冠状病毒（如 HcoV-NL63 和 SARS-CoV）与 ACE2 结合，还可同时与 9-O- 乙酰神经氨酸分子结合。中东呼吸综合征冠状病毒的受体则为 DPP4。

2. 病理 主要病理表现：肺充血和炎性渗出，双肺散在分布结节和间质性肺炎。从目前中东呼吸综合征病例的发展进程来看，可能存在过度炎症反应。其详细机制仍有待于在临床实践和基础研究中进一步阐明。

（二）中医病因病机

本病属于中医学"瘟疫"范畴，疫毒之邪自口鼻而入，侵犯肺脏，肺主表，受邪而寒热身痛；肺主气、司呼吸，因疫毒之邪蕴结于肺，肺失宣降，郁闭肺气而致干咳、气促胸闷、喘息憋气；且疫毒之邪耗气伤阴，随病情进展而加重，重者由肺及心、肾等其他脏腑，故见心悸心慌、喘憋欲脱，严重者心阳暴脱，危及生命。

五、临床表现

潜伏期为2~14天。早期主要表现为发热、畏寒、乏力、头痛、肌痛等，随后出现咳嗽、胸痛、呼吸困难，部分病例还可出现呕吐、腹痛、腹泻等症状。重症病例多在1周内进展为重症肺炎，可发生急性呼吸窘迫综合征、急性肾功能衰竭，甚至多脏器功能衰竭。年龄大于65岁，肥胖，患有其他疾病（如肺部疾病、冠心病、肾病、糖尿病、免疫功能缺陷等），为重症高危因素。部分病例可无临床症状或仅表现为轻微的呼吸道症状，无发热、腹泻和肺炎。

六、实验室检查及其他检查

（一）血常规

白细胞计数一般不高，部分患者减低，可伴有淋巴细胞减少，血小板计数降低。

（二）血生化检查

部分患者肌酸激酶、天门冬氨酸氨基转移酶、丙氨酸氨基转移酶、乳酸脱氢酶、肌酐等升高。

（三）病原学检测

病原学检测主要包括病毒分离和病毒核酸检测。病毒分离为实验室检测的"金标准"；病毒核酸检测可以用于早期诊断。及时留取多种标本（咽拭子、鼻拭子、鼻咽或气管抽取物、痰或肺组织，以及血液、尿液和粪便）进行检测，其中以下呼吸道标本阳性检出率最高。此外，还可通过ELISA、间接免疫荧光试验或微量中和试验对MERS-CoV进行检测。

1. 病毒核酸检测　以反转录 - 聚合酶链反应（RT-PCR）（最好采用实时RT-PCR）检测呼吸道标本中的MERS-CoV核酸。

2. 病毒分离培养　可从呼吸道标本中分离出MERS-CoV，但一般在细胞中分离培养较为困难。

3. 血清学检测　通过血清学确认的病例需要证明在两个样品中血清转换，最好相隔至少14天，通过筛选（ELISA、免疫荧光试验）和中和试验。

（四）影像学检查

根据病情的不同阶段，发生肺炎者影像学检查可表现为单侧至双侧的肺部影像学改变，主要特点为胸膜下和基底部分布，磨玻璃影为主，可出现实变影。部分病例可有不同程度胸腔积液。

七、诊断与鉴别诊断

（一）诊断

1. 疑似病例　患者符合流行病学史和临床表现，但尚无实验室确认依据。

（1）流行病学史　发病前14日内有中东地区和疫情暴发地区旅游或居住史；与疑似或临床诊断或确诊病例有密切接触史。

（2）**临床表现**　存在肺实质病变（如肺炎或急性呼吸窘迫综合征）的临床、放射学或组织病理学证据的发热性急性呼吸系统疾病；难以用其他病原体感染解释。

2. 临床诊断病例

（1）满足疑似病例标准，仅有实验室阳性筛查结果（如仅呈单靶标 PCR 或单份血清抗体阳性）的患者。

（2）满足疑似病例标准，因仅有单份采集或处理不当的标本而导致实验室检测结果阴性或无法判断结果的患者。

3. 确诊病例　具备下述 4 项之一，可确诊为中东呼吸综合征实验室确诊病例。

（1）至少双靶标 PCR 检测阳性。

（2）单个靶标 PCR 检测阳性，产物经基因测序确认。

（3）从呼吸道标本中分离出 MERS-CoV。

（4）恢复期血清中 MERS-CoV 抗体较急性期血清抗体水平阳转或呈 4 倍及以上升高。

感染 MERA-CoV 后不管是否出现症状及体征，只要实验室确定 MERA-CoV 感染，即为确诊病例。

（二）鉴别诊断

主要与流感病毒、SARS 冠状病毒等呼吸道病毒和细菌等所致的肺炎进行鉴别。

八、预后

经过积极治疗后，多数患者病情稳定，部分可进展为重症肺炎，出现急性呼吸窘迫综合征及多脏器功能衰竭而死亡。资料显示，全球 MERS 病死率接近 36%，以沙特阿拉伯及韩国病死率尤高，老年人、免疫能力低下以及患有慢性疾病者（如肾病、癌症、慢性肺病和糖尿病）病死率更高。

九、治疗

（一）西医治疗

治疗原则为早发现、早诊断、早隔离、早报告、早治疗。MERS 目前尚无可靠的病原治疗，以一般治疗及对症治疗为主。同时，根据病情严重程度评估确定治疗场所：疑似、临床诊断和确诊病例应在具备有效隔离和防护条件的医院隔离治疗；危重病例应尽早入重症监护室（ICU）治疗。转运过程中严格采取隔离防护措施。

1. 一般治疗及对症、支持治疗

（1）卧床休息，维持水、电解质平衡，密切监测病情变化。

（2）定期复查血常规、尿常规、血气分析、血生化及胸部影像等。

（3）根据血氧饱和度的变化，及时给予有效氧疗措施，包括鼻导管、面罩、高流量鼻导管给氧，必要时应进行无创或有创通气等措施。

2. 抗病毒治疗　目前尚无明确有效的抗 MERS-CoV 药物。一系列的治疗方法，如洛匹那韦/利托那韦、聚乙二醇干扰素（IFN-α2a）和利巴韦林已被经验性地用于治疗 MERS 的严重病例，但没有确切证据表明哪种药物能改善治疗效果。可在发病早期试用抗病毒治疗，使用过程中应注意药物的不良反应。

3. 抗菌药物治疗　避免盲目或不恰当使用抗菌药物，加强细菌学监测，出现继发细菌感染时应用抗菌药物。

4. 重症病例的治疗 重症和危重症病例的治疗原则是在对症治疗的基础上，防治并发症，并进行有效的器官功能支持。实施有效的呼吸支持（包括氧疗、无创/有创机械通气）、循环支持、肝脏和肾脏支持等。有创机械通气治疗效果差的危重症病例，有条件的医院可实施体外膜氧合支持技术。维持重症和危重症病例的胃肠道功能，适时使用微生态调节制剂。

（二）中医辨证治疗

本病可参考中医学"温病""风温肺热"等病证进行辨证论治。

1. 邪犯肺卫

临床表现：发热，咽痛，头身疼痛，咳嗽少痰，乏力倦怠，纳食呆滞等。

治法：解毒宣肺，扶正透邪。

代表方药：银翘散合参苏饮。

2. 邪毒壅肺

临床表现：高热，咽痛，咳嗽痰少，胸闷气短，神疲乏力，甚者气喘，腹胀便秘等。

治法：清热泻肺，解毒平喘。

代表方药：麻杏石甘汤、宣白承气汤合人参白虎汤。腑实便秘者合桃仁承气汤。

3. 正虚邪陷

临床表现：高热喘促，大汗出，四末不温，或伴见神昏，少尿或尿闭。

治法：回元固脱，解毒开窍。

代表方药：生脉散合参附汤加服安宫牛黄丸。

4. 正虚邪恋

临床表现：乏力倦怠，纳食不香，午后低热，口干咽干，或咳嗽。

治法：益气健脾，养阴透邪。

代表方药：沙参麦门冬汤合竹叶石膏汤。

十、预防

（一）控制传染源

对疑似和确诊病例应严格隔离，积极治疗，至满足出院要求方可解除隔离。

（二）切断传播途径

1. 养成良好的个人卫生习惯，及时洗手，不接触患病的骆驼，不喝未煮熟的骆驼奶，防止由动物将 MERS-CoV 传染给人。

2. 流行期间尽量避免去医院，不探视 MERS 感染者，不去疫区旅游。

3. 完善医疗机构院内感染防控，实行标准化预防。防止病毒在家庭和医院扩散是预防该病扩散传播的关键。

（三）保护易感人群

迄今为止，全球仍未研制出特效的药物和有效疫苗以防治 MERS，防控 MERS 疫情仍需以控制传染源、切断传播途径为主，做好家庭、医院和个人防护，防止院内感染。做好宣传教育：

对赴中东地区旅游或者参加朝圣的人员进行 MERS 防治知识宣传和预防指导，提高他们的防控意识，加强个人卫生等。

第二十一节　发热伴血小板减少综合征

一、概述

发热伴血小板减少综合征（severe fever with thrombocytopenia syndrome，SFTS）是我国于 2009 年发现的新发病毒性传染病，多分布在山区和丘陵地带，全年均可发病，多发于春、夏季。临床表现以发热伴血小板减少为主要特征，少数患者病情较重且发展迅速，可因多脏器功能衰竭而死亡。

本病可归属于中医学"瘟疫"范畴。

二、病原学

发热伴血小板减少综合征病毒（severe fever with thrombocytopenia syndrome bunyavirus，SFTSV）属白蛉纤细病毒科（phenuiviridae），班达病毒属（bandavirus genus），分类为大别班达病毒（dabie bandavirus，DBV）。

SFTSV 为分节段的单股负链 RNA 病毒，呈球形，表面为脂质双层包膜，有由糖蛋白形成的棘突。病毒基因组由大（L）、中（M）、小（S）三个片段组成，根据现有基因组序列分析，可聚集形成多个分支，呈现一定地理区域性聚集特征，尚无证据显示各分支病毒的致病力存在显著差异。

SFTSV 对脂质溶剂或去污剂以及强酸、碱、戊二醛、含氯消毒剂等敏感；对紫外线和热敏感，60℃ 30 分钟可灭活。在 4℃ 环境中 1 周内感染性可保持稳定；25℃ 6 小时，物体表面的病毒仍具有感染性。

三、流行病学

（一）传染源

感染的动物是主要传染源，可能为牛、羊、猫、犬和啮齿类动物。患者也可作为传染源，在发病后 7~10 天血液中可分离到病毒。

（二）传播途径

SFTSV 主要经带毒长角血蜱等媒介生物叮咬传播，还可在无防护情况下通过接触感染动物或患者的血液、分泌物、排泄物及其污染物造成感染。

（三）易感人群

人群对本病普遍易感。在流行区的山区、丘陵及林地等地域生产、生活的人群，以及赴该类地区旅游、户外活动的人群感染 DBV 的风险较高。照护患者的医护、陪护、遗体处置人员和探视人员如未规范防护，具有较高感染风险。

（四）流行特征

SFTS 最早在河南省信阳市被报道，近年流行区域不断扩大，目前我国多省份均有病例报道。

SFTS 在国内分布以散发为主，但呈地区和时间聚集性。主要集中在山东省、河南省、安徽省、湖北省、辽宁省、浙江省、江苏省的山区和丘陵地带，报告病例数占病例总数的 99% 以上。长角血蜱作为 DBV 的传播媒介，在全球范围内广泛存在，导致 SFTS 全球流行风险增加。发病季节多在 4~10 月，流行高峰为 5~9 月。

四、发病机制与病理

（一）发病机制与病理

1. 发病机制　SFTSV 直接作用于人体多种细胞引起组织、器官损伤。病毒攻击人体的淋巴结，引起淋巴结肿大及坏死性淋巴结炎。在淋巴结、脾脏快速复制后进入体循环，形成病毒血症，同时攻击多组织脏器。SFTSV 感染机体后导致免疫功能失调，严重者可诱发细胞因子风暴、内皮损伤，患者可因出血或多脏器功能衰竭死亡。

2. 病理　病毒复制的主要器官位于淋巴组织，包括脾脏和肠系膜淋巴结，脾脏中 DBV 抗原含量最高。SFTS 病理表现主要为脑桥的局灶性神经元细胞变性，心肌细胞结构紊乱伴空泡变性、肺泡腔充血、间质纤维增生，肝脏汇管区增大、肝窦充血、嗜酸性变，脾脏明显充血、局灶性出血及缺血性损伤，肾小管弥漫性扩张伴肾小管上皮细胞肿大。SFTS 患者的骨髓细胞学检查主要表现为造血功能减低，多数患者可见不同程度的骨髓巨噬细胞增多。DBV 与血小板共同存在于脾脏的巨噬细胞中，脾脏的巨噬细胞被认为是 DBV 复制的靶细胞。DBV 能够结合血小板而激活巨噬细胞的吞噬作用，通过脾脏巨噬细胞的清除作用而使血小板减少。

（二）中医病因病机

外邪入侵，初起邪犯肺卫，卫气同病，毒邪壅盛，毒损脉络，重症可表现为气营（血）两燔，若热势鸱张，败坏形体，可导致正衰邪陷。

五、临床表现

潜伏期可能为 1~2 周，在人 - 人传播病例中，潜伏期多在 6~9 天。

1. 初期　亦称发热期。起病急，发热，体温 38~40℃，伴乏力、食欲不振、恶心、呕吐等，部分病例有肌肉酸痛、腹泻，少数有神志淡漠。体格检查常有单侧腹股沟或颈部、腋窝等浅表淋巴结肿大伴触痛，较大者局部红、肿、热、痛明显。

2. 极期　亦称多器官功能损害期。可与发热期重叠，持续高热，可呈稽留热，极度乏力、消化道症状明显加重。部分病例可出现下颌、四肢等不自主抖动伴肌张力增高。重症病例可出现皮肤瘀斑、消化道出血、肺出血、烦躁不安、谵妄，甚至抽搐、昏迷，可因循环衰竭、呼吸衰竭、出血等死亡。

3. 恢复期　体温正常，症状逐渐缓解，2 周左右可恢复，有并发症者病程可延长。

以上三期可有重叠，轻型病例无极期表现。

六、实验室检查

（一）一般检查

1. 血常规　白细胞计数减少，多为（1.0~3.0）×10⁹/L，重症可降至 1.0×10⁹/L 以下，中性粒细胞比例和淋巴细胞比例多正常；血小板降低，多为（30~60）×10^9/L，重症者可低于 30×10^9/L。

2. 尿常规 半数以上出现尿蛋白（+~+++），少数病例出现尿隐血或血尿。

3. 血生化检查 可出现不同程度 LDH、肌酸激酶及 AST、ALT 等升高。部分患者可伴有血淀粉酶、肌酐、尿素氮和肌钙蛋白 I 的升高。

（二）病原学检查

1. 核酸检测 通过反转录 PCR 技术扩增特定基因组片段可用于确诊 DBV 感染，核酸定量检测也可以动态监测 DBV RNA 变化。

2. 病毒分离 DBV 分离应在生物安全二级或以上实验室进行。将患者血样或蜱匀浆接种至单层易感细胞，盲传 3 代，检出病毒特异性核酸或抗原可认为分离到病毒。

（三）血清学检查

血清特异性 IgM 抗体阳性；IgG 阳转或恢复期较急性期滴度呈 4 倍及以上升高。

七、诊断与鉴别诊断

（一）诊断

1. 临床诊断 流行病学史：丘陵、林区、山地工作生活，或有该地区旅游史，或发病前有蜱虫叮咬史；临床有发热，外周血小板减少和（或）白细胞减少，伴肝功能异常。

2. 确诊病例 疑似病例具备下列之一者可确诊：

（1）病例标本 SFTSV 核酸检测阳性。

（2）病例标本检测病毒特异性 IgM 抗体阳性，或 IgG 抗体阳转或恢复期滴度较急性期 4 倍以上增高者。

（3）病例标本分离到 SFTSV。

（二）鉴别诊断

与下列疾病鉴别：人粒细胞无形体病等立克次体病、肾综合征出血热、登革热、败血症、伤寒、血小板减少性紫癜等。相应病原体特异性抗体或核酸检测阳性有助于诊断。

八、预后

大多数患者呈现自限性，预后良好。重症患者病情进展迅速，可因休克、呼吸衰竭、DIC 及多脏器衰竭而死亡。高龄、入院延迟、糖尿病及慢性阻塞性肺病等基础性疾病、早期出现出血和神经系统症状、LDH 及肌酸激酶明显升高、高病毒载量和炎症因子水平显著升高是预后不佳的危险因素。

九、治疗

（一）西医治疗

目前 SFTS 尚无特异性的有效疗法，主要方法为对症和支持治疗。应卧床休息，宜清淡易消化饮食，给予流食或半流食。密切监测生命体征、器官功能等。高热者进行物理降温，必要时使用药物退热。有出血症状或血小板明显降低者（＜30×10⁹/L），可输血浆、血小板。有肝功能损害者通常给予保肝药治疗。中性粒细胞严重低下者（＜1×10⁹/L），建议使用粒细胞集落刺激因子。对于免疫力低下，病情危重者，可使用免疫球蛋白。

体外实验结果提示利巴韦林对该病毒有抑制作用，临床上可试用。继发细菌、真菌感染者，应当选敏感抗生素治疗。同时注意基础疾病的治疗。目前尚无证据证明糖皮质激素有效，应当慎重使用。

（二）中医治疗

1. 邪犯肺卫

临床表现：患者有蜱虫咬病史，发热，恶寒或不恶寒，无汗或少汗，肌肉酸痛，头痛，或咳嗽，或恶心。舌质红，苔薄白、薄黄或薄腻，脉浮数。

治法：辛凉解毒，疏风透邪。

代表方药：银翘散加减。

2. 毒壅肺胃

临床表现：壮热不退，汗出，烦躁口渴，头痛，面红，恶心或呕吐，纳差，腹痛，便秘，尿黄。舌质红，苔黄或腻，脉洪大或脉缓。

治法：清气泄热，解毒活络。

代表方药：白虎汤加减。

3. 毒损脉络

临床表现：高热，或伴皮肤斑疹，便血，或见咯血，尿赤，小便不利。舌质暗红伴瘀斑，舌苔薄黄，脉细数。

治法：凉血解毒，清热通络，益气养阴。

代表方药：犀角地黄汤合生脉散加减。

4. 气营（血）两燔

临床表现：壮热烦躁，夜寐不安，间有谵语，吐血、衄血、便血、尿血，或发斑。舌绛，苔黄少津，脉细数。

治法：清气凉营（血），泄热解毒。

代表方药：清瘟败毒饮加减。

5. 正衰邪陷

临床表现：精神萎靡，嗜睡，甚则神昏谵妄，呼吸急促，少尿，汗出肢冷。脉细数或微等。

治法：扶正固脱，解毒开窍。

代表方药：参附龙牡汤合生脉散加减。

十、预防

（一）控制传染源

一般情况下无须对患者实施隔离，但有出血表现者尽量安排单间。

（二）切断传播途径

患者血液、分泌物、排泄物及被其污染的环境和物品，可采取高温、高压、含氯消毒剂等方式进行消毒处理。

（三）保护易感人群

在抢救或护理危重病患时，尤其是有咯血、呕血等出血现象时，医务人员及陪护人员应加强个人防护，穿隔离衣并戴护目镜和口罩，避免与患者血液直接接触。户外活动时，防止蜱虫叮咬。在流行地区，应避免直接接触猫的体液，尤其是病猫。

第二十二节　新型冠状病毒感染

一、概述

2019 冠状病毒病（COVID-19）是由严重急性呼吸综合征冠状病毒 2 型（severe acute respiratory syndrome coronavirus 2，SARS-CoV-2）引起的急性传染病。临床表现以发热、干咳、乏力等为主要表现，少数患者伴有鼻塞、流涕、腹泻等上呼吸道和消化道症状。严重病例可出现急性呼吸窘迫综合征、脓毒症休克及多器官功能衰竭等，甚至导致死亡。

本病可归属于中医学"疫病"范畴。

二、病原学

2019 年年末，一种新型冠状病毒在全球各地引起流行，随后暴发全球大流行。2020 年 2 月，世界卫生组织将该病命名为 2019 冠状病毒病（coronavirus disease 2019，COVID-19）。导致 COVID-19 的病毒命名为严重急性呼吸综合征冠状病毒 2 型（SARS-CoV-2），之前称为 2019-nCoV。

新型冠状病毒（SARS-CoV-2）为 β 属冠状病毒，有包膜，颗粒呈圆形或椭圆形，直径 60~140 nm，病毒颗粒中包含 4 种结构蛋白：刺突蛋白（spike，S）、包膜蛋白（envelope，E）、膜蛋白（membrane，M）、核壳蛋白（nucleocapsid，N）。新型冠状病毒基因组为单股正链 RNA，全长约 29.9 kb，基因组所包含的开放读码框架依次排列为 5′- 复制酶（ORF1a/ORF1b）-S-ORF3a-ORF3b-E-M-ORF6-ORF7aORF7b-ORF8-N-ORF9a-ORF9b-ORF10-3′。核壳蛋白 N 包裹着病毒 RNA 形成病毒颗粒的核心结构——核衣壳，核衣壳再由双层脂膜包裹，双层脂膜上镶嵌有新冠病毒的 S、M、E 蛋白。新冠病毒入侵人体呼吸道后，主要依靠其表面的 S 蛋白上的受体结合域（RBD）识别宿主细胞受体血管紧张素转化酶 2（ACE2），并与之结合感染宿主细胞。新冠病毒在人群中流行和传播过程中基因频繁发生突变，当新冠病毒不同的亚型或子代分支同时感染人体时，还会发生重组，产生重组病毒株；某些突变或重组会影响病毒生物学特性，如 S 蛋白上特定的氨基酸突变后，导致新冠病毒与 ACE2 亲和力增强，在细胞内复制和传播力增强；S 蛋白一些氨基酸突变也会增加对疫苗的免疫逃逸能力和降低不同亚分支变异株之间的交叉保护能力，导致突破感染和一定比例的再感染。截至 2022 年年底，世界卫生组织提出的"关切的变异株"（variantofconcern，VOC）有 5 个，分别为阿尔法（Alpha，B.1.1.7）、贝塔（Beta，B.1.351）、伽玛（Gamma，P.1）、德尔塔（Delta，B.1.617.2）和奥密克戎（Omicron，B.1.1.529）。奥密克戎变异株 2021 年 11 月在人群中出现，相比 Delta 等其他 VOC 变异株，其传播力和免疫逃逸能力显著增强，在 2022 年年初迅速取代 Delta 变异株成为全球绝对优势流行株。

截至目前，奥密克戎 5 个亚型（BA.1、BA.2、BA.3、BA.4、BA.5）已经先后演变成系列子代亚分支 709 个，其中重组分支 72 个。随着新冠病毒在全球的持续传播，新的奥密克戎亚分支将会持续出现。全球数个月以来流行的奥密克戎变异株主要为 BA.5.2，但是 2022 年 10 月以来免疫逃逸能力和传播力更强的 BF.7、BQ.1 和 BQ.1.1 等亚分支及重组变异株（XBB）的传播优势迅速增加，在部分国家和地区已经取代 BA.5.2 成为优势流行株。

新冠病毒对紫外线、有机溶剂（乙醚、75% 乙醇、过氧乙酸和氯仿等）以及含氯消毒剂敏感，75% 乙醇以及含氯消毒剂较常用于临床及实验室新冠病毒的灭活，但氯已定不能有效灭活病毒。

三、流行病学

（一）传染源

传染源主要是新型冠状病毒感染者，在潜伏期即有传染性，发病后 3 天内传染性最强。

（二）传播途径

1. 经呼吸道飞沫和密切接触传播是主要的传播途径。
2. 在相对封闭的环境中经气溶胶传播。
3. 接触被病毒污染的物品后也可造成感染。

（三）易感人群

人群普遍易感。感染后或接种新冠病毒疫苗后可获得一定的免疫力。老年人及伴有严重基础疾病患者感染后重症率、病死率高于一般人群，接种疫苗后可降低重症及死亡风险。

（四）流行特征

2019 年年末首次报告 COVID-19 以来，全球各大洲均有病例报告。全球报告的 COVID-19 确诊病例已超过 7.6 亿例，死亡超过 680 万例。

四、发病机制与病理

（一）西医发病机制与病理

1. 发病机制 SARS-CoV-2 感染同时表达血管紧张素转化酶 2（ACE2）和跨膜丝氨酸蛋白酶 2（TMPRSS2）的细胞。主要的靶细胞有呼吸道杯状细胞、纤毛上皮细胞、Ⅱ型肺泡上皮细胞、肠上皮细胞、血管内皮细胞和嗅觉神经元，而肾小管上皮细胞、足细胞、单核巨噬细胞和树突状细胞也可能被病毒感染。作为致细胞病变病毒，SARS-CoV-2 直接引起感染细胞坏死、凋亡或其他形式的破坏及死亡。

SARS-CoV-2 感染的主要靶器官是上下呼吸道、肺、肠道、血管系统和肾脏。病毒也有可能感染二级淋巴器官如脾脏和淋巴结。

除对靶细胞的直接致病作用之外，SARS-CoV-2 感染也可诱发免疫损伤。COVID-19 重症患者出现急性 T 细胞耗竭及淋巴细胞减少症，可能与胸腺细胞输出减少、脾脏萎缩及大量促炎因子诱发细胞凋亡有关。同时，重症患者 Th17 细胞和致病性 CD8+T 细胞比例升高，可能加重免疫损伤。此外，老年患者多为低亲和力的 CTL 应答，其抗病毒能力不足。

部分 COVID-19 患者可发生病毒性感染中毒症（viralsepsis）。此外，COVID-19 重症患者血清和支气管肺泡灌洗液中多种炎症因子（IL-1β、IL-2、IL-6、TNF-α 及 VEGF 等）较轻症患者及健康者显著升高，可能加剧病理损伤并导致毛细血管渗漏综合征（capillary leak syndrome），表现为毛细血管通透性增加、低血压、水肿和急性呼吸衰竭等。

SARS-CoV-2 也可破坏肺毛细血管内皮细胞引起内皮细胞炎，包括血管通透性增加，大量的血浆成分、单核细胞和中性粒细胞汇入，出现肺水肿、透明膜形成或全身小血管内透明血栓形成；重症 COVID-19 患者血 D- 二聚体水平常明显升高。部分重症患者可合并深静脉血栓及肺栓塞。

2. 病理　肺脏呈不同程度的实变。实变区主要呈现弥漫性肺泡损伤和渗出性肺泡炎。不同区域肺病变复杂多样，新旧交错。肺泡腔内见浆液、纤维蛋白性渗出物及透明膜形成；小支气管和细支气管易见黏液栓形成。可见肺血管炎、血栓形成（混合血栓、透明血栓）和血栓栓塞。

脾脏缩小。白髓萎缩，淋巴细胞数量减少、部分细胞坏死；红髓充血、灶性出血，脾脏内巨噬细胞增生并可见吞噬现象。淋巴结淋巴细胞数量较少，可见坏死。骨髓造血细胞或增生或数量减少，粒红比例增高；偶见噬血现象。部分心肌细胞可见变性、坏死，间质充血、水肿，可见少数单核细胞、淋巴细胞和（或）中性粒细胞浸润。全身主要部位小血管可见内皮细胞脱落、内膜或全层炎症；可见血管内混合血栓形成、血栓栓塞及相应部位的梗死。主要脏器微血管可见透明血栓形成。可波及全身多个脏器。

（二）中医病因病机

本病属于中医学"疫病"范畴，病因为感受疫戾之气，病位在肺，基本病机特点为"湿、热、毒、瘀"。

五、临床表现

潜伏期多为 2~4 天。

主要表现为咽干、咽痛、咳嗽、发热等，发热多为中低热，部分病例亦可表现为高热，热程多不超过 3 天；部分患者可伴有肌肉酸痛、嗅觉味觉减退或丧失、鼻塞、流涕、腹泻、结膜炎等。少数患者病情继续发展，发热持续，并出现肺炎相关表现。重症患者多在发病 5~7 天后出现呼吸困难和（或）低氧血症。

严重者可快速进展为急性呼吸窘迫综合征、脓毒症休克、难以纠正的代谢性酸中毒和出凝血功能障碍及多器官功能衰竭等。极少数患者还可有中枢神经系统受累等表现。

六、实验室检查及其他检查

（一）一般检查

发病早期外周血白细胞计数正常或减少，可见淋巴细胞计数减少，部分患者可出现肝酶、乳酸脱氢酶、肌酶、肌红蛋白、肌钙蛋白和铁蛋白增高。部分患者 C 反应蛋白（CRP）和血沉升高，降钙素原（PCT）正常。重型、危重型病例可见 D- 二聚体升高、外周血淋巴细胞进行性减少，炎症因子升高。

（二）病原学及血清学检查

1. 核酸检测　可采用核酸扩增检测方法检测呼吸道标本（鼻咽拭子、咽拭子、痰、气管抽取物）或其他标本中的新冠病毒核酸。荧光定量 PCR 是目前最常用的新冠病毒核酸检测方法。

2. 抗原检测 采用胶体金法和免疫荧光法检测呼吸道标本中的病毒抗原，检测速度快，其敏感性与感染者病毒载量呈正相关，病毒抗原检测阳性支持诊断，但阴性不能排除。

3. 病毒培养分离 从呼吸道标本、粪便标本等可分离、培养获得新冠病毒。

4. 血清学检查 新冠病毒特异性 IgM 抗体、IgG 抗体阳性，发病 1 周内阳性率均较低。恢复期 IgG 抗体水平为急性期 4 倍或以上升高有回顾性诊断意义。

（三）胸部影像学

合并肺炎者早期呈现多发小斑片影及间质改变，以肺外带明显，进而发展为双肺多发磨玻璃影、浸润影，严重者可出现肺实变，胸腔积液少见。

七、诊断与鉴别诊断

（一）诊断

1. 诊断原则 根据流行病学史、临床表现、实验室检查等综合分析，做出诊断。新冠病毒核酸检测阳性为确诊的首要标准。

2. 诊断标准

（1）具有新型冠状病毒感染的相关临床表现。

（2）具有以下一种或以上病原学、血清学检查结果。

1）新冠病毒核酸检测阳性。

2）新冠病毒抗原检测阳性。

3）新冠病毒分离、培养阳性。

4）恢复期新冠病毒特异性 IgG 抗体水平为急性期 4 倍或以上升高。

（二）鉴别诊断

新型冠状病毒感染需与其他病毒引起的上呼吸道感染相鉴别。新型冠状病毒感染主要与流感病毒、腺病毒、呼吸道合胞病毒等其他已知病毒性肺炎及肺炎支原体感染鉴别。要与非感染性疾病，如血管炎、皮肌炎和机化性肺炎等鉴别。儿童病例出现皮疹、黏膜损害时，需与川崎病鉴别。

八、预后

大多数患者预后良好，病情危重者多见于老年人、有慢性基础疾病者、晚期妊娠和围产期女性、肥胖人群等。

九、治疗

（一）西医治疗

1. 一般治疗和对症治疗 保证充分能量和营养摄入，注意水、电解质平衡，维持内环境稳定。高热者可进行物理降温、应用解热药物。咳嗽咳痰严重者给予止咳祛痰药物。根据病情给予规范有效氧疗措施，包括鼻导管、面罩给氧和经鼻高流量氧疗。合并细菌感染时考虑使用抗菌药物；对重症高危人群应进行生命体征监测，特别是静息和活动后的指氧饱和度等。同时，对基础疾病相关指标进行监测。有基础疾病者给予相应治疗。

2. 抗病毒治疗

（1）奈玛特韦片 / 利托那韦片组合包装。适用人群为发病 5 天以内的轻、中型且伴有进展为重症高风险因素的成年患者。用法：奈玛特韦 300mg 与利托那韦 100mg 同时服用，每 12 小时 1 次，连续服用 5 天。不建议在哺乳期使用。中度肾功能损伤者应将奈玛特韦减半服用，重度肝、肾功能损伤者不应使用。

（2）阿兹夫定片。用于治疗中型新型冠状病毒感染的成年患者。用法：空腹整片吞服，每次 5mg，每日 1 次，疗程不超过 14 天。注意与其他药物的相互作用、不良反应等问题。不建议在妊娠期和哺乳期使用，中重度肝、肾功能损伤患者慎用。

（3）莫诺拉韦胶囊。适用人群为发病 5 天以内的轻、中型且伴有进展为重症高风险因素的成年患者。用法：800mg，每 12 小时口服 1 次，连续服用 5 天。不建议在妊娠期和哺乳期使用。

（4）单克隆抗体：安巴韦单抗 / 罗米司韦单抗注射液。联合用于治疗轻、中型且伴有进展为重症高风险因素的成人和青少年（12~17 岁，体重 ≥ 40kg）患者。用法：二药的剂量分别为 1000mg。在给药前两种药品分别以 100mL 生理盐水稀释后，经静脉序贯输注给药，以不高于 4mL/min 的速度静脉滴注，之间使用生理盐水 100mL 冲管。在输注期间对患者进行临床监测，并在输注完成后对患者进行至少 1 小时的观察。

（5）静脉注射 COVID-19 人免疫球蛋白。可在病程早期用于有重症高风险因素、病毒载量较高、病情进展较快的患者。使用剂量为轻型 100mg/kg，中型 200mg/kg，重型 400mg/kg，静脉输注，总次数不超过 5 次。

（6）康复者恢复期血浆。可在病程早期用于有重症高风险因素、病毒载量较高、病情进展较快的患者。输注剂量为 200~500mL（4~5mL/kg），可根据患者个体情况及病毒载量等决定是否再次输注。

（7）国家药品监督管理局批准的其他抗新冠病毒药物。

3. 免疫治疗

（1）糖皮质激素：对于氧合指标进行性恶化、影像学进展迅速、机体炎症反应过度激活状态的重型和危重型病例，酌情短期内（不超过 10 日）使用糖皮质激素，建议地塞米松 5mg/d 或甲泼尼龙 40mg/d，避免长时间、大剂量使用糖皮质激素，以减少不良反应。

（2）白细胞介素 6（IL-6）抑制剂：托珠单抗。对于重型、危重型且实验室检测 IL-6 水平明显升高者可试用。用法：首次剂量 4~8mg/kg，推荐剂量 400mg，生理盐水稀释至 100mL，输注时间大于 1 小时；首次用药疗效不佳者，可在首剂应用 12 小时后追加应用 1 次（剂量同前），累计给药次数最多为两次，单次最大剂量不超过 800mg。注意过敏反应，有结核等活动性感染者禁用。

4. 重型、危重型支持治疗　重型病例或有高凝风险因素者可考虑抗凝治疗；重型、危重型患者给予支持治疗，如机械通气、气道管理、体外膜肺氧合（ECMO）等（参照重症相关指南进行）；患者常存在紧张焦虑情绪，应当加强心理疏导，必要时辅以药物治疗。

（二）中医辨证治疗

1. 专方治疗

清肺排毒汤

适用范围：适用于轻型、中型、重型、危重型病例，结合患者情况规范使用。

基础方剂：麻黄、炙甘草、杏仁、生石膏、桂枝、泽泻、猪苓、白术、茯苓、柴胡、黄芩、姜半夏、生姜、紫菀、款冬花、射干、细辛、山药、枳实、陈皮、广藿香。

2. 分型辨证治疗

轻型

（1）疫毒束表

临床表现：发热头痛，无汗，身体酸痛，咽痒咳嗽或咽干痛，痰黏少，鼻塞浊涕。舌红，苔薄白或薄黄，脉浮数。

治法：疏风解表，透邪解毒。

代表方药：柴葛解肌汤合荆防败毒散加减。

药物组成：葛根、荆芥、柴胡、黄芩、薄荷、桂枝、白芍、金银花、桔梗、枳壳、前胡、川芎、白芷、甘草。

（2）寒湿郁肺

临床表现：发热，乏力，周身酸痛，咽干，或咳嗽咯痰，或恶心、腹泻、大便黏腻。舌淡胖，苔白腻或腐腻，脉濡或滑。

治法：疏风解表，散寒除湿。

代表方药：寒湿疫方。

（3）湿热蕴肺

临床表现：发热，周身酸痛，咽干咽痛，口干不欲多饮，或咳嗽痰少，或胸闷、纳呆、腹泻、大便黏腻。舌红略胖，苔白腻或厚或黄，脉滑数或濡。

治法：清热利湿，辟秽化浊。

代表方药：达原饮加减。

药物组成：槟榔、草果、厚朴、知母、黄芩、柴胡、赤芍、连翘、青蒿、苍术、大青叶、甘草。

中型

（1）湿毒郁肺

临床表现：发热，咳嗽，恶风寒，周身酸痛，咽干咽痛，或憋闷、腹胀便秘。舌红或暗，舌胖，苔腻，脉滑数或弦滑。

治法：清热透邪，化湿解毒。

代表方药：宣肺败毒方。

（2）寒湿阻肺

临床表现：低热，身热不扬，或未热，干咳，少痰，倦怠乏力，胸闷，脘痞，或呕恶，便溏。舌质淡或淡红，苔白或白腻，脉濡。

治法：宣肺透邪，化湿解毒。

代表方药：平胃散合达原饮、藿香正气散加减。

药物组成：苍术、陈皮、厚朴、广藿香、草果、麻黄、羌活、生姜、槟榔。

（3）疫毒夹燥

临床表现：发热，咳嗽，咽干咽痛，或便秘。舌质淡，苔薄白少津而干，脉浮紧。

治法：清热解毒，宣肺润燥。

代表方药：宣肺润燥解毒方。

重型

（1）疫毒闭肺

临床表现：发热，气喘促，胸闷，咳嗽，痰黄黏少，或痰中带血，喘憋，口干苦黏，大便不畅，小便短赤。舌红，苔黄腻，脉滑数。

治法：解毒化湿，清热平喘。

代表方药：化湿败毒方。

（2）气营两燔

临床表现：大热烦渴，喘憋气促，神昏谵语，或发斑疹，或咳血，或抽搐。舌绛少苔或无苔，脉沉细数，或浮大而数。

治法：清热解毒，凉血泻火。

代表方药：清瘟败毒饮加减。

药物组成：生石膏、知母、生地黄、水牛角、赤芍、玄参、连翘、牡丹皮、黄连、竹叶、葶苈子、甘草。

（3）阳气虚衰，疫毒侵肺

临床表现：胸闷，气促，面色淡白，四肢不温，乏力，呕恶，纳差，大便溏薄。舌淡，苔少或白苔，脉沉细或弱。

治法：扶正祛邪，清热解毒。

代表方药：扶正解毒方。

危重型

（1）内闭外脱

临床表现：呼吸困难、动则气喘，伴神昏，烦躁，汗出肢冷。舌质紫暗，苔厚腻或燥，脉浮大无根。

治法：回阳救逆。

代表方药：人参、黑附片、山茱萸。送服苏合香丸或安宫牛黄丸。

（2）针灸治疗推荐穴位　太溪、膻中、关元、百会、足三里、素髎。

（3）重型、危重型推荐中成药　清肺排毒颗粒、化湿败毒颗粒、喜炎平注射液、血必净注射液、热毒宁注射液、痰热清注射液、醒脑静注射液、参附注射液、生脉注射液、参麦注射液。功效相近的药物根据个体情况可选择一种，也可根据临床症状联合使用两种。中药注射剂可与中药汤剂联合使用。

（4）重型、危重型随症用药方法　高热者，可使用安宫牛黄丸，每次 0.5 丸，每日 2~4 次；腹胀、便秘或大便不畅者，可加大承气汤灌肠；腹泻，甚至水样便者，可加藿香正气胶囊（软胶囊、丸、水、口服液）；胸闷、气喘（呼吸窘迫）者，可加用瓜蒌薤白半夏汤合五苓散加味；昏迷、昏睡等意识障碍者，可加用苏合香丸口服或溶水鼻饲，每次 1 丸，每日 1~2 次。疲倦、气短、乏力、自汗、纳差较重者，可加西洋参、生晒参或红参 15~30g 煎服等。

恢复期

（1）肺脾气虚

临床表现：气短，倦怠乏力，纳差呕恶，痞满，大便无力，便溏不爽。舌淡胖，苔白腻。

治法：补肺健脾。

代表方药：六君子汤加减。

药物组成：法半夏、陈皮、党参、炙黄芪、炒白术、茯苓、广藿香、砂仁、甘草。

（2）气阴两虚

临床表现：乏力，气短，口干，口渴，心悸，汗多，纳差，干咳少痰。舌红少津，脉细或虚无力。

治法：益气养阴。

代表方药：生脉饮合竹叶石膏汤加减。

药物组成：南沙参、北沙参、麦冬、西洋参、五味子、生石膏、淡竹叶、桑叶、芦根、丹参、甘草。

（3）寒饮郁肺

临床表现：痒咳，或阵咳、呛咳、夜咳，遇冷加重，过敏而发，白痰难咯，苔白腻，脉弦紧。

治法：温肺化饮止咳。

代表方药：射干麻黄汤合止嗽散加减。

药物组成：射干、炙麻黄、干姜、紫菀、款冬花、五味子、法半夏、前胡、百部、紫苏子、葶苈子、川贝粉。

（4）针灸治疗推荐穴位　足三里（艾灸）、百会、太溪。隔物灸贴取穴：大椎、肺俞、脾俞、孔最，每次贴敷40分钟，每日1次。

儿童患者中医证候特点、核心病机与成人基本一致，应结合儿童临床证候和生理病理特点进行辨证论治。

十、预防

（一）宣传教育

倡导公众遵守防疫基本行为准则，坚持勤洗手、戴口罩、常通风、公筷制、"一米线"、咳嗽礼仪、清洁消毒等良好卫生习惯和合理膳食、适量运动等健康生活方式，自觉提高健康素养和自我防护能力。

（二）疫苗接种

鼓励3岁以上适龄无接种禁忌人群进行疫苗接种。倡导公众特别是老年人积极主动全程接种疫苗和加强免疫接种。

扫一扫，查阅本章数字资源，含PPT、音视频、图片等

第一节　流行性斑疹伤寒

一、概述

流行性斑疹伤寒（epidemic typhus）又称虱传斑疹伤寒（louse-borne typhus），是由普氏立克次体（rickettsia prowazekii）通过体虱传播的急性传染病。其临床特点为急性起病、稽留型高热伴剧烈头痛、皮疹及中枢神经系统症状。自然病程为 2~3 周，多呈自限性。病后数月至数年可复发，称为复发型斑疹伤寒，又称 Brill-Zinsser 病。

本病属中医学温病的"春温""伏暑""疫疹""疫斑"等范畴。

二、病原学

普氏立克次体是立克次体属斑疹伤寒群的微小球杆菌，革兰染色阴性。不同于细菌、病毒，该病原体因酶系统不完整，必须寄生于真核细胞，并获取辅酶 A（CoA）、烟酰胺腺嘌呤二核苷酸（NAD）等物质才能繁殖，所以通常寄生于人体小血管内皮细胞胞质内和体虱肠壁上皮细胞内。抗原分为两种：可溶性耐热型特异性抗原，具有群特异性，可区分莫氏立克次体所致的地方性斑疹伤寒；可溶性不耐热型颗粒性抗原，具有种特异性，可与斑疹伤寒以外的其他立克次体病鉴别。

病原体对热、紫外线、一般消毒剂均敏感，56℃ 30 分钟或 37℃ 5~7 小时均可灭活，但耐低温和干燥，–20℃可长期保存。在干虱粪中可存活数月。

病原体可在活细胞培养基和鸡胚卵黄囊中生长，接种于雄性豚鼠腹腔，仅有发热但不引起明显阴囊红肿，区别于莫氏立克次体。

三、流行病学

（一）传染源

患者是唯一传染源。潜伏期末 1~2 日至热退后数日均有传染性，发病第 1 周传染性最强。近年发现，东方鼯鼠及猪、牛、羊家畜，可成为病原体宿主，但尚未确认是否为传染源。

（二）传播途径

人虱是本病的传播媒介，以体虱为主，头虱次之。以"人–虱–人"的方式传播。虱吸食人

血感染病原体，病原体在虱肠细胞内繁殖并随粪便排出。虱吸人血时，唾液中并无病原体，但排粪中有病原体，可通过破损皮肤侵入而感染人。干虱粪中含有病原体的气溶胶，偶可随尘埃经呼吸道、口腔黏膜或眼结膜感染人。病原体不传代感染虱卵，但常离开高热或死亡患者而觅新宿主引起传播。

（三）易感人群

人群普遍易感，病后可获得较持久的免疫力。偶可再次感染。

（四）流行特征

多发生在冬春季节，与寒冷时衣着厚、换洗少有关。大规模战争、饥荒、贫困及不良卫生条件均易引起本病发生和流行。热带地区如非洲也有病例报道。

四、发病机制与病理

（一）西医发病机制与病理

1. 发病机制　主要病变是病原体引发的血管病变、毒素毒血症和免疫变态反应损伤。病原体首先在小血管及毛细血管内皮细胞内繁殖，引起血管内皮细胞病变，内皮细胞损伤后，病原体进入血流引起立克次体血症，并引发全身小血管和内脏血管内皮细胞感染，诱导变态反应并加重原有损害。立克次体还可潜伏于淋巴组织，是引发复发型斑疹伤寒的主要原因。

2. 病理　基本病理是小血管炎，典型病变特点是增生性、血栓性和坏死性血管炎及血管周围炎细胞浸润形成的立克次体肉芽肿，又称"斑疹伤寒结节"，可遍及全身，包括皮肤、心肌、肺、脑、脑膜、肝、肾、肾上腺等。中枢神经系统损伤突出，皮质、小脑、延髓、基底节、脑桥、脊髓均形成广泛弥漫性病变。

（二）中医病因病机

疫毒经皮毛侵入人体，正气虚弱而发病。初起疫毒由皮毛破损处侵袭肺卫，正邪相争于卫表。正不胜邪，病传气营，以致阳明热毒炽盛，毒窜营血，甚者毒扰心包。若素体阳虚，邪毒内伏，阳气耗损过度，则有亡阳之危象。

五、临床表现

（一）典型斑疹伤寒

潜伏期 5~24 日，一般 10~14 日。少数患者可有头痛、疲乏、畏寒、低热等前驱症状，大多急骤起病。主要表现：

1. 发热　100% 患者出现，体温在 1~2 日迅速上升至 39℃ 以上，多为稽留热。高热大约持续两周，经 3~4 日逐渐降至正常。可伴有寒战、乏力、剧烈头痛、全身肌肉疼痛、面部及眼结膜充血等全身毒血症状。

2. 皮疹　90% 以上患者有皮疹，多在第 4~6 日出现，初见于胸背部，1~2 日遍及全身，但面部多无皮疹，下肢亦较少。开始为鲜红色充血性斑丘疹，后为暗红色或瘀点样。皮疹 1 周左右消退，常遗留色素沉着，但无焦痂。

3. 中枢神经系统症状　出现早、症状明显、持续时间长，突出表现为剧烈头痛及肌肉痛，可伴有头晕、耳鸣、听力减退，可有反应迟钝、谵妄，偶有肌肉和舌震颤、昏迷、大小便失禁、脑膜刺激征和癫痫样发作。

4. 肝脾肿大　约90%患者脾肿大，少数患者出现肝肿大。

5. 其他　可有食量减少、恶心、呕吐、腹胀、便秘等消化道症状。

（二）轻型斑疹伤寒

国内患者轻型较多见。其特点：发热热度低（39℃左右），热程短（8~9日），毒血症状轻（头痛和周身疼痛），少量充血性皮疹（1~2日消退）或无皮疹，少有意识障碍（头痛、兴奋为主），少见肝脾肿大。

（三）复发型斑疹伤寒

复发型斑疹伤寒又称 Brill–Zinsser 病，国内极少见。既往有本病病史，前次发病病原体未清除，潜伏于淋巴结内，数年或数十年后，机体免疫力下降而复发。发病同轻型患者，弛张热，热程短（7~11日），病死率低，常散发，无季节性。

六、并发症

支气管肺炎是常见并发症，亦可有心肌炎、中耳炎、腮腺炎、脑膜炎，偶见指趾、阴囊、耳垂及鼻尖坏疽。

七、实验室检查及其他检查

（一）一般检查

1. 血常规　白细胞计数多正常，中性粒细胞偏高，嗜酸性粒细胞减少或消失，血小板常减少。

2. 尿常规　尿蛋白常见，偶有红、白细胞及管型。

（二）血清学检测

1. 外斐反应（变形杆菌 OX_{19} 凝集试验）　以变形杆菌 OX_{19} 株为抗原与患者血清发生凝集反应，一般发病后7日出现阳性，3周后达高峰，可持续3个月。抗体滴度 ≥ 1∶160 或病程中4倍及以上效价增高即有诊断意义，阳性率70%~80%。非立克次体中变形杆菌、钩端螺旋体病、回归热、疟疾、伤寒亦可出现阳性，但效价较低。此检测不能与地方性斑疹伤寒鉴别。

2. 补体结合试验　用普氏立克次体与患者血清做补体结合试验，第1周阳性率60%，第2周可达100%，与地方性斑疹伤寒无交叉反应，可用于鉴别。

3. 立克次体凝集试验　直接用普氏立克次体与患者的血清做凝集反应，试管法＞1∶40阳性，特异性高，出现早（病程第5日阳性率85%，病程第2~3周阳性率100%）。抗体数月内消失，不适合于追溯性研究。

4. 微量间接血凝试验　微量普氏立克次体抗原致敏绵羊或家兔红细胞，与检测患者血清特异性抗体进行凝集反应，灵敏度高，特异性强。适用于与其他群立克次体感染鉴别。

5. 微量间接免疫荧光试验　初次感染者血清中特异性 IgM 抗体增高，特异性强，可鉴别流行性斑疹伤寒与地方性斑疹伤寒。复发型斑疹伤寒 IgG 抗体增加。

（三）病原学检查

不用于临床诊断。取发热期患者血接种于雄性豚鼠腹腔，7~10 日后豚鼠出现发热反应，阴囊无明显红肿。取鞘膜或腹膜刮片，脑、脾、肾上腺组织涂片，染色后镜检，可找到位于细胞胞质内的病原体。或接种于鸡胚卵黄囊，传代后分离病原体。

（四）分子生物学检查

DNA 探针或 PCR 法探测血中立克次体 DNA，用于早期快速诊断。

（五）其他

脑脊液检查，外观大多澄清，蛋白和白细胞轻度增加，糖含量正常。心电图可显示低电压、T 波及 ST 段改变等心肌损害。部分患者有肝肾功能异常。

八、诊断与鉴别诊断

（一）诊断

1. 流行病学资料 冬春季节，卫生条件差，有虱寄生或叮咬史。

2. 临床表现 急性起病，高热，皮疹（4~5 日），中枢神经系统症状（剧烈头痛及意识障碍）。

3. 实验室检查 外斐反应滴度 ≥ 1：160 或呈 4 倍以上升高。有条件可加做其他血清学和分子生物学检测。

（二）鉴别诊断

1. 与其他立克次体病鉴别

（1）地方性斑疹伤寒 鉴别要点见表 4–1。

表 4–1 流行性斑疹伤寒与地方性斑疹伤寒的鉴别

鉴别要点	流行性斑疹伤寒	地方性斑疹伤寒
病原体	普氏立克次体	莫氏立克次体
传播媒介	体虱	鼠蚤
流行季节	冬春	夏秋
流行情况	流行性	地方性或散发性
疾病性质	中度至重度，神经症状明显	轻度至中度
热程	12~18 日	9~14 日
皮疹	斑丘疹，瘀点或瘀斑常见；多遍及全身	斑丘疹；多为充血疹，稀少
血小板减少	常见	不常见
外斐试验滴度	强阳性，1：320~1：5120	1：160~1：640
豚鼠腹腔接种试验	阴囊不肿或轻度发红	阴囊严重肿胀

（2）恙虫病 亦可有高热、头痛、皮疹和外斐反应阳性，但恙螨叮咬处有皮肤焦痂、溃疡，

邻近淋巴结肿大。

（3）Q 热　由贝纳立克次体引起，临床亦有发热、头痛，但主要表现为肺炎，无皮疹。外斐反应阳性，贝纳立克次体凝集试验、补体结合试验及荧光抗体检测阳性。

2. 伤寒　主要见于夏秋季，起病缓慢，持续发热，相对脉缓，玫瑰疹（6 日出疹），全身中毒症状较轻，白细胞和嗜酸性粒细胞减少，肥达反应阳性，血、骨髓、粪便可培养出伤寒杆菌。

3. 肾综合征出血热　表现为三大主症：发热、出血、肾损害。五期经过：发热期、低血压休克期、少尿期、多尿期、恢复期。血清特异性抗体 IgM 阳性可确诊。

4. 回归热　体虱传播，螺旋体引起，有发热、全身痛、头痛和肝脾肿大，但皮疹少，间断发热后再发热，血液和骨髓涂片可见螺旋体。

九、预后

与病情轻重、年龄、治疗早晚、有无并发症等有关。早期诊断及有效的治疗预后良好。老年人、孕妇及合并严重并发症者预后不良，未经治疗者病死率高达 13%~30%，及时治疗者病死率＜ 1.5%。

十、治疗

（一）一般治疗

监护病情，卧床休息，做好护理，提供营养支持，防治肺、心、脑等并发症。

（二）对症治疗

高热以物理降温为主，慎用退热镇痛剂；心功能不全者，可用强心药；剧烈头痛者给予止痛镇静剂；烦躁不安可用苯巴比妥、安定；严重毒血症者可短期应用糖皮质激素，输液补充血容量。

（三）病原治疗

为本病的主要治疗措施。可选用多西环素口服，尽早使用，每次 100mg，每日 2 次，联用甲氧苄氨嘧啶（TMP）0.1~0.2g，每日 2 次，可提高疗效。18 岁以上成人亦可选择喹诺酮类抗菌药物。治疗需维持至体温正常后 2~3 日。

（四）中医辨证治疗

本病冬春高发，特征是急性起病，病情凶险，热毒炽盛，易入营入血。

1. 邪犯卫分
临床表现：初期多恶寒发热，疲乏头痛，全身肌肉酸痛。舌红，苔薄白少津，脉浮数。
治法：辛凉解肌，透表解毒。
代表方药：银翘散加减。

2. 毒传气营
临床表现：中期多壮热烦渴，面赤目红，头痛肢楚，斑疹隐隐。舌质红，苔黄，脉洪或数。
治法：清气凉营，解毒养阴。
代表方药：清营汤加减。

3.毒入营血

临床表现：极期多灼热夜甚，皮疹迭出成片，斑色紫赤，神昏烦躁。舌绛而干，脉细数。

治法：清营凉血，解毒化斑。

代表方药：化斑汤或犀角地黄汤加减（犀角现用水牛角代）。

4.邪犯心包

临床表现：壮热口渴，神昏谵妄、狂躁、头痛剧烈，斑密色赤而晦。舌焦苔黑，脉数。

治法：清热解毒，凉血开窍。

代表方药：清宫汤或安宫牛黄丸加减。

5.余邪未净

临床表现：后期多热退疹渐消，咽干口燥，气短乏力。舌红苔少，脉细数。

治法：益气生津，兼清营血。

代表方药：竹叶石膏汤加减。

十一、预防

以灭虱为中心的综合措施是预防本病的关键。

（一）控制传染源

隔离患者，灭虱消毒处置。密切接触者医学观察 21 日并消毒灭虱。

（二）切断传播途径

切断传播途径关键在于做好防虱、灭虱工作。鼓励勤沐浴、更衣，用 85℃以上 30 分钟煮沸、干热、湿热等物理法灭虱，或者环氧乙烷熏蒸法化学灭虱。

（三）保护易感人群

疫区人员进行免疫接种，常用鸡胚或鼠肺灭活疫苗，第一年皮下注射 3 次，每次间隔 5~10日，以后每年加强 1 次，6 次以上可获得持久的免疫力。

第二节　地方性斑疹伤寒

一、概述

地方性斑疹伤寒（endemic typhus），又称鼠型斑疹伤寒（murine typhus）或蚤传斑疹伤寒（flea-borne typhus），是由莫氏立克次体（rickettsia mooseri）引起，以鼠蚤为传播媒介的急性传染病。临床表现与流行性斑疹伤寒相似，但其病情较轻、病程短，预后较好。

本病属中医学温病的"春温""伏暑""疫疹""疫斑"等范畴。

二、病原学

莫氏立克次体，其形态、染色性质、培养特征及对热和消毒剂的抵抗力，与普氏立克次体相似。耐热可溶性抗原为群特异性抗原，同普氏立克次体，而与之有交叉反应；不耐热的颗粒抗原为种特异性抗原，不同于普氏立克次体，可用补体结合试验、凝集试验鉴别。莫氏立克次体接种雄性豚鼠腹腔可致阴囊和睾丸明显肿胀，对小鼠和大鼠的致病性也较强。

三、流行病学

（一）传染源

家鼠为本病的主要传染源。病原体以鼠 – 鼠蚤 – 鼠形式在鼠间传播，鼠感染后大多并不死亡，而鼠蚤在鼠死后才吮人血而使人受染。此外，患者及家畜亦可能是传染源。

（二）传播途径

本病主要通过鼠蚤的叮咬传播。鼠蚤吮吸病鼠血时，病原体随血进入蚤肠细胞繁殖，但蚤并不死亡，病原体可在蚤体内长期存在。当受染蚤吸人血时，同时排出含病原体的蚤粪和呕吐物于皮肤上，病原体可经抓破处进入人体；或蚤被打扁压碎后，其体内病原体经伤处侵入机体。进食被病鼠排泄物污染的饮食亦可患病。干蚤粪内的病原体可形成气溶胶，经呼吸道或眼结膜感染人。

（三）易感人群

人群普遍易感，隐性感染率较高，感染后可获得强而持久的免疫力，与流行性斑疹伤寒有一定的交叉免疫性。

（四）流行特征

本病属自然疫源性疾病，全球散发，多见于热带和亚热带地区。本病于晚夏和秋季谷物收割时多发，并可与流行性斑疹伤寒同时存在于某些地区。

四、发病机制与病理

与流行性斑疹伤寒大致相同，但血管病变轻微。

五、临床表现

潜伏期 1~2 周，临床表现与流行性斑疹伤寒相似，但症状轻，病程短。

（一）发热

起病急骤，为稽留热或弛张热，体温一般为 39℃，持续 9~14 日，最短 4 日，最长 25 日，伴全身肌肉酸痛、显著头痛和结膜充血等。

（二）皮疹

50%~80% 的患者有皮疹，出现时间及特点与流行性斑疹伤寒相似。第 4~7 日始发于胸腹，24 小时内遍布背、肩、臂、腿等处，开始为斑疹，继成斑丘疹，色暗红，出血性皮疹少见，数日内消退。

（三）中枢神经系统症状

大多轻微，主要表现为头痛、头晕、失眠、听力减退。脑膜刺激征、谵妄、昏迷、大小便失禁等症状少见。

（四）其他

大多有便秘、恶心、呕吐、腹痛等，50% 的患者有脾脏轻度肿大，肝大者较少。并发症少见，以支气管炎多见。

六、实验室检查

（一）血常规

白细胞计数及分类多正常，少数病例早期出现血小板减少。

（二）生化检查

90% 的患者出现 AST、ALT、ALP 和 LDH 轻度升高。

（三）血清学检测

外斐反应阳性，但效价低，为 1 ：160~1 ：640，可用莫氏立克次体特异性抗原行补体结合试验、凝集试验等检测。

（四）病原学检查

将发热期患者血接种到雄性豚鼠腹腔内，5~7 日后豚鼠出现发热、阴囊肿胀，鞘膜渗出液涂片可检出肿胀细胞胞质内有大量立克次体。

七、诊断与鉴别诊断

（一）诊断

有鼠蚤叮咬史；临床表现与流行性斑疹伤寒相似，但症状轻，皮疹呈充血性，热程短；外斐试验有筛选意义，有条件可加做补体结合试验和立克次体凝集试验。

（二）鉴别诊断

与流行性斑疹伤寒鉴别，鉴别要点见本章第一节表 4-1。

八、预后

预后良好，经有效治疗后多痊愈，极少死亡。

九、治疗

与流行性斑疹伤寒相同。

十、预防

（一）控制传染源

灭鼠、灭蚤，尽早隔离患者。

（二）切断传播途径

加强卫生宣教，勤沐浴、更衣。

（三）保护易感人群

因本病散发，一般无须疫苗接种。对灭鼠工作人员和与莫氏立克次体接触的实验人员，可用灭活疫苗预防接种。

第三节　恙虫病

一、概述

恙虫病（tsutsugamushi disease）又称丛林斑疹伤寒（scrub typhus），是由恙虫病立克次体（rickettsia tsutsugamushi）感染人体所引起的一种自然疫源性急性传染病。临床表现为叮咬部位出现溃疡或结痂，发热、皮疹、局部淋巴结肿大、肝脾肿大以及周围血液白细胞数减少等，如治疗不及时，可能发生支气管肺炎、心力衰竭、消化道出血、脑膜炎等并发症，严重者可导致多器官损害，甚至危及生命。

本病属中医学"沙虱热"范畴。

二、病原学

恙虫病立克次体，又称东方立克次体，呈双球、椭圆形或短杆状，多成对排列，大小不等，（0.2~0.5）μm × （0.3~1.5）μm，革兰染色阴性，吉姆萨染色呈紫蓝色。可从发热期患者的焦痂、血液、淋巴结或骨髓等分离出病原体。

恙虫病立克次体在不同地区、不同株间的抗原性有较大差异，对人的致病力也不相同。与变形杆菌 OX_k 有交叉免疫。据抗原性不同，分为 Karp、Gilliam、Kato、Kawasaki、Kuroki、TA678、TA686、TA716、TA763 和 TH1817 十个血清型。我国长江以南以 Karp 型为主，长江以北以 Gilliam 型居多。

恙虫病立克次体抵抗力弱，加热至 56℃ 10 分钟或 0.5% 石炭酸均可杀灭，耐低温。对氯霉素、四环素、大环内酯类等敏感，但耐受青霉素类、头孢类和氨基糖苷类。

三、流行病学

（一）传染源

鼠类是主要传染源和主要储存宿主。此外，兔、猪、猫、鸡也能感染本病。人作为传染源的意义不大。

（二）传播途径

通过携带恙虫病东方体的恙螨幼虫叮咬而传播。恙螨既是本病的传播媒介，也是恙虫病立克次体的原始贮存宿主。

（三）易感人群

人对本病普遍易感。农民和从事野外工作者发病率较高，特别是较多接触丛林杂草的人员。病后可获得对同株病原体的持久免疫力，对异株的免疫力仅能维持数月。

（四）流行特征

一般为散发，也可发生流行。我国南方地区多发于夏秋季，以 5~11 月多见，6~8 月为高峰，北方地区多发于秋冬季，以 9~12 月多见，10 月为高峰。发病与恙螨和野鼠的密度增加有关。

四、发病机制及病理

（一）西医发病机制与病理

1. 发病机制 病原体从恙螨幼虫叮咬处侵入人体，先在叮咬处组织细胞内繁殖，引起局部皮损，然后直接或经淋巴系统进入血流，继而在血管内皮细胞和单核细胞内生长繁殖，产生毒素，引起全身毒血症状和多脏器的炎症病变。

2. 病理 基本病理改变为全身小血管炎、血管周围炎及单核吞噬细胞增生。恙螨叮咬的局部皮肤充血、水肿、形成小丘疹，继而出现小水疱，水疱中央坏死、出血，形成黑色痂皮，称为焦痂。痂皮脱落后皮肤溃疡形成，且出现全身淋巴结肿大，尤其是在焦痂或溃疡附近的淋巴结肿大最为明显。肝脾因充血和单核吞噬细胞增生而肿大，并出现局灶性或弥漫性心肌炎、出血性肺炎、间质性肾炎和淋巴细胞性脑膜炎，胃肠道广泛充血。

（二）中医病因病机

沙虱幼虫叮咬，传播疫毒是本病的主要病因。沙虱幼虫叮咬人体，疫毒邪气由皮损处侵犯机体，一方面毒邪留滞局部，腐肌败血，致局部溃烂、结痂。另一方面邪毒循经侵犯肺卫，邪毒郁阻气机，若正不胜邪，热毒内炽，入气窜营，致卫有邪阻，营有热毒，而致肌肤皮疹。平素体虚气弱，邪毒内侵，可致邪陷心包。

五、临床表现

潜伏期 4~21 日，一般为 10~14 日。

（一）毒血症状

起病急骤，一般无前驱症状。先有畏寒或寒战，继而发热，体温上升迅速，1~2 日可达 39~41℃，可呈稽留型、弛张型或不规则型，多持续 1~3 周。伴有相对缓脉、头痛、全身酸痛、疲乏嗜睡、食欲不振、颜面潮红、结膜充血。个别患者有眼眶后痛。严重者出现谵语、烦躁、肌颤、听力下降、脑膜刺激征、血压下降，还可并发肺炎。

（二）焦痂及溃疡

为本病特征性表现，具有诊断意义，70%~100% 患者可见。初期恙螨幼虫叮咬处出现红色丘疹，无痛痒，很快形成水疱，破裂后呈新鲜红色小溃疡，边缘突起，周围红晕，1~2 日后中央坏死，成为褐色或黑色焦痂，呈圆形或椭圆形，直径 0.5~1cm，痂皮脱落后形成溃疡，其底面为淡红色肉芽组织，或干燥或有血清样渗出物，偶有继发化脓现象。多数患者只有 1 个焦痂或溃疡，少数 2~3 个，个别多达 10 个以上，常见于腋窝、腹股沟、外阴、肛周、腰带压迫等处，也可见于颈、背、胸、足趾等部位。

（三）淋巴结肿大

全身浅表淋巴结肿大，近焦痂处局部淋巴结肿大更显著。一般如蚕豆至鸽蛋大，可移动，有疼痛及压痛，无化脓倾向，消散较慢，在恢复期仍可扪及。

（四）皮疹

在 4~6 病日，部分患者出现暗红色斑丘疹。无痒感，大小不一，直径为 0.2~0.5cm，先见于躯干，后蔓延至四肢。轻症者无皮疹，重症者皮疹密集，融合或出血。皮疹持续 3~10 日消退，无脱屑，可留有色素沉着。有时在第 7~8 病日发现软硬腭及颊黏膜上有黏膜疹。在各次流行中皮疹的发生率差别较大，从 35%~100% 不等。

（五）肝脾大

部分患者出现轻度的肝脾大，脾大较肝大多见，可有轻微触痛。

六、并发症

常见的并发症是中毒性肝炎、支气管肺炎、心肌炎、脑膜脑炎、消化道出血和急性肾功能衰竭等，重症患者常出现两个以上的器官衰竭。

七、实验室检查

（一）一般检查

血常规 外周血白细胞计数减少或正常，如并发感染时白细胞增多，中性粒细胞核左移，淋巴细胞数相对增多。

（二）血清学检查

1. 外斐反应 亦称变形杆菌凝集试验，用与恙虫病立克次体有共同菌体抗原的变形杆菌 OX_k 进行非特异性凝集反应，检测患者血清中有无恙虫病立克次体抗体。单份血清对变形杆菌 OX_k 凝集效价 ≥ 1：160 有诊断意义。第 4 日即可出现阳性，3~4 周达高峰，5 周后下降，但特异性低。

2. 补体结合试验 应用当地代表株或多价抗原，阳性率较高，特异性强，抗体持续时间长，可达 5 年左右。效价 1：10 为阳性。

3. 间接免疫荧光试验 测定血清中特异性 IgM、IgG 抗体，于起病第 1 周末出现抗体，第 2 周末达高峰，阳性率高于外斐反应，抗体可持续 10 年。

4. 斑点免疫测定 用恙虫病立克次体或其蛋白作为抗原检测患者血清中的特异性 IgM 或 IgG 抗体，其中特异性 IgM 抗体的检测有早期诊断价值。该法敏感性高，特异性强，可用于血清分型。

5. 酶联免疫吸附试验（ELISA）与酶免疫测定（EIA） 可做各种血清型恙虫病东方体的特异性 IgM 或 IgG 抗体检测，敏感度和特异性与斑点免疫测定相似，亦可用于血清分型。

（三）病原学检查

1. 病原体分离 取发热期患者血液 0.5mL，接种到小白鼠腹腔，小白鼠于 1~3 周死亡，剖检取腹膜或脾脏作涂片，经吉姆萨染色或荧光抗体染色镜检，于单核细胞和巨噬细胞的胞质内可见立克次体。也可做鸡胚接种、组织培养分离病原体。

2. 分子生物学检查 PCR 检测恙虫病东方体特异基因片段，特异性强，可用于本病的诊断与血清型鉴定。

八、诊断与鉴别诊断

（一）诊断

1. 流行病学资料 发病前 3 周内是否到过流行地区，是否从事户外工作，露天宿营和接触草地等。

2. 临床表现 起病急，发热、焦痂或溃疡、皮疹、淋巴结肿大和肝脾大。焦痂或溃疡对诊断具有重要价值。对怀疑本病的患者应仔细寻找焦痂或溃疡，多位于肿大、压痛的淋巴结附近。

3. 实验室检查 外斐反应 OX_k 凝集效价 $\geq 1 : 160$ 有辅助诊断价值。检测患者血清特异性抗体 IgM 有早期诊断价值。PCR 检测血标本中的恙虫病东方体 DNA 对鉴定恙虫病东方体株有意义。小白鼠腹腔接种可分离病原体。

（二）鉴别诊断

1. 伤寒 起病徐缓，持续高热，相对缓脉，表情淡漠，皮疹为玫瑰疹，无焦痂溃疡，血培养有伤寒杆菌生长，肥达反应阳性，外斐反应阴性。

2. 斑疹伤寒 多见于冬春季节，无焦痂和局部淋巴结肿大，外斐反应 OX_{19} 阳性，OX_k 阴性，以普氏或莫氏立克次体为抗原进行补体结合试验阳性。

3. 钩端螺旋体病 腓肠肌疼痛明显，无焦痂、溃疡及皮疹。血片中可找到钩端螺旋体。钩端螺旋体补体结合试验和乳胶凝集试验阳性。

4. 登革热 急性起病，有高热、头痛、皮疹；外周血白细胞和血小板明显减少，血清中登革病毒抗体阳性。

九、预后

经早期诊断及有效的病原治疗，患者一般预后良好；但老年人、孕妇、有并发症者预后较差。有效抗生素治疗者病死率 1%~5%，未用者病死率 9%~60%。死亡病例多发生于病程第 3 周后，因多器官功能衰竭、肺或消化道大出血而死亡。

十、治疗

以抗生素治疗为主，辅以对症治疗。

（一）一般治疗

卧床休息，加强营养，进食易消化的食物，保持水电解质、酸碱和能量平衡。高热可用物理降温，酌情使用解热镇痛剂，重病患者进重症监护室治疗，在使用有效抗生素的情况下，可予糖皮质激素，以减轻毒血症状。有心衰者应绝对卧床休息，用强心药、利尿剂控制心衰。

（二）病原治疗

多西环素、四环素、氯霉素等有良好效果，大多数在服药 1~3 日体温下降至正常。多西环素每日 0.2g，连服 5~7 日。氯霉素成人每日 2g，儿童每日 25~40mg/kg，分 4 次口服，热退后剂量减半，再服 7~10 日。孕妇可选用阿奇霉素。其他药物如罗红霉素、红霉素等也具有一定疗效。氨基糖苷类、青霉素类及头孢菌素类等抗生素对本病无治疗作用。

（二）中医辨证治疗

初期发热恶寒，头痛及全身酸痛，可用银翘散辛凉透表；中期壮热不退，烦躁口渴，皮肤有焦痂，或斑疹色赤，烦躁，身热，神昏谵妄，甚或抽搐，可选清瘟败毒饮、清营汤、安宫牛黄丸等清热解毒，凉血开窍；后期热退疹消，口干燥渴，可予竹叶石膏汤益气生津，清解余邪。

十一、预防

（一）管理传染源

主要是灭鼠，患者不必隔离，接触者不检疫。

（二）切断传播途径

关键是避免被恙螨幼虫叮咬。流行季节避免在草地上坐、卧、晒衣被。在流行区野外活动时，应束紧袖领及裤脚口防止恙螨叮咬，可在外露的皮肤上涂抹 5% 邻苯二甲酸二甲酯等。

（三）保护易感人群

目前尚无保护性疫苗。

扫一扫，查阅本章数字资源，含PPT、音视频、图片等

第一节　伤寒

一、概述

伤寒（typhoid fever）是由伤寒杆菌（salmonella typhi）引起的急性肠道传染病。以持续高热、表情淡漠、玫瑰疹、相对缓脉、肝脾肿大和血白细胞减少等临床表现为特征，严重者可出现肠出血或肠穿孔等并发症。

伤寒多属中医学温病中"湿温"范畴，与中医学伤寒名同而实异，中医学伤寒有广义与狭义之分，广义伤寒如《难经·五十八难》云："伤寒有五，有中风，有伤寒，有湿温，有热病，有温病，其所苦各不同。"系指一切外感热病的总称，其中包括本病在内。狭义伤寒是指感受寒邪引起的外感热病。

二、病原学

伤寒杆菌属沙门菌属 D 组，革兰染色阴性，呈短杆状，有鞭毛，能活动，无芽孢和荚膜。伤寒杆菌具有脂多糖（lipopolysaccharide）、菌体抗原（O 抗原）和鞭毛抗原（H 抗原），可刺激机体产生特异性、非保护性 IgM 和 IgG 抗体。此外，该菌还有多糖毒力抗原（Vi 抗原），Vi 抗原的抗原性较弱，当伤寒杆菌从人体中清除，Vi 抗体也随着消失。伤寒杆菌不产生外毒素，其菌体裂解所释放的内毒素在发病机制中起重要作用。

三、流行病学

（一）传染源

患者及带菌者为传染源。患者潜伏期开始从粪便排菌，发病后第 2~4 周排菌量最大，传染性最强。恢复期排菌时间超过 3 个月者称为慢性带菌者，原有慢性胆系疾患（如胆石症、胆囊胆管炎）的伤寒患者易成为慢性带菌者，少数患者可长期或终身带菌，是本病不断传播甚至流行的主要传染源。

（二）传播途径

伤寒杆菌通过粪 – 口途径传播。水源污染是本病最重要的传播途径，可引起暴发或流行。食

物污染是传播伤寒的主要途径，也可引起食物型暴发或流行。而散发病例多由日常生活接触传播引起。

（三）易感人群

人群普遍易感，病后可获持久免疫力，罕见第二次患病。伤寒与副伤寒之间无交叉免疫。

（四）流行特征

伤寒主要在饮水及卫生条件较差的地区暴发或流行。近十年来，我国发病率逐渐下降。本病全年均可发病，但以夏秋季高发。

四、发病机制与病理

（一）西医发病机制与病理

1. 发病机制　发病与否取决于摄入的细菌量、菌株毒力和宿主的防御力。胃酸分泌过少、肠道菌群紊乱等为促发因素。伤寒杆菌经口入胃后，胃酸可以杀灭大部分细菌。未被胃酸杀灭的伤寒杆菌到达回肠下段，穿过肠黏膜上皮屏障，侵入回肠集合淋巴结，再经胸导管进入血液循环，引起第一次菌血症，临床上处于潜伏期。伤寒杆菌被单核－巨噬细胞系统吞噬、繁殖后再次进入血液循环，形成第二次菌血症。伤寒杆菌向肝、胆、脾、骨髓、肾、皮肤等组织器官播散，肠壁淋巴结出现髓样肿胀、增生、坏死，临床上处于初期和极期。在胆道系统内大量繁殖的细菌随胆汁排至肠道，一部分排出体外，另一部分再次侵入肠壁淋巴组织，引起更严重的炎症反应，导致溃疡形成，临床上处于缓解期。当坏死或溃疡病变累及血管时则可引起肠出血或肠穿孔等并发症。随着机体免疫力的增强，伤寒杆菌在血液和各个脏器中被清除，肠壁溃疡愈合，临床上处于恢复期。

2. 病理　病理特点主要是全身单核吞噬细胞系统的增生反应，以回肠末端的集合淋巴结和孤立淋巴滤泡最显著。病程第 1 周，淋巴组织增生肿胀，呈纽扣样突起；第 2 周，肿大的淋巴组织坏死；第 3 周，坏死组织开始脱落，形成溃疡；第 4 周，溃疡逐渐愈合，无瘢痕形成。肠道病变与临床表现的严重程度不一定成正比，伴有严重毒血症者，尤其是婴儿，肠道病变可能不明显；反之，毒血症状轻微或缺如的患者，却可突然发生肠出血或肠穿孔。

（二）中医病因病机

本病为外感湿热病邪或素蕴脾湿又复感外邪而发病。湿热病邪由口鼻而入，郁于肌表，阻遏卫阳，则见恶寒发热；病邪入里，湿热阻遏中焦；若脾胃运化失常，则见纳呆、呕吐等症。若湿热蕴蒸日久，化热化燥，而致壮热汗出、大便秘结；若气分热邪未解，而营分热邪已盛，则气营两燔，热扰心营，则见身热夜甚、心烦难眠、斑疹隐隐，邪热传营入血，则热伤营血，热迫血溢，引起斑疹及大便下血，甚则肠络出血过多而致气随血脱之危象。热盛日久则阴液耗损而致邪去正衰，余邪未尽之证。湿与热合，蕴蒸胶着，缠绵难解，因此本病热势减退后仍有可能复发，此即叶天士所言"炉灰复燃"。

五、临床表现

潜伏期长短与伤寒杆菌的感染菌量有关，多为 7~14 日。食物性暴发流行可短至 48 小时，而水源性暴发流行时间可长达 30 日。

（一）典型伤寒

自然病程约 4 周，可分为 4 期。

1. 初期 病程第 1 周。起病缓慢，先发热，发热前可伴有畏寒，少有寒战；体温呈阶梯形上升，在 3~7 日后逐步升至 39~40℃。还可伴有全身疲倦、乏力、头痛、干咳、食欲减退、腹部不适等表现。

2. 极期 病程第 2~3 周。出现典型伤寒的临床表现。

（1）高热 体温上升到 39~40℃后，多呈稽留热型，少数可呈弛张热型或不规则热型，热程一般持续 10~14 日。

（2）神经系统中毒症状 由伤寒内毒素所引起，患者表现为表情淡漠、呆滞，反应迟钝、耳鸣或听力减退，严重者可出现谵妄、颈强直（假性脑膜炎的表现），甚至昏迷。儿童患者可出现抽搐。

（3）消化道症状 食欲下降，腹胀，腹部不适，常见便秘，少数可有腹泻。右下腹可有深压痛。

（4）相对缓脉 成年人常见，若并发中毒性心肌炎时则不明显。

（5）皮疹 多数患者在病程 6~8 日可出现淡红色斑丘疹，称为玫瑰疹，直径 2~4mm，压之退色，数目为 6~10 个，分批出现，主要分布于胸、腹及肩背部，偶见于四肢，常在 2~4 日消失。

（6）肝脾肿大 大多数患者在病程第 1 周末开始可出现轻度肝脾肿大，质软，可有轻压痛。

3. 缓解期 病程第 4 周。体温逐步下降，神经、消化系统症状减轻。本期仍需警惕发生肠出血、肠穿孔等严重并发症。

4. 恢复期 病程第 5 周，体温恢复正常，食欲好转，症状和体征消失，一般在 1 个月恢复健康，少数患者可转为带菌者。

（二）其他类型

近年来由于多数患者能得到及时诊断和有效的抗菌治疗，或在病初患者使用抗生素，典型伤寒表现患者较少见，非典型化、轻型化病例逐年增多。受发病年龄、人体免疫状态、致病菌的毒力和数量等因素影响，伤寒还可表现为下列临床类型。

1. 轻型 全身毒血症状轻，病程较短，1~2 周可恢复。多见于儿童或发病初期使用有效抗菌药物，以及曾经接种过伤寒菌苗者。由于缺乏典型伤寒表现，容易被误诊和漏诊。

2. 暴发型 起病急，发展迅速，毒血症状严重，病情凶险。表现为突发高热或体温不升，常并发中毒性脑病、中毒性心肌炎、中毒性肝炎、肠麻痹或休克等。

3. 迁延型 初期表现与典型伤寒相似，但发热持续时间长，热程可达 5 周以上至数月之久，多呈弛张热或间歇热，肝脾肿大明显。常见于有慢性乙型肝炎、胆道结石或慢性血吸虫等消化系统基础疾病的患者。

4. 逍遥型 初期症状不明显，无明显异常体征，患者可正常生活、工作，部分患者以突发肠出血或肠穿孔为首发表现就诊。

（三）特殊伤寒

1. 小儿伤寒 年龄越小临床表现越不典型。一般起病急，病情重，腹痛、呕吐和腹泻等胃肠症状明显，肝脾肿大常见。多数患儿无相对缓脉，便秘及玫瑰疹较少见，白细胞和中性粒细胞计数常无明显减少。儿童患者病程短，病死率低，常并发支气管炎或肺炎，肠出血与肠穿孔少见。

2. 老年伤寒 临床症状多不典型，发热通常不高，但病程迁延，恢复慢，常并发支气管肺炎和心力衰竭，病死率较高。

3. 再燃与复发 伤寒缓解期患者体温还未下降到正常时，又重新升高，持续 5~7 日后退热，血培养可出现阳性，称为再燃，可能与抗菌治疗不彻底、伤寒杆菌菌血症尚未得到完全控制有关。伤寒恢复期患者在退热 1~3 周后，发热等临床表现再度出现，血培养亦可出现阳性，称为复发，与病灶内伤寒杆菌未完全清除、重新侵入血流相关。再燃与复发的病情轻，病程短，病死率低。

六、并发症

1. 肠出血 是常见的严重并发症，多出现在病程第 2~3 周，成人比小儿多见，多由饮食不当、剧烈活动、腹泻，以及用力排便等因素诱发。少量出血者仅大便隐血试验呈阳性；大量出血时，可见柏油样或暗红色血便，伴见体温骤降、头晕、口干、烦躁、冷汗等，体查患者有面色苍白、呼吸急促、手足冰冷、脉搏急速、血压下降等休克体征。

2. 肠穿孔 是最严重的并发症，常发生于病程第 2~3 周，诱因同肠出血，穿孔部位多发生在回肠末段。临床表现为突然右下腹剧痛，伴有恶心、呕吐、冷汗、脉搏细数、呼吸急促、体温与血压下降等休克表现（休克期）。经 1~2 小时后，腹痛及休克症状暂时缓解（平静期）。稍后体温再度上升，腹痛持续并加剧，伴有腹膜刺激征，肠鸣音减弱或消失，腹腔内出现游离液体；腹部 X 线发现膈下有游离气体（腹膜炎期）。

3. 中毒性肝炎 常见于病程第 1~3 周。体查发现肝大和压痛，血清丙氨酸氨基转移酶（ALT）轻至中度升高，少数患者出现轻度黄疸。

4. 中毒性心肌炎 常发生于病程第 2~3 周，多见于严重毒血症患者。主要表现为脉搏加快，脉压缩小，第一心音减弱或低钝，心律失常。心肌酶谱异常。心电图检查可见 P-R 间期延长、T 波改变、ST 段下移等异常。

5. 其他 包括支气管炎及肺炎、肾盂肾炎、溶血性尿毒综合征、急性胆囊炎、脑膜炎、血栓性静脉炎等。

七、实验室检查

（一）常规检查

1. 血常规 白细胞计数常为（3~5）×10^9/L，中性粒细胞减少。嗜酸性粒细胞减少甚至消失，随着病情好转而恢复。嗜酸性粒细胞计数对于疾病诊断和病情评估有重要的参考意义。当血小板计数突然下降时，需警惕弥散性血管内凝血或溶血性尿毒综合征等严重并发症。

2. 尿常规 从病程第 2 周开始，可有轻度蛋白尿或少量管型。

3. 粪常规 腹泻患者粪便可见少许白细胞。合并肠出血时隐血试验阳性或肉眼血便。

（二）细菌学检查

1. 血培养 是确诊伤寒的主要手段，病程第 1~2 周阳性率最高，可达 80%~90%，之后阳性率下降，第 4 周时常阴性。复发或再燃时也可出现阳性。

2. 骨髓培养　阳性率较血培养高，出现阳性时间与血培养相仿，阳性持续时间长，尤其适合于血培养阴性且已使用抗菌药物者。

3. 粪便培养　从潜伏期开始即可出现阳性，病程第 3~4 周阳性率最高，可达 75%。

4. 尿培养　初期多为阴性，病程第 3~4 周阳性率约 25%。

（三）血清学检查

肥达试验（Widal Test），即伤寒血清凝集试验。用伤寒杆菌菌体抗原（O）、鞭毛抗原（H）及副伤寒甲、乙、丙鞭毛抗原，采用凝集法测定患者血清中相应抗体的凝集效价。病程第 2 周可出现阳性，第 3 周阳性率约 50%，第 4~5 周阳性率可达 80%，病情恢复后阳性可持续数月。结果评价时应注意：

1. 健康人血清中部分个体可能有低效价的凝集抗体存在。只有当 O 抗体效价在 1：80 以上，H 抗体效价在 1：160 以上，或者 O 抗体效价呈现 4 倍及以上升高，才具有辅助诊断意义。

2. O 抗体在病程早期即可出现，持续半年左右消失，H 抗体出现较迟，但可持续数年。仅有 O 效价升高而 H 效价不高，多见于发病的早期；只有 H 效价增高而 O 效价不高，可能是既往接种过疫苗或非特异性回忆反应所致。

3. 少数伤寒或副伤寒患者肥达试验效价始终不高或阴性，尤其以免疫应答能力低下的老弱或婴幼儿患者多见。有些早期应用抗菌药物，病原菌清除早，也可出现阴性，故此肥达试验阴性不能排除本病。相反，有些非伤寒发热性疾病，如部分急性感染、肿瘤、结缔组织病、慢性溃疡性结肠炎等，可出现假阳性。

4. 肥达试验必须动态观察，一般 5~7 天复查一次，效价逐渐升高，辅助诊断意义随之提高。

5. Vi 抗体的检测主要用于慢性带菌者的筛查，效价在 1：40 以上有诊断参考价值。

八、诊断与鉴别诊断

（一）诊断

1. 流行病学特点　当地伤寒流行情况、既往有无伤寒史、近期有无与伤寒患者密切接触史，以及夏秋季发病等对伤寒的诊断有重要参考价值。

2. 临床表现　持续发热 1 周以上，伴全身中毒症状，表情淡漠、腹胀、食欲下降、腹泻或便秘，以及相对缓脉、玫瑰疹，肝脾肿大等体征，如并发肠穿孔或肠出血对诊断更有帮助。

3. 实验室检查　血和骨髓培养阳性有确诊意义。外周血白细胞减少，嗜酸性粒细胞减少或消失，肥达试验阳性有辅助诊断意义。

（二）鉴别诊断

1. 病毒性上呼吸道感染　高热、头痛、白细胞数减少等与伤寒相似，但起病急，咽痛、鼻塞、咳嗽等呼吸道症状明显，无表情淡漠、肝脾肿大、玫瑰疹等。

2. 疟疾　高热、肝脾肿大、白细胞减少与伤寒相似，但疟疾患者常伴寒战、大汗和间歇热，贫血逐渐加重，血液或骨髓涂片可发现疟原虫。

3. 细菌性痢疾　发热、腹痛、腹泻等表现与伤寒相似，但以左下腹痛为主，里急后重，排脓血便，白细胞升高，粪便培养可找到痢疾杆菌。

4. 革兰阴性杆菌败血症　高热、肝脾肿大、白细胞计数不高与伤寒相似。多有原发感染病灶，弛张热伴有寒战、皮肤瘀点瘀斑。血培养有革兰阴性菌生长。

5. 血行播散型肺结核 长期发热，白细胞降低与伤寒相似。多有结核病史或与结核患者接触史，发热多不规则、伴有盗汗，结核菌素试验阳性，胸部 X 线、CT 可见粟粒性结核病灶。

九、预后

预后与患者病情、基础疾病、年龄、并发症、治疗早晚、有无预防接种史，以及病原菌耐药等因素有关。老年人、婴幼儿及营养不良者预后差。

十、治疗

（一）西医治疗

1. 一般治疗 入院患者按肠道传染病隔离，症状消失后，每隔 5~7 日送检粪便培养，连续两次阴性可解除隔离；发热期卧床休息，退热后 1 周左右可由轻度活动逐渐过渡到正常活动；发热期进食流质或无渣半流质饮食，退热后饮食仍应从稀粥、软食逐渐过渡至退热后两周恢复正常饮食；随时观察体温、脉搏、血压、粪便性状及腹部情况，重症患者注意预防压疮及肺部感染。

2. 对症治疗 高热时可选择物理降温，发汗退热药慎用；便秘者可使用生理盐水低压灌肠，禁用高压灌肠和泻药；腹胀者可用肛管排气，注意避免进食容易产气的食物，禁用新斯的明；腹泻患者可使用小檗碱并选择低糖低脂肪食物，禁用鸦片制剂；中毒症状严重者，在足量有效的抗菌治疗基础上，可短期使用糖皮质激素，氢化可的松 50~100mg 或地塞米松 5mg，每日 1 次静脉滴注，疗程不超过 3 日。使用肾上腺皮质激素有可能掩盖肠穿孔的表现，在观察病情变化时应该给予重视。

3. 病原治疗 氯霉素曾被作为伤寒的首选药物，然因其骨髓抑制、耳毒性，以及耐药等问题，现已较少应用。目前伤寒经验性治疗首选药物推荐使用第三代喹诺酮类药物，儿童及孕妇患者宜首选第三代头孢菌素。

（1）第三代喹诺酮类药物 口服吸收良好，在血液、胆汁、肠道和泌尿系浓度高。常用的药物有氧氟沙星、左氧氟沙星、环丙沙星等，疗程 14 日。孕妇、儿童、哺乳期妇女慎用，老年患者酌情减量。

（2）第三代头孢菌素类 在体内分布广，对伤寒杆菌抗菌活性强，胆道内药物浓度高，毒副反应低，适用于孕妇、哺乳期妇女和儿童伤寒患者。常用的药物有头孢曲松、头孢噻肟、头孢他啶、头孢哌酮等，疗程 14 日。

（3）其他抗生素 阿莫西林 / 克拉维酸、哌拉西林 / 他唑巴坦对伤寒杆菌敏感性高，可用于耐药伤寒菌株感染的治疗，成人及儿童均可用药，疗程 14 日。

4. 带菌者的治疗 根据药敏结果选择抗菌药物，一般选择氧氟沙星、左氧氟沙星或环丙沙星，疗程 4~6 日。

5. 并发症的治疗

（1）肠出血：绝对卧床休息，禁食，密切监测血压、脉搏、神志及便血量；静脉补液维持水、电解质和酸碱平衡，并加用维生素 K、卡巴克络、酚磺乙胺等止血药；根据出血情况酌量输血。内科治疗止血无效，应考虑手术治疗。

（2）肠穿孔：禁食、胃肠减压，补液维持水、电解质和酸碱平衡；加强控制腹膜炎，联合应用针对革兰阴性杆菌的抗菌药；肠穿孔并发腹膜炎者应及早行手术治疗。

（3）中毒性心肌炎：严格卧床休息，给予保护心肌的药物。控制输液量和速度，必要时加用糖皮质激素。心功能不全者，可酌情使用小剂量洋地黄。

（4）中毒性肝炎、肺炎、胆囊炎、弥散性血管内凝血等，采用相应的内科治疗措施。

（二）中医辨证治疗

1. 湿阻卫气证

临床表现：身重恶寒，身热不扬，午后热甚，神疲肢倦，胸腹满闷，纳呆，口不甚渴，或渴不欲饮，呕恶便溏。舌苔白腻，脉濡缓。

治法：芳香化湿，宣表达邪。

代表方药：藿朴夏苓汤加减。

2. 气分湿热证

临床表现：热势渐盛，甚者壮热不退、汗出不解，口渴欲饮，心烦脘闷，恶心呕吐，小便色黄而浑浊，大便或秘或溏。舌苔黄厚腻，脉滑数。

治法：清化湿热，疏利三焦。

代表方药：连朴饮合苍术白虎汤。

3. 热入营血证

临床表现：身热夜甚，神昏烦躁，时有谵语，斑疹隐隐，小便短赤，大便下血。舌绛少苔，脉弦数或细数。

治法：清营透热，凉血解毒。

代表方药：清营汤加减。

4. 气虚血脱证

临床表现：腹部胀痛，便血不止，面色苍白，汗出肢冷，精神不振。舌淡无华，脉微欲绝。

治法：益气固脱，养血止血。

代表方药：先服独参汤，后用黄土汤加减。

5. 气阴两伤，余热未清证

临床表现：低热起伏，不易退清，虚烦口渴，神疲易汗。舌淡或淡红，苔黄而干或干剥无苔，脉细弱。

治法：益气生津，清解余热。

代表方药：竹叶石膏汤加减。

十一、预防

（一）管理传染源

患者应及早隔离治疗至体温正常后两周，或症状消失后 5 日和 10 日，尿和粪便培养连续两次阴性，方可解除隔离。密切接触者医学观察 15 日。

（二）切断传播途径

做好水源管理、饮食管理、粪便管理和消灭苍蝇工作，养成良好的个人卫生与饮食习惯。

（三）保护易感人群

对易感人群进行伤寒和副伤寒甲、乙三联菌苗预防接种。伤寒杆菌肠 Ty21a 口服活菌苗和伤寒 Vi 多糖疫苗也可选用。疫苗仅有部分保护作用，接种后仍需注意饮食卫生。

附：副伤寒

副伤寒（paratyphoid fever）是由副伤寒甲、乙、丙杆菌引起的一组细菌性传染病。其临床过程和治疗方法与伤寒大致相同，一般病情较轻，病程较短，病死率较低。以下为副伤寒与伤寒不同的临床特点：

一、副伤寒甲、乙

副伤寒甲分布比较局限，副伤寒乙呈世界性分布。我国成人的副伤寒以副伤寒甲为主，儿童以副伤寒乙较常见。副伤寒甲、乙患者肠道病变表浅，范围较广，可波及结肠。潜伏期比较短，2~15 日，一般为 8~10 日。起病常有腹痛、腹泻、呕吐等急性胃肠炎症状，2~3 日后减轻，接着体温升高，出现伤寒样症状。体温波动比较大，稽留热少见，热程短，副伤寒甲大约 3 周，副伤寒乙 2 周左右。皮疹出现比较早，稍大、颜色较深，量稍多可遍布全身。副伤寒甲复发率比较高，肠出血、肠穿孔等并发症少见，病死率较低。

二、副伤寒丙

可表现为脓毒血症型、伤寒型或急性胃肠炎型，以脓毒血症型多见。临床表现比较复杂。起病急，寒战，体温迅速上升，热型不规则，热程 1~3 周。出现迁徙性化脓病灶时，病程延长，以肺部、骨骼及关节等部位的局限性化脓灶多见。肠出血、肠穿孔少见。局部化脓病灶抽脓可检出副伤寒丙杆菌。

副伤寒甲、乙、丙的治疗与伤寒相同，当副伤寒丙出现脓肿形成时，应进行外科手术排脓，同时加强抗菌治疗。

第二节　细菌性食物中毒

一、概述

细菌性食物中毒（bacterial food poisoning）是进食被细菌或细菌毒素污染的食物引起的急性感染中毒性疾病。根据临床表现不同，分为胃肠型和神经型两大类。

二、胃肠型细菌性食物中毒

胃肠型细菌性食物中毒主要发生于夏秋季，以恶心、呕吐、腹痛、腹泻等急性胃肠炎表现为主要临床特征。根据本病的证候特点不同，当属中医学"腹痛""泄泻""呕吐""霍乱"等范畴。

（一）病原学

沙门菌属（salmonella）以猪霍乱沙门菌、鼠伤寒沙门菌和肠炎沙门菌多见。为革兰阴性杆菌，需氧，对外界环境的抵抗力较强，在粪便中能存活 1~2 个月，水和土壤中能存活数月，在冰冻土壤中能越冬。不耐热，55℃ 1 小时、60℃ 10~20 分钟便可以死亡。

副溶血性弧菌（vibrio parahaemolyticus）属于革兰阴性多形态菌，广泛存在于腌制的食品和海产品中，存活能力强，在砧板上可存活 1 个月以上，对酸和热极为敏感。

变形杆菌（bacillus proteus）属于革兰阴性菌，广泛存在于水、土壤、腐败的有机物，以及人、家禽和家畜的肠道，在食物中能产生肠毒素。近年来，此菌引起的食物中毒有增多趋势。

蜡样芽孢杆菌（bacillus cereus）属于革兰阳性粗大杆菌，有芽孢。广泛分布于土壤、尘埃以及米、奶粉、面粉、香料等食物中。芽孢耐高温，煮沸后仍然可以存活。温度适宜的情况下在食物中可大量繁殖，形成芽孢，并产生肠毒素。

金黄色葡萄球菌（staphylococcus aureus）属于革兰阳性菌，在乳类、肉类及剩饭菜中极易繁殖生长，在30℃经 1 小时后即可产生对热抵抗力很强的外毒素，此毒素加热煮沸 30 分钟后仍然能够致病。常因带菌炊事员的鼻咽部黏膜或手指污染食物所致病。

大肠埃希菌（escherichia coli）属于革兰阴性短杆菌，有较强的体外抵抗力，在水和土壤中能够存活数月，在室内阴凉处尘埃中可存活 1 个月。大肠埃希菌一般不致病，特殊情况下可致病。根据其致病机制不同，主要可分为产肠毒素大肠埃希菌、致病性大肠埃希菌、侵袭性大肠埃希菌、出血性大肠埃希菌等，出血性大肠埃希菌可引起出血性结肠炎。

（二）流行病学

1. 传染源 被感染的动物和人。

2. 传播途径 进食由细菌或其毒素污染过的食物。

3. 易感人群 人群普遍易感，病后通常不产生明显免疫力，可重复感染。

4. 流行特征 夏秋季多发。病例可散发，有时集体发病，也可呈暴发。暴发具有同食者短期内集体发病，停止进食污染食物后迅速停止的特征。

（三）发病机制与病理

1. 西医发病机制与病理

（1）发病机制 是否发病和病情的轻重，与人体的抵抗力强弱、进食活菌数及毒素量多少密切相关。由侵袭性细菌侵袭宿主的小肠或结肠，引起炎性渗出而致病。肠毒素能刺激肠液分泌且抑制吸收而导致腹泻。细菌内毒素可引起发热、胃肠黏膜炎症、消化道蠕动增快，产生呕吐、腹泻等症状。也有些病原菌如变形杆菌等可导致过敏反应。

（2）病理 胃肠黏膜充血水肿，重症可见糜烂出血，其他脏器可见中毒性改变。

2. 中医病因病机 感受外邪，或过食生冷、不洁等食物，损伤脾胃，传导失职，升降失调，水谷停为湿滞，发为吐、泻；气机不畅，不通则痛；严重吐泻，津伤气耗，甚者阴不制阳，阳虚气脱。如《景岳全书·泄泻》云："若饮食失节，起居不时，以致脾胃受伤，则水反为湿，谷反为滞，精华之气不能输化，乃致合污下降，而泻痢作矣。"

（四）临床表现

潜伏期短，数小时至数十小时，但一般不超过 72 小时。

不同的病原体致病临床表现各有异同，但一般起病较急，以恶心、呕吐、腹痛、腹泻等急性胃肠炎症状为主。腹痛多为上、中腹持续或阵发性绞痛，呕吐物多为所进食物。大肠埃希菌 O_{157}、产气荚膜梭状菌、气单胞菌、痢疾杆菌和副溶血弧菌等引起的腹泻呈血水样便。变形杆菌等可引起大面积的皮肤潮红、荨麻疹样皮疹等。多数患者出现发热伴全身不适，体温 38~40℃不等。体温升高过快时会出现畏寒、寒战。呕吐严重和大量水泻时，可出现脱水症状，甚至出现酸中毒、低血容量性休克。

产气荚膜梭菌可引起坏死性小肠炎，出现剧烈腹痛、血性腹泻、呕吐和小肠坏死穿孔等表现，病死率很高。

（五）并发症

常见并发症：急性肾衰竭、肠系膜血管血栓形成、心肌梗死、肺炎等。

（六）实验室检查

1. 一般检查

（1）血常规　副溶血性弧菌和金黄色葡萄球菌感染者，白细胞数可增高达 10×10^9 /L 以上，中性粒细胞比例增高。

（2）粪便常规　稀水样便者镜检可见少量白细胞；血水样便者镜检可见多数红细胞，少量白细胞；血性黏液便同痢疾样便。

2. 血清学检查　恢复期较初期血清特异性抗体 4 倍或以上增高者可确诊。确诊变形杆菌感染应进行 OX_{19} 和 OX_k 凝集反应，效价在 1：80 以上有意义。

3. 分子生物学检查　采用特异性核酸探针进行核酸杂交和特异性引物进行聚合酶链反应可以检查病原菌，同时可做分型。

4. 细菌培养　以患者的吐泻物和进食的可疑食物做细菌培养，找到相同病原菌有利于确诊。

（七）诊断与鉴别诊断

1. 诊断

（1）流行病学资料　患者有进食可疑食物病史，如未煮熟的肉类、腌制食品、变质食物、海产品等。共餐者在短期内集体发病，有重要诊断参考价值。

（2）临床表现　以急性胃肠炎症状为主，病程短，恢复快。

（3）实验室检查　收集吐泻物或可疑食物进行细菌培养，重症者则做血培养，怀疑细菌毒素中毒者，以动物实验检测毒素的存在。

2. 鉴别诊断　与病毒、真菌、寄生虫引起的腹泻鉴别。与急性细菌性痢疾、霍乱鉴别。与非感染性腹泻鉴别，如溃疡性结肠炎、克罗恩病、肿瘤性腹泻及功能性腹泻。

（八）预后

一般预后良好，病程较短，常在 1~3 天恢复。

（九）治疗

1. 西医治疗

（1）一般治疗　卧床休息，宜清淡流食或半流食，多饮盐糖水。

（2）对症治疗　以呕吐、腹痛为主要表现者，可口服普鲁本辛 15~30mg，或皮下注射阿托品。呕吐剧烈不能进食或腹泻频繁者，应静脉补液纠正水、电解质紊乱，维持酸碱平衡。高热者可给予物理降温或药物降温。

（3）病原治疗　一般可不用抗生素。病情严重者，可以按照不同的病原菌选用敏感的抗菌药物。

2. 中医辨证治疗

（1）胃肠湿热

临床表现：恶心呕吐，脘痞腹痛，腹泻急迫，或泻而不爽，粪色黄褐而臭，肛门灼热，烦热口渴，小便短黄。舌红，苔黄腻，脉濡数或滑数。

治法：清热利湿。

代表方药：燃照汤或蚕矢汤加减。

（2）津气亏虚

临床表现：上呕下泻，口渴引饮，神疲气短，皮肤干瘪，眼球凹陷。舌红，苔干，脉细数无力。

治法：益气生津。

代表方药：生脉散加减。

（3）阳脱

临床表现：大便稀溏、滑脱不禁，恶心呕吐，面色苍白，四肢厥冷，冷汗淋漓，精神恍惚。舌淡，苔滑润，脉微或浮数无根。

治法：回阳固脱。

代表方药：回阳救急汤加减。

（十）预防

1. 控制传染源　做好饮食卫生，加强食品卫生监督管理。

2. 切断传播途径　消灭苍蝇、鼠类、蟑螂和蚊类等传播媒介。发现疑似病例，应及时报告，并立即终止可疑食物的食用。

3. 保护易感人群　餐饮工作人员应定期体检。

三、神经型细菌性食物中毒

神经型细菌性食物中毒，又称肉毒中毒（botulism），主要是由于进食被肉毒梭菌（costridium botulinum）外毒素污染的食物而引起的中毒性疾病，临床以眼肌和咽肌麻痹等神经系统症状为主要临床特征，如抢救不及时，可引起死亡。

本病多属中医学"痿证"范畴。

（一）病原学

肉毒杆菌为革兰阳性厌氧的梭状芽孢杆菌。有周鞭毛，能运动。有8种血清型，其中A、B、E、F四型能感染人类。本菌以芽孢形式存在于土壤或海水沉渣中，也存在于猪、羊、牛等动物的粪便中。进食含有这种肉毒杆菌外毒素的食物即可发生中毒。芽孢对热和化学消毒剂有很强的抵抗力，高压蒸汽灭菌121℃ 30分钟才能灭活，5%石碳酸或2%福尔马林24小时能将其杀灭。各型肉毒杆菌能产生抗原性不同的外毒素。外毒素毒性剧烈，对胃酸有抵抗力，但不耐热。

（二）流行病学

1. 传染源　家畜、家禽及鱼类为传染源。病菌由动物肠道排出，污染食品。患者并无传染性。

2. 传播途径　主要通过进食被肉毒杆菌外毒素污染的食物而发病。

3. 易感人群　人群高度易感，病后无明显免疫力。

（三）发病机制与病理

1. 西医发病机制与病理

（1）发病机制　毒素进入消化道后，经肠道黏膜进入血循环，脑神经核、神经肌肉接头处及自主神经末梢为其主要作用部位，可抑制神经传导介质乙酰胆碱的释放，使肌肉收缩运动障碍而导致瘫痪。

（2）病理　脑膜和脑组织显著充血、水肿，形成广泛的点状出血和小血栓。镜下见神经节细胞变性，脑神经核和脊髓前角细胞退行性改变。

2. 中医病因病机

《素问·脏气法时论》云："脾病者，身重善肌肉痿。"不洁饮食，损伤脾胃，脾失运化，一方面湿热内生，湿热浸淫经脉，气血运行不利，筋脉肌肉失于涵养而弛纵不收，成为痿病；另一方面脾虚失运，水谷精微不达肌表，筋脉肌肉失养。

（四）临床表现

潜伏期 12~36 小时。短至 2 小时，长达 10 日。且潜伏期越短，病情越重。

起病突然，以神经系统症状为主，胃肠炎症状很轻或完全缺如。先有头痛或眩晕、全身乏力软弱，进而视物模糊、复视、瞳孔散大、对光反射消失、眼肌瘫痪。重症者可有吞咽、咀嚼和发音困难，甚至呼吸困难。咽肌麻痹者可引起上呼吸道堵塞和吸入性肺炎。虽四肢、躯干肌肉软弱无力，但肢体完全瘫痪者少见。一般体温正常，神志清楚，感觉和记忆正常。可伴有恶心、腹胀、顽固性便秘和尿潴留等，但腹痛、腹泻较少见。

发病 4~10 日后逐渐恢复，但全身乏力、眼肌瘫痪可持续数月。重者在发病 3~10 日死亡。

（五）并发症

可并发呼吸衰竭及心力衰竭等。

（六）实验室检查

1. 细菌学检查　取可疑食物及患者粪便做厌氧菌培养，可培养出肉毒梭菌。

2. 细菌毒素检测

（1）动物实验　取可疑食物、患者血清或粪便进行动物实验，检测肉毒梭菌外毒素，有助于明确诊断。

（2）中和试验　用各型抗毒素血清 0.5mL，注射入小白鼠的腹腔内，随后接种标本 0.5mL，同时设置对照组，从而判断毒素有无和鉴别其血清型别。

（3）禽眼睑接种试验　将含有毒素的浸出液注入家禽眼内角下方眼睑皮下 0.1~0.3mL，如出现眼睑闭合，或呼吸困难和麻痹性瘫痪，经数十分钟至数小时死亡，可快速诊断。

（七）诊断与鉴别诊断

1. 诊断　根据特殊饮食史（如瓶装食物、发酵食物、罐头、腊肠）和同餐者的发病情况，结合症状和体征（吞咽、发音和呼吸困难，眼肌麻痹等）即可做出诊断。通过培养细菌检出毒素确诊。

2. 鉴别诊断　与河豚和毒蕈所致食物中毒鉴别；明显无力和瘫痪者与流行性乙型脑炎、脊髓灰质炎、急性多发性神经炎、白喉后神经麻痹、重症肌无力等鉴别。

（八）预后

本病病死率为 30%~60%。死亡原因与进食外毒素的类型、数量和治疗有关。A 型、E 型毒素病死率较高，B 型稍低。

（九）治疗

1. 西医治疗

（1）一般治疗及对症治疗　卧床休息。在食后 4 小时内用 5% 碳酸氢钠或以 1：4000 高锰酸钾液洗胃、灌肠，以破坏胃肠内毒素。吞咽困难者宜用鼻饲及静脉输液。呼吸困难者吸氧，呼吸肌麻痹者用呼吸机辅助呼吸。

（2）抗毒素治疗　多价肉毒素抗血清对本病有特效，必须及早应用，在起病后 24 小时内或瘫痪发生前注射最为有效。用药前应先做皮肤敏感试验。病程已过两日者，抗毒素效果较差，但仍应注射。

2. 中医辨证治疗

（1）湿热浸淫

临床表现：眼睑下垂，眼肌痿软乏力，身体困倦，身热口干，胸痞脘闷，小便短赤涩痛。舌红，苔黄腻，脉滑数。

治法：清热利湿，舒筋通络。

代表方药：四妙散加减。

（2）脾虚失养

临床表现：全身乏力，视物昏花，眼睑下垂，眼肌痿软，或吞咽咀嚼无力、言低语微。舌淡苔白，脉细弱。

治法：健脾益气，强筋益脉。

代表方药：补中益气汤加减。

（3）痰瘀阻络

临床表现：眼睑下垂，眼肌痿软，头痛眩晕，言语困难。舌质暗，苔腻，脉涩。

治法：祛痰活血，通络强筋。

代表方药：涤痰汤合桃红四物汤加减。

（十）预防

1. 控制传染源　严格加强食品管理，一旦发生可疑中毒，立即上报卫生防疫部门。

2. 切断传播途径　同胃肠型细菌性食物中毒。应特别重视卫生监督检查。

3. 保护易感人群　进食的食物如果已证明含有肉毒杆菌或其外毒素，为防止发病，应立即注射多价抗毒素血清。

第三节　细菌感染性腹泻

一、概述

细菌感染性腹泻（bacterial diarrhea）是指由细菌引起，以腹泻为主要表现的一组常见肠道传染病。病程不超过两周为急性腹泻。本章节是指除霍乱、菌痢、伤寒、副伤寒以外的细菌感染性腹泻。本病可归属于中医学"湿温""泄泻"等范畴。

二、病原学

常见细菌有沙门菌属、志贺菌属、大肠埃希菌、弯曲菌、耶尔森菌、金黄色葡萄球菌、副溶血性弧菌、艰难梭菌、单胞菌等，本章节介绍其他章节未涉及且近年来较受重视的病原菌。

大肠埃希菌（escherichia coli）习惯被称为大肠杆菌，属肠杆菌科埃希菌属，短杆状革兰阴性菌，无芽孢，大多有鞭毛及菌毛。最适宜温度为37℃，在室温下可存活数周，水中可存活数月，耐寒力强且耐酸，对高温和化学消毒剂敏感，75℃以上1分钟死亡。根据致病机制和细菌毒力，引起人类腹泻的大肠埃希菌分为肠致病性大肠埃希菌（EPEC）、肠毒素性大肠埃希菌（ETEC）、肠侵袭性大肠埃希菌（EIEC）、肠出血性大肠埃希菌（EHEC）、肠集聚性大肠埃希菌（EAggEC）及弥漫黏附性大肠埃希菌（DAEC）。

耶尔森菌（yersinia）革兰阴性球杆菌，无芽孢及荚膜，具有鞭毛及菌毛，兼性厌氧。可产生热稳定性肠毒素，在4℃左右也能生长，对酸、碱稳定。广泛存在于自然环境中，煮沸、干燥及常规消毒剂可杀灭。常见的腹泻病原菌是小肠结肠炎耶尔森菌。

弯曲菌（campylobacter）革兰染色阴性、形态多样小杆菌，无芽孢及荚膜。耐受寒冷，不耐高温及干燥，容易被消毒剂杀灭。其中的空肠弯曲菌和结肠弯曲菌是最重要的人源感染病原菌。

艰难梭菌（clostridium difficile）革兰阳性杆菌，专性厌氧，有芽孢。能产生肠毒素，包括A和B两种毒素，对酶作用有抵抗力，酶作用24小时后仍保留全部活性，B毒素较A毒素细胞毒性强，艰难梭菌原为人、畜肠道中的正常菌群，在婴儿时带菌率尤高。其感染多与长期使用广谱抗生素相关。

产气荚膜梭菌（clostridium perfringens）属于厌氧菌，革兰阳性杆菌，两端钝圆，无鞭毛，不能运动，可产生荚膜。在普通培养基上能生长，适宜温度为37~47℃。根据外毒素的不同，可将产气荚膜梭菌分成A、B、C、D、E 5个毒素型，其中A型菌产生的肠毒素可导致腹泻。产气荚膜梭菌也是部分抗菌药物相关性腹泻的病原菌。

类志贺邻单胞菌（plesiomonas shigelloides）属革兰阴性菌，单独或成双存在，可呈短链或长丝状，兼性厌氧，有动力，无芽孢和荚膜。与志贺菌有一些共同的生化反应和抗原结构，但毒力比志贺菌低得多。不耐高盐，存在于淡水、温血及冷血动物体内。

气单胞菌（aeromonas）属革兰阴性杆菌，单鞭毛，无荚膜和芽孢。广泛存在于自然界，河水、海水、供水系统中均可检测到本菌。能产生溶血素、肠毒素和细胞毒素，以及杀白细胞素、上皮细胞黏附因子、细胞原缩因子等毒力因子，还可产生多种胞外酶。

三、流行病学

（一）传染源

患者、带菌者为主要传染源。一些动物可成为贮存宿主，如牛是产志贺毒素大肠埃希菌的贮存宿主，猪和犬是小肠结肠炎耶尔森菌的贮存宿主。

（二）传播途径

粪－口传播是主要传播途径。人与动物的密切接触也可传播。苍蝇、蟑螂等在细菌性感染性腹泻的传播中发挥了重要作用。通过医务人员的手或污染公共物品可造成医院内感染。

（三）易感人群

人群普遍易感，彼此间无交叉免疫力。儿童、老年人、有免疫抑制或慢性疾病者为高危人群，另一特殊高危人群是外出旅游者。

（四）流行特征

全年均可发病，夏秋季高发，可散发、暴发或流行。我国常见的病原菌，沿海地区以沙门菌属、副溶血性弧菌为主，其他地区或以志贺菌属为主，或以大肠埃希菌为主。

四、发病机制与病理

（一）西医发病机制与病理

1. 发病机制

（1）分泌性腹泻　病原菌进入肠道后黏附于肠上皮细胞上，并在肠腔内繁殖，释放外毒素，刺激肠黏膜分泌过多的水和 Na^+ 到肠腔，当分泌量超过吸收能力时可致腹泻，故称为分泌性腹泻。常见病原菌有霍乱弧菌、产肠毒素性大肠埃希菌、产气荚膜杆菌等。

（2）侵袭性腹泻　细菌通过菌毛等直接侵入肠上皮细胞，生长繁殖并产生外毒素，引起炎症反应。炎性介质的释放进一步加重炎症反应，导致肠黏膜坏死及溃疡。脓血便为其特征表现，又称之为渗出性腹泻。沙门菌属、空肠弯曲菌、耶尔森菌、侵袭性大肠埃希菌、肠出血性大肠埃希菌等均能引起侵袭性腹泻。耶尔森菌既能引起侵袭性腹泻，又可释放肠毒素而引起分泌性腹泻。

（3）黏附性腹泻　近年来提出一种新的发病机制，病原体黏附于肠黏膜，不侵入上皮细胞，不损害肠黏膜，也不产生肠毒素，可通过病原体的菌毛抗原黏附于上皮细胞刷状缘，分解微绒毛并使之变钝、扭曲、变性甚至液化，致使肠黏膜吸收面积减少；同时，刷状缘表面酶的减少造成吸收障碍，从而导致吸收障碍性腹泻、渗透性腹泻。常见的病原体主要是黏附性大肠埃希菌，是儿童腹泻，尤其是发展中国家儿童腹泻的重要病因，并与人类免疫缺陷病毒感染者的慢性腹泻和旅游者腹泻有关。

2. 病理

（1）分泌性腹泻　主要病变为空肠和十二指肠，黏膜病变轻微。艰难梭菌相关性腹泻可形成典型的假膜，严重时可出现剥脱性改变及渗血。假膜在艰难梭菌相关性腹泻具有特征性，是确诊依据之一。

（2）侵袭性腹泻　主要病变在小肠末端和结肠黏膜。其病理表现主要有粪便大多含有渗出液和血、肠上皮细胞肿胀、线粒体消失、内积脂质的膜样囊泡增多及核固缩，上皮细胞内可见病原菌；部分病原菌可侵入固有层和肠系膜淋巴结，引起固有层多形核白细胞聚积的趋化反应和炎性病变，并可在肠系膜淋巴结内繁殖，甚至引起全身感染或菌血症。

（3）黏附性腹泻　主要病变在小肠微绒毛。其病理表现主要有黏附于小肠上皮细胞并大量繁殖的病原体引起小肠微绒毛病变。

（二）中医病因病机

中医学认为，本病多因外感湿热之邪，或饮食不节、误食不洁，病邪自口鼻而入，损伤脾胃，传导失职，升降失调，发生泄泻。病初多表现卫气同病，湿遏卫表，症见发热、恶寒、身重疼痛等卫分表证，继之湿邪困阻脾胃，阻遏气机，湿郁化热，气滞湿停，症见恶心、脘痞、腹痛，大便泻下，苔白而腻。本病大多病变停留在气分，湿热渐退，脾胃渐醒，趋于痊愈；少数湿热壅滞，伤及肠络见便下鲜血；邪陷心营见神昏谵语、皮肤瘀斑等。

五、临床表现

潜伏期为数小时至数天、数周。多急性起病，临床表现轻重不一，以胃肠道症状最突出，出现纳差、恶心、呕吐、腹胀、腹痛、腹泻，可伴里急后重，腹泻次数从每日 3 次至不计其数，粪便性状异常，呈水样便、黏液便、脓血便。常伴畏寒、发热、乏力、头晕等表现，病情严重者，因大量丢失水分引起脱水、电解质紊乱，甚至休克。病程自数天至 1~2 周不等，常为自限性，少数可复发。超过 14 日的腹泻，称为迁延性腹泻。不同种类细菌所致腹泻的临床表现不同。

（一）大肠埃希菌　感染潜伏期 1~10 日。不同类型的大肠埃希菌感染，临床表现不尽相同。轻型患者一般不发热，以食欲减退、腹泻为主要表现。重型患者腹泻次数频繁，可有恶心、呕吐、腹痛、中重度脱水、电解质紊乱及酸中毒。EHEC 感染可合并溶血性尿毒综合征、血栓性血小板减少性紫癜。严重者可导致死亡，病死率达 5%~10%。

（二）耶尔森菌感染　潜伏期为 3~7 日。由于本菌易在低温下生长，所以在一些寒冷的国家和地区或在寒冷的季节较为常见，因此有人称其为"冰箱病"，散发为主。婴幼儿及儿童胃肠炎症状突出，成人以肠炎为主。起病急，以发热、腹泻、腹痛为主要表现，发热常在发病后 4~5 日降至正常，腹泻次数为数次到十余次不等，腹泻一般 1~2 日，重者达 1~2 周，粪便多水样，带黏液，重者为血便，腹痛常见，可局限在右下腹，并且伴肌紧张和反跳痛，容易误诊为阑尾炎。虽然小肠、结肠耶尔森菌感染属于自限性疾病，但值得关注的是由它感染会引发多种肠外疾病，如结节性红斑、关节炎、耶尔森肝炎、心肌炎等，免疫力低下者可发生脓毒血症。

（三）弯曲菌感染　空肠弯曲菌潜伏期为 3~5 日。主要临床表现为腹泻、腹痛（典型呈脐周痉挛性腹痛），腹泻次数 2~10 次，大便呈水样或黏液性，重型患者可有黏液脓血便，有恶臭，一般不伴里急后重。一半患者以发热为首发症状，病程多为 10~14 日。少数患者可出现脓毒血症或腹膜炎、胆囊炎等并发症。

（四）医院内腹泻　多由艰难梭菌引起，少数病例可能与产气荚膜杆菌 A 型等有关。多在使用抗生素后导致肠道菌群紊乱引起。假膜性小肠结肠炎是抗生素相关性肠炎的严重类型，发生率近年来不断升高。大多数表现为轻到中度水样腹泻、发热、腹胀、下腹或全腹散在痉挛性疼痛。严重者也见黏液便，血便少见，部分患者可排出块状伪膜。其病死率为 2%~5%，但老年人和衰弱患者病死率达 10%~20%，甚至达 30%~80%。

（五）旅游者腹泻　为感染性腹泻的一种特殊类型，是指在旅行期间或结束后每日有 3 次以上排便不成形。在致病微生物中，细菌占 61%，肠毒素性大肠埃希菌是最重要的病原。通常情况下该病起病较急（数小时至数日），根据感染病原菌的不同，临床表现各异。以水样便多见，约 40% 的旅游者腹泻症状轻微，重者出现明显腹泻症状，伴有腹部绞痛、恶心、呕吐和发热等症状。

六、并发症

（一）脱水、酸中毒、电解质紊乱

腹泻时大量水和电解质丢失，进而引起脱水、电解质紊乱、酸中毒，严重者可能致死，如果

数小时内腹泻丢失液体 2000~3000mL 以上而得不到补充，脱水、酸中毒和电解质紊乱很容易发生，尤其是儿童、老年人及体弱者更容易致死。

（二）菌血症

常由沙门菌、弯曲菌引起。

（三）溶血性尿毒综合征

可以由多种病原引起，如大肠埃希菌、伤寒杆菌、志贺菌属等，尤以肠出血性大肠埃希菌 O_{157}：H_7 多见。通常发生于腹泻开始后的 1~2 周，主要表现为发热、血小板减少、微血管病性溶血性贫血、肾功能异常，部分患者还有头痛、嗜睡、烦躁、幻觉等表现，大约数小时或 12 小时后出现痉挛、昏睡等症状。

（四）吉兰－巴雷综合征

吉兰－巴雷综合征（GBS）常由弯曲菌腹泻引起。空肠弯曲菌感染后由于激发周围神经脱髓鞘而导致。且较其他原因所致的 GBS 重，病死率高。通常表现为急性或亚急性的四肢对称性弛缓性瘫痪。

（五）其他

感染后肠易激综合征、肠穿孔、中毒性巨结肠、脑水肿、脓毒症、感染性休克、心包炎、反应性关节炎和虹膜炎、血栓性血小板减少性紫癜等。

七、实验室检查

（一）一般检查

1. 血常规　一般白细胞计数升高或正常，中性粒细胞增多或伴核左移。

2. 粪便常规　不同细菌感染后粪便可呈稀水样便、洗肉水样便、脓血便、血便、黏液便等性状。如怀疑霍乱弧菌、弯曲菌感染，应用粪便悬滴检查，霍乱弧菌可见其特征性鱼跃样运动，弯曲菌则可见突进性运动的螺旋形细菌。

（二）粪便培养

连续 3 次的粪便培养是诊断细菌性腹泻的主要方法。

（三）免疫学检查

常用方法有乳胶凝集试验、酶联免疫吸附试验、被动血凝集试验、免疫荧光法、免疫磁球法、酶免疫荧光法等，用于粪便中细菌及毒素、血清中特异性抗原抗体的检测。

（四）核酸检测

基因探针技术和聚合酶链反应技术，检测病原菌特异性基因片段，提高诊断阳性率，但其结果的诊断价值需结合临床。DNA 指纹图谱、脉冲凝胶电泳等可追踪医院内感染的播散，有利于流行病学调查。

八、诊断与鉴别诊断

（一）诊断

根据流行病学资料，包括发病季节、地区、年龄，有无不洁饮食史、集体发病史、动物接触史、疫水接触史及抗生素使用史、手术史，结合发病症状、体征、病程，以及腹泻次数、大便性状等，考虑可能的病原菌，确诊有赖于粪便病原菌的分离培养及核酸检测。

（二）鉴别诊断

应与其他感染性腹泻鉴别，如病毒、真菌、寄生虫引起的腹泻。与非感染性腹泻鉴别，如溃疡性结肠炎、克罗恩病、肿瘤性腹泻及功能性腹泻。

九、预后

多为自限性疾病，预后良好，但儿童、老年人、免疫缺陷或合并其他疾病者病死率稍高。

十、治疗

（一）西医治疗

1. 一般及对症治疗　腹泻时一般不禁食，未发生脱水的患者可通过多饮食含钾、钠等电解质且有一定含糖量的饮料及食物补充丢失的水分、电解质和能量，忌多渣、油腻和刺激性食物，暂时停饮牛奶及其他乳制品，避免引起高渗性腹泻。腹泻频繁，伴有呕吐和高热等严重感染中毒症状者，应卧床休息、禁食。

腹泻伴有呕吐或腹痛剧烈者，可予阿托品类药物，慎用或禁用阿片制剂，因其能强烈抑制肠蠕动，使肠毒素易被吸收而加重中毒或诱发中毒性巨结肠。也有主张使用肠黏膜保护制剂如蒙脱石散等，可吸附病原菌和毒素，并能通过与肠道黏液分子间的相互作用，增强黏液屏障，以防御病原菌的侵入。另外，小檗碱（黄连素）具有良好的收敛和轻微抑菌作用，对于细菌性腹泻有一定疗效。

2. 补充水和电解质

（1）口服补液盐（ORS）　适用于急性腹泻轻、中度脱水及重度脱水的辅助治疗，世界卫生组织近年来推荐低渗口服补液盐配方，含 Na^+75mmol/L、Cl^-65mmol/L、K^+20mmol/L、枸橼酸根10mmol/L、葡萄糖75mmol/L，总渗透压为245mOsm/L，更适合非霍乱腹泻。服用剂量和次数根据患者腹泻次数和脱水程度掌握。

（2）静脉补液疗法　频繁呕吐不能进食者，以及重症腹泻伴脱水、电解质紊乱、酸中毒或休克者，补液推荐用乳酸林格液，最初应快速静脉补液，继发酸中毒者静脉给予5%碳酸氢钠或11.2%乳酸钠，用量可根据血气分析结果先给予半量，视具体情况再决定，注意补充钾、钙。当患者脱水纠正、呕吐好转后即改为口服补液。

（3）补锌　世界卫生组织建议，对于婴幼儿患者发生腹泻后应补锌，可以采用锌糖浆或者片剂，连续补锌10~14日，可以完全补足腹泻期间丢失的锌，而且降低儿童2~3个月再次发生腹泻的危险。

3. 抗菌治疗　急性水样便患者，多为产肠毒素性细菌感染，不应常规使用抗菌药物。发热伴有黏液脓血便的急性腹泻及老年人、败血症、免疫功能低下者，可应用抗菌药物。不同病原菌所使用抗菌药物不同。常用的抗菌药物包括氟喹诺酮类、氨基糖苷类等。弯曲菌感染首选红霉素口服。利福昔明是一种广谱、不被肠道吸收的抗生素，对多种细菌性腹泻有良好疗效，不良反应少。

肠出血性大肠埃希菌感染所致腹泻治疗中，由于抗生素可促使 O_{157} 菌释放 VT 毒素，从而使患者并发 HUS 的危险性增加。因此，2002 年卫生部规定：肠出血性大肠埃希菌 O_{157} 患者和疑似患者禁止使用抗生素。

抗生素相关性腹泻轻症患者停用抗菌药物即可使肠道菌群恢复正常，症状缓解，如果停用抗菌药后腹泻持续 48 小时或 72 小时以上，应当考虑抗菌治疗。重症患者，应立即予以有效抗菌药治疗。95% 以上的艰难梭菌对甲硝唑和万古霉素敏感，二者疗效相仿。

4. 微生态疗法　肠道微生态失衡可能是细菌感染性腹泻的诱发因素，也可以是后果。近年来，在细菌感染性腹泻的治疗中推广微生态疗法，目的是恢复肠道正常菌群，重建肠道生物屏障，拮抗病原菌定植侵袭，有利于腹泻的控制。常用制剂有益生菌和益生元，益生菌如双歧杆菌、乳酸菌、粪球菌等，益生元包括乳果糖、果寡糖、菊糖等。但是，注意口服活菌制剂应该与抗菌药物间隔 2 小时以上，以免被杀灭，影响疗效。免疫功能缺陷及短肠综合征为禁忌。

（二）中医辨证治疗

1. 寒湿袭表
临床表现：泄泻清稀，甚至如水样，腹痛肠鸣，脘闷食少，或有恶寒发热，鼻塞头痛，肢体酸痛。苔薄白或白腻，脉濡缓。
治法：散寒化湿。
代表方药：藿香正气散加减。

2. 湿热内蕴
临床表现：泄泻腹痛，泻下急迫，或泻而不爽，粪色黄褐而臭，肛门灼热，身热心烦，口渴尿赤。舌苔黄腻，脉濡数或滑数。
治法：清热利湿。
代表方药：葛根芩连汤加减。

3. 暑湿泄泻
临床表现：夏季盛暑之时，腹痛泄泻，泻下如水，暴急量多，粪色黄褐，发热心烦，胸闷脘痞，泛恶纳呆，自汗面垢，口渴尿赤。舌质红，苔黄厚而腻，脉濡数。
治法：清暑化湿。
代表方药：黄连香薷饮加减。

4. 脾气虚弱
临床表现：身热渐退，大便时溏时泻，稍进油腻之物，则大便次数增多，食少纳呆，倦怠乏力。舌淡苔白，脉缓。
治法：益气健脾。
代表方药：参苓白术散加减。

5. 邪阻肠络
临床表现：腹痛剧烈，泻下如水，甚或纯为血水，轻者自愈，重者伴恶心呕吐，纳差，心烦，尿少，皮肤紫癜，甚则神昏。舌淡紫，苔白，脉细或涩。

治法：祛邪和营。

代表方药：桂枝汤合犀角地黄汤加减。

十一、预防

（一）管理传染源

设置肠道专科门诊，早期发现患者并对部分感染性腹泻患者进行隔离治疗。

（二）切断传播途径

加强饮食、饮水卫生管理及对媒介昆虫的控制。

（三）保护易感人群

有关疫苗尚在研究中。

第四节　霍乱

一、概述

霍乱（cholera）是由霍乱弧菌（vibrio cholerae）引起的烈性肠道传染病。典型临床表现：起病急，腹泻剧烈、多伴呕吐，并由此引起脱水、电解质紊乱、代谢性酸中毒，严重者可发生循环衰竭和急性肾衰竭，并可导致死亡。本病是我国法定的甲类传染病种，也属国际检疫传染病。

霍乱属中医学"霍乱""搅肠痧"等范畴。但中医所言霍乱，是指猝然发作，上吐下泻，剧烈不止，腹痛或不痛，病进迅速的疾病，因其起于顷刻之间，挥霍缭乱，故名霍乱，与西医学的霍乱不是同一类疾病，其包括西医学的霍乱、感染性腹泻及细菌性食物中毒等一类疾病。

二、病原学

（一）生物学特性

霍乱弧菌属弧菌科弧菌属，呈弧形或逗点状，革兰染色阴性，为兼性厌氧菌，尾端有一鞭毛，在暗视野显微镜下呈穿梭运动，粪便直接涂片染色可见弧菌呈"鱼群"样排列。其中 O_{139} 群弧菌在菌体外还有荚膜。

霍乱弧菌有不耐热的鞭毛（H）抗原和耐热的菌体（O）抗原。H 抗原为霍乱弧菌属所共有；O 抗原特异性高，是霍乱弧菌分型和分群的基础。

霍乱弧菌的致病力主要包括鞭毛运动、霍乱肠毒素（cholera toxin，CT）、内毒素、黏蛋白溶解酶、黏附素、弧菌的代谢产物以及其他毒素。其中肠毒素是导致霍乱剧烈腹泻的关键物质。毒素协同调节菌毛 A（toxin coregulated pilus A，Tcp A）在弧菌定居人类肠道的过程中起重要作用，因此被称为"定居因子"。

霍乱弧菌对加热、干燥、酸性环境及消毒剂均敏感。干燥 2 小时，加热 55℃ 10 分钟或煮沸后可被杀死。在正常胃酸中可存活 4 分钟。在含氯 0.5mg/L 的水中 15 分钟可死亡。

（二）分类

世界卫生组织腹泻控制中心根据霍乱弧菌 O 抗原特异性、生化性状及致病性等差异，将霍乱弧菌分为以下三群：

1. O₁ 群霍乱弧菌　该群是霍乱的主要致病菌。根据其表现型的不同，分为古典生物型（classical biotype）及埃尔托生物型（el tor biotype）。O₁ 群霍乱弧菌含有 A、B、C 三种抗原，其中 A 抗原为 O₁ 群所共有。根据 A 抗原与 B 抗原或 C 抗原的不同组合，可将 O₁ 群霍乱弧菌分为三个不同的血清型：①小川型（异型，ogawa）含 A、B 两种抗原。②稻叶型（原型，inaba）含 A、C 两种抗原。③彦岛型（中间型，hikojima）含 A、B、C 三种抗原。B、C 抗原可因弧菌变异而互相转化。

2. 非 O₁ 群霍乱弧菌　因该群不能被 O₁ 群霍乱弧菌的多价血清凝集，故统称为不凝集弧菌。现非 O₁ 群霍乱弧菌已编排至 O₂₂₀ 群以上。1992 年，在孟加拉国霍乱流行期间发现的 O₁₃₉ 群含有与 O₁ 群霍乱弧菌相同的 CT 基因，可引起流行性腹泻。世界卫生组织已要求各国将由 O₁₃₉ 群霍乱弧菌引起的腹泻与 O₁ 群霍乱弧菌引起的腹泻同样处理。

3. 不典型 O₁ 群霍乱弧菌　该群霍乱弧菌能被多价 O₁ 群血清所凝集，但因在菌体内外不产生肠毒素，故无致病性。

目前，引起感染并可导致霍乱暴发和大范围流行的，主要是霍乱弧菌中 O₁ 群的埃尔托生物型和 O₁₃₉ 群的产霍乱毒素的菌株。

三、流行病学

（一）传染源

患者及带菌者是主要传染源。中、重型患者因吐泻物带菌较多，为重要传染源；轻型与隐性感染者因诊断较困难得不到及时隔离和治疗，对疾病传播有重要作用。

（二）传播途径

被霍乱弧菌污染的食物和水源可引起霍乱暴发或流行，日常的生活接触和苍蝇亦引起间接传播。霍乱弧菌也可通过污染鱼、虾等水产品引起传播。

（三）易感人群

人群普遍易感，本病隐性感染较多。病后能获得一定免疫力，可产生抗肠毒素抗体和抗菌抗体，但持续时间较短，有再感染报告。

（四）流行特征

在我国霍乱流行季节为夏秋季，以 7~10 月为多。流行地区主要是沿海一带如广东、广西、浙江、江苏、上海等省市为多。

四、发病机制与病理

（一）西医发病机制与病理

1. 发病机制　机体是否发病，取决于自身免疫力、弧菌的入侵数量和致病力。正常胃酸能杀灭一定数量的霍乱弧菌，但在胃酸分泌减少如胃大部分切除，或大量饮水、食物使胃酸稀释，或者食入霍乱弧菌的数量超过 $10^8\sim10^9$ 均能引起发病。

霍乱弧菌通过鞭毛运动及分泌的蛋白酶作用，穿过肠黏膜上的黏液层，在 Tcp A 及霍乱弧菌血凝素的作用下，黏附在小肠上段肠黏膜上皮细胞刷状缘，定居在肠道中。在小肠碱性环境中迅速繁殖，并产生外毒素 – 霍乱肠毒素。霍乱肠毒素是引起霍乱患者腹泻的主要物质，由 1 个 A 亚单位和 5 个 B 亚单位组成，当肠毒素与肠黏膜接触后，B 亚单位可识别并结合肠黏膜上皮细胞膜上的受体 – 神经节苷脂（GM1），具有酶活性的 A 亚单位进入肠黏膜细胞内。其中 A1 肽链可将二磷酸腺苷 – 核糖（ADP–ribose）从烟酰胺腺嘌呤二核苷酸（NAD）中转移至 G 蛋白（又称 GTP 酶）。GTP 酶经 ADP- 核糖化后，其活性受到了抑制，导致腺苷酸环化酶（AC）持续活化，三磷酸腺苷（ATP）不断转变为环磷酸腺苷（cAMP）。细胞内 cAMP 浓度升高，刺激肠黏膜隐窝细胞过度分泌水、碳酸氢盐及氯化物，同时可抑制肠绒毛细胞对钠的正常吸收，大量水分和电解质聚集在肠腔，形成了本病特征性的剧烈水样腹泻。此外，霍乱肠毒素能促使肠黏膜杯状细胞分泌大量黏液。剧烈腹泻导致失水，胆汁分泌减少，患者的粪便可呈"米泔水"样。

除肠毒素外，霍乱弧菌还产生其他毒素和代谢产物，如内毒素。已有 O_{139} 霍乱弧菌引起败血症、脑膜炎的报道，尤其见于婴幼儿。

霍乱引起的剧烈吐、泻可导致脱水、电解质紊乱及酸碱失衡。严重的脱水患者可出现循环衰竭，进一步进展为急性肾衰竭。由于腹泻丢失大量碳酸氢盐，失水导致周围循环衰竭，组织因缺氧而无氧代谢增加，乳酸等产生过多。急性肾衰竭时，酸性物质排泄障碍是引起代谢性酸中毒的原因。

2. 病理　主要病理变化为严重脱水引起的一系列改变。可见皮肤苍白、干瘪、无弹性，心、肝、脾等脏器因脱水而缩小。肾小球和肾间质毛细血管扩张，肾小管变性和坏死。小肠明显水肿，色苍白暗淡，黏膜面粗糙。

（二）中医病因病机

霍乱的致病原因主要是饮食不慎，感受外来时邪，损伤脾胃，升降失司所致。本病的发生，尚与患者的体质有关，若患者中阳不足，或重感寒湿，或过食生冷，则病从寒化，而成寒霍乱；若患者素体阳盛，或复感时令热邪，或过食辛辣，则病从热化，而成热霍乱。若饮食不慎先伤脾胃，重感秽浊邪气，邪阻中焦，则见欲吐不得吐，欲泻不得泻，腹中绞痛，脘闷难忍等症，则为干霍乱，是本病危候。

五、临床表现

潜伏期多为 1~3 日。多为急性发病，埃尔托生物型所致者常为轻型，隐性感染较多；古典生物型和 O_{139} 群霍乱弧菌引起的症状较重。

（一）临床分期

典型病例病程分为以下三期：

1. 泻吐期　持续数小时或 2~3 日不等。

（1）腹泻　常为首发症状，无痛性剧烈腹泻，不伴有里急后重。粪便量多次频，甚至从肛门直流而出。最初粪便含粪质，迅速转为黄色水样或"米泔水"样便。O_{139} 群引起霍乱发热、腹痛比较常见（达 40%~50%），且可并发菌血症等肠道外感染。

（2）呕吐　多发生在腹泻后，一般不伴恶心，呈喷射性呕吐。呕吐物起初为胃内食物，后为水样，严重者呕吐"米泔水"样液体。轻者可无呕吐。

2. 脱水期　频繁吐泻导致水分和电解质大量丢失，甚至发生循环衰竭、急性肾衰竭。本期持续时间为数小时至 2~3 日，治疗是否及时得当是决定本期病程的关键。

（1）脱水　轻度脱水者约失水 1000mL（儿童 70~80mL/kg）；中度脱水者失水 3000~3500mL（儿童 80~100mk/kg）；重度脱水者约失水 4000mL（儿童 100~120mL/kg）。脱水程度可根据血浆比重等判断，具体标准可参考表 5–1。

表 5–1　霍乱患者脱水分度表

程度	轻度	中度	重度
一般情况	稍口渴	口渴不安嗜睡	极度口渴，嗜睡昏迷
皮肤弹性	轻度减低	中度减低	明显减低
皮皱复常时间	1~2 秒	2~5 秒	大于 5 秒
眼窝凹陷	稍凹陷	明显下陷	深凹，眼不能闭合
指端螺纹	正常	皱瘪	干瘪
暗哑	无	有	有可失声
神志	正常	呆滞或烦躁	嗜睡或昏迷
尿量	正常	少	无
收缩压	正常	正常或低	休克状态
发绀	无	轻度	明显
血浆比重	1.025~1.030	1.030~1.040	> 1.040

（2）肌肉痉挛　吐泻使钠盐大量丢失，低钠血症可引起腓肠肌和腹直肌痉挛，表现为痉挛部位疼痛，肌肉呈强直状态。

（3）低血钾　频繁地腹泻使钾盐大量丢失，低血钾导致肌张力降低、腱反射消失、鼓肠，甚至出现心律失常。

（4）尿毒症、酸中毒　临床表现为呼吸增快，严重者除出现 Kussmaul 呼吸外，还可有意识障碍，如感觉迟钝、嗜睡甚至昏迷。

（5）循环衰竭　严重失水导致低血容量性休克。表现为四肢厥冷，脉搏细速，严重者不能触及，血压下降或不能测出。由于脑供血不足、脑缺氧而出现意识障碍，初期烦躁不安，继而呆滞、嗜睡甚至昏迷。

3. 恢复（反应）期　腹泻停止，脱水纠正后多数患者症状消失，体温、脉搏、血压恢复正常，尿量增加，体力逐步恢复。部分病例可出现反应性发热，一般体温高达 38~39℃，持续 1~3 日后自行消退。尤以儿童多见。

（二）临床分型

根据脱水的严重程度，临床上可将典型霍乱病例分为轻、中、重三型。除典型病例外，尚有一种罕见的中毒型霍乱，又称"干性霍乱（cholera sicca）"，起病急骤，发展迅速，尚未出现腹泻和呕吐症状，即迅速进入中毒性休克而死亡。

六、并发症

1. 急性肾衰竭　由低血容量休克得不到及时纠正引起，低血钾也可以加重肾损害。表现为少尿和氮质血症，严重者出现尿闭，可因尿毒症而死亡。多发生于病后 7~9 日，为最常见的严重并发症。

2. 急性肺水肿　代谢性酸中毒可导致肺循环高压和肺水肿，补充大量不含碱的盐水也可加重肺循环高压。表现为胸闷气促或端坐呼吸，咳粉红色泡沫痰，颈静脉怒张等。

七、实验室检查

（一）一般检查

1. 血常规　脱水患者可表现为红细胞及白细胞计数均升高。

2. 尿常规　可有少量尿蛋白，镜检有少许管型、红细胞和白细胞。

3. 大便常规　可见黏液和少许红细胞、白细胞。

4. 血生化检测　血尿素氮、肌酐升高，碳酸氢根离子下降。电解质可受治疗因素影响，治疗前由于细胞内钾离子外移，血清钾可在正常范围，酸中毒纠正后，钾离子移入细胞内而出现低钾血症。

（二）病原学检查

1. 粪便涂片染色　粪便涂片并做革兰染色，镜下可见革兰阴性弧菌，呈"鱼群"样排列。

2. 动力试验和制动试验　取发病早期的新鲜粪便或碱性胨水增菌培养 6 小时后，做暗视野显微镜检，可见运动活泼呈穿梭状的弧菌，即为动力试验阳性。随后加入 1 滴 O_1 群抗血清，弧菌运动停止，为制动试验阳性，提示标本中有 O_1 群霍乱弧菌；如细菌仍活动，再加 1 滴 O_{139} 抗血清，细菌活动消失，则证明为 O_{139} 霍乱弧菌。

3. 增菌培养　所有怀疑霍乱的患者粪便均应做增菌后分离培养。粪便留取应在使用抗菌药物之前。增菌培养基一般选用 pH 8.6 的碱性蛋白胨水，置于 37℃ 培养 6~8 小时后表面能形成菌膜。再转种到适合霍乱弧菌生长的选择性培养基，如庆大霉素琼脂、四号琼脂、TCBS 或碱性营养琼脂等，18~24 小时后菌落生长，然后与 O_1 群、O_{139} 群特异性单克隆抗体或诊断血清做玻片凝集试验。

4. 快速辅助检测　目前霍乱弧菌胶体金快速检测法使用较多，主要检测 O_1 群和 O_{139} 群霍乱弧菌抗原成分。此类方法的检出至少需要 10^5 个菌 /mL，故在轻型病例及带菌者调查中可能存在漏检，进行增菌培养后检测可提高检出率。

5. PCR 检测　通过 PCR 方法识别霍乱弧菌毒素基因来诊断霍乱，该方法的特异性和灵敏度均较高，需要在符合 PCR 实验条件的实验室中进行，同时需要严格的核酸提取操作。

（三）血清学检测

感染霍乱弧菌后，机体能产生抗肠毒素抗体和抗菌抗体。此检查主要用于粪便培养阴性可疑患者的诊断及流行病学的追溯诊断。如抗凝集素抗体双份血清滴度升高 4 倍以上有诊断意义。

八、诊断与鉴别诊断

在霍乱流行地区、流行季节，任何有腹泻和呕吐的患者均应疑及霍乱可能，因此，均需做排除霍乱的粪便细菌学检查。凡有典型表现者，应先按霍乱处理。

（一）诊断

1. 诊断标准　具有下列之一者，可诊断为霍乱。

（1）有腹泻症状，粪便、呕吐物或肛拭子培养霍乱弧菌阳性。

（2）霍乱流行期间，在疫区内发现典型的霍乱腹泻和呕吐症状，并迅速出现严重脱水，循环衰竭和肌肉痉挛者。虽然粪便培养未发现霍乱弧菌，但无其他原因可查者，如有条件可做双份血清凝集试验，滴度 4 倍上升者可诊断。

（3）疫源检索中发现粪便培养阳性，前 5 日内有腹泻症状者，可诊断为轻型霍乱。

2. 疑似诊断 具有下列之一者：

（1）具有典型霍乱症状的首发病例，病原学检查尚未肯定前。

（2）霍乱流行期间，与霍乱患者或带菌者有密切接触史，并发生泻、吐症状，而无其他原因可查者。

（3）出现无痛性腹泻或伴有呕吐，且粪便或呕吐物霍乱弧菌快速辅助诊断检测试验阳性。

3. 带菌者 无霍乱临床表现，但粪便、肛拭子细菌培养分离到霍乱弧菌。

（二）鉴别诊断

本病应与其他病原微生物所引起的腹泻相鉴别，包括细菌性食物中毒、急性细菌性痢疾、大肠埃希菌性肠炎、病毒性肠炎等。

九、预后

本病的预后与所感染霍乱弧菌的生物型、临床病情轻重、治疗是否及时得当有关。婴幼儿、年老体弱或有并发症者预后差。死亡原因主要是急性肾衰竭和循环衰竭。

十、治疗

治疗原则：严格隔离，及时补液，辅以抗菌及对症治疗。

（一）隔离患者

患者按甲类传染病严格隔离、及时上报疫情。确诊病例和疑似病例应分室隔离，患者排泄物应进行彻底消毒。患者症状消失后，隔日粪便培养一次，连续两次粪便培养阴性方可解除隔离。

（二）西医治疗

1. 液体疗法 及时正确地补充液体和电解质是治疗本病的关键。轻度脱水者以口服补液为主，中、重度脱水患者或呕吐剧烈不能口服补液者进行静脉补液，待病情稳定、呕吐停止、脱水程度减轻后，尽快开始口服补液。

（1）静脉补液 适合于重度脱水、不能口服的中度脱水和极少数轻度脱水的患者。原则是早期、迅速、足量，先快后慢，先盐后糖，纠酸补钙，见尿补钾。输液总量应包括纠正已经丢失量、补充每日维持量及继续丢失量。对老人、婴幼儿及心肺功能不全者补液速度不可过快。

药液种类的选择，应以维持人体正常电解质与酸碱平衡为目的。通常选择与患者丧失电解质浓度相似的 541 溶液（每升含氯化钠 5g、碳酸氢钠 4g 和氯化钾 1g，另加 50% 葡萄糖 20mL，以防低血糖发生）。其配制可按以下比例组合：0.9% 氯化钠 550mL，1.4% 碳酸氢钠 300mL，10% 氯化钾 10mL，10% 葡萄糖 140mL。幼儿因其肾脏排钠功能较差，为避免出现高血钠，其比例调整为每升液体中含氯化钠 2.65g，碳酸氢钠 3.75g，氯化钾 1g 和葡萄糖 10g。

补液量宜根据失水程度决定：①轻度脱水：输液量为 3000~4000mL/d，儿童 120~150mL/kg，含钠液量 60~80mL/kg；输液速度：成人在最初两小时内宜快速，5~10mL/min。②中度脱水：输液量为 4000~8000mL/d，儿童 150~200mL/kg，含钠液量 80~100mL/kg；输液速度：成人起初两小时内快速静脉输入含糖 541 液 2000~3000mL，待脉搏、血压恢复正常后减为 5~10mL/min，并继续以 541 液静脉滴注。③重度脱水：输液量为 8000~12000mL/d 或更多，儿童 200~250mL/kg，含钠液量 100~120mL/kg；经两条静脉管道输入，先按 40~80mL/min 的速度快速输液，30 分钟后按 20~30mL/min 速度输入，直至休克纠正后减速，补足累计损失量后，按每日生理需要量加排出量的原则补液。

在脱水纠正且有排尿时，应补充氯化钾，剂量按 0.1~0.3g/kg 计算，浓度不应超过 0.3%。及时补钾对儿童病例尤为重要，因其粪便含钾量高，腹泻时容易出现低钾血症。开始治疗 24 小时后的补液量和补液速度应根据病情进行调整。

（2）口服补液　霍乱肠毒素虽然能抑制肠黏膜对 Na^+ 及 Cl^- 的吸收，但对葡萄糖的吸收能力仍完好，葡萄糖的吸收可带动等量的 Na^+ 及 K^+、碳酸氢盐的吸收，且葡萄糖还能增进水的吸收。世界卫生组织推荐口服补液盐（ORS）配方为葡萄糖 20g，氯化钠 3.5g，氯化钾 1.5g，碳酸氢钠 2.5g（或枸橼酸钠 2.9g），溶于 1000mL 可饮用水中。配方中各电解质的浓度均和患者排泄液的浓度相当。口服补液盐在起初的 6 小时用量，成人 750mL/h，儿童（< 20kg）250mL/h，以后的用量约为腹泻量的 1.5 倍。

2. 抗菌治疗　抗菌治疗仅作为液体疗法的辅助治疗。目的在于缩短病程、减少腹泻次数及迅速清除粪便中病原菌。常用药物：环丙沙星，成人 250~500mg，每日两次；多西环素，成人 100mg，每日两次；诺氟沙星，成人 200mg，每日 3 次；或复方磺胺甲噁唑片，成人 2 片，每日两次。

3. 对症治疗　氯丙嗪及小檗碱（黄连素）有抗肠毒素作用，可用于减轻临床症状。重症患者补足液体后，若血压仍较低，可用血管活性药物及糖皮质激素。发现急性肺水肿及心力衰竭的临床表现时应调整输液速度，予镇静剂、强心剂及利尿剂，可应用地塞米松或氢化可的松静脉滴注。严重低血钾者应静脉滴注氯化钾。急性肾功能衰竭者应及时纠正电解质紊乱及酸中毒，出现高血容量综合征、高血钾、严重酸中毒者，必要时采用透析治疗。

（三）中医辨证治疗

1. 寒霍乱

临床表现：暴起呕吐下利，腹痛或不痛，胸闷脘痞，四肢清冷，甚或大汗淋漓，四肢冰冷。舌苔白腻，脉象濡弱；重者吐泻不止，面色苍白，眼眶凹陷，指腹皱瘪，手足厥冷，筋脉挛急。舌淡苔白，脉沉细欲绝。

治法：轻证温中化湿散寒；重证益气回阳固脱。

代表方药：轻证使用藿香正气散或理中汤加减；重证使用附子理中汤或四逆汤加减。

2. 热霍乱

临床表现：吐泻骤作，泻下如米泔汁，臭秽难闻，发热口渴，心烦脘闷，腹中绞痛，小便黄赤。舌苔黄腻，脉象濡数。

治法：清热化湿，辟秽泄浊。

代表方药：燃照汤或蚕矢汤加减。

3. 干霍乱

临床表现：猝然腹中绞痛，欲吐不得吐，欲泻不得泻，烦躁闷乱，甚则面色青惨，四肢厥冷，头汗出，脉象沉伏。

治法：辟浊解秽，利气宣壅。

代表方药：玉枢丹加减。

十一、预防

（一）管理传染源

建立肠道门诊，对腹泻患者进行登记和采便培养是发现患者的重要方法。患者应进行隔离治疗，并做好疫源检索。接触者应严密检疫 5 日，留粪便培养并服药预防。

（二）切断传播途径

建立良好的卫生设施，加强饮用水和食品管理。对患者和带菌者的排泄物彻底消毒。消灭苍蝇等传播媒介。

（三）保护易感人群

口服菌苗可使肠道产生特异性 IgM、IgG 和 IgA 抗体，亦能阻止弧菌黏附于肠壁而免于发病。引入口服霍乱疫苗是控制霍乱进程中具有决定性的一步。

第五节　细菌性痢疾

一、概述

细菌性痢疾（bacillary dysentery）简称菌痢，是由志贺菌（shigella）引起的肠道传染病。以腹痛、腹泻、排黏液脓血便、里急后重等为主要表现，严重者可出现感染性休克和（或）中毒性脑病。少数可迁延成慢性。

细菌性痢疾属中医学的"痢疾""肠澼""滞下"等范畴。

二、病原学

志贺菌属俗称痢疾杆菌（dysenteriae），属于肠杆菌科，革兰阴性杆菌，有菌毛，无鞭毛、荚膜及芽孢，兼性厌氧。

（一）抗原结构

根据生化反应和抗原结构不同，可分为 4 个血清群及 47 个血清型，即 A 群痢疾志贺菌、B 群福氏志贺菌、C 群鲍氏志贺菌、D 群宋内志贺菌。我国以福氏和宋内志贺菌为主。福氏志贺菌感染易转为慢性；宋内志贺菌感染往往症状不典型；痢疾志贺菌的毒力最强，病情最重。

（二）抵抗力

志贺菌对热、干燥抵抗力较弱，对酸和一般消毒剂敏感。在粪便中数小时内死亡，但在污染物品及瓜果、蔬菜上可存活 10~20 日。

（三）毒素

志贺菌侵入肠黏膜上皮细胞后，可在细胞内繁殖并播散到邻近细胞，由毒素作用引起细胞死亡。志贺菌可产生内毒素和外毒素，内毒素引起全身反应如发热、毒血症及休克。外毒素，又称为志贺毒素（shiga toxin），有肠毒性、细胞毒性和神经毒性，可导致相应的临床症状。

三、流行病学

（一）传染源

患者和带菌者是主要传染源。非典型患者、慢性菌痢患者及带菌者因症状轻和无症状易被忽视，在流行病学中具有重要意义。

（二）传播途径

主要是粪–口途径传播，还可通过接触患者或带菌者的生活用具和苍蝇、蟑螂污染的食物或水源而感染。

（三）易感人群

人群普遍易感。病后仅产生短暂而不稳定的免疫力，不同菌群和血清型之间无交叉免疫，易反复感染和多次发病。

（四）流行特征

菌痢主要集中发生在发展中国家，尤其是医疗条件差且水源不安全的地区。本病全年均有发生，呈明显的夏秋季发病高峰。

四、发病机制与病理

（一）西医发病机制与病理

1. 发病机制　影响志贺菌在人体致病的三要素为细菌数量、致病力和人体抵抗力。志贺菌进入消化道后，大部分被胃酸杀死，少数进入下消化道的细菌也可被正常菌群拮抗和肠道分泌型IgA阻断。致病力强的志贺菌，即使只有10~100个细菌进入人体也可引起发病。当人体抵抗力下降时，少量细菌也可致病。

志贺菌进入肠道后在结肠黏膜上皮细胞内生长，经基底膜进入固有层，并繁殖、释放毒素，引起炎症反应和小血管循环障碍，导致肠黏膜炎症、坏死及溃疡，由黏液、细胞碎屑、中性粒细胞、渗出液和血液形成黏液脓血便。

志贺菌释放内毒素入血，引起发热和毒血症，并可释放各种血管活性物质，导致急性微循环衰竭，进而引起感染性休克、弥散性血管内凝血及脏器功能衰竭，临床表现为中毒性菌痢。

外毒素是由志贺菌志贺毒素基因编码的蛋白，能不可逆性地抑制蛋白质合成，导致上皮细胞损伤，进而引起出血性结肠炎和溶血性尿毒综合征（hemolytie uremie syndrome，HUS）。

2. 病理　菌痢的病理变化主要发生于结肠，以乙状结肠和直肠为主，严重者可以波及整个结肠甚至回肠末端。急性菌痢典型病变过程为初期急性卡他性炎症，随后出现特征性假膜性炎和溃疡，最后愈合。弥漫性纤维蛋白渗出性炎症是肠黏膜的基本病理变化。早期可见点状出血，病变进一步发展，肠黏膜上皮形成浅表坏死、表面有大量的黏液脓性渗出物。渗出物中有大量纤维素，与坏死组织、炎症细胞、红细胞和细菌一起形成特征性的假膜。1周左右假膜开始脱落，形成大小不等、形状不一的"地图状"溃疡。肠道严重感染可引起肠系膜淋巴结肿大，肝、肾等实质脏器损伤。中毒性菌痢肠道病变轻微，突出病理改变为大脑及脑干水肿、神经细胞变性，部分病例出现肾上腺充血，肾上腺皮质萎缩。慢性菌痢的病理变化为肠黏膜水肿和肠壁增厚，肠黏膜溃疡不断形成和修复，导致瘢痕和息肉形成，少数病例出现肠腔狭窄。

（二）中医病因病机

痢疾的病因主要是外感时疫邪毒，内伤饮食，邪蕴肠腑，气血壅滞，肠腐血败，则见赤白下痢。如素体阳盛，加之湿热交织，易化为湿热痢；如疫毒内陷心肝，则表现为神昏谵语，反复惊厥；疫毒炽盛，内侵肠胃，燔灼气血，则称疫毒痢；如湿热疫毒，日久伤阴，则为阴虚痢；如脾阳虚弱，寒湿内生，湿从寒化，则成寒湿痢；如下痢日久，时发时止，则为休息痢。

五、临床表现

潜伏期数小时至 7 日，一般为 1~4 日。根据病程长短和病情轻重可分为以下各型：

（一）急性菌痢

1. 普通型（典型） 起病急，畏寒、发热，可伴乏力、头痛、纳差等症状，腹泻、腹痛、里急后重，黏液脓血便，左下腹部压痛。

2. 轻型（非典型） 全身毒血症症状轻，可仅有腹泻、稀便。

3. 中毒型 2~7 岁儿童多见，成人偶发。起病急，寒战高热，全身中毒症状重，可伴嗜睡、惊厥，迅速出现循环衰竭和呼吸衰竭，而肠道症状不明显或缺如。按临床表现可分为以下三型：

（1）休克型（周围循环衰竭型） 较为常见，以感染性休克为主要表现。

（2）脑型（呼吸衰竭型） 中枢神经系统症状为主要临床表现。常见脑水肿甚至脑疝的表现，如烦躁不安、惊厥、嗜睡或昏迷、瞳孔改变，严重者出现中枢性呼吸衰竭，此型较为严重，病死率高。

（3）混合型 具有以上两型的临床表现。病情最为凶险，病死率极高。

（二）慢性菌痢

菌痢反复发作或迁延不愈达两个月以上者，根据临床表现可分为以下 3 型。

1. 慢性迁延型 急性菌痢发作后，迁延不愈，时轻时重。长期腹泻可导致营养不良、贫血、乏力等。

2. 急性发作型 有慢性菌痢史，间隔一段时间又出现急性菌痢的表现，但发热等全身毒血症状不明显。

3. 慢性隐匿型 有急性菌痢史，无明显临床症状，但粪便培养可检出志贺菌，结肠镜检可发现黏膜炎症或溃疡等病变。

六、并发症

并发症少见，有菌血症、溶血性尿毒症综合征、关节炎、瑞特（Reiter）综合征等。

七、实验室检查

（一）一般检查

1. 血常规 急性菌痢白细胞计数增多，可达（10~20）× 10^9 /L，以中性粒细胞为主。慢性患者可有轻度贫血改变。

2. 粪便常规　外观多为黏液脓血便。镜检可见白细胞（≥ 15 个 / 高倍视野）、脓细胞和少量红细胞，如有吞噬细胞则有助于诊断。

（二）病原学检查

粪便细菌培养，培养出痢疾杆菌即可确诊。在抗菌药物使用前采集患者新鲜粪便中的脓血或黏液部分及时送检，有助于提高细菌培养阳性率。

（三）免疫学检查

免疫学方法检测抗原对菌痢的早期诊断有一定帮助，但由于粪便中抗原成分复杂，易出现假阳性。

八、诊断与鉴别诊断

（一）诊断

根据流行病学资料、临床表现及实验室检查进行综合诊断，确诊有赖于粪便培养出痢疾杆菌。夏秋季有不洁饮食史或与菌痢患者接触史；临床表现为腹泻、黏液脓血便或稀水样便，伴里急后重；粪便镜检白细胞或脓细胞≥ 15 个 / 高倍视野并可见少量红细胞；除外其他原因引起的腹泻，可做出菌痢的临床诊断。

中毒型菌痢以儿童多见，突起高热、惊厥、意识障碍、循环衰竭和（或）呼吸衰竭表现者，均应考虑中毒型菌痢。可用肛拭子或盐水灌肠取粪便镜检，发现大量白细胞或脓细胞有助于诊断。

（二）鉴别诊断

1. 急性菌痢　与下列疾病相鉴别：

（1）急性阿米巴痢疾　鉴别要点参见表 5-2。

表 5-2　急性菌痢与急性阿米巴痢疾鉴别表

鉴别要点	急性细菌性痢疾	急性阿米巴痢疾
病原学	志贺菌	溶组织阿米巴滋养体
流行病学	散发性，可流行	散发性
潜伏期	数小时~7 日	数周~数月
临床表现	有发热及毒血症状，腹痛重，有里急后重，腹泻每日十余次或数十次，多为左下腹压痛	多不发热，少有毒血症状，腹痛轻，无里急后重，腹泻每日数次，多为右下腹压痛
粪便检查	便量少，黏液脓血便，镜检有大量白细胞及红细胞，可见吞噬细胞，粪便培养有志贺菌生长	便量多，暗红色果酱样便，腥臭味浓，镜检白细胞少红细胞多，有夏科莱登结晶，可找到溶组织阿米巴滋养体
血白细胞	总数及中性粒细胞明显升高	早期略升高
结肠镜检查	肠黏膜弥漫充血，水肿及浅表溃疡，病变以直肠、乙状结肠为主	有散发溃疡，边缘深切，周围有红晕，溃疡间黏膜充血较轻，病变主要在盲肠、升结肠，其次为直肠、乙状结肠

（2）其他细菌引起的感染性腹泻　鉴别有赖于病原学检查。

（3）细菌性胃肠型食物中毒　因进食被沙门菌、金黄色葡萄球菌、大肠埃希菌等病原菌或其产生的毒素污染的食物引起。有进食同一食物集体发病史。潜伏期短，呕吐明显，有腹痛、腹泻，大便多为黄色水样便，确诊有赖于从可疑食物及患者呕吐物、粪便中检出同一细菌或毒素。

（4）其他　与急性肠套叠及急性坏死性小肠炎等鉴别。

2. 中毒型菌痢　休克型需与其他细菌引起的感染性休克鉴别。脑型需与流行性乙型脑炎及其他小儿高热惊厥等鉴别。

3. 慢性菌痢　应与慢性阿米巴痢疾、结肠癌及直肠癌、慢性非特异性溃疡性结肠炎等疾病鉴别。

九、预后

大部分急性菌痢患者于 1~2 周痊愈，仅少数患者转为慢性或带菌者。中毒型菌痢预后差，病死率较高。

十、治疗

（一）西医治疗

1. 急性菌痢

（1）一般治疗　消化道隔离至症状消失，粪便培养连续两次阴性。毒血症状重者须卧床休息。饮食以清淡流食为主。

（2）抗菌治疗　轻型菌痢患者可不用抗菌药物，严重病例应结合药敏试验使用抗生素，可选用环丙沙星、左氧氟沙星等喹诺酮类或三代头孢菌素类抗菌药物。疗程一般 3~5 日。对儿童、孕妇及哺乳期妇女而言，喹诺酮类禁用，部分三代头孢菌素类抗菌药物可选用。在使用抗生素时可同时使用小檗碱（黄连素），每次 0.1~0.3g，每日 3 次，疗程为 7 日，以减少肠道分泌。

（3）对症治疗　维持水和电解质平衡。毒血症状严重者，给予小剂量肾上腺糖皮质激素；腹痛剧烈者可用颠茄片或阿托品。

2. 中毒性菌痢　中毒性菌痢应采取综合急救措施，力争早期治疗。

（1）对症治疗　高热者应给予物理降温，必要时使用退热药；高热伴烦躁、惊厥者，可采用亚冬眠疗法。休克型菌痢应迅速扩充血容量，纠正酸中毒，改善微循环障碍，保护重要脏器功能，有早期弥散性血管内凝血表现者可给予肝素抗凝等治疗。脑型菌痢应减轻脑水肿，应用血管活性药物以改善脑部微循环，同时给予糖皮质激素。防治呼吸衰竭，必要时应用呼吸机。

（2）抗菌治疗　药物选择基本与急性菌痢相同，应先采用静脉给药，病情好转后改为口服。

3. 慢性菌痢

（1）一般治疗　注意生活规律，进食清淡易消化食物，积极治疗慢性消化道疾病或肠道寄生虫病。

（2）病原治疗　根据病原菌药敏结果选用有效抗菌药物。

（3）对症治疗　有肠道功能紊乱者可采用镇静或解痉药物。

（二）中医辨证治疗

1. 湿热痢

临床表现：身热，腹痛，下痢赤白脓血，赤多白少，口渴，肛门灼热，小便短赤。舌质红，苔腻微黄，脉滑数。

治法：清热利湿，调气行血。

代表方药：芍药汤加减。

2. 疫毒痢

临床表现：发病急骤，腹痛剧烈，下痢脓血，壮热口渴，头痛烦躁，甚则神昏抽搐。舌质红绛，苔黄，脉滑数或沉伏。

治法：清热解毒，凉血止痢。

代表方药：白头翁汤加减。

3. 寒湿痢

临床表现：腹痛，下痢赤白黏冻，白多赤少，或纯为白冻，里急后重，脘闷，头身困重。舌质淡，苔白腻，脉濡缓。

治法：温化寒湿，调气和血。

代表方药：不换金正气散加减。

4. 阴虚痢

临床表现：腹痛，痢下赤白，色鲜红，质黏稠，心烦口渴。舌质红绛，少苔，脉细数。

治法：养阴和营，清肠化湿。

代表方药：驻车丸加减。

5. 虚寒痢

临床表现：腹部隐痛，下痢赤白清稀，甚或滑脱不禁，四肢不温，腰酸怕冷。舌质淡，苔白，脉细弱。

治法：温补脾肾，涩肠固脱。

代表方药：桃花汤合真人养脏汤加减。

6. 休息痢

临床表现：下痢时发时止，迁延不愈，常因饮食不当、受凉、劳累而发，食少神疲。舌质淡，苔薄白，脉沉细弱。

治法：温中清肠，调气化滞。

代表方药：连理汤加减。

十一、预防

（一）管理传染源

急、慢性患者和带菌者应隔离或定期进行访视管理，并给予彻底治疗，直至粪便培养阴性。

（二）切断传播途径

搞好"三管一灭"及环境卫生，养成良好的个人卫生习惯。

（三）保护易感人群

口服活菌苗如 F2a 依链株对同型志贺菌保护率约为 80%，而对其他型别菌痢的流行可能无保护作用。

第六节　布鲁菌病

一、概述

布鲁菌病（brucellosis）是由布鲁菌引起的动物源性传染病，属乙类传染病。临床表现以长期反复发热、多汗、乏力、关节疼痛等为主要特征，一般预后良好。

本病可归属于中医学"湿热疫病"范畴。

二、病原学

布鲁菌为一组革兰染色阴性的球杆状菌。该菌胞膜有三层，内层为细胞质膜，中层为外周胞质膜，外层为外膜。外膜与聚肽糖（peptidoglycan，PG）层紧密结合组成细胞壁，外膜含有脂多糖、蛋白质和磷脂层。脂多糖即内毒素，在致病中起重要作用，其不产生外毒素。

1886年，苏格兰病理学家和微生物学家大卫·布鲁（David Bruce）从死于"马尔他热"的士兵的脾脏中首次确认并分离出了该细菌。后来的学者为纪念他将这种细菌命名为布鲁菌。

根据储存宿主的不同，国际上将布鲁菌分为羊、牛、猪、犬、沙林鼠及绵羊附睾等6个种19个生物型，即羊种（3个生物型）、牛种（8个生物型）、猪种（5个生物型），以及沙林鼠种、绵羊附睾和犬种（各1个生物型）。中国以羊种居多，其次为牛种，猪种仅存在于少数地区。致病力上，羊种最强，犬种最弱。

布鲁菌对常用的物理和化学消毒剂均较敏感。加热60℃或日光下曝晒10~20分钟即可杀死此菌。

三、流行病学

（一）传染源

目前已知有60多种动物是布鲁菌的宿主。与人类有关的传染源主要是羊、牛及猪，其次是犬、鹿、马、骆驼等。

（二）传播途径

1. 经皮肤及黏膜接触传染　直接接触病畜或其排泄分泌物等可感染；经受损的皮肤或眼结膜感染；通过接触污染的环境及物品感染。

2. 经消化道传染　食用被污染的水或食物可感染。

3. 经呼吸道传染　吸入被污染的飞沫、尘埃可感染。

4. 其他　苍蝇携带、蜱叮咬也可传播。

（三）易感人群

人群普遍易感。不同种布鲁菌之间存在交叉免疫，再次感染者为2%~7%。疫区居民可因隐性感染获得免疫。

（四）流行特征

本病发病率牧区高于农区，农区高于城市。我国多见于内蒙古、东北、西北等牧区。本病发病以青壮年为主，男性多于女性；与职业有关，多发病于兽医、畜牧者、屠宰工人等人群；一年四季均可发病，羊种布鲁菌主要集中在春末夏初发病。

四、发病机制与病理

（一）西医发病机制与病理

1. 发病机制　病菌自皮肤或黏膜侵入人体，随淋巴液到达淋巴结，或被吞噬细胞消灭，或在细胞内生长繁殖，形成局部原发病灶。细菌在吞噬细胞内大量繁殖导致细胞破裂，进入淋巴液和血循环形成菌血症。在血液里细菌又被单核细胞吞噬，随血流带至全身，在肝、脾、淋巴结、骨髓等处的单核吞噬细胞系统内繁殖，形成多发性病灶。当病灶内释放出来的细菌超过吞噬细胞的吞噬能力时，则在细胞外血流中生长、繁殖，呈现明显的败血症。如机体免疫功能正常，可通过细胞免疫及体液免疫清除病菌而痊愈。如免疫功能不健全，或感染菌量大、毒力强，细菌经吞噬细胞进入其他组织器官，形成新感染灶，在此生长繁殖后可再次入血播散，导致多个组织器官感染。

2. 病理　本病主要病变在淋巴结、肝、脾。急性期以渗出、变性、坏死及增生性改变为主，慢性期以单核细胞浸润为特征，出现变态反应性炎症、肉芽肿、纤维组织增生，最终可致组织器官硬化等。

（二）中医病因病机

湿热毒邪入侵，侵犯体表关节，深入中焦，伏于膜原，渐次入血，随血游走，伤及肝脾，遍及全身。早期为湿热毒盛，晚期多为气血亏损，风湿痹阻。

五、临床表现

潜伏期 1~3 周，平均 2 周，少数可长达 1 年以上。临床上可分为亚临床感染、急性感染、亚急性感染、慢性感染等。潜伏期在 3 个月内为急性感染，3 个月至 1 年为亚急性感染，1 年以上为慢性感染。牛种型常为慢性，羊种型和猪种型病情常较重，并发症较多。

（一）亚临床感染

无明显症状，血清中可检出抗布鲁菌抗体。流行区高危人群中 30% 可检出。

（二）急性感染和亚急性感染

起病缓慢，主要表现为寒战高热、多汗、乏力、游走性关节痛。前期常出现全身不适、疲乏无力、纳差、头痛、肌痛、烦躁或抑郁等症状，持续 3~5 日。

1. 发热　典型热型为波状热。热前多伴寒战、头痛，发热多在午后或夜间，热退后感症状加重。

2. 多汗　急性期出汗尤重，多于夜间或凌晨热退时出现。

3. 关节疼痛　与发热并行，常较剧烈，呈游走性，主要累及大关节。

4. 其他　可伴肝脾肿大，淋巴结肿大及皮疹。男性可伴睾丸炎，女性可见卵巢炎；少数患者可有心悸、神经痛、食欲不振等症状。

（三）慢性感染

慢性期症状不典型，呈多样表现。患者自述症状较多，体征常缺乏或较少；少数患者可有器质性病变，出现神经痛和固定关节痛等症状。

六、并发症

较少患者出现并发症。急性期并发症有心肌炎、心内膜炎、血栓性静脉炎、腹膜炎、支气管炎等，心内膜炎和严重的神经系统并发症是该病死亡的主要原因。

七、实验室检查及其他检查

（一）血液学检查

1.血常规 白细胞计数正常或偏低；淋巴细胞相对或绝对增加，可出现少量异型淋巴细胞；慢性期可有贫血。

2.血沉 急性期加快，慢性期多正常或偏快，持续增速提示疾病活动。

（二）病原学检查

取血液、骨髓、组织、脑脊液等做细菌培养，急性期阳性率高，也可用 PCR 检测布鲁菌DNA，快速且敏感。

（三）免疫学检查

1.血清凝集试验 病后 1 周阳性，两周强阳性，效价 ≥ 1 ： 160 为阳性。但注射布鲁菌或霍乱菌苗等后也可呈阳性。检查双份血清，若效价 4 倍或以上增长，或 IgM 抗体效价 ≥ 1 ： 100提示为近期布鲁菌感染。

2.酶联免疫吸附试验（ELISA） 阳性率高于凝集试验，检测 IgM 及 IgG 敏感性相似。

3.3.2– 巯基乙醇（2–ME）试验 可鉴别自然感染与菌苗免疫。自然感染 1 个月后，以 IgG型为主（初为 IgM 型），该 IgG 对 2–ME 有耐受性；而菌苗免疫后 3 个月内以 IgM 为主，可为2–ME 所破坏。

4.补体结合试验 阳性率高于凝集试验，特异性亦高，出现时间晚于凝集试验。病程第 3 周的效价可超过 1 ： 16。

5.抗人球蛋白试验（Coom b test） 适用于凝集试验阴性的可疑患者，效价 > 1 ： 80 为阳性。

6.布鲁菌素皮肤试验 24~48 小时观察结果。局部红肿硬块直径达 2~6cm 为阳性。病后 6 个月内阳性率很低，慢性者近 100% 呈阳性反应，可用于流行病学调查。

（四）特殊检查

根据受累器官或系统不同，采用不同的检查。

八、诊断与鉴别诊断

（一）诊断

1.流行病史 发病前与家畜或畜产品、布鲁菌病培养物有密切接触史，疫区生活接触史，与菌苗生产、使用和研究有密切关系。

2. 临床表现　缓慢发病。发热以波状热型最具特征。体温下降时伴大汗及关节痛。肝、脾及淋巴结常肿大，可有神经痛及睾丸炎等。亚急性期可并发化脓性关节炎、骨髓炎、心内膜炎、脑膜炎等。慢性期有长期低热、盗汗、乏力、失眠、肌痛、关节痛等表现。

3. 实验室检查　病原分离、试管凝集试验等检查阳性可确诊。慢性感染需细菌培养阳性方可确诊。

（二）鉴别诊断

急性和亚急性感染与伤寒、结核、风湿性关节炎、淋巴瘤、胶原病等鉴别。慢性感染者与慢性骨关节病、神经官能症、慢性疲劳综合征等鉴别。

九、预后

一般预后良好，未及时规范诊治的慢性病例治疗较复杂，部分患者疗效较差。未经抗菌治疗者病死率为 2%~3%。

十、治疗

（一）西医治疗

1. 急性和亚急性感染　包括一般及对症治疗、病原治疗。

（1）一般治疗及对症治疗　注意休息，补充营养。高热者可物理降温，必要时退热剂治疗。

（2）病原治疗　早期、联合、足量、足疗程用药，必要时延长疗程。常用四环素类、利福霉素类药物，亦可用喹诺酮类、磺胺类、氨基糖苷类及第三代头孢菌素类药物。

1）8 岁以上　世界卫生组织首选多西环素（每次 100mg，每日 2 次，口服 6 周）联合利福平（每次 600~900mg，每日 1 次，口服 6 周），或多西环素（每次 100mg，每日 2 次，口服 6 周）联合链霉素（每次 1000mg，每日 1 次，肌内注射 2~3 周）。不能使用上述药物或效果不佳，可采用多西环素联合复方磺胺甲噁唑或利福平联合氟喹诺酮类药物。

2）8 岁以下　可采用利福平联合复方磺胺甲噁唑或利福平联合氨基糖苷类药物。

3）孕妇　可采用利福平联合复方磺胺甲噁唑。妊娠 12 周内可选用第三代头孢菌素类联合复方磺胺甲噁唑；药物治疗对孕妇存在潜在危险，应权衡利弊。

4）防治并发症　合并中枢神经系统疾病，应用多西环素、链霉素联合利福平或复方磺胺甲噁唑 6~8 周；合并心内膜炎时应用上述治疗方案的同时，常需瓣膜置换术，疗程也应适当延长；合并睾丸炎，应用多西环素联合利福平外，可短期加用小剂量糖皮质激素；合并脊柱炎，采用多西环素联合利福平，可延长疗程至 8 周或以上，必要时外科手术。

2. 慢性感染　包括病原、脱敏及对症治疗。

（1）病原治疗　与急性和亚急性感染者治疗所用药物相同。

（2）脱敏治疗　少量多次注射布鲁菌抗原。

（3）对症治疗　根据患者情况采取相应治疗。

（二）中医辨证治疗

1. 湿热内蕴

临床表现：畏寒发热，午后热盛，肌肉关节疼痛，汗多，脘痞纳呆。舌红，苔黄腻，脉濡数。

治法：清热解毒化湿。

代表方药：甘露消毒丹加减。

2. 湿热伤营

临床表现：反复发热，烦躁，关节疼痛，肝脾肿大，睾丸肿痛。舌红，苔黄，脉细数。

治法：清热解毒，滋阴养血。

代表方药：清营汤合三仁汤加减。

3. 正虚邪恋

临床表现：无热或微热，疲乏无力，心烦失眠，纳差。舌淡，苔白腻，脉沉细数。

治法：益气养血安神，兼清余邪。

代表方药：人参养荣汤加减。

4. 正气亏虚，关节痹阻

临床表现：关节疼痛，屈伸不利，甚至畸形，痛有定处，口干，纳呆。舌淡，脉沉细或细涩。

治法：祛风湿，止痹痛，补肝肾，益气血。

代表方药：独活寄生汤加减。

十一、预防

（一）控制传染源

对疫区传染源检疫，治疗或捕杀病畜。

（二）切断传播途径

加强畜产品消毒和卫生监督，对相关产业接触密切者宣传教育，做好个人防护。

做好高危职业人群劳动防护和疫苗接种。对流行区家畜进行菌苗接种，必要时行药物预防。

第七节　鼠疫

一、概述

鼠疫（Plague），是由鼠疫耶尔森菌（Yersinia pestis）引起的烈性传染病。临床主要表现为高热、严重毒血症症状、淋巴结肿痛、出血倾向、肺炎等，重者可导致死亡。主要流行于鼠类和其他啮齿动物，属于自然疫源性疾病，可通过鼠蚤叮咬，或通过直接接触、呼吸道、消化道等途径引起人间鼠疫。本病传染性强，病死率高，是危害人类健康的最严重的烈性传染病之一，可引起世界范围大流行，属国际检疫传染病，也是世界卫生组织列出的重新流行的 20 种传染病之一，我国法定的甲类传染病。

传统医学中无"鼠疫"的病名，类似本病的描述主要有"核瘟""疫核""恶核"等，可归属于中医学"疫疠"范畴。

二、病原学

鼠疫耶尔森菌亦称鼠疫杆菌，属肠杆菌科耶尔森菌属，革兰染色阴性。外观为两端钝圆，两极浓染的椭圆形小杆菌，有荚膜，无鞭毛，无芽孢。在普通的培养基上生长，适宜的培养温度为

28~30℃，酸碱度 pH 值为 6.9~7.1。

主要抗原成分：①荚膜 F1（fraction 1）抗原，一种是多糖蛋白质抗原（F-1），一种是蛋白质抗原（F-1B），抗原性较强，特异性较高，具有白细胞吞噬作用。②毒力 V/W 抗原。V/W 抗原结合物有促使细菌产生荚膜，抗吞噬，形成局部肉芽肿，以及保护细菌在细胞内生长繁殖等作用，与细菌侵袭力有关。

鼠疫杆菌还可产生外毒素、内毒素导致宿主致病。鼠毒素（murine toxin）或外毒素（毒性蛋白质）能对鼠毒素敏感动物的心肌线粒体的呼吸作用产生抑制，损伤末梢循环血管及淋巴管内皮细胞；内毒素（脂多糖）毒性较其他革兰阴性菌强，能引起发热、弥散性血管内凝血、中毒性休克、施瓦茨曼现象（shwartzman phenomenon）等。

本菌对外界抵抗力较弱，对光、热、干燥及一般消毒剂均敏感。在低温、潮湿、有机体内存活时间长。在痰液、脓液、血液中可存活 10~20 日，蚤粪中可存活 1 个月，尸体中可存活数周至数月。

三、流行病学

（一）传染源

鼠疫为典型的自然疫源性疾病，自然感染鼠疫的啮齿类动物均可成为传染源，黄鼠和旱獭是主要的储存宿主，家鼠中的黄胸鼠、褐家鼠和黑家鼠是人间鼠疫重要传染源。各型鼠疫患者均为传染源，其中肺型鼠疫患者最为重要。

（二）传播途径

1. 动物和人间鼠疫的传播　主要以鼠蚤为媒介。鼠蚤叮咬导致"鼠→蚤→人"是鼠疫的主要传播方式。

2. 直接接触传播　少数可因接触患者的痰液、脓液或病兽的皮、血、肉等，致细菌经破损皮肤或黏膜进入体内感染。鼠疫实验室工作人员可通过锐器刺伤等途径感染鼠疫。

3. 飞沫传播　肺鼠疫患者呼吸道分泌物中含有大量鼠疫菌，可通过飞沫造成人间肺鼠疫传播。

（三）易感人群

人群对鼠疫普遍易感，有一定数量的隐性感染。病后可获持久免疫力。预防接种可获一定免疫力。

（四）流行特点

鼠疫自然疫源地分布在亚洲、非洲、美洲的 58 个国家所在的沙漠、半沙漠、干旱平原、草原及高山草甸的干旱地区。我国近年有 19 个省、区发生鼠疫疫情，以滇西黄胸鼠疫源地和青藏高原喜马拉雅旱獭疫源地病例最多。本病多由疫区通过交通工具向外传播，形成外源性鼠疫，引起流行。人间鼠疫流行均发生于动物间鼠疫之后，人间鼠疫多在 6~9 月肺鼠疫多在 10 月以后流行。

四、发病机制与病理

（一）西医发病机制与病理

1. 发病机制　鼠疫杆菌经皮肤、黏膜进入人体，迅速经淋巴管进入局部淋巴结繁殖，引起原发性淋巴结炎，即"腺鼠疫"。淋巴结中的细菌及毒素进入血液循环，形成败血症，出现严重中毒症状及皮肤黏膜出血。鼠疫杆菌可通过血液循环进入肺组织，引起"继发性肺鼠疫"。大量吸入细菌引起"原发性肺鼠疫"。

2. 病理　鼠疫的基本病理改变为淋巴管、血管内皮细胞受损和急性出血性坏死性炎症。腺鼠疫为淋巴结的出血性炎症和凝固性坏死。肺鼠疫肺部病变以充血、水肿、出血为主。发生鼠疫败血症时，全身各组织、器官都可见充血、水肿、出血和坏死性改变，致使全身皮肤呈黑紫色（故鼠疫称为"黑死病"）。

（二）中医病因病机

鼠疫病因为感触病鼠秽气，疫毒侵入血分所致。《鼠疫约编》云："何谓鼠疫，疫将作而鼠先毙，人触其气，遂成为疫。"病鼠的疫毒随疫蚤叮咬而侵入人体，毒蕴肌肤，脉络不畅，毒瘀互结，或聚积成核；或邪毒内盛，直中脏腑，内侵肺脏，毒伤肺络；或热毒内聚，毒入营血，扰动心神。若邪毒炽盛，耗气伤阴，五脏虚衰，阴竭阳脱。

五、临床表现

鼠疫的潜伏期较短，腺鼠疫 2~5 日，原发性肺鼠疫数小时至 3 日，曾经预防接种者，可达 9~12 日。

（一）腺鼠疫

最为常见，患者突发寒战、高热、头痛等全身中毒症状，受侵部位淋巴结炎为主要特点。好发于腹股沟淋巴结，其次为腋下、颈部及颌下。表现为淋巴结肿大，伴显著的红、肿、热、痛，病情发展迅速。淋巴结坚硬且有明显触痛，并与皮下组织粘连在一起，周围组织可有显著水肿、充血和出血，感染部位疼痛剧烈，患者常呈被动体位。

（二）肺鼠疫

患者急起高热、寒战，全身中毒症状明显，发病数小时后即可出现剧烈胸痛、咳嗽、咳大量粉红色泡沫痰或鲜红色血痰、呼吸困难、发绀等严重呼吸道症状。肺部仅可闻及少量散在湿啰音或轻微的胸膜摩擦音，严重的全身症状常与较少的肺部体征不相符合。

（三）败血症型鼠疫

败血症型鼠疫亦称暴发型鼠疫，最凶险，病死率极高。患者除寒战、高热或体温不升外，迅速出现谵妄或昏迷，皮肤广泛出血、瘀斑、血压下降等感染性休克表现。病情进展非常迅速，常于 1~3 日内死亡。因皮肤广泛出血、瘀斑、发绀、坏死，尸体呈紫黑色，俗称"黑死病"。

（四）轻型鼠疫

轻型鼠疫又称小鼠疫，表现为发热轻、局部淋巴结肿大、轻度压痛、偶见化脓。血培养可阳性，多见于流行初期、末期和有预防接种史者。

（五）其他类型鼠疫

如皮肤鼠疫、肠鼠疫、眼鼠疫、脑膜炎型鼠疫、扁桃体鼠疫等，临床均少见。

六、实验室检查

（一）一般检查

外周血白细胞计数大多升高，可达（20~30）×10^9/L 以上，以中性粒细胞增高为主，红细胞、血红蛋白与血小板减少。尿液可见蛋白尿、血尿，以及红细胞、白细胞和上皮细胞管型。粪便隐血可阳性。肺鼠疫、败血症型鼠疫出现弥散性血管内凝血时可见纤维蛋白原浓度下降，凝血酶原时间和部分凝血酶原时间明显延长，D- 二聚体和纤维蛋白原降解产物明显增加。血生化检查，如转氨酶、肌酐、尿素氮等可评估肝肾及心肌损害程度。脑膜炎型患者脑脊液表现为压力升高，外观浑浊，白细胞常大于 4000×10^9/L，中性粒细胞为主，蛋白明显增加，葡萄糖和氯化物明显下降，脑脊液鲎（Limalus）试验阳性。心电图检查常出现窦性心动过速，ST 段下降，有时出现左右束支不完全传导阻滞。肺鼠疫患者的 X 线表现可随着病程的不同阶段而表现不同。

（二）细菌学检查

1. 涂片检查　用血、尿、粪及脑脊液做涂片或印片，可找到革兰阴性杆菌两端浓染的短杆菌。阳性率为 50%~80%。

2. 细菌培养　将动物的脾、肝等脏器或患者淋巴结穿刺液、脓、痰、血、脑脊液等，接种于普通琼脂或肉汤培养基可分离出鼠疫耶尔森菌。

（三）血清学检查

1. 间接血凝法（IHA）　检测患者或动物血清中 F1 抗体，该抗体可持续 1~4 年，常用于流行病学调查及回顾性诊断。

2. 酶联免疫吸附试验（ELISA）　可用于检测 F1 抗原及抗体，较 IHA 更为敏感。适合大规模流行病学调查。

3. 荧光抗体法（FA）　特异性和灵敏性较高，可用于快速诊断。

4. 放射免疫沉淀试验（RIP）　检测 F1 抗原灵敏性高，特异性极强，是监测鼠疫及溯源的理想方法之一。

5.F1 快速诊断技术（F1RDT）　检测 F1 抗原仅需 15 分钟，可用于流行区或疫情进展期肺鼠疫及腺鼠疫的快速诊断。

（四）分子生物学检测

采用 DNA 探针、聚合酶链反应（PCR）、环介导等温扩增技术（LAMP）检测鼠疫杆菌核酸，具有快速、敏感、特异性高等优点，可用于早期诊断及流行病学调查。

七、诊断与鉴别诊断

（一）诊断

对 10 日内到过鼠疫流行区，在 10 日内接触过疑似或确诊患者，来自鼠疫疫区的疫源动物、动物制品，进入过鼠疫实验室或接触过鼠疫实验用品，起病急骤，病情迅速恶化的高热患者，且具有下列临床表现之一者，应诊断为鼠疫的疑似病例。

1. 起病急剧，高热，白细胞剧增，未用抗菌药物或仅用青霉素族抗菌药物情况下，病情迅速恶化，在 48 小时内进入休克或更严重的状态。

2. 急性淋巴结炎，淋巴结及周围组织高度肿胀、剧烈疼痛并出现强迫体位。

3. 出现重度毒血症、休克综合征而无明显淋巴结肿胀。

4. 咳嗽、胸痛、呼吸急促，咳痰带血或咯血。

5. 重症结膜炎伴有严重上下眼睑水肿。

6. 剧烈头痛、昏睡、颈项强直、谵语妄动、脑压高、脑脊液浑浊。

7. 血性腹泻并有重症腹痛、高热及休克综合征。

8. 皮肤出现剧痛性红色丘疹，其后逐渐隆起，形成血性水疱，周边呈灰黑色，基底坚硬。水疱破溃后创面呈灰黑色。

9. 未接种过鼠疫菌苗，F1 抗体效价在 1 ：20 以上者。

本病应先做出疑似诊断，以便早期治疗，提高治愈率。疑似病例，或发热待查病例获得特异性的实验室检查结果（如前述的病原学、血清学或 PCR 等）可确诊。

（二）鉴别诊断

腺鼠疫应与急性淋巴结炎、丝虫病淋巴结肿大、土拉菌病鉴别；肺鼠疫与大叶性肺炎、吸入性炭疽鉴别；败血症型鼠疫需与其他原因所致败血症、钩端螺旋体病、肾综合征出血热、流行性脑脊髓膜炎等鉴别；皮肤鼠疫应与皮肤炭疽鉴别。

八、预后

以往的病死率极高，近年来，由于抗生素的及时应用，病死率已降至 10% 左右。

九、治疗

本病属烈性传染病，要做到早发现、早诊断、早隔离、早治疗及就地治疗，不宜转送。

（一）西医治疗

1. 一般及支持对症治疗

（1）隔离消毒　按甲类传染病管理，做到强制严格隔离。患者排泄物要进行彻底消毒。

（2）支持治疗　急性期应卧床休息，给予流质饮食，或适当补液以维持水、电解质平衡，加强临床营养支持。

（3）对症治疗　高热者可给予冰敷、酒精擦浴等物理降温措施或解热镇痛药。儿童禁用水杨酸类解热镇痛药。烦躁不安或疼痛者用镇静止痛剂。有心衰或休克者，给予强心和抗休克治疗。有弥散性血管内凝血者给予血小板、新鲜冰冻血浆和纤维蛋白原替代治疗及肝素抗凝治疗。中毒症状严重者可适当使用糖皮质激素。肺鼠疫患者发现 SpO_2 下降是呼吸衰竭的早期表现，应及时给予呼吸支持治疗。腺鼠疫肿大的淋巴结切忌挤压，病灶化脓软化后可切开引流。眼鼠疫可用四环素、氯霉素眼药水滴眼。

2. 病原治疗　治疗原则是早期、联合、足量应用敏感的抗菌药物。以链霉素为首选，在应用链霉素治疗时，为了达到更好的预后，常联合其他类型抗生素，如喹诺酮、多西环素、β-内酰胺类或磺胺等。若无法获得链霉素或因过敏等原因不能使用链霉素者，可考虑选用庆大霉素、氯霉素、四环素、多西环素、环丙沙星等。

（1）腺鼠疫　链霉素成人每日剂量2~4g，分2~4次肌内注射，体温下降、症状好转后，可减为每日1~2g。疗程一般为10~20日，链霉素总量一般不超过60g。腺体局部按外科常规进行对症治疗。

（2）肺鼠疫和败血症型鼠疫　链霉素成人首次用2g，以后用1g，每日剂量4~6g，分4~6次肌内注射，全身症状和呼吸道症状显著好转后逐渐减量，疗程一般为10~20日，链霉素总量一般不超过90g。儿童参考剂量为30mg/（kg·d），每12小时一次。

（3）皮肤鼠疫　按一般外科疗法处置皮肤溃疡，必要时局部注射链霉素或敷磺胺软膏。

（4）脑膜炎型鼠疫　在特效治疗的同时，辅以氯霉素治疗，注意氯霉素的骨髓毒性等不良反应。

（二）中医辨证治疗

1. 毒蕴肌肤

临床表现：单侧腹股沟、腋下或颈旁、颌下臖核肿大，局部皮色焮红肿胀、热痛，甚或化脓溃烂。伴恶寒，发热身痛，面红目赤，口渴，尿黄。舌红，苔黄，脉弦数。

治法：清热解毒，消肿散结。

代表方药：普济消毒饮加减。

2. 热毒郁肺

临床表现：壮热烦躁，咳嗽咳痰，气促胸痛，或咯血鲜红，口唇青紫。舌红，苔黄，脉滑数。

治法：清肺泻火，凉血解毒。

代表方药：清瘟败毒饮加减。

3. 毒入营血

临床表现：高热烦躁，神昏谵语，鼻衄、咯血或便血、呕血。舌绛苔燥，脉细数。

治法：清营凉血，解毒开窍。

代表方药：清营汤合犀角地黄汤加减（犀角现用水牛角代），送服安宫牛黄丸。

4. 阴竭阳脱

临床表现：面色苍白，四肢厥冷，呼吸微弱，神昏不语，冷汗淋漓。唇焦舌燥，脉微欲绝。

治法：益气生津，敛阴回阳。

代表方药：生脉散合参附汤加减。

十、预防

（一）管理传染源

应灭鼠、灭蚤，加强鼠间鼠疫监控。加强疫情报告。严格隔离患者，患者和疑似患者应分别隔离。腺鼠疫患者，隔离至肿大的淋巴结仅残留小块能够移动的硬结，或完全触碰不到，全身症状消失后，观察3~5日，病情无复发。肺鼠疫患者，隔离至体温恢复正常，一般症状消失，血、痰及咽部分泌物连续3次以上鼠疫菌检验阴性（每隔3日做鼠疫菌检验1次）。败血症型和其他类型鼠疫患者，隔离至体温恢复正常，一般症状消失，血液连续3次以上鼠疫菌检验阴性（每隔3日做鼠疫菌检验1次）。接触者医学观察9日，曾接受预防接种者应检疫12日。患者的分泌物与排泄物应彻底消毒或焚烧。死于鼠疫者的尸体应用尸袋严密包扎后焚化。

（二）切断传播途径

加强国际检疫与交通检疫，对来自疫区的交通工具进行严格检疫并灭鼠、灭蚤。对可疑动物、旅客应隔离检疫。

（三）保护易感人群

1. 加强个人防护 凡接触鼠疫或疑似鼠疫患者的人员，应采取加强防护。

2. 预防性服药 可选用四环素、多西环素、磺胺、环丙沙星等，疗程均为 7 日。

3. 预防接种疫苗 鼠疫灭活疫苗、减毒活疫苗因安全性问题限制了使用，在研的活载体疫苗、亚单位疫苗和 DNA 疫苗等有一定的应用前景。

第八节 炭疽

一、概述

炭疽（anthrax）是由炭疽杆菌（bacillus anthracis）引起的一种人兽共患的自然疫源性传染病，主要发生于牲畜间，牛、羊、马等草食动物易感，因可引起一种特征性的皮肤炭样焦痂而得名。人主要通过接触病畜及其产品或食用病畜的肉类而被感染。临床可表现为皮肤炭疽、肺炭疽、肠炭疽。严重者继发炭疽脑膜炎和炭疽败血症，病死率高。

本病可归属于中医学"温病""温毒""疫疔""痈""疽""鱼脐疔"等范畴。

二、病原学

炭疽杆菌是无鞭毛革兰染色阳性杆菌，（5~10）μm×（1~3）μm，排列成长链，呈竹节状，有荚膜，能形成芽孢。其致病力主要是繁殖体产生的荚膜和外毒素，其中荚膜由细菌质粒 pXO1 编码，外毒素由质粒 pXO2 编码。该菌有三种毒素蛋白质：保护性抗原（protective antigen，PA），致死性因子（lethal factor，LF）和水肿因子（edema factor，EF）。LF、EF 必须结合 PA 进入细胞才能形成具有致病性的致死毒素（LT）和水肿毒素（ET）。

炭疽杆菌在有氧条件下普通培养基上生长良好，并形成芽孢。有芽孢的菌体抵抗力极强，在动物尸体和土壤中存活数年，煮沸 40 分钟、110℃高压蒸汽 60 分钟方可杀死，被称为"不死菌"，而细菌繁殖体对热和消毒剂均敏感。

三、流行病学

炭疽多发于发展中国家。牧区是本病高发区，呈地方性流行。我国炭疽主要集中在西北、西南地区，贵州、新疆、广西、四川、甘肃、云南、西藏、内蒙古、青海等属于高发区，全国每年发病 40~1000 人。因炭疽杆菌芽孢有极强的抵抗力，使其成为一种潜在的生物恐怖战剂和生物武器。

（一）传染源

主要是患病的食草动物，如牛、羊、马、骆驼等，其次是猪和犬。这些动物的皮毛、肉、骨粉等可携带细菌。还有炭疽动物尸体，以及炭疽患者的分泌物、排泄物及病灶渗出物可检出细菌。

（二）传播途径

直接或间接接触感染是主要的途径。人接触患病动物或其排泄物，以及带菌的皮毛、肉、骨粉等均可引起皮肤炭疽；吸入带有芽孢的粉尘或气溶胶可引起肺炭疽；进食被炭疽杆菌污染的肉类、乳制品可引起肠炭疽。2001 年，美国炭疽热是因吸入恐怖分子投递信函中的炭疽芽孢粉而发病的。

（三）易感人群

人群普遍易感，农民、牧民、兽医、屠宰厂工人、皮革加工者常直接或间接接触受染动物，属于高危人群。病后可获得持久的免疫力。

（四）流行特征

一年四季均可发病，7~9 月发病率高。

四、发病机制与病理

（一）西医发病机制与病理

1. 发病机制　炭疽杆菌致病有两个关键点：多肽荚膜（抗吞噬）和炭疽毒素（破坏细胞）。病原体进入人体，先被吞噬细胞吞噬，但仍存活并被带到淋巴结，进行复苏繁殖，产生大量外毒素和抗吞噬荚膜。毒素直接损伤微血管的内皮细胞，血管通透性增加，激活凝血系统，引起局部组织水肿、出血、坏死，导致原发性皮肤炭疽、肠炭疽和肺炭疽。病原体随淋巴和血液循环形成全身播散，形成败血症和脑膜炎。

2. 病理　主要是各脏器和组织出血、坏死和水肿。皮肤炭疽呈痈样病灶，溃疡、出血性焦痂和凝固性坏死，周围水肿、渗出。肺炭疽为出血性支气管炎、小叶性出血性肺炎、纵隔水肿，并累及胸膜和心包。肠炭疽病变位于回盲部，表现为水肿、溃疡、出血、肠系膜淋巴结炎、腹腔浆液性渗出。脑膜炎表现为硬脑膜和软脑膜充血水肿，蛛网膜下腔大量出血，见菌体和炎细胞浸润。败血症者全身组织和脏器广泛出血性浸润、水肿和坏死。

（二）中医病因病机

由皮肤破损，接触疫畜，温热毒邪内侵而致。正如《证治准绳·疗疮》所言："疗疮者……或感疫死牛、马、猪、羊之毒……皆生疗疮。"温热疫毒外感，阻于肌肤，气血凝滞，毒邪蕴结，腐败血肉；温热疫毒壅结肺肠，灼伤肺络、肠络；病情进展，邪气不解，毒不外泄，热毒壅滞，反为内攻，窜气入营，可致气营两燔，甚者毒陷心包。

五、临床表现

潜伏期 1~5 日，最短数小时，最长 2 周左右，肺炭疽的潜伏期最短，数小时发病，肠炭疽最短可 24 小时内发病。

（一）皮肤炭疽

最常见，约占 90% 以上。好发部位多见于颜面、颈、肩、手、脚等暴露处。初起为斑疹或丘疹，第 2 日顶部形成水疱，周围组织硬肿，第 3~4 日其中心发生出血性坏死，周围有成群的小水疱及不断扩大的水肿区。第 5~7 日坏死区破裂后形成溃疡，后者不化脓，痒而不痛，随后血样物结成黑色焦痂，痂下肉芽组织为炭疽痂。后水肿消退，黑痂 1~2 周脱落，愈合成疤。病程中常有全身表现，如中度发热、头痛和局部淋巴结肿大。

（二）肺炭疽

少见，大多由吸入炭疽芽孢气溶胶所引起，亦可继发于皮肤炭疽。发病呈双向性，初期非特异性流感样表现，仅有低烧或无烧、咳嗽、胸痛等症状。1~3 日后病情突然变重，高热、寒战、呼吸困难、咯血、发绀、喘鸣及胸痛。但胸部体征反而轻，与症状不相符。胸部 X 线检查可见纵隔明显增宽，随后出现胸腔积液和出血性肺炎。病情危重，病死率高，常并发败血症和脑膜炎。

（三）肠炭疽

罕见，因食用被感染动物的不熟肉或被污染的食物引起。起病急骤，症状严重，呕吐、腹泻、发热、腹痛、排血水样大便，但无里急后重感。部分患者因出血性肠系膜淋巴结炎而出现腹水，腹膜刺激征阳性。患者全身中毒症状明显，进一步出现炭疽败血症，很快导致死亡。

（四）炭疽败血症

多继发于肺炭疽或肠炭疽，由皮肤引起者少见。严重的全身中毒症状，高热、寒战，并发感染性休克和弥散性血管内凝血。

（五）炭疽脑膜炎

多继发于伴有败血症的各型炭疽，原发性偶见。临床表现有剧烈头痛、呕吐、抽搐、脑膜刺激征阳性，继而出现谵妄、昏迷、呼吸衰竭。脑脊液多为血性。病情凶险，发展迅速，多于起病 2~4 日死亡。

六、实验室检查

（一）血常规

白细胞增高（10~20）× 10^9/L，甚至（60~80）× 10^9/L，中性粒细胞显著增高。

（二）病原学检查

分泌物、疱液、痰液、粪便、呕吐物、血液、脑脊液培养阳性是确诊的依据。涂片可见粗大革兰阳性、竹节样排列的杆菌，免疫组化染色可进一步鉴定。

（三）动物接种

上述标本接种于豚鼠、家兔或小鼠皮下，出现出血和水肿为阳性。多于 2~3 日死亡，局部有胶冻样水肿和出血，尸检可见组织和血液中大量炭疽杆菌。

（四）血清学检测

用于培养物中不能分离出炭疽芽孢杆菌时的回顾性诊断。可用电泳免疫转移印迹（EITB）、酶联免疫吸附（ELISA）等检测菌体特异性抗体，如保护性抗原（PA）抗体和多聚 D- 谷氨酸荚膜抗体。

（五）分子生物学检查

用基因探针或 RT-PCR 技术检测样本中 pXO1 和 pXO2 或 16s γ RNA 等特异性基因序列，是确诊炭疽杆菌敏感和特异的方法。

七、诊断与鉴别诊断

（一）诊断

1. 流行病学资料　多有与病畜接触或发病前 14 日内疫区接触史；从事皮毛加工等职业；接触可疑的动物及肉制品。

2. 临床表现　皮肤出现溃疡性黑色焦痂，伴有非凹陷红肿，疼痛不显者考虑皮肤炭疽；纵隔增宽、出血性肺炎者考虑肺炭疽；出血性肠炎考虑肠炭疽。

3. 实验室检查　标本镜检或培养发现炭疽杆菌。

（二）鉴别诊断

皮肤炭疽应和化脓性皮肤炎、蜂窝织炎、恙虫病、皮肤利什曼病等鉴别；肺炭疽应和流感重症肺炎、出血性钩端螺旋体病、肺鼠疫相鉴别；肠炭疽与菌痢、沙门菌感染及其他出血性肠炎等鉴别。

八、预后

预后与临床类型、诊疗是否及时有关。皮肤炭疽经抗菌治疗，病死率在 1% 左右，未经抗菌治疗，全身感染的病死率约 20%。肠炭疽病死率高达 50%，肺炭疽、脑膜炎炭疽、败血症炭疽病死率为 80%~90%。

九、治疗

（一）西医治疗

1. 一般和对症治疗　肺炭疽者要严格隔离。患者分泌物和排泄物严格消毒。危重患者出现严重水肿和伴有其他病原体感染的脑膜炎时，在有效抗生素控制之下，可以短期使用中等剂量肾上腺皮质激素，如氢化可的松 100~200mg/d 或地塞米松 10~20mg/d。肺炭疽患者并发肺炎脓胸，应尽早行积液胸腔引流，呼吸衰竭则给予呼吸机辅助通气。

2. 病原治疗　青霉素是我国治疗炭疽的首选，但国外发现炭疽青霉素耐药菌株，因此推荐环丙沙星和多西环素为一线治疗。

皮肤炭疽者，对于青霉素敏感菌株（MIC < 0.125mg/mL），阿莫西林 1g，每 8 小时 1 次口服，或青霉素 G，240 万 ~320 万单位 / 日，分 2~3 次肌内注射。环丙沙星 500mg，每 12 小时 1 次，或多西环素 100mg，每 12 小时 1 次。亦可左氧氟沙星 750mg，每 24 小时 1 次，或莫西沙星 400mg，每 24 小时 1 次。口服为主，疗程均 7~10 日。若伴有全身症状，严重水肿或为生物恐怖播散引起，治疗方法和疗程同肺炭疽。

肺炭疽、肠炭疽、败血症炭疽或脑膜炎炭疽者，青霉素 1200 万 ~2400 万单位 / 日，分次静脉滴入；环丙沙星，成人 400mg，每 8~12 小时 1 次；或多西环素 100mg，每 12 小时 1 次（脑膜炎者不宜）。再联合用其他 1~2 种抗生素：美罗培南、利福平、万古霉素、利奈唑胺。静脉给药为主，当症状改善后改为口服，口服剂量同皮肤炭疽。总疗程不少于 60 日。

3. 局部治疗　皮肤炭疽可用 2% 碘酒或 0.1% 高锰酸钾溶液清洗创面，并保持其清洁，局部外敷抗生素软膏，严禁切开引流或切除，也不可挤压，以免引起感染扩散。

4. 免疫治疗　美国推荐早期给予人源的炭疽免疫球蛋白静脉注射液（anthrax intravenous immunoglobulin，AIVIG）——Anthrasil，采用接种炭疽疫苗免疫的个体的血浆制成，含有能中和炭疽毒素的抗体，适用于出现严重全身性感染、两个以上器官功能障碍或标准治疗应答不佳者。吸入性炭疽的暴露人群，还可用瑞西巴库（Raxibacumab）联合抗生素治疗，前者为重组人类免疫球蛋白 G1λ 的单克隆抗体，阻断 PA 与其细胞受体结合。类似药物还有 2016 年批准上市的 Anthim（obiltoxaximab）。

（二）中医辨证治疗

1. 毒凝肌肤
临床表现：局部初起如虫叮水疱，迅速干枯坏死如脐凹，疮头色黑，凹陷似鱼脐，或伴头痛、关节痛。舌红，苔黄，脉数。
治法：清热解毒。
代表方药：五味消毒饮合黄连解毒汤加减。

2. 毒窜气营
临床表现：身热烦躁，痰鸣喘急，腹痛下痢，或有咯血、便血。舌绛苔黄或干，脉细数。
治法：清气凉营，解毒救阴。
代表方药：凉营清气汤加减，出血者使用犀角地黄汤加减。

3. 毒陷心包
临床表现：高热头痛，神昏谵语，烦躁口渴。舌绛苔黑或垢，脉数。
治法：清热解毒，辟秽开窍。
代表方药：安宫牛黄丸。

十、预防

（一）控制传染源

病畜及时焚毁和生石灰深埋（＞2 米），污染的皮毛彻底消毒或焚烧，患者严密隔离至分泌物或排泄物培养 2 次阴性（相隔 5 日）。接触者医学观察 8 日。

（二）切断传播途径

对污染皮毛、骨粉等严格消毒，畜产品做好兽医检疫，加强人员防护。对患者所有用品、排泄物、分泌物彻底严格消毒。

（三）保护易感人群

我国采取的是皮上划痕炭疽减毒活疫苗，主要接种对象为牧民、兽医、屠宰牲畜人员、制革和皮毛加工人员、炭疽流行区的易感人群、参加防治工作的专业人员。发生炭疽疫情时，对病例或病畜间接触者和疫区周围高危人群接种 1 剂，对有感染危险者每年接种 1 次。还可联合抗生素用于治疗已确认或可能受到炭疽杆菌感染者。

第九节　白喉

一、概述

白喉（diphtheria）是由白喉杆菌（bacillus diphtheriae）引起的急性呼吸道传染病。临床主要表现为全身毒血症状及喉部灰白色假膜。重症患者常并发中毒性心肌炎和周围神经麻痹。婴幼儿患者可发生呼吸道梗阻而引起窒息。

本病属于中医学的"白喉""喉痹""阴毒""喉缠风""白缠喉"等范畴。

二、病原学

白喉杆菌为棒状杆菌属，需氧或兼性厌氧菌，最适生长温度为 34.1~37℃，在含凝固血清 Loeffer 培养基上生长迅速，12~18 小时长成细小、灰白色、湿润、圆形突起的菌落。用 Neisser 染色菌体染成黄褐色，一端或二端染成蓝色或深蓝色颗粒，称为异染颗粒（metachromatic granules），是其形态特征之一。白喉杆菌能产生毒性强烈的白喉毒素（外毒素），是致病的主要原因。白喉毒素可分为 A 和 B 两个片段，中间由二硫键连接。B 片段无毒性，能与宿主易感细胞表面特异性受体结合，并通过易位作用使 A 片段进入细胞。A 片段有毒性，能使细胞蛋白质合成受阻，导致细胞死亡。白喉杆菌耐寒和干燥，在衣服、床单上可生存数日或数周，在干燥的假膜中能生存 3 个月。5% 石炭酸 1 分钟可将其杀死，对湿热耐受力差，煮沸 1 分钟或加热 60℃ 10 分钟即可灭活。

三、流行病学

（一）传染源

患者和带菌者是传染源。潜伏期末开始从呼吸道分泌物中向外排菌，具有传染性。轻型、不典型患者和健康带菌者在流行病学上更有意义。

（二）传播途径

主要经呼吸道飞沫传播，也可经食物、玩具及物品间接传播。偶可经破损的皮肤或黏膜传播。

（三）易感人群

人群普遍易感。患病后可产生针对外毒素的抗体，免疫力持久。新生儿可经胎盘及母乳获得抗体而具有免疫力，抗体水平在出生 3 个月后明显下降，1 岁后基本消失。预防接种或隐性感染可获得特异性免疫力，锡克试验（Schick test）可测人群免疫水平，也可用间接血凝或 ELISA 测人群血清抗毒素抗体水平。

（四）流行特征

本病可见于世界各地，以散发为主。实施计划免疫后儿童发病数明显下降，发病年龄向后推迟。全年均可发病，以冬、春季多发。居住拥挤，卫生条件差容易发生流行。

四、发病机制与病理

（一）西医发病机制与病理

1. 发病机制　白喉杆菌侵袭力较弱，侵入上呼吸道后仅在黏膜表层繁殖，常不侵入深部组织和血流。白喉杆菌外毒素具有强烈毒性，可引起细胞破坏、纤维蛋白渗出、白细胞浸润。大量渗出的纤维蛋白与黏膜坏死组织、炎症细胞、细菌等凝结而形成特征性白喉假膜（diphtheria pseudomembrane，DPM），假膜覆盖于病变表面，鼻咽部假膜与组织粘连紧密不易脱落，强行剥脱易出血。但喉及气管黏膜上皮有纤毛，假膜与黏膜的粘连不紧，因此喉及气管白喉的假膜易脱落引起梗阻窒息。白喉杆菌外毒素吸收入血可引起全身毒血症状，毒素吸收量与假膜所在部位及范围有关。假膜范围大，毒素吸收多，症状重。喉及气管黏膜白喉，毒素吸收较少，全身症状较轻；鼻白喉毒素吸收量最大，症状最重。

2. 病理　病理改变以中毒性心肌炎和白喉性神经炎最显著。中毒性心肌炎可见心脏扩大，心肌常有脂肪变性、玻璃样及颗粒样变性，心肌纤维断裂并可累及传导系统。白喉性神经炎以周围运动神经为主，其中第Ⅸ、Ⅹ对脑神经受损较常见，常为髓鞘变性、神经轴肿胀。还可有肾浊肿、肾小管上皮细胞脱落及肾上腺退行性变等，肝脏也可出现脂肪浸润和肝细胞坏死。

（二）中医病因病机

中医学认为，肺肾阴虚、肺胃积热或幼儿脏腑未充、体质娇嫩、抵抗力弱，是本病发生的内因；秋冬季久旱不雨，气候干燥，燥热疫气横行乃是外因。本病是由外感时疫毒邪所致。时令风热或燥热之邪，从口鼻而入，内犯咽喉。咽喉为肺胃之门户，时疫毒邪上犯咽喉，腐蚀喉膜，出现白腐假膜，咽喉肿痛。病初疫毒郁于肌表，故有发热、恶寒、头痛、身痛等风热之证。如邪毒入里，热毒炽盛，则见高热、咽痛、恶心、呕吐。如疫毒炼液成痰，邪与痰壅阻于喉间气道，可出现声音嘶哑、咳如犬吠、喉间痰鸣，甚者出现呼吸困难、面青唇紫、昏迷等肺气闭塞之证。若邪毒内侵于心，心气不足，心阳不振，则出现心悸气短、脉结代或脉微欲绝等危象。

五、临床表现

潜伏期1~7日，多为2~4日。根据假膜所在部位不同，可分为四种类型：咽白喉、喉白喉、鼻白喉和其他部位白喉。

（一）咽白喉

最常见，占发病人数的80%，根据假膜范围的大小及中毒症状的轻重分为四型。

1. 普通型　起病缓慢，表现为咽痛、中度发热、食欲不振、全身不适等。咽部充血，扁桃体肿大。24小时后即可有灰白色片状假膜形成，假膜边缘清楚，不易剥离，强行剥离则基底裸面出血，可伴有颌下淋巴结肿大、压痛。

2. 轻型　全身症状轻，可仅有轻微发热、咽痛。假膜多限于扁桃体，呈点状或小片状，无明显假膜而分泌物白喉杆菌培养阳性。

3. 重型　全身症状重，体温常超过39℃，面色苍白、恶心、呕吐。假膜广泛而厚，可扩大至腭弓、腭垂及咽后壁。假膜颜色灰黄污秽，伴口臭。颈部淋巴结肿大、压痛，周围软组织水肿，可并发心肌炎或周围神经麻痹。

4. 极重型 假膜较重且范围更广泛，污黑色，伴有腐败口臭味。颈部因软组织水肿而似"牛颈"。体温可高达 40℃，伴有呼吸急促、烦躁不安、面色苍白、口唇发绀。可有心脏扩大、心律失常或中毒性休克等，抢救不及时常易死亡。

（二）喉白喉

大多数由咽白喉扩展所致，亦可为原发，多见于 1~5 岁小儿。咳嗽呈"空空"声，声音嘶哑，甚至失音。喉镜检查可见喉部红肿，有假膜，可蔓延至气管和支气管，严重者细支气管内也有假膜。由于喉部有假膜，水肿和痉挛而引起呼吸道阻塞症状，出现吸气性呼吸困难而见"三凹征"，同时有烦躁不安，鼻翼扇动和口唇发绀。假膜脱落可引起窒息。

（三）鼻白喉

较少见，可单独存在，也可与喉白喉、咽白喉同时存在。鼻白喉多见于婴幼儿，继发性鼻白喉多来自咽白喉，原发性鼻白喉较少见。表现为鼻塞、浆液性鼻涕，鼻孔周围皮肤发红、糜烂、结痂，鼻前庭可有假膜。全身症状轻，有张口呼吸或觅乳困难等表现。

（四）其他部位白喉

皮肤白喉多见于热带地区。伤口白喉，眼结膜白喉及耳、口腔、食管、外阴、新生儿脐带等部位白喉，常表现为局部假膜，全身症状轻。

六、并发症

（一）中毒性心肌炎

中毒性心肌炎是本病最常见的并发症，也是本病死亡的主要原因。常见于重型白喉，多发生在病程的第 2~3 周。临床上表现为呼吸困难，极度乏力，面色苍白，心率加快或减慢、心律不齐，心电图显示 T 波或 ST 段改变，或传导阻滞、心律失常，严重者可出现心力衰竭。

（二）周围神经麻痹

周围神经麻痹多见于病程的第 3~4 周。常表现为软腭麻痹，出现鼻音声重，进食呛咳及腭垂反射消失等症状。其次为颜面肌、眼肌及四肢肌麻痹等。多在数周内恢复，一般不留后遗症。

（三）支气管肺炎

支气管肺炎多见于幼儿，常为继发感染。

（四）其他化脓性感染

白喉可继发其他细菌感染，造成颈部淋巴结炎、中耳炎、败血症等。

七、实验室检查

（一）血常规

血白细胞计数在（10~20）× 10^9 /L，中性粒细胞百分比增高。

（二）病原学检查

1. 直接涂片　取假膜部位分泌物涂片革兰染色可见革兰阳性棒状杆菌。用特殊染色（Neisser 染色、Albert 染色、Ponder 染色等）可见与菌体染色不同的异染颗粒。

亦可用荧光素标记的白喉抗毒素染色，在荧光显微镜下可见荧光着色的杆菌。荧光抗体染色法的敏感性和特异性较高，有助于诊断。

2. 亚碲酸盐试验　用 2% 亚碲酸钾溶液涂抹于假膜上，20 分钟后观察，如假膜变为黑色或深灰色则为阳性，提示为棒状杆菌感染，阳性率可达 90% 以上。确诊需依靠细菌培养。

3. 细菌培养和毒力试验　取假膜边缘和病灶部位的分泌物，接种于 Loffler 血清培养基中，如培养阳性，应进一步做毒力试验，毒力试验阳性即可确诊。

八、诊断与鉴别诊断

（一）诊断

1. 流行病学史　当地有白喉流行，1 周内有与白喉患者接触史，无白喉病史及白喉预防接种史，流行季节（秋冬和初春）发病等，可作为临床诊断的参考。

2. 临床表现　发热、咽痛、声哑、轻重不同的中毒症状，咽、扁桃体、喉、鼻等部位有不易撕脱的灰白色假膜。

3. 实验室检查　血常规中白细胞和中性粒细胞百分比增高，鼻、咽等拭子培养及涂片检查可找到白喉杆菌，毒力试验呈阳性。

临床表现有发热等中毒症状和局部有典型假膜形成，应作为临床疑似诊断。疑似诊断患者有假膜分泌物细菌涂片阳性，可作为临床诊断。疑似诊断或临床诊断患者，假膜分泌物培养有白喉杆菌并毒力试验阳性可确诊。对疑似诊断或临床诊断患者，应按白喉治疗，及早应用白喉抗毒素和抗生素。

（二）鉴别诊断

1. 咽白喉应与以下疾病进行鉴别

（1）急性扁桃体炎　起病急，高热，扁桃体红肿，咽痛明显，分泌物薄，色较淡，易剥离。

（2）溃疡性咽炎　咽部有坏死性溃疡和假膜，常伴齿龈炎，口腔有恶臭。咽拭子涂片可找到梭形杆菌和螺旋体。

（3）鹅口疮　热度不高，口腔黏膜附着白色片块状物，可蔓延至咽喉，疏松，易剥离，中毒症状不明显。

2. 喉白喉应与以下疾病进行鉴别

（1）急性喉炎　起病急，呼吸困难，多见于婴幼儿，有日轻夜重现象，咽喉部无假膜。

（2）气管内异物　有异物吸入史，剧烈咳嗽，以后呈阵发性，无假膜，无发热，X 线检查可见局限性肺气肿或肺不张。

3. 鼻白喉应与以下疾病进行鉴别

（1）鼻腔内异物　常为一侧，无假膜。

（2）先天性梅毒　鼻腔内有溃疡，无假膜，常伴其他梅毒症状，梅毒血清反应阳性。

九、预后

年龄幼小，治疗不及时，重型及极重型病例，合并严重并发症，尤其是合并中毒性心肌炎者预后差。抗毒素和抗生素联合治疗，病死率低于 5%。

十、治疗

（一）西医治疗

1. 隔离及一般治疗　呼吸道隔离。卧床休息，一般不少于 3 周，轻症者 2~4 周，假膜广泛者 4~6 周，并发心肌炎患者应绝对卧床。注意口腔和鼻腔卫生。保证热量供给，维持水、电解质平衡，饮食以流质为主。

2. 病原治疗　早期使用抗毒素和抗生素是治疗成功的关键。

（1）抗毒素治疗　抗毒素（DTA）治疗是本病特异性治疗方法。由于白喉抗毒素不能中和进入细胞内的外毒素，宜尽早（病后 3~4 日）使用。剂量应根据中毒症状轻重、假膜范围大小和治疗早晚而定，不受年龄和体重的影响。轻、中型为 3 万 ~5 万 U；重型为 6 万 ~10 万 U。治疗晚者加大剂量，喉白喉适当减量。一般采用肌内注射，重症白喉患者可半量肌内注射，半量稀释后静脉滴注。治疗前应询问有无过敏史和注射马血清史，并做皮试。如皮试阳性，应做脱敏治疗。注射抗毒素后 2~3 周可发生血清病，有发热、荨麻疹、关节肿痛和脾大等症状。

（2）抗菌治疗　可抑制白喉杆菌生长，缩短病程和带菌时间。首选青霉素 G，对各型白喉均有效。每日 80 万 ~160 万 U，分 2~4 次肌内注射；或用红霉素，每日 10~15mg/kg，分 4 次口服。也可用阿奇霉素或头孢菌素治疗，疗程 7~10 日。并发细菌性肺炎时，应根据药敏试验选用敏感抗生素控制感染。

（3）对症治疗　有烦躁不安者，可酌情给予镇静剂如安定、鲁米那等。并发心肌炎或中毒症状重者可用糖皮质激素，并酌情使用镇静剂。咽肌麻痹者鼻饲，喉梗阻或脱落假膜堵塞气道者，可行气管切开或喉镜取膜，必要时呼吸机辅助治疗。

（二）中医辨证治疗

白喉为肺经火毒，治疗应以清热解毒利咽为主。

1. 风热袭肺
临床表现：发热，微恶寒，头身疼痛，咽喉肿痛，咽喉有点片状白腐膜。舌质红，苔薄白，脉浮数。
治法：疏风清热，解毒利咽。
代表方药：除瘟化毒汤合银翘散。

2. 疫毒炽盛
临床表现：壮热心烦，咽干疼痛，灰白色假膜迅速蔓延，咽白喉假膜范围超出扁桃体，甚至颈部肿胀，状如"牛颈"，喉白喉假膜至喉部，喉间痰声如锯，甚则发展至气管，声音嘶哑，犬吠样咳嗽，甚至吸气性呼吸困难，胸高胁陷，面唇青紫，烦躁不安，大便秘结，小便短黄，口渴。舌红，苔黄，脉滑数。
治法：泻火解毒，涤痰通腑。

代表方药：黄连解毒汤合仙方活命饮加减。

3. 疫毒凌心

临床表现：咽喉疼痛剧烈，鼻扇声嘶，喉中痰鸣，咳如犬吠，精神萎靡，面色苍白，神倦乏力，心悸，冷汗淋漓，四肢不温，较大儿童自诉心慌、胸闷，四肢欠温，头部汗出，可产生突然虚脱。脉细弱或结代。

治法：益气养阴，豁痰解毒。

代表方药：三甲复脉汤加减。

4. 心气亏损

临床表现：面色苍白，精神麻木，心悸胸闷。舌淡苔白，脉结代或数急。

治法：养阴复脉，补气固脱。

代表方药：炙甘草汤加减。

5. 气阴两虚

临床表现：高热已退或有微热，神疲乏力，气短懒言，咽干口燥，纳少。舌瘦薄，苔少或有裂纹，脉弱而数。

治法：益气养阴。

代表方药：沙参麦冬汤加减。

十一、预防

（一）控制传染源

患者应按呼吸道传染病隔离至症状消失，咽拭子培养连续 2 次（隔日 1 次）阴性者可解除隔离。接触者检疫 7 日，带菌者用青霉素或红霉素治疗，并隔离 7 日。

（二）切断传播途径

患者鼻咽分泌物及所用物品应严格消毒。呼吸道分泌物用 10 倍 5% 煤酚皂（来苏）或苯酚处理 1 小时；污染衣物或用具煮沸 15 分钟，不能煮沸的物品用 5% 煤酚皂浸泡 1 小时。

（三）保护易感人群

新生儿生后 3 个月注射"百白破（pertussis-diphtheria-telanus，PDT）"三联疫苗。7 岁以上儿童首次免疫或流行期易感者，接种吸附精制白喉类毒素（diphtheria toxoid，DT）或吸附精制白喉和破伤风类毒素。密切接触的易感者可肌内注射精制 DAT 1000~2000U（儿童 1000U），有效预防期为 2~3 周，1 个月后再行类毒素全程免疫。另外，根据世界卫生组织报告抗体的持续时间一般为 6~12 年，因此，有必要对不同年龄段人群定期加强免疫，以维持稳定的免疫屏障。

第十节　百日咳

一、概述

百日咳（pertussis）是由百日咳杆菌（Bordetella pertussis，百日咳鲍特菌）引起的急性呼吸道传染病。临床以阵发性痉咳，以及咳嗽终止时伴鸡鸣样吸气吼声为特征。病程较长，未经治疗，咳嗽可持续 2~3 个月，故名"百日咳"。婴幼儿发病可并发支气管肺炎、百日咳脑病，病死率高。

本病可归属于中医学"温病"范畴，与古籍记载的"顿咳""咳""呛"等病证相似。我国唐代《备急千金要方》中有类似百日咳的记载，至明代寇平的《全幼心鉴》中正式定名为百日咳。因其具有传染性，又称"天哮呛""疫咳"等。

二、病原学

百日咳杆菌属于鲍特菌属（Bordetella），为革兰阴性短小球杆菌，需氧，有嗜血性。最适生长温度为 35~37℃，最适 pH 值为 6.8~7.0。培养基内含有鲜血（15%~25%）才能生长良好，因此含血液、甘油、马铃薯的 B-G（Bordet-Cegou）培养基对分离本菌最为适宜。新分离的百日咳杆菌为 I 相菌，菌落光滑，有荚膜，含内毒素和外毒素，毒力强，可用来制作菌苗。连续转种菌落变粗糙后毒力逐渐减弱，抗原性强度也不相同，此种无致病力的百日咳杆菌称为 II、III、IV 相。百日咳杆菌的外膜蛋白中含有凝集抗原（丝状血凝素 filamentous hemagglutinin，FHA）、百日咳杆菌黏附素（pertactin），其他的毒性物质还有百日咳外毒素（PT）、不耐热毒素（HLT）、内毒素（ET）、腺苷酸环化酶毒素（ACT）、气管细胞毒素（TCT）和皮肤坏死毒素（DNT）等。目前认为凝集抗原、黏附素和外毒素等可诱导宿主产生保护性抗体。

本菌对理化因素抵抗力低，日光曝晒 1 小时、56℃ 30 分钟或干燥 3~5 小时即可死亡，对紫外线和一般消毒剂敏感。

三、流行病学

（一）传染源

百日咳患者、隐性感染者和带菌者为本病的传染源。从潜伏期开始至发病后 6 周均有传染性，尤以潜伏期末期到发病后卡他期 2~3 周传染性最强。

（二）传播途径

由呼吸道经飞沫传播，咳嗽、说话、打喷嚏时分泌物散布在空气中形成气溶胶，通过吸入传染，家庭内传播较为多见，间接传染的可能性小。

（三）易感人群

人群普遍易感，5 岁以下小儿易感性最高。由于母体缺乏足够的保护性抗体传递给胎儿，所以 6 个月以下婴儿发病率较高，新生儿亦可发病。接种疫苗的时间若超过 12 年，其发病率仍可达 50% 以上，近年来国外报告为数不少的成人百日咳患者。

病后不能获得终身免疫，保护性抗体为 IgA 和 IgG。

（四）流行特征

为全球性疾病，多见于温带和寒带。全世界每年发病人数 > 6100 万，死于本病的人数约 100 万。一般为散发，在儿童相关机构，如托儿所、幼儿园等亦可引起流行。全年均可发病，冬春季多发。

四、发病机制与病理

(一) 西医发病机制与病理

1. 发病机制　发病机制尚不清楚。百日咳杆菌侵入呼吸道后，首先黏附于呼吸道上皮细胞纤毛上，繁殖并产生各种毒素和毒素性物质，引起上皮细胞纤毛的麻痹和细胞变性坏死以及全身反应。目前认为 69kD 的黏附素和丝状血凝素，在百日咳杆菌黏附于易感者呼吸道上皮细胞时起重要作用。而外毒素在致细胞病变中起重要作用，百日咳外毒素由 5 种非共价链亚单位所组成（S1~S5），其中 S2~S5 是没有毒性作用的非共价链亚单位，它能与细胞表面受体结合，而且在 S1 亚单位移位进入细胞溶质中起作用。S1 具有酶活性，进入细胞后能抑制细胞腺苷酸环化酶系统的调节，抑制鸟苷三磷酸结合蛋白即 G 蛋白的合成，导致细胞变性、坏死。毒性物质、淋巴细胞促进因子进入血液后，使脾、胸腺和淋巴结等释放淋巴细胞增多，因而白细胞计数和淋巴细胞比例增高。

由于呼吸道上皮细胞纤毛的麻痹和细胞的破坏，使呼吸道炎症所产生的黏稠分泌物排除障碍，潴留的分泌物不断刺激呼吸道神经末梢，通过咳嗽中枢引起痉挛性咳嗽，直至分泌物排出。由于长期咳嗽刺激，咳嗽中枢形成了持续的兴奋灶，其他刺激如检查咽部、进食等亦可引起痉挛性咳嗽。疾病恢复期或病愈后一段时间内可因哭泣或某些原因引起的上呼吸道感染，诱发百日咳样痉咳。

2. 病理　百日咳杆菌主要引起支气管和细支气管黏膜的损害，但鼻咽部、喉和气管亦可见病变，主要是黏膜上皮细胞基底部有中性粒细胞和单核细胞浸润，并可见细胞坏死。支气管和肺泡周围间质炎性细胞浸润明显，气管和支气管旁可见肿大淋巴结，分泌物阻塞支气管时可引起肺不张或支气管扩张。并发脑病者脑组织可有水肿、充血或弥散性出血点、神经细胞变性等。

(二) 中医病因病机

百日咳多因素体不足，内蕴伏痰，外感时邪自口鼻而入，痰气交阻郁于肺经，化火生痰，导致肺失清肃，肺气上逆而发病。本病常累及他脏，气逆犯胃则呕吐，气郁化火伤络则胁痛、目睛出血等。

五、临床表现

潜伏期 2~21 日，平均 7~10 日。典型临床经过可分为以下三期。

(一) 卡他期

从起病至阵发性痉咳的出现，7~14 日。此期可有低热、咳嗽、打喷嚏、流泪和乏力等类似感冒症状。咳嗽开始为单声干咳，3~4 日后热退，但咳嗽加剧，尤以夜间为甚。此期传染性最强，若及时治疗，能有效控制病情发展。由于本期缺乏特征性症状，如不询问接触史和相关检查常易漏诊。

(二) 痉咳期

此期为 2~6 周或更长。此期已不发热，但有特征性的阵发性、痉挛性咳嗽，阵咳发作时连续十余声至二三十声短促的咳嗽，继而深长地吸气。吸气时由于声带仍处于紧张状态，空气通过狭窄的声带而发出鸡鸣样吸气声，接着连续阵咳，如此反复，直至排出大量黏稠痰液及吐出胃内容物为止。痉咳一般以夜间为多，情绪波动、进食、检查咽部等均可诱发痉咳。痉咳发作前可有喉痒、胸闷等不适。痉咳发作时患者表情痛苦，面红耳赤，部分患者因胸腔压力增高影响静脉回流出现颈静脉怒张，此外腹压增高可导致大小便失禁。

痉咳频繁者可出现颜面水肿，毛细血管压力增高、破裂可引起球结膜下出血或鼻出血。痉咳时舌外伸，舌系带与下门齿摩擦引起系带溃疡。无并发症者肺部无阳性体征。

婴幼儿和新生儿由于声门较小，可无典型痉咳症状，常表现为阵发性屏气和发绀，易窒息、惊厥。亦可因脑部缺氧而发生抽搐，称为窒息性发作，常在夜间发生，若抢救不及时，常可因窒息而死亡。成人及年长儿童可无痉挛性咳嗽。

（三）恢复期

此期为 2~3 周。阵发性痉咳减轻、发作次数减少，鸡鸣样吸气声消失，患者精神、食欲恢复正常。若有并发症，病程相应延长。

六、并发症

（一）支气管肺炎

支气管肺炎是常见的并发症，为继发感染所致。患者有高热，呼吸浅而快，肺部出现啰音而阵发性痉咳常可停止。对于病情较重的患者还可出现肺不张、肺气肿及皮下气肿等症状。

（二）百日咳脑病

百日咳脑病是最严重的并发症。主要发生在痉咳期，系脑组织缺氧、颅内出血所引起，常伴有意识障碍、惊厥、高热等症状，处理不及时可危及生命。恢复后可留有偏瘫等神经系统后遗症。

（三）其他

如脐疝、腹股沟疝和脱肛等。

七、实验室检查

（一）血常规

起病早期和痉咳初期，白细胞计数多增高，一般为（20~30）×10^9/L 或更高，淋巴细胞比例增高达 60%~80%。有继发感染者淋巴细胞可相对减少。

（二）细菌学检查

发病初期取鼻咽拭子，痉咳期用咳碟法，用 B-G 培养基做细菌培养，早期阳性率较高，卡他期培养阳性率可达 90%，发病第 3~4 周阳性率仅 50%。用直接荧光抗体染色法检测培养基上的百日咳菌落是可靠的办法。鼻咽拭子培养法可在痉咳后取咽喉壁黏液，阳性率优于咳碟法。

（三）血清学检查

以百日咳杆菌作为抗原，以 ELISA 检测特异性 IgM，可作为早期诊断。亦可做血清凝集试验，抗体滴度 ≥ 1 ： 320 为阳性。或免疫接种超过 1 年后单次 ELISA 检测 PT–IgG 滴度大于说明书用于诊断急性感染的推荐阈值。

（四）分子生物学检查

应用百日咳杆菌克隆的基因片段或百日咳杆菌部分序列，对百日咳患者的鼻咽吸出物进行分子杂交或 PCR 检查百日咳杆菌特异性插入序列（IS481），特异性和敏感性均很高，且可做出快速诊断。

（五）抗原抗体检测

鼻咽拭子涂片做直接或间接免疫荧光抗原抗体检测，前者用于早期诊断，后者多在发病 2 周后呈阳性。

八、诊断与鉴别诊断

（一）诊断

根据流行病学资料，患者出现卡他症状，体温下降后咳嗽反而加剧，出现典型痉咳，无明显肺部体征，结合外周血淋巴细胞明显增多可做出临床诊断。确诊有赖于细菌学或血清学检查。

（二）鉴别诊断

1. 百日咳综合征　在普遍进行百日咳预防免疫的人群中，仍可有散发的"百日咳"病例出现。呼吸道分泌物中常可分离出腺病毒、其他呼吸道病毒、肺炎支原体和副百日咳杆菌等，而无百日咳杆菌。衣原体感染可有类似百日咳样咳嗽，但无鸡鸣样回声。副百日咳杆菌引起者症状轻，病程短。需靠病原学检查鉴别。

2. 急性支气管炎　由乙型流感杆菌、腺病毒、呼吸道合胞病毒等引起的支气管炎，咳嗽较剧烈，常有痉咳。但剧烈咳嗽在起病数日内即出现，痉咳后无鸡鸣样回声，夜间不一定加重。经治疗后，症状在短期内减轻或消失。

3. 支气管淋巴结核　肿大的淋巴结压迫支气管，或侵蚀支气管壁，可引起痉挛性咳嗽，但无鸡鸣样回声。可根据结核病中毒症状、结核菌素试验、肺部影像学检查做出诊断。

九、预后

绝大多数患者预后良好，但对于既往有基础病患者、老年患者、感染过程中出现精神神经症状、出血倾向明显和低钠血症患者，多提示病重，预后较差。

十、治疗

（一）西医治疗

1. 一般治疗　按呼吸道传染病隔离，保持室内安静、空气新鲜和适当温度、湿度。半岁以下婴儿常突然发生窒息，应有专人守护。进食营养丰富及易于消化的食物，补充各种维生素和钙剂。必要时使用镇静剂，可减少患儿因恐惧、烦躁而引发的痉咳，同时保证睡眠，可水合氯醛灌肠或服用异丙嗪（非那根）、苯巴比妥等。

2. 抗菌治疗　百日咳的抗菌治疗首选大环内酯类抗生素，如红霉素、阿奇霉素、罗红霉素或克拉霉素等，疗效与用药早晚有关，卡他期应用抗生素可以减轻甚至不发生痉咳，进入痉咳期后应用，则不能缩短百日咳的临床过程，但可以缩短排菌期及预防继发感染。红霉素30~50mg/（kg·d），每天 3 次，静脉滴注或口服，7~14 日为 1 个疗程；阿奇霉素 5~10mg/（kg·d），1 次顿服，总量 30mg/kg，3~5 日为 1 个疗程；罗红霉素 5~10mg/（kg·d），分两次口服，7~10日为 1 个疗程；克拉霉素 15mg/（kg·d），分两次口服，7 日为 1 个疗程。绝大多数患儿治疗 1个疗程即可。

3. 对症治疗　痉咳剧烈者可给镇静剂，如苯巴比妥钠、地西泮等。沙丁胺醇（salbutamol，嗽必妥）亦能减轻咳嗽，可以试用。痰液黏稠可雾化吸入及吸痰护理，发生窒息时及时吸痰、给氧。若发生脑水肿需及时进行脱水治疗，防止脑疝出现。重症婴幼儿如并发脑病者，可应用泼尼松每日 1~2mg/kg，以减轻症状，疗程 3~5 日。

4. 其他治疗　并发肺实变和（或）肺不张时，需要支气管镜检查及肺泡灌洗。对于危重百日咳病例，肺动脉高压是预后不良的主要危险因素，淋巴细胞增多可能是肺动脉高压的成因之一，国外有报道采用换血疗法移除循环中的白细胞，也有用一氧化氮、西地那非舒张肺血管等治疗，但治疗的有效性及安全性有待于更多高质量的对照研究进一步证实。百日咳免疫球蛋白内含高效价抗毒素及特异性免疫球蛋白，可用于脑病患儿，亦可使痉咳减轻，用量 15mL/kg，静脉注射，72 小时内见效。

（二）中医辨证治疗

本病治疗重在化痰降逆和疏利肺气，化痰降逆应贯彻于本病治疗的始终。按顿咳的病程，可分为 3 期进行辨证分型。

1. 初咳期

（1）风寒袭肺

临床表现：初起恶寒发热，面白唇淡，鼻流清涕，咳声重浊，日轻夜重，痰液稀白。舌质淡，苔薄白，脉浮紧。

治法：疏风散寒，宣肺止咳。

代表方药：杏苏散加减。

（2）风热犯肺

临床表现：初起发热咳嗽，咳声亢扬，痰液黏稠，咳兼呕吐，鼻流浊涕，面赤唇红，口干咽痛，逐日加重。舌尖红，苔薄黄，脉浮数。

治法：疏风清热，宣肺止咳。

代表方药：桑菊饮加减。

2. 痉咳期

（1）痰火阻肺

临床表现：阵发性痉咳，咳声高亢，伴吸气性鸡鸣样回声，吐出痰液而止；痰液黏稠，可伴呕吐、胁痛、目睛出血，心烦口渴，尿黄便结。舌质红，苔黄腻，舌下红肿溃烂，脉滑数有力。

治则：清热泻肺，化痰降逆。

代表方药：桑白皮汤合葶苈大枣泻肺汤加减。

（2）痰湿内蕴

临床表现：痉咳不如痰热证剧烈，咳声微缓，胸闷气短，痰液清稀量多，面色苍黄，眼睑浮肿，大便稀薄，纳呆不欲食。舌淡，苔白而滑或白腻，脉缓有力。

治法：温肺止咳，佐以降逆。

代表方药：小青龙汤加减。

3. 恢复期

气阴耗伤

临床表现：痉咳逐渐缓解，鸡鸣样吼声消失。可见咳声无力，痰白清稀或干咳无痰，神倦乏力，气短懒言，声音嘶哑，纳呆食少，自汗或盗汗，大便不实。舌质淡，苔少或无苔，脉细弱或细数。

治法：益气养阴，润肺止咳。

代表方药：人参五味子汤合沙参麦冬汤加减。

十一、预防

（一）控制传染源

在流行季节，确诊病例应立即隔离至病后 40 日，对密切接触者观察至少 3 周，若有前驱症状应及早治疗。

（二）切断传播途径

保持室内通风，对痰液和口鼻分泌物进行消毒处理。

（三）保护易感人群

目前常见的百日咳疫苗有两类：基于灭活百日咳鲍特菌制成的全细胞疫苗（DTwP）和基于高度纯化的选择性细菌抗原制成的无细胞疫苗（DTaP）。中国既往一直使用 DTwP，鉴于全细胞疫苗接种不良反应特别是局部反应发生率高，中国参照世界卫生组织的建议和国外的经验，也逐步完成对 DTwP 的替换。目前含百日咳成分疫苗的免疫程序为 3、4、5 月龄各接种 1 剂次 DTaP，在 18~24 月龄加强 1 剂次 DTaP，另在 6 岁时加强 1 剂次白喉破伤风联合疫苗。

（四）加强科普教育，提高公众的认知度和参与防控的主动性

研究表明，百日咳不仅是影响儿童健康且可感染任何年龄群体的呼吸道传染病。虽然青少年和成人罹患百日咳后自身罕有重症或致死的后果，但他们可加剧百日咳鲍特菌在人群中的传播，并最终感染婴幼儿，是当前百日咳再现引发严重后果的重要环节。积极开展暴露后预防工作也是非常重要的防控手段。

第十一节 猩红热

一、概述

猩红热（scarlet fever）是 A 组 β 型溶血性链球菌引起的急性呼吸道传染病，发病以儿童和青少年为主。本病传染性强，以冬、春两季为发病高峰，属我国法定乙类传染病。临床特征为发热、咽峡炎、全身弥漫性鲜红色皮疹和疹后明显脱屑。少数患者可出现变态反应引起的心、肾、

关节损害。

本病因全身泛发猩红色皮疹，中医学称之为"丹痧"，又因伴咽喉肿痛糜烂，故也称"烂喉痧""烂喉丹痧"，因具有强烈传染性，亦称为"疫痧""疫疹"，属中医学"温病"范畴。

二、病原学

A 组 β 型溶血性链球菌（group A β –hemolytic streptococcus，GAS），又称化脓性链球菌（streptococcus pyogenes），球形或卵圆形，呈链状排列，直径为 0.5~2.0μm，无芽孢及鞭毛，幼龄培养期常有荚膜，革兰染色阳性。因易在含血的培养基上生长，并产生 β 型完全溶血，称为溶血性链球菌。根据细胞壁表面所含抗原的不同，分为 A~U（无 I、J）19 组，A 组是本病的主要致病菌，存在 M、R、T、S 四种表面抗原，其中 M 蛋白是主要致病因子，具有抗吞噬作用，对中性粒细胞和血小板都有免疫毒性。根据 M 蛋白抗原特异性可将 GAS 分为 100 多个型别，有些型别菌株感染可引起严重并发症，如风湿热或风湿性心瓣膜病，急性肾小球肾炎等。此外，细胞壁上的脂壁酸（lipoteichoic acid，LTA）对生物膜有较高的亲和力，可帮助链球菌黏附于人的上皮细胞。

GAS 的致病力除来源于细菌本身外，还包括毒素和蛋白酶类。

主要毒素：①致热性外毒素：即红疹毒素，链球菌能产生 A、B、C、D 四种具有不同抗原性的致热性外毒素，均能致发热，产生猩红热皮疹，并能抑制吞噬系统和 T 细胞的功能，触发 Schwartzman 反应，针对这四种抗原的抗体之间不存在交叉保护力。②溶血素：可分为 O 和 S 两种，具有溶解红细胞、杀伤白细胞和血小板、损伤心脏等作用。

主要的蛋白酶：①透明质酸酶（扩散因子）：能溶解组织间的透明质酸，并促进细菌在组织内扩散。②链激酶（溶纤维蛋白酶）：可溶解血块并阻止血浆凝固。③链道酶：又称为脱氧核糖核酸酶，能裂解具有高黏稠度的 DNA，因而破坏宿主的组织和细胞。④烟酰胺腺嘌呤二核苷酸酶：可损害含有这种成分的组织和细胞。⑤血清浑浊因子（opacity factor，OF）：一种 α 脂蛋白酶，可使马血清浑浊，对机体产生的特异性和非特异性免疫反应有抑制作用，有利于细菌的感染和扩散。

该菌对热及干燥抵抗力较弱，56℃ 30 分钟及一般消毒剂均能将其杀灭，但在痰和脓液中可生存数周。

三、流行病学

（一）传染源

患者和带菌者是主要传染源。咽峡炎患者排菌量大且不易引起重视，是重要的传染源。发病后 24 小时至疾病高峰时期传染性最强。

（二）传播途径

本病主要经呼吸道飞沫传播，也可经皮肤伤口或产道感染引起"外科型猩红热"或"产科型猩红热"。

（三）易感人群

本病普遍易感。机体感染后产生的抗体具有抗菌免疫和抗红疹毒素免疫功能，其中抗菌免疫主要来自抗 M 蛋白的抗体，具有同型特异性，可抵抗同型菌的侵犯，对不同型的链球菌感染无保护作用。抗红疹毒素的免疫力较持久，红疹毒素的 5 种血清型之间无交叉免疫，即感染另一种红疹毒素的 A 组链球菌仍可再发病。

（四）流行特征

1. 流行特点 可发生于任何年龄，儿童及青少年多见，尤以 5~15 岁居多。在托幼机构可暴发或流行。随着卫生条件的改善及抗生素的使用，发病率已明显下降，病死率下降至 1% 以下，重型者已少见。

2. 流行季节 本病全年均可发病，以春季的 4~5 月、冬季的 11~12 月为主，夏秋季少见。多流行于温带地区，寒带和热带少见。

四、发病机制与病理

（一）西医发病机制与病理

A 组 β 型溶血性链球菌侵入机体，主要导致化脓性、中毒性和变态反应性等病变及相应的病理改变。

1. 化脓性病变 细菌感染人体后，通过 LTA 的辅助，黏附于黏膜上皮细胞，随后侵入组织引起炎症，细菌的 M 蛋白和荚膜多糖抵抗机体吞噬细胞的作用，在链激酶、透明质酸酶等作用下，宿主细胞及间质组织发生充血、水肿、炎性细胞浸润和纤维蛋白渗出，形成局部化脓性炎症和坏死，同时使得感染向周围组织扩散。

2. 中毒性病变 链球菌产生的毒素进入血液循环后，引起全身毒血症表现。红疹毒素使患者皮肤血管充血、水肿，上皮细胞增殖，白细胞浸润，以毛囊周围最为明显，形成典型的猩红热样皮疹。最后表皮死亡而脱落，形成"疹后脱屑"。黏膜亦可充血，有时呈点状出血，形成"内疹"。肝、脾、淋巴结等间质血管周围可见单核细胞浸润，并有不同程度的充血和脂肪变性。心肌可有浑浊肿胀和变性，甚至坏死。肾脏亦可呈间质性炎症改变。

3. 变态反应性病变 一般多见于恢复期，个别病例于病程第 2~3 周时出现。主要见于心、肾及关节滑囊浆液性炎症。原因可能是 A 组链球菌某些型与受感染者心肌、肾小球基底膜或关节滑囊的自身抗原产生交叉免疫反应，也可能是抗原抗体复合物沉积在上述部位产生的免疫损伤。

（二）中医病因病机

本病病因为温热时毒，其多形成于冬春季节气候偏暖反常之时，致病后易发生皮肤丹痧和咽部的红肿糜烂，故温热时毒又称为痧毒。若人体正气亏虚，卫外不固，易感受温热时毒，发而为病。

痧毒或疫疠之邪从口鼻而入，先犯肺卫，邪郁肌表，正邪相争而见恶寒发热等肺卫表证。疫毒炽盛，迅速入里化火，蕴于肺胃。阳明气分热盛，症见壮热烦躁，咽喉为肺胃之门户，肺胃疫火蒸腾，熏灼咽喉，而见咽喉红肿疼痛，甚则热盛咽喉腐烂成脓。肺主皮毛，胃主肌肉，邪毒循经外泄肌表，发为痧疹，色红如丹。若邪毒重者，入营入血，可见痧疹密布，融合成片，色泽紫暗或有瘀点。舌为心之苗，邪毒内炽，心火上炎，见舌生红刺。初期阴津未耗，舌面有苔，状如草莓。后期热盛耗伤阴津，舌光无苔，则舌之红刺，状如杨梅。若疫毒炽盛，内陷厥阴，邪毒逆传心包，则见神昏谵语。热盛动风，见壮热痉厥之象。疾病后期，痧毒已透，邪毒已解，肺胃阴伤，症见舌红少津，皮肤干燥脱屑，乏力纳呆，大便干燥等症。

五、临床表现

潜伏期 1~7 日，一般 2~3 日。典型病例起病急，并具备发热、咽峡炎以及起病第 2 日出现的典型皮疹之猩红热三大特征，临床上可分为如下几型。

（一）普通型

流行期间大多数患者属于此型。典型表现：①发热：多为持续性高热，可达 39℃ 左右。②咽峡炎：表现为咽痛，吞咽痛，局部充血并可有脓性渗出液。③皮疹：发热后 24 小时内开始出现皮疹，始于耳后、颈部及上胸部，然后迅速蔓及全身；典型的皮疹是全身皮肤充血的基础上出现均匀分布的针尖大小充血性丘疹，压之退色，伴有痒感。部分患者可见带黄白色脓头且不易破溃的皮疹，称为"粟粒疹"。严重的患者出现出血性皮疹。在皮肤皱褶处，可见由于皮疹密集或摩擦出血呈紫色线状，称为"线状疹"（又称 Pastia 线，帕氏线）。颜面部位仅有充血而无皮疹，口鼻周围充血不明显，相比之下显得发白，称为"口周苍白圈"，腭部可见充血或出血性黏膜内疹。病程初期舌覆白苔，红肿的乳头凸出于白苔之外，称为"草莓舌"。2~3 日后白苔开始脱落，舌面光滑呈肉红色，乳头仍凸起，此称"杨梅舌"。多数情况下，皮疹于 48 小时达高峰，然后按出疹顺序消退，2~3 日退尽，但重者可持续 1 周左右。疹退后皮肤开始脱屑，皮疹密集处脱屑更为明显，尤以粟粒疹为重，可呈片状脱皮，手、足掌、指（趾）等角质层较厚处脱屑可呈手套、袜套状，而面部、躯干常为糠屑状。近年来以轻症患者较多，常仅有低热、轻度咽痛等症状，皮疹稀少，消退较快，脱屑较轻，但仍可引起变态反应性并发症。

（二）脓毒型

咽峡可见化脓性炎症，产生较多渗出物，易形成脓性假膜，并出现局部黏膜坏死和溃疡。若细菌扩散到附近组织，可形成化脓性中耳炎、鼻窦炎、乳突炎及颈淋巴结炎，甚至颈部软组织炎和败血症。目前已罕见。

（三）中毒型

主要表现为高热、头痛、剧烈呕吐，甚至神志不清、中毒性心肌炎及感染性休克等中毒症状。咽峡炎不重但皮疹多且明显，可为出血性。感染性休克时皮疹常变得隐约可见。本型病死率高，目前亦很少见。

（四）外科型

包括产科型，病原菌从伤口或产道侵入而致病，故没有咽峡炎。皮疹首先出现在伤口周围，继而向全身蔓延。一般症状较轻，预后较好。伤口分泌物中可培养出病原菌。

六、并发症

（一）呼吸系统并发症

常见并发细菌性上呼吸道感染、支气管炎及肺炎。表现为咳黄色脓痰，外周血白细胞及中性粒细胞增多，咽拭子或痰培养可见病原菌生长。

（二）肺外并发症

可引起感染性休克、败血症，病情严重，可致死亡；也可引起变态反应性心肌炎、肾炎和关节炎等，使病情发生转变，并逐渐慢性化，甚至产生心衰、尿毒症、关节损伤等病变。

七、实验室检查

（一）一般检查

1. 血象　白细胞计数升高可达（10~20）×10^9/L，中性粒细胞在 80% 以上，严重患者可出现中毒颗粒。出疹后嗜酸性粒细胞增多，占 5%~10%。

2. 尿常规　一般无明显异常。如果发生肾脏并发症，则可出现尿蛋白、红细胞及管型。

（二）血清学检测

可用免疫荧光法进行咽拭子涂片 A 组溶血性链球菌快速检测。

（三）病原学检查

可用咽拭子或其他病灶的分泌物培养溶血性链球菌。败血症患者血培养亦可找到病原菌。

八、诊断与鉴别诊断

（一）诊断

有与猩红热或咽峡炎患者接触史或当地有猩红热流行，具有猩红热特征性临床表现，实验室检查白细胞数高达（10~20）×10^9/L，中性粒细胞占 80% 以上，胞质内可见中毒颗粒，出疹后嗜酸性粒细胞增多，可占 5%~10%，结合上述条件可进行综合诊断。如咽拭子、脓液培养获得 A 组链球菌可确诊。

（二）鉴别诊断

1. 其他咽峡炎　在出皮疹前咽峡炎与一般急性咽峡炎较难鉴别。白喉患者的咽峡炎比猩红热患者轻，假膜较坚韧且不易抹掉，猩红热患者咽部脓性分泌物容易被抹掉。但有时猩红热与白喉可合并存在，可进行细菌学检查进行鉴别。

2. 其他发疹性疾病　猩红热皮疹与其他发疹性疾病的鉴别要点如下：

（1）麻疹　有明显的上呼吸道卡他症状。皮疹一般在发病第 4 日出现，大小不等，形状不一，呈暗红色斑丘疹，疹间皮肤正常，面部皮疹较多。

（2）风疹　发病第 1 日即出皮疹。开始呈麻疹样，第 2 日躯干部皮疹增多且可融合成片，类似猩红热，但无弥漫性皮肤潮红，此时四肢皮疹仍为麻疹样，面部皮疹与躯干四肢一样多。皮疹于发病 3 日后消退，无脱屑。咽部无炎症，耳后及枕部淋巴结常肿大。

（3）药疹　有用药史，皮疹出现与用药密切相关。皮疹有时呈多样化表现，既有猩红热样皮疹，同时有荨麻疹样皮疹。皮疹分布不均匀，出疹顺序不定，无杨梅舌，除因患者咽峡炎而服药引起药疹者外，一般无咽峡炎症状。

（4）金黄色葡萄球菌（金葡菌）感染　有些金葡菌能产生红疹毒素，可引起猩红热样的皮疹。鉴别主要靠细菌培养。

九、预后

本病多数能痊愈，且具有对同型病菌的免疫力。少数病情凶险，可引起败血症和感染性休克。另外，少数患者会因变态反应引起心、肾、关节的慢性病变。

十、治疗

（一）西医治疗

1. 一般治疗 呼吸道隔离。强调卧床休息，以减少机体的消耗和心、肾、关节的负担，防止并发症。

2. 病原治疗 目前多数 A 组链球菌对青霉素仍较敏感。早期应用可缩短病程，减少并发症。可用青霉素，每次 80 万 U，2~3 次 / 日，肌内注射，连用 5~7 日。80% 左右的患者 24 小时内即可退热，4 日左右咽峡炎消失，皮疹消退。脓毒型患者应加大剂量到 800 万 ~2000 万 U/d，分 2~3 次静脉滴入，儿童 20 万 U/（kg·d）分 2~3 次静脉滴入，连用 10 日，或热退后 3 日。对青霉素过敏者，可用红霉素，成人剂量为 1.5~2g/d，分 4 次静脉滴入，儿童剂量为 30~50mg/（kg·d），分 4 次静脉滴入。也可用复方磺胺甲噁唑（SMZ-TMP），成人每日 4 片，分 2 次口服，小儿酌减。

对带菌者，可用常规治疗剂量青霉素连续用药 7 日，一般均可转阴。

3. 对症治疗 若发生感染中毒性休克，要积极补充血容量，纠正酸中毒，应用血管活性药等。已化脓的病灶，必要时切开引流或手术治疗。有继发感染者，可根据病原菌选择相应的抗生素。

（二）中医辨证治疗

丹痧为时行疫病，属温病范畴，可按卫气营血传变规律辨证。该病起病急骤，传变迅速，往往卫表未解，邪已入气分，甚至营血，见到肺卫同病、气营两燔等证。基本治则为清热解毒，清利咽喉，并结合传变部位辨证论治。病初邪在卫表，宜辛凉宣透，解表利咽，使邪从汗出，毒随痧出；中期邪在气营，宜清气凉营，泻火解毒；后期邪退阴伤，宜养阴生津，清热润喉。

1. 邪侵肺卫
临床表现：骤起发热恶寒，头痛无汗，咽喉红肿疼痛，皮肤潮红，可见丹痧隐隐。舌质红，苔薄白或薄黄，脉浮数有力。
治法：辛凉宣透，清热利咽。
代表方药：解肌透痧汤加减。

2. 毒壅气分
临床表现：壮热，口渴，烦躁，咽喉红肿糜烂，肌肤丹痧显露，舌红赤有珠，苔黄燥，脉洪数。
治法：清热解毒，利咽退疹。
代表方药：余氏清心凉膈散加减。

3. 毒炽气营
临床表现：壮热不解，面赤口渴，咽喉肿痛，伴糜烂白腐，皮疹密布，色红如丹，甚则色紫如瘀点。疹由颈、胸开始，继而弥漫全身，压之退色。疹后 1~2 日苔黄糙，舌起红刺，3~4 日后舌苔剥脱，舌面光红起刺，状如杨梅。脉数有力。

治法：清气凉营，泻火解毒。

代表方药：清瘟败毒饮加减。

4.疹后阴伤

临床表现：丹痧布齐后 1~2 日，身热渐退，咽部糜烂疼痛减轻，痧疹脱屑消退。或有低热，唇干口燥，或伴有干咳，食欲缺乏。舌红少津，苔剥脱，脉细数。

治法：养阴生津，清热润喉。

代表方药：沙参麦冬汤加减。

十一、预防

（一）管理传染源

目前猩红热尚无有效疫苗，管理传染源是预防猩红热的主要措施。患者隔离治疗不少于 7 日。密切接触者隔离观察 7 日，有条件者可做咽拭子培养。咽拭子培养持续阳性者应延长隔离期。

（二）切断传播途径

流行期间禁止集会，避免到人群密集地，必要时戴口罩。

（三）保护易感人群

流行期间易感人群可预防性肌内注射青霉素。

第十二节 流行性脑脊髓膜炎

一、概述

流行性脑脊髓膜炎（meningococcalmeningitis）是由脑膜炎奈瑟菌（nisseriameningitidis，nm）引起的急性化脓性脑膜炎，简称为流脑。其主要临床表现是突发高热、剧烈头痛、频繁呕吐，皮肤黏膜瘀点、瘀斑及脑膜刺激征，严重者可有败血症休克和脑实质损害，常可危及生命。部分患者暴发起病，可迅速致死。本病经呼吸道传播，冬春季多见。全球分布，呈散发或流行，儿童发病率高。

本病可归属于中医学"风温""春温""瘟疫"等范畴。在婴幼儿表现为拒食、呕吐、嗜睡、极度烦躁、惊厥、囟门突起等症状，当属于中医学"急惊风"范畴。

二、病原学

脑膜炎奈瑟菌（又称脑膜炎球菌）属奈瑟菌属，革兰染色阴性，呈肾形双球菌，大小为 0.6~0.8μm。有荚膜，无芽孢，不活动。为专性需氧菌，在普通培养基上不易生长，在巧克力或血培养基或卵黄培养基上生长良好。

脑膜炎奈瑟菌具有下列主要抗原：血清群特异性荚膜多糖、主要外膜蛋白、脂寡糖及菌毛抗原等。按表面特异性荚膜多糖抗原不同分为 A、B、C、D、X、Y、Z、29E、W135、H、I、K、L 等 13 个亚群，其中 90% 以上为 A、B、C 3 个亚群。

人是本菌唯一的天然宿主，可从带菌者鼻咽部及患者的血液、脑脊液、皮肤瘀点中检出。细菌裂解后可释放内毒素，具有强烈致病性，是重要的致病因子。该菌对干燥、湿热、寒冷、阳光、紫外线及一般消毒剂均极敏感，在体外易自溶而死亡。

三、流行病学

（一）传染源

带菌者和流脑患者是本病的传染源。本病隐性感染率高，带菌者无症状不易被发现，而患者经治疗后细菌很快消失，因此，带菌者作为传染源的意义更重要。

（二）传播途径

病原菌主要经咳嗽、打喷嚏借飞沫由呼吸道直接传播。因本菌在外界生存力极弱，故间接传播的机会较少，但密切接触如同睡、怀抱、接吻等对 2 岁以下婴幼儿亦可传播。

（三）人群易感性

人群普遍易感，本病隐性感染率高。人群感染后仅约 1% 出现典型临床表现。新生儿有来自母体特异性抗体而很少发病，但在 6 个月 ~2 岁时抗体降到最低水平，以后因隐性感染而逐渐获得免疫力。因此，以 5 岁以下儿童尤其是 6 个月 ~2 岁的婴幼儿的发生率最高。人感染后对同种菌群产生持久免疫力；非同种菌群间有交叉免疫，但不持久。

（四）流行特征

本病遍布全球，在温带地区可出现地方性流行，全年散发，但以冬、春季高发。我国曾发生多次全国性大流行，流行菌株以 A 群为主，自 1985 年开展 A 群疫苗接种之后，发病率持续下降，未再出现全国性大流行。2009~2010 年与 2008~2009 年相比，发病率降低 50.98%。0~14 岁病例占病例总数的 62.61%，其中 < 2 岁婴幼儿发病率最高。

四、发病机制与病理

（一）西医发病机制与病理

1. 发病机制　病原菌自鼻咽部侵入人体，不同菌株的侵袭力不同，最终是否发病以及病情的轻重取决于细菌和宿主间的相互作用。若人体免疫力强，则病原菌可迅速被清除；若人体免疫力弱则成为无症状携带者；若人体免疫力弱且菌株毒力强、数量多，细菌侵入血管内皮细胞大量繁殖，并释放内毒素而发展为败血症。

细菌释放的内毒素是本病致病的重要因素。内毒素引起全身的施瓦茨曼反应，激活补体，血清炎症介质明显增加，导致循环障碍和休克。脑膜炎球菌内毒素较其他内毒素更易激活凝血系统，因此，在休克早期便可出现弥散性血管内凝血及继发性纤溶亢进，进一步加重微循环障碍、出血和休克，最终造成多器官功能衰竭。

细菌突破血脑屏障，进入脑脊液，释放内毒素等引起脑膜和脊髓膜化脓性炎症及颅内压升高，出现惊厥、昏迷等症状。严重脑水肿时形成脑疝，可迅速致死。

2. 病理 败血症期主要病变是血管内皮损害，血管壁炎症、坏死和血栓形成及血管周围出血。皮肤黏膜局灶性出血，肺、心、胃肠道及肾上腺皮质亦可广泛出血。也常见心肌炎和肺水肿。

脑膜炎期主要病变部位在软脑膜和蛛网膜，表现为血管充血、出血、炎症和水肿；大量纤维蛋白、中性粒细胞及血浆外渗，引起脑脊液浑浊。颅底部由于化脓性炎症的直接侵袭和炎症后粘连引起脑神经损害。

暴发型脑膜脑炎病变主要在脑实质，可见脑组织坏死、充血、出血及水肿。

（二）中医病因病机

中医学认为，本病主要是冬春季节感受瘟疫毒邪所致。多因人体正气不足，加之小儿脏腑娇嫩，形气未充，更易感邪，故本病儿童为多。

瘟疫病毒多从口鼻侵入人体，首先犯肺经，致卫气郁闭，肺失宣降，出现发热、恶寒、头痛、咳嗽、咽喉肿痛等肺卫证候；若邪犯太阳经脉，则头痛如劈，颈项强直；若不再传，温邪外解而愈；若毒邪迅速由肺卫传入气分，临床多见卫气同病，即见高热、烦渴、汗出不解；邪热犯胃，热毒上冲，胃气上逆，则呕吐如注，甚则夺口而出；邪热波及营血，则可见皮肤斑疹隐隐，毒愈盛则斑疹愈多，甚则出血；若肝经热盛，邪热横窜经筋，则引动肝风，风火相扇，则见手足抽搐、双目上视、角弓反张等症；营血热盛致心神被扰，可见烦躁不安，若邪热炼液成痰，痰热蒙闭心包，则可发生神昏谵语；邪热疫毒炽盛，病情进展急剧，邪毒蒙闭清窍，阳气不达四末，见壮热、剧烈头痛、频繁抽搐、面红目赤、牙关紧闭等热甚厥深的窍闭证。若邪毒太盛或素体虚弱，则见热毒内陷、正气欲脱之危象，见面色青灰，大汗出，血压下降，呼吸衰微，肢冷脉厥，甚至气不摄血，全身瘀斑迅速增多或出血、衄血。至病后期，邪热衰退，病邪得去，病渐痊愈。若见低热缠绵、肌痛不舒、神倦纳少、动则汗出，则为气阴两虚之表现，缓补调理，则可康复。

综上所述，本病传变规律多按卫气营血发展，病初卫分症状持续时间极短，且症状不明显。病中瘟疫毒邪入里，侵入气分、营分、血分，发生各种传变。若人体正气甚虚感邪较重，则可在发病之初即见气、营、血分症状。后期多因化火化燥，导致肝肾阴耗。

五、临床表现

潜伏期一般为 2~3 日，最短 1 日，最长 7 日。按病情可分为以下四型。

（一）普通型

此型约占全部发病病例的 90%，按病情发展及临床表现，大致可分为四个阶段。

1. 前驱期（上呼吸道感染期） 主要表现为上呼吸道感染症状，如低热、鼻塞、咽痛等，持续 1~2 日，但因发病急，进展快，此期常被忽视。

2. 败血症期 多数起病后迅速出现此期表现，突发寒战、高热，体温高达 40℃ 以上，伴明显的全身毒血症状，头痛及全身痛，精神萎靡。幼儿常表现哭闹、拒食、烦躁不安、皮肤感觉过敏和惊厥等。70% 以上的患者皮肤黏膜出现瘀点，初呈鲜红色，迅速增多、扩大，常见于四肢、软腭、眼结膜及臀等部位。本期持续 1~2 日后进入脑膜炎期。

3. 脑膜炎期 除高热及毒血症状持续外，同时伴有剧烈头痛、喷射性呕吐、烦躁不安，以及颈项强直、克氏征和布氏征阳性等脑膜刺激征，重者表现出谵妄、抽搐及意识障碍。有些婴儿脑膜刺激征缺如，前囟未闭者可隆起，对诊断有很大意义，但应注意因呕吐、失水等可造成前囟下陷。本期持续 2~5 日。

4. 恢复期　体温逐渐下降至正常，意识及精神状态改善，皮肤瘀点、瘀斑吸收或结痂愈合。神经系统检查均恢复正常。病程中约有 10% 的患者可出现口周疱疹。一般 1~3 周痊愈。

由免疫复合物反应引起的表现，多见于病后 7~14 日，以关节炎较常见，可同时出现发热，伴有心包炎。

（二）暴发型

少数患者起病急骤，病情变化迅速，病势凶险，如不及时治疗可于 24 小时内危及生命，病死率高。儿童多见。又可分为以下三型：

1. 休克型　急骤起病，寒战高热、头痛、呕吐，短时间内出现遍及全身的瘀点、瘀斑，可迅速增多融合成片。随后出现面色苍白、唇指发绀、皮肤花斑、四肢厥冷、脉搏细速、呼吸急促。若抢救不及时，病情可急速恶化，周围循环衰竭表现加重，血压显著下降，尿量减少，昏迷。

2. 脑膜脑炎型　主要表现为脑膜及脑实质损伤，常于 1~2 日出现严重的神经系统症状，患者高热、剧烈头痛、喷射样呕吐、意识障碍，可迅速出现昏迷。颅内高压症、脑膜刺激征阳性，可有惊厥，锥体束征阳性，严重者可发生脑疝。

3. 混合型　可先后或同时出现休克型和脑膜脑炎型的症状，是本病最严重的一型，病死率很高。

（三）轻型

多见于流脑流行后期，病变轻微，临床表现为低热、轻微头痛及咽痛等上呼吸道症状，皮肤黏膜可见少量出血点。脑脊液多无明显变化，咽拭子培养病原菌常可阳性。

（四）慢性型

不多见，成人患者较多，病程可迁延数周甚至数月。常表现为间歇性寒战、发热，每次发热历时约 12 小时后缓解，相隔 1~4 日再次发作。每次发作后常成批出现皮疹，皮肤亦可出现瘀点。常伴关节痛、脾大、血液白细胞增多，血液培养可为阳性。

六、并发症

经早期抗菌药物治疗，并发症已极少见。有中耳炎、化脓性关节炎、心内膜炎、心包炎、肺炎、脑积水、硬脑膜下积液、肢端坏死等。

七、实验室检查及其他检查

（一）血常规

白细胞计数明显增加，一般在（10~20）× 10^9/L 以上，高者可达 40×10^9/L 或以上，中性粒细胞升高在 80%~90% 及以上。并发弥散性血管内凝血者血小板减少。

（二）脑脊液检查

脑脊液检查是诊断的重要方法。病初或休克型患者，脑脊液多无改变，应 12~24 小时后复查。典型的脑膜炎期，压力增高，外观呈浑浊米汤样甚或脓样；白细胞数明显增高至 1000×10^6/L

以上，以多核细胞为主；糖及氯化物明显减少，蛋白含量升高。

（三）细菌学检查

1. 涂片检查 皮肤瘀点处的组织液或离心沉淀后的脑脊液做涂片染色，阳性率为 60%~80%。瘀点涂片简便易行，应用抗生素早期亦可获得阳性结果，是早期诊断的重要方法。

2. 细菌培养 取瘀斑组织液、血或脑脊液进行培养。应在使用抗菌药物前收集标本。如有脑膜炎奈瑟菌生长，应做药物敏感性试验。

（四）血清免疫学检查

常用对流免疫电泳法、乳胶凝集试验、反向间接血凝试验、ELISA 法等进行脑膜炎奈瑟菌抗原检测，主要用于早期诊断，阳性率在 90% 以上。

（五）其他

脑膜炎奈瑟菌的 DNA 特异性片段检测、鲎试验等，可不受抗菌药物治疗的影响，但对污染、实验条件等影响比较灵敏。

八、诊断与鉴别诊断

（一）诊断

1. 疑似病例 ①有流脑流行病学史。冬、春季节发病（2~4 月为流行高峰），1 周内有流脑患者密切接触史，或当地有本病发生或流行；既往未接种过流脑菌苗。②临床表现及脑脊液检查符合化脓性脑膜炎的表现。

2. 临床诊断病例 ①有流脑流行病学史。②临床表现及脑脊液检查符合化脓性脑膜炎表现，伴有皮肤黏膜瘀点、瘀斑。或虽无化脓性脑膜炎表现，但在感染、中毒性休克表现的同时，伴有迅速增多的皮肤黏膜瘀点、瘀斑。

3. 确诊病例 在临床诊断病例的基础上，细菌学或流脑特异性血清免疫学检查阳性。

（二）鉴别诊断

1. 其他细菌引起的化脓性脑膜炎、败血症或感染性休克 常继发于其他感染、颅脑外伤、手术等，如肺炎、中耳炎、皮肤疖肿、颅脑手术等。但上述细菌感染无季节性，以散发为主，无皮肤瘀点、瘀斑。确诊有赖于细菌学检查。

2. 结核性脑膜炎 多有结核病史或密切接触史，起病缓慢，病程较长，有低热、盗汗、消瘦等症状，神经系统症状出现晚，无瘀点、瘀斑，脑脊液以单核细胞为主；脑脊液涂片可检查抗酸染色阳性杆菌。

3. 流行性乙型脑炎 有严格季节性，在 7~9 月流行。突起高热、惊厥、昏迷，无皮肤瘀点、瘀斑。脑脊液澄清，白细胞很少超过 1.0×10^9 /L，分类以淋巴细胞为主。血补体结合试验有诊断价值，特异性 IgM 抗体阳性亦可诊断。

九、预后

本病普通型如及时诊断，合理治疗则预后良好，多能治愈。但暴发型、婴幼儿、高龄患者或反复惊厥、持续昏迷者预后较差。极少数会留下后遗症，如耳聋、失明、瘫痪、癫痫和精神障碍等。

十、治疗

（一）西医治疗

1. 普通型流脑的治疗

（1）一般及对症治疗　强调早期诊断，就地住院隔离治疗，密切监护。做好护理，预防并发症。保证液体量、热量及电解质供应。高热时可用物理降温和药物降温；惊厥可用安定肌内注射，或用 10% 水合氯醛灌肠；颅内高压时予 20% 甘露醇 1~2g/kg，快速静脉滴注，根据病情 4~6 小时重复一次，应用过程中注意对肾脏的损害。

（2）病原治疗　一旦高度怀疑流脑，应在 30 分钟内给予抗菌治疗。尽早、足量应用细菌敏感并能透过血脑屏障的抗菌药物。常选用以下抗菌药物：

1）青霉素　目前青霉素对脑膜炎球菌仍高度敏感，国内偶有耐药报道。青霉素不易透过血脑屏障，但加大剂量能在脑脊液中达到治疗有效浓度。成人剂量为 800 万 U/d，每 8 小时一次。儿童剂量为 20 万 ~40 万 U/（kg·d），分 3 次加入 5% 葡萄糖液内静脉滴注，疗程 5~7 日。

2）头孢菌素　第三代头孢菌素对脑膜炎球菌抗菌活性强，易透过血脑屏障，且毒性低。头孢噻肟钠，成人 2g，儿童 50mg/kg，每 6 小时静脉滴注 1 次；头孢曲松，成人 2~4g/d，儿童 50~100mg/kg，每 12 小时静脉滴注 1 次，疗程 7 日。

3）氯霉素　容易透过血脑屏障，脑脊液浓度较高，除对脑膜炎球菌有良好的抗菌活性外，对肺炎球菌和流感杆菌也敏感，但对骨髓造血功能有抑制，故不作首选。成人剂量为 2~3g/d，儿童剂量为 50mg/（kg·d），分次加入葡萄糖液内静脉滴注，疗程 5~7 日。

2. 暴发型流脑的治疗

（1）休克型

1）病原治疗　尽早应用抗菌药物，可联合用药，用法同前。

2）抗休克治疗　①扩充血容量及纠正酸中毒治疗：最初 1 小时内成年人 1000mL，儿童 10~20mL/kg，快速静脉滴注。输注液体为 5% 碳酸氢钠 5mL/kg 和低分子右旋糖酐液。此后酌情使用晶体液和胶体液，24 小时输入量 2000~3000mL，儿童为 50~80mL/kg，其中含钠液体应占 1/2 左右，补液量应视具体情况而定。原则为"先盐后糖、先快后慢"。②血管活性药物应用：在扩充血容量和纠正酸中毒基础上，使用血管活性药物。常用山莨菪碱（654-2），每次 0.3~0.5mg/kg，重者可用 1mg/kg，隔 10~15 分钟静脉注射 1 次，见面色转红，四肢温暖，血压上升后，减少剂量，延长给药时间而逐渐停药。若效果不好，还可选用多巴胺、间羟胺等。

3）弥散性血管内凝血的治疗　高度怀疑有弥散性血管内凝血宜尽早应用肝素，剂量为 0.5~1.0mg/kg，以后可 4~6 小时重复一次。应用肝素时，应监测凝血时间，维持在正常值的 2.5~3 倍为宜。多数应用 1~2 次见效而停用。高凝状态纠正后，应输入新鲜血液、血浆及维生素 K，以补充被消耗的凝血因子。

4）糖皮质激素的使用　适用于毒血症症状明显的患者。地塞米松，成人每日 10~20mg，儿童 0.2~0.5mg/kg，分 1~2 次静脉滴注。一般不超过 3 日。

5）保护重要脏器功能　注意心、肾功能，根据情况对症治疗。

（2）脑膜脑炎型

1）病原治疗　同休克型，用法同前。

2）脑水肿治疗　及早发现脑水肿，积极脱水治疗，预防脑疝。可用甘露醇治疗，用法同前，此外还可使用白蛋白、甘油果糖、呋塞米、糖皮质激素等药物治疗。

3）防治呼吸衰竭　在积极治疗脑水肿的同时，保持呼吸道通畅，使用呼吸兴奋剂，必要时气管插管，使用呼吸机治疗。

（3）混合型　此型患者病情复杂严重，应在积极抗感染治疗的同时，兼顾休克和脑水肿的治疗，针对具体病情，有所侧重。

（二）中医辨证治疗

流脑初起多实，治宜祛邪为主，邪在肺卫宜辛凉解表、泄热解毒，卫气同病当清热解毒，气营两燔需清气凉血，热陷营血则清营泄热、凉血解毒，内闭外脱可扶正固脱；后期正虚，多见气阴两虚表现，应养阴清热，同时结合西医以达全效。

1. 邪犯肺卫

临床表现：发热，微恶风寒，头痛，鼻塞流涕、咽喉干痛，全身不适。苔薄黄，脉浮数而有力。

治法：辛凉解表，泄热解毒。

代表方药：银翘散加减。

2. 卫气同病

临床表现：高热，恶寒或寒战，无汗或有汗，全身酸痛，头项强痛，恶心呕吐，口渴引饮，皮下斑疹隐隐，烦躁不安，表情淡漠。舌质略红或正常，苔白或微黄，脉浮数或弦数。

治法：清气和卫，清热解毒。

代表方药：银翘散合白虎汤加减。

3. 气营两燔

临床表现：高热持续不退，以夜间为甚，头痛剧烈如劈，呕吐频繁或呈喷射状、昏睡、心烦躁扰不宁或神昏谵语，全身斑疹，颈项强直，手足抽搐，婴儿可见前囟门隆起。舌质红绛，苔黄燥，脉滑数或弦数。

治法：清气凉营，泄热解毒。

代表方药：清瘟败毒饮加减。

4. 热陷营血

临床表现：高热骤起，头痛剧烈，呕吐频繁呈喷射状，躁动不安，抽搐不止，甚则角弓反张，神志不清，皮肤大片瘀斑，唇燥口干。舌质红绛，苔黄或燥，或光滑无苔，脉象弦数。

治法：清营泄热，凉血解毒。

代表方药：羚角钩藤汤合犀角地黄汤加减（犀角现用水牛角代）。

5. 内闭外脱

临床表现：起病急骤，高热后体温骤降，神昏谵语，肌肤斑疹成片，其色紫暗，口唇及四肢末端发绀，身出冷汗，呼吸微弱，面色苍白，昏迷不醒，皮肤花纹。舌质淡，苔灰黑而滑，脉微欲绝，或脉细数无力。

治法：扶正开窍固脱。

代表方药：生脉散合参附汤加减。昏迷者可加服安宫牛黄丸或至宝丹。

6. 气阴两虚

临床表现：低热不退，或夜热早凉，形体消瘦，心烦不安，神情倦怠，肌肉酸痛，或手足拘急，心烦易怒，口干易汗，纳食不香，大便秘结，小便短赤。舌质红绛少津或干痿，脉细数。

治法：养阴益气，兼以清热。

代表方药：青蒿鳖甲汤加减。

十一、预防

（一）控制传染源

早期发现患者，就地隔离治疗，隔离至症状消失后 3 日，一般不少于病后 7 日。密切接触者，应医学观察 7 日。

（二）切断传播途径

搞好环境卫生，保持室内通风。流行期间加强卫生宣教，应避免大型集会或集体活动，不要带婴儿到公共场所，外出应戴口罩。

（三）保护易感人群

1.疫苗预防　以 15 岁以下儿童为主要对象，新兵入伍及免疫缺陷者均应注射。国内多年来应用脑膜炎球菌 A 群流脑多糖疫苗，保护率达 90% 以上。近年由于 C 群流行，我国已开始接种 A+C 群流脑多糖疫苗，也有很高的保护率。

2.药物预防　对密切接触者，除医学观察外，可用磺胺甲噁唑进行药物预防，剂量为成人每日 2g，儿童 50~100mg/kg，连用 3 日。另外，利福平、头孢曲松、氧氟沙星等也能起到良好的预防作用。

第十三节　结核病

一、概述

结核病（tuberculosis）是由结核分枝杆菌复合群（mycobacterium tuberculosis complex，MTBC）引起的一种慢性感染性疾病，以肺结核最常见，主要病变为结核结节、浸润、干酪样变和空洞形成。临床多呈慢性过程，表现为长期低热、咳痰、咯血等。除肺外尚可侵袭浆膜腔、淋巴结、泌尿生殖系统、肠道、肝脏、骨关节和皮肤等多种脏器和组织。

本病可归属于中医学"肺痨""瘰疬"等范畴。若因肺外结核引起的劳损，也可参照本节辨证论治。

二、病原学

结核分枝杆菌复合群简称结核分枝杆菌（mycobacterium tuberculosis，MTB）或结核杆菌，属放线菌目、分枝杆菌科、分枝杆菌属，包括人结核分枝杆菌、牛分枝杆菌、非洲分枝杆菌、坎纳分枝杆菌及田鼠分枝杆菌等类型。对人致病的主要为人结核分枝杆菌（标准株 H37Rv），牛分枝杆菌少见，田鼠分枝杆菌对人类不致病。结核杆菌细长而稍弯，两端微钝，（0.3~0.6）μm ×（1~4）μm。无芽孢、无鞭毛、不能活动，严格需氧，呈缓慢分枝生长，一般培养 4~6 周形成菌落。不易染色，但着色后可抵抗酸性乙醇脱色，故又称为抗酸杆菌（acid–fast bacillus）。对外界抵抗力较强，耐干燥，在干痰中可存活 6~8 个月；对热、紫外线、乙醇比较敏感；煮沸 1 分钟、5%~12% 甲酚皂（来苏）2~12 小时、75% 乙醇 2 分钟均可将其灭活。

结核杆菌菌体含类脂质、蛋白质和多糖类。菌体成分与诱导宿主免疫反应及结节性病理变化等相关。如双分枝菌酸海藻糖酯抑制白细胞游走，引起慢性肉芽肿；磷脂促进单核细胞增生，使吞噬细胞转为类上皮细胞，形成结核结节；蜡质 D 可激发机体产生迟发型超敏反应；菌体蛋白使机体发生变态反应。

在一些特定条件下，结核杆菌的形态、致病力及药物敏感性等可发生改变，如形成 L 型细菌、产生耐药菌株等。耐药性为结核杆菌重要的生物学特性，按其产生机制可分为选择性突变耐药、适应性耐药、质粒介导耐药及交叉耐药等类型；从细菌流行病学角度可分为原发耐药和继发耐药。耐药的产生主要与基因突变有关，如利福平耐药与 rpoB 基因突变有关，异烟肼耐药与 ahpC、inhA、katG 基因突变有关。耐药的发生常由不合理的抗菌治疗引起。此外，药品质量差、患者吸收障碍、治疗依从性差、HIV 感染等也与耐药发生有关。

三、流行病学

（一）传染源

传染源是排菌的患者和动物（主要是牛）。其中开放性肺结核患者是主要传染源，传染性的大小取决于痰内菌量的多少。经正规化疗后，传染性随着痰菌排量减少而降低。

（二）传播途径

以空气传播为主。肺结核患者咳嗽、喷嚏排出的结核杆菌悬浮在飞沫中播散，健康人吸入可致感染；痰液干燥后结核杆菌随尘埃吸入也可感染。带菌牛奶是牛型结核病的重要传播方式，患病孕妇母婴传播及经皮肤伤口感染均少见。

（三）易感人群

普遍易感。婴幼儿、青春后期少年及老年人发病率较高。社会经济发展水平低下的人群因居住拥挤、营养不良等原因发病率较高。患糖尿病、硅沉着病（矽肺）、恶性肿瘤，以及过度劳累、妊娠等易诱发结核病。免疫抑制状态（如器官移植、艾滋病）患者尤其好发结核病。

（四）流行现状

根据世界卫生组织《2022 年全球结核病报告》，结核病仍然是当今一种主要传染病。全球流行的主要特点：①结核病发病率上升。②死亡病例数有所增加。③耐药结核病的治疗覆盖率及治疗成功率依然较低。④新型冠状病毒感染大流行对结核病存在一些负面影响。据估计，2021 年全球约有 1060 万结核病患者，比 2020 年增加 4.5%，其中 600 万人是成年男性，340 万人是成年女性，120 万人是儿童。2021 年估算中国结核病新发患者数为 78.0 万，2020 年 84.2 万，2019 年 83.3 万，中国结核病发病率处于下降趋势。HIV 感染者占总数的 6.7%。2021 年，160 万例死于结核病，其中包括 140 万 HIV 阴性的结核病死亡病例数，以及 18.7 万结核病和 HIV 双重感染的死亡病例数。2021 年新增 45 万例利福平耐药结核病（RR-TB）患者，比 2020 年的 43.7 万例增加了 3.1%。与 2019 年相比，2020 年接受治疗的利福平耐药和耐多药结核患者病例数下降了 17%，而 2021 年略有恢复；2020~2021 年全球卡介苗接种率持续下降，接种率从 2019 年的 88%

下降到 2021 的 84%，可能是由新型冠状病毒感染大流行造成卫生服务的中断所致。2021 年全球结核病治疗覆盖率为 61%，较 2020 年的 58% 有所提高，但低于 2019 年 69%。2021 年治疗覆盖率在美洲最高（69%），在东地中海最低（58%）。在 30 个结核病高负担国家中，2021 年治疗覆盖率最高的国家包括孟加拉国、巴西、中国、乌干达和赞比亚。

四、发病机制与病理

（一）西医发病机制与病理

1. 发病机制　吸入肺泡的结核杆菌可被吞噬细胞吞噬和杀灭。当结核杆菌数量多或毒力强时，因其大量繁殖导致肺泡细胞溶解、破裂，释放出的结核杆菌可再感染其他吞噬细胞和局部组织。经吞噬细胞处理的结核杆菌特异性抗原致敏 T 淋巴细胞，机体可产生两种形式的免疫反应，即细胞介导的免疫反应（cellmediated immunity，CMI）和迟发型超敏反应（delay type hypersensitivity，DTH），对结核病的发病、演变及转归起着决定性的作用。

（1）细胞介导免疫反应（CMI）　是机体获得性抗结核免疫力最主要的免疫反应。当致敏的 $CD4^+T$ 细胞再次受到抗原刺激而激活，可产生、释放氧化酶和多种细胞因子，如 IL-2、IL-6、INF-γ 等，与 TNF-α 共同作用加强对病灶中结核杆菌的杀灭作用。当 $CD8^+T$ 细胞溶解已吞噬结核杆菌和受抗原作用的吞噬细胞时，可导致宿主细胞和组织破坏，并同时伴有结核杆菌的释放与扩散。

（2）迟发型超敏反应（DTH）　是机体再次感染结核杆菌后对细菌及其产物（结核蛋白及脂质 D）产生的一种超常免疫反应。结核杆菌注入未受染的豚鼠皮下，10~14 日注射局部出现结节、溃疡、淋巴结肿大，周身血行播散而死亡；而少量结核杆菌感染豚鼠后 3~6 周，再注射等量结核杆菌，2~3 日局部迅速形成溃疡，随后较快愈合，无淋巴结肿大与全身播散，豚鼠存活，此为 Koch 现象。前者为初次感染；后者为再次感染，局部剧烈反应说明超敏反应参与，但因获得免疫力使病灶趋于局限。Koch 现象可解释原发性结核和继发性结核的不同发病机制。人体感染结核杆菌后仅 5% 发病为原发性肺结核；5% 的人在免疫力低时发病称为继发性肺结核；90% 的人终身不发病。初次感染的结核杆菌潜伏于淋巴结处，或随菌血症到全身脏器潜伏，成为肺外结核发病的来源。

2. 病理

（1）基本病变　有渗出、增生和变质三种基本病变，结核结节和干酪样坏死是特征性病变。渗出性病变多出现在机体免疫力弱、致敏淋巴细胞活性高时，表现为组织充血、水肿，中性粒细胞、淋巴细胞及单核细胞浸润，纤维蛋白渗出等。当结核杆菌数量少而致敏淋巴细胞增多时则形成增生性病变，即结核结节形成。结节中央为朗格汉斯细胞（Langhans cell），周围是类上皮细胞、淋巴细胞及浆细胞。结核性肉芽肿是增生性病变的另一种表现，多见于空洞壁、窦道及干酪样坏死灶周围。当病变恶化变质时则表现为干酪性坏死。镜下组织细胞浑浊肿胀、胞质脂肪变性、胞核碎裂溶解；肉眼观察坏死组织呈黄色乳酪样。三种病变常以某种病变为主，可相互转化、交错存在。

（2）病理演变　渗出性病变组织结构大体完整。机体免疫力提高或经有效化疗后病变可随着炎性成分吸收，结节性病灶中成纤维细胞和嗜银细胞增生，形成纤维化。轻微干酪样坏死可经过治疗吸收，遗留细小纤维瘢痕。局限的干酪病灶可脱水形成钙化灶。纤维化和钙化是机体免疫力增强、病变静止、愈合的表现。空洞壁可变薄，空洞可逐渐缩小、闭合，遗留瘢痕。空洞久治不愈或严重免疫抑制可引起结核杆菌扩散，包括局部病灶蔓延邻近组织、支气管、淋巴管和血行播散到肺外器官。钙化灶或其他静止期结核杆菌可重新活跃。

（二）中医病因病机

肺痨的病因为感染痨虫，并与正气虚弱有关。痨虫感染和正气虚弱两种致病因素，可互为因果。痨虫是发病的外因，正虚是发病的内因。由于痨虫犯肺，侵蚀肺脏，肺阴耗伤，清肃失司而发生肺痨。病位在肺，还可影响脾、肾，涉及心、肝，甚则传及五脏。基本病机为痨虫蚀肺，肺体受损，肺阴耗伤。本病病理性质以阴虚为主，并可导致气阴两虚，甚则阴损及阳。除肺脏病变外，痨虫尚可四处蔓延，引起肺外病变。如痨虫沿肺系上侵喉头、气道，则引起"喉疮失音"；下入肠道，则形成"腹中包块""肠鸣""泄泻"；流窜经脉，则发生"马刀侠瘿""瘰疬"；入侵骨髓，又可发生"巴骨流痰"；在妇女痨虫下入胞宫，导致月经停闭、不孕，形成所谓"干血痨"，这些都是痨虫的肺外病变。

五、临床表现

结核病的临床表现多种多样。临床表现与病灶的类型、性质和范围，以及机体反应性有关。

（一）全身表现

发热为结核最常见的症状，常提示结核病的活动和进展。临床多数起病缓慢，长期低热，多见于午后或傍晚，可伴有疲倦、盗汗、体重减轻等。病变扩展时可出现高热、咳嗽、胸痛或全身衰竭等。可有多关节肿痛、四肢结节性红斑及环形红斑等结核性风湿病表现。

（二）呼吸系统表现

本病主要表现有咳嗽、咳痰、咯血、胸痛和呼吸困难等。咳嗽是肺结核的常见症状，一般咳嗽轻微、干咳或咳少量黏液痰，继发细菌感染时痰呈脓性。肺结核患者可有不同程度的咯血。当炎症波及壁层胸膜时，相应胸壁有刺痛，可随呼吸和咳嗽加重。肺实变范围广或干酪性肺炎者有胸部叩诊浊音、支气管呼吸音、细湿啰音等体征。支气管结核可有刺激性呛咳、局限性哮鸣音。慢性空洞性肺结核患侧胸廓下陷、肋间隙变窄、气管和纵隔移位。渗出性胸膜炎常有发热、胸痛、咳嗽等；胸腔大量积液者呼吸困难，呼吸运动受限，胸部语颤及呼吸音减弱或消失等。

（三）其他系统表现

淋巴结结核常表现为无痛性淋巴结肿大，可坏死液化、破溃、形成瘘管等。结核性心包炎表现为心前区疼痛、呼吸困难、心界扩大、颈静脉怒张等。结核性脑膜炎多有头痛、呕吐、意识障碍等表现。结核性腹膜炎常有腹腔积液或腹膜粘连，表现为发热、腹痛、腹胀、腹壁揉面感等。肠结核以回盲部多见，表现为消瘦、腹泻与便秘交替、腹部肿块等。肾、输尿管及膀胱结核有膀胱刺激征、血尿及脓尿等。肝、脾结核表现为发热、消瘦、贫血、肝脾大等。

六、并发症

肺结核可并发气胸、脓气胸、支气管扩张、肺不张和肺源性心脏病等；结核性脑膜炎可并发脑疝、癫痫等；结核性心包炎可有心包缩窄、循环障碍等；肠结核可并发肠粘连、肠梗阻及肠出血等；生殖系统结核可并发不孕、不育等。

七、实验室检查及其他检查

（一）一般检查

外周血白细胞计数一般正常，可有血红蛋白降低。在急性进展期白细胞可增多，重症感染时可发生类白血病样血象。血沉可增快，但无特异性。

（二）病原体检查

1. 涂片镜检　痰、尿、胸腹水、粪便等各种分泌物、排泄物，以及淋巴结穿刺吸引物涂片可查到抗酸杆菌，但阳性率低。痰涂片阴性不能排除肺结核，连续检查 ≥ 3 次，可提高其检出率。

2. 病原菌培养　痰分离培养法检出率高于涂片镜检法，同时可鉴别非结核分枝杆菌，是诊断结核病的金标准。一般采用改良罗氏（Lowenstein-Jensen）培养基，培养时间 4~6 周。

3. 特异性核酸检测　核酸探针、PCR 及 DNA 印迹杂交等可测结核杆菌 DNA。

（三）免疫学检测

1. 结核菌素试验　结核菌素是结核杆菌的特异代谢产物，是从液体培养基长出的结核菌提炼而成，主要成分为结合蛋白。目前，世界卫生组织和国际防痨及肺病联合会推荐使用的结核菌素为纯蛋白衍化物（purified protein derivative, PPD）。结核菌素试验采用皮内注射法。将 PPD 5IU（0.1mL）于前臂皮内注射，72 小时后观察注射部位皮肤硬结直径：直径 5~9mm 为弱阳性；10~19mm 为阳性反应，提示结核杆菌感染；成人强阳性（硬结节直径 ≥ 20mm 或 < 20mm，但有水疱或坏死），提示活动性结核病可能。

2. 抗结核抗体检测　血清抗结核抗体检测在临床上使用较多，但敏感度或特异度不高，需进一步研究。

3. γ - 干扰素释放试验（IGRAs）　IGRAs 是近年来发展起来的细胞免疫学诊断新方法，包括 QFT-GIT 和 T-Spot 方法。近年来，IGRAs 在诊断潜伏性结核感染和结核病中的应用越来越广，尤其在儿童结核病诊断中具有一定的价值。

4. Xpert M TB/RIF 检测法　Xpert MTB/RIF 检测法是集痰标本处理、DNA 提取、核酸扩增、结核分枝杆菌特异核酸检测、利福平耐药基因 rpoB 突变检测于一体的结核病和耐药结核病快速诊断方法，具有高度的敏感性和特异性，可用于肺部和肺外标本，包括胃液、脑脊液、胸腹腔积液等的检测。

（四）影像学检查

影像学检查是诊断肺结核的重要手段，包括 X 线、CT 等，有助于对病变部位、范围、性质、演变情况和治疗效果做出判断。X 线片可见斑点状、密度较高、边缘清楚的结节影，或云雾状、密度较淡、边界模糊的渗出灶，或环形透光的空洞。

对可疑及疑难病例，应进行胸部 CT 检查，CT 能清楚显示肺门、纵隔内淋巴结、心影后等隐蔽部位的淋巴结，对于了解有无隐匿性病灶，以及与纵隔肿瘤鉴别常可提供有价值的参考。

（五）内镜检查

内镜检查包括支气管镜、胸腔镜、电子肠镜、腹腔镜、膀胱镜等，对某些结核病可提供病原学和病理学诊断。

（六）活体组织检查

对不排菌的肺结核和与外界不相通的脏器结核病，如淋巴结、骨、关节、肝、脾等，可通过活体组织来进行病原学和病理学诊断。

八、诊断与鉴别诊断

（一）肺结核的诊断

肺结核的诊断须结合流行病学资料、临床表现与实验室、影像学辅助检查综合分析，主要的诊断依据为胸部 X 线、CT 检查以及痰菌检查。出现下列情况应警惕本病的可能：①反复发作或迁延不愈的咳嗽、咳痰，或呼吸道感染正规抗菌治疗 3 周以上仍无效。②痰中带血或咯血。③长期发热（常为午后低热），可伴盗汗、乏力、体重减轻、月经失调。④肩胛区湿啰音或哮鸣音。⑤有结节性红斑、关节疼痛、泡性结膜炎等表现而无免疫性疾病依据。⑥有渗出性胸膜炎、肛瘘或长期淋巴结肿大等病史。⑦密切接触开放性肺结核的婴儿或儿童等。

菌阴肺结核是指三次痰涂片及一次培养阴性的肺结核，其诊断标准：①典型肺结核临床表现和胸部 X 线表现。②抗结核治疗有效。③临床可排除其他非结核性肺部疾患。④结核菌素（PPD）试验强阳性，血清抗结核抗体阳性。⑤痰结核菌 PCR+ 核酸探针检测呈阳性。⑥肺外组织病理证实结核病变。⑦支气管肺泡灌洗液（BALF）检出抗酸分枝杆菌。⑧支气管或肺部组织病理证实结核病变。具备①～⑥中 3 项或⑦～⑧条中任何 1 项可确诊。诊断肺结核时，应注明病变范围（左侧、右侧或双侧）、痰菌和初治与复治情况。

根据症状、肺部 X 线及痰菌，综合判断结核病变活动性。下列情况之一为进展期：①新发现活动性病变。②病变较前恶化、增多。③新出现空洞或空洞增大。④痰菌阳性。下列三项之一为好转期：①病变较前吸收好转。②空洞闭合或缩小。③痰菌阴转。稳定期依据：病变无活动性，空洞闭合，痰菌（每月查 1 次）连续 6 次阴性，若空洞存在则须痰菌连续阴性 1 年以上。

（二）肺外结核的诊断

肺外结核由于发病的部位不同，会出现不同的症状和体征，且结核分枝杆菌的检出率低，因此，肺外结核的诊断应综合分析临床表现、治疗效果和辅助检查，必要时可通过各种途径的活检，经病理学证实确诊。

各种浆膜腔结核主要结合临床表现、浆液性渗出液化验检查等综合分析做出诊断。结核性脑膜炎根据亚急性或慢性非化脓性脑膜炎等特点综合分析判断。肠结核者胃肠 X 线及纤维结肠镜检查有助于诊断。骨关节及泌尿生殖系统等结核的诊断主要根据临床表现和影像学检查。淋巴结、肝、脾等结核病依赖于活体组织病理检查确诊。

（三）结核病临床类型

根据结核病的发病过程和临床特点，结核病可分为以下 5 型：

1. 原发性肺结核（Ⅰ型） 为初次感染后发病的肺结核，也称初染结核。包括原发综合征（primary syndrome）及胸内淋巴结结核。肺内原发灶、引流淋巴管炎及肺门淋巴结肿大，三者合称原发综合征。X 线仅显示肺门淋巴结或纵隔淋巴结肿大，称为支气管淋巴结结核。此型多见于儿童，偶见未受感染的成年人。原发灶好发于胸膜下通气良好的肺区（如上叶下部和下叶上部）。症状轻微，90%以上患者为自限性。

2. 血行播散型肺结核（Ⅱ型）　多由原发性肺结核发展而来，常见于儿童。包括急性、亚急性及慢性血行播散型肺结核三种类型。结核杆菌短期大量入侵引起的急性血行播散型肺结核，临床上有严重的急性中毒症状，常伴结核性脑膜炎等肺外结核。少量结核杆菌入侵或机体免疫力较好时，表现为亚急性及慢性血行播散型结核，病变局限于肺部。

3. 继发性肺结核（Ⅲ型）　由初染后体内潜伏病灶中的结核杆菌重新活动和释放而发病，极少数为外源性再感染所致，是成人肺结核的最常见类型。包括渗出性肺结核、增殖型肺结核、干酪性肺炎、结核球或空洞等表现。因浸润病灶的大小和病变活动程度不同，临床表现差异很大。好发于肺上叶尖后段或下叶尖段。

4. 结核性胸膜炎（Ⅳ型）　是结核杆菌及其代谢产物进入处于高度过敏状态的胸膜引起的炎症。常发生于原发感染后数月，为播散型结核病的一部分。在病情发展的不同阶段有干性胸膜炎、渗出性胸膜炎及结核性脓胸等表现，以结核性渗出性胸膜炎最常见。

5. 肺外结核（Ⅴ型）　是结核杆菌感染了肺部以外的脏器而引起的临床结核病。肺外结核的发病大多发生在肺内初次感染的基础上，后经淋巴或血行途径播散至肺外某个或多个脏器。但其中大多不引发进行性病变，而处于"休眠状态"；当机体发生其他疾病或免疫机制受损时，才会产生活动性病变，引起某个或多个脏器的结核病。如结核性脑膜炎、骨结核、结核性腹膜炎、肠结核，以及泌尿生殖系统结核等。

（四）鉴别诊断

1. 肺炎　支原体、细菌性肺炎的胸部 X 线表现可与肺结核相似。支原体肺炎可在 2~3 周好转。细菌性肺炎常急起高热、胸痛、肺部大片炎症，应与干酪性肺炎相鉴别。前者痰可培养分离出致病菌，有效抗菌治疗 2~3 周炎症消失。

2. 肺脓肿　肺结核空洞应与肺脓肿相鉴别，后者起病较急、发热高、脓痰多、血白细胞及中性粒细胞增高，痰细菌培养阳性。空洞型肺结核继发细菌感染应注意与慢性肺脓肿相鉴别。

3. 肺癌　中央型肺癌常有痰中带血、肺门阴影等，与肺门淋巴结结核相似。周围型肺癌呈球形、分叶状团块影应与结核球鉴别。肺癌多见于 40 岁以上男性，有刺激性咳嗽、胸痛及进行性消瘦，无明显毒血症状。胸部影像学、脱落细胞检查、支气管镜与活检有助于鉴别。

4. 支气管扩张　应与慢性纤维空洞型肺结核进行鉴别。痰查抗酸杆菌阴性、支气管碘油造影或胸部 CT 检查有助于鉴别。

5. 其他疾病　某些发热性疾病如伤寒、败血症、淋巴瘤等与结核病有诸多相似之处，应注意鉴别诊断。结肠癌、克罗恩病等肠道疾病与肠结核相似，肠镜检查有助于鉴别诊断。肝、脾、肾等器官疾病应根据相应临床表现同肺外结核病相鉴别。

九、预后

早期诊断、正规治疗多可痊愈，但到晚期肺部广泛纤维化形成后，预后较差。超级耐多药结核病和免疫力低下患者所患结核病治疗难度大，预后差。

十、治疗

结核病的治疗主要包括化学药物治疗、对症治疗和手术治疗等，其中化疗是治疗和控制疾病、防止传播的主要手段。

（一）化学药物治疗

1. 化疗原则 原则为早期、适量、联合、全程、规律。整个化疗分为强化和巩固两个阶段。

2. 化学药物 目前国际上通用的抗结核药物有十余种，世界卫生组织制定的一线药物为异烟肼（INH）、利福平（RFP）、利福布汀（RFB）、利福喷汀（RFT）、吡嗪酰胺（PZA）、链霉素（SM）、乙胺丁醇（EMB），这些药物除乙胺丁醇外均是杀菌药，是治疗的首选。二线药物包括乙硫异烟胺（ETH）、丙硫异烟胺（PTH）、对氨基水杨酸钠（PAS）、异烟肼对氨基水杨酸盐（PSNZ）等。注射药物为链霉素（SM）、卡那霉素（KM）、阿米卡星（AMK）、卷曲霉素（CPM）、氧氟沙星（OFLX）、左氧氟沙星（LEVY）、莫西沙星（MFX）、加替沙星（GFX）等。抗结核药物的主要种类、常用剂量及主要不良反应见表5-3。

表 5-3　常用抗结核药物剂量及不良反应

药名	每日剂量			成人间歇疗法（g）		用法	主要不良反应
	成人（g）		儿童				
	50kg	＞50kg	（mg/kg）	50kg	＞50kg		
异烟肼（INH/H）	0.3	0.3	10~15	0.5	0.6	每日1次，顿服	肝毒性
利福平（RFP/R）	0.45	0.6	10~20	0.6	0.6	每日1次，饭前2小时顿服	肝毒性、胃肠反应、过敏反应
利福布汀（RFB）	0.3	0.3				每日1次，饭前或饭后顿服	同利福平
利福喷汀（RFT）				0.45	0.6	每日1次，饭前或饭后顿服	同利福平
吡嗪酰胺（PZA/Z）	1.5	1.5	20~30	2.0	2.0	每日1次，顿服，或分2~3次服用	肝毒性、胃肠反应、过敏反应、高尿酸血症
乙胺丁醇（EMB/E）	0.75	1.0	15~25	1.0	1.2	每日1次，顿服	视力障碍、视野缩小
链霉素（SM/S）	0.75	0.75	15~30	0.75	0.75	每日1次，肌内注射	听力障碍、眩晕、肾功能障碍、过敏反应
卡那霉素（KM）	0.5	0.75	15~30				同链霉素
阿米卡星（AMK）	0.4	0.4	10~20	0.4	0.4	每日1次，肌内注射	同链霉素
卷曲霉素（CPM）	0.75	0.75		0.75	0.75	每日1次，肌内注射	同链霉素、电解质紊乱
氧氟沙星（OFLX/O）	0.4	0.6				每日1次或分2~3次	肝肾毒性、胃肠反应、过敏、光敏反应、中枢神经系统反应、肌腱反应
左氧氟沙星（LEVY/V）	0.3	0.3				每日1次或分2~3次	同氧氟沙星
莫西沙星（MFX）	0.4	0.4				每日1次或分2~3次	同氧氟沙星
加替沙星（GFX）	0.4					每日1次或分2~3次	同氧氟沙星
丙硫异烟胺（PTH/TH）	0.75	1.0	10~20			每日分3次服用	胃肠反应、口感金属味
对氨基水杨酸钠（PAS/P）	8	8	150~250	10	12	每日分3次服用	肝毒性、胃肠反应、过敏反应
异烟肼对氨基水杨酸盐（帕星肼PSNZ）	0.6	0.9				每日2~3次	同异烟肼

3. 化疗方案

（1）初治　指既往未接受抗结核化疗或不规范抗结核化疗疗程未满 1 个月或规范化疗疗程未满者。方案：强化期 2 个月 / 巩固期 4 个月。常用方案：2S（E）HRZ/4HR；2S（E）HRZ/4H$_3$R$_3$；2S$_3$（E$_3$）H$_3$R$_3$Z$_3$/4H$_3$R$_3$；2S（E）HRZ/4HRE。方案中药物书写顺序一般按药效降序排列，注射类抗结核药物排在口服药前。药名缩写前数字代表用药的月数，药名缩写右下方数字代表每周用药次数，药名缩写下方无数字表示每日用药。初治强化期第 2 个月末痰涂片仍阳性，强化方案延长 1 个月，总疗程 6 个月不变（巩固期缩短 1 个月）。若第 5 个月痰涂片仍阳性，第 6 个月阴性，巩固期延长 2 个月，总疗程 8 个月。

（2）复治　指初治失败、正规足够疗程后痰菌复阳、不规律化疗超过 1 个月及慢性排菌者。复治方案：强化期 3 个月，巩固期 5 个月。常用方案：2SHRZE/1HRZE/5HRE；2SHRZE/1HRZE/5H$_3$R$_3$E$_3$；2S$_3$H$_3$R$_3$Z$_3$E$_3$/1H$_3$R$_3$Z$_3$E$_3$/5H$_3$R$_3$E$_3$。复治应根据药敏试验进行，对上述方案无效的排菌病例可参考多耐药（MDR-TB）方案用药。慢性排菌者上述方案多无效，必要时可手术治疗。

（3）耐药结核病的治疗　耐药结核病是指结核病患者感染的结核分枝杆菌被体外试验证实对一种或多种抗结核药物耐药的现象。耐药结核病一般分为 5 类：①单耐药：体外试验证实对 1 种抗结核药物耐药。②多耐药：体外试验证实对不包括同时对异烟肼、利福平的 1 种以上抗结核药物耐药。③耐多药：体外试验证实至少同时对异烟肼、利福平耐药。④广泛耐药：体外试验证实至少同时对异烟肼、利福平耐药外，还对任何氟喹诺酮类抗生素产生耐药，以及 3 种二线抗结核注射药物（卷曲霉素、卡那霉素、阿米卡星）中的至少 1 种耐药。⑤利福平耐药结核病：是指结核病患者感染的结核分枝杆菌体外药物敏感性试验证实对利福平耐药的结核病。

耐药结核病化疗方案的制定必须以实验室提供的药物敏感试验的结果为基础，或地区耐药监测资料为依据，同时必须了解患者既往的治疗经过和用药状况，才可准确选择二线药，在未获得药敏结果前，均以患者的既往用药史或地区耐药资料作为选择药物和确定方案的依据，获得药敏结果后进行调整。

对于耐 INH、RFP 两种或两种以上药物的肺结核主张每日用药，疗程延长至 21 个月。世界卫生组织推荐一线和二线药物可以混合用于治疗多耐药结核病（MDR-TB）。一线药物中除 INH 和 RFP 已耐药外，仍可根据药敏情况选用。MDR-TB 主要用二线药物治疗，包括：①氨基糖苷类：阿米卡星和卷曲霉素等。②硫胺类：丙硫异烟胺、乙硫异烟胺等。③氟喹诺酮：氧氟沙星和左氧氟沙星。④环丝胺酸：对神经系统损害大，应用范围受限制。⑤对氨基水杨酸钠：为抑菌药物，可预防其他药物产生耐药性。⑥利福布汀：耐 RFP 菌株部分对其敏感。⑦异烟肼对氨基水杨酸盐：耐 INH 菌株中部分对其敏感。

未获得（或缺乏）药敏试验结果而临床考虑 MDR-TB 时，可使用方案为强化期 AMK（或 CPM）+TH+PZA+OFLX 联合，巩固期 TH+OFLX 联合，强化期至少 3 个月，巩固期至少 18 个月，总疗程超过 21 个月。获得药敏试验结果后，可在上述方案基础上酌情调整，保证 3 种以上敏感药物。对病变范围局限，化疗 4 个月痰菌不阴转，或只对 2~3 种效果较差的药物敏感，有手术适应证者应手术治疗。

4. 固定剂量复合剂　为了使治疗规范化，提高患者的依从性和规律用药率，常将 2~3 种抗结核药物合并为 1 片或 1 个胶囊，制成复合剂，其疗效及不良反应与散装药相同。目前有卫非特（RIFATER，INH+RFP+PZA）和卫非宁（RIFINAH，INH+RFP），化疗方案为 2RIFATER/4RIFINAH。

5.注意事项 临床治疗方案的制定应注意个体化。肺外结核参照肺结核方案治疗，骨关节结核、结核性脑膜炎等疗程较其延长。化疗时应密切观察治疗反应和病情、痰菌变化。定期复查肝、肾功能，尤其有肝病史或 HBV、HCV 感染者应根据肝功能情况，适时调整治疗方案。

（二）对症治疗

由于结核病是慢性、全身性疾病，因此合理的营养（选用富含蛋白质和维生素的食物）、适当的休息仍然是治疗的基础。对高热、咯血、胸痛、失眠及盗汗者，给予相应处理。急性粟粒型肺结核合并浆膜渗出伴严重毒血症状者，在有效抗结核治疗的同时，糖皮质激素有助于改善症状，促进渗出液吸收，减少粘连。

（三）手术治疗

手术指征：经正规抗结核治疗 9~12 个月，痰菌仍阳性的干酪病灶、厚壁空洞；单侧肺毁损、支气管结核管腔狭窄伴远端不张或肺化脓症；慢性结核性脓胸、支气管胸膜瘘内科治疗无效；反复多量咯血不能控制等。

（四）潜伏性结核的预防性治疗

潜伏性结核感染活动或者再活动，是活动性结核流行的重要来源。目前在需要应用 TNF-α 等炎症因子或其受体的拮抗剂以治疗炎症性疾病时，需要予以排除是否存在结核潜伏性感染，对拟使用生物制剂的 LTBI 者需采取预防性治疗。

（五）中医辨证治疗

中医治疗当以补虚培元和抗痨杀虫为基本原则，如《医学正传·劳极》所云："一则杀其虫，以绝其根本，一则补其虚，以复其真元。"补虚培元重点在肺，兼顾脾肾，并注意脏腑整体关系。治法应根据"主乎阴虚"的病理特点，以滋阴为主，火旺者兼以降火，若合并气虚、阳虚者，则当同时兼顾。杀虫主要是针对病因治疗。

1.肺阴亏虚
临床表现：干咳，咳声短促，少痰或痰中有时带血，如丝如点，色鲜红，兼午后手足心热，皮肤干灼，或少量盗汗，口干咽燥，胸闷隐痛。舌质红，苔薄少津，脉细或兼数。
治法：滋阴润肺，清热杀虫。
代表方药：月华丸加减。

2.阴虚火旺
临床表现：咳呛气急，痰少质黏，或咯痰黄稠量多，或时时咯血，血色鲜红，午后潮热，或骨蒸，盗汗量多，或五心烦热，颧红，口渴，心烦失眠，急躁易怒，胸胁掣痛，或男子梦遗，女子月经不调，形体日渐消瘦。舌质红绛而干，苔薄黄或剥，脉细数。
治法：补益肺肾，滋阴降火。
代表方药：百合固金汤合秦艽鳖甲散加减。

3.气阴耗伤
临床表现：咳嗽无力，气短声低，痰中偶夹有血，血色淡红，午后潮热，热势不高，面色㿠白，颧红，少量盗汗或自汗，神疲倦怠，食欲不振。舌质嫩红，边有齿印，苔薄，脉细弱而数。
治法：养阴润肺，益气健脾。

代表方药：保真汤加减。

4.阴阳两虚

临床表现：咳逆喘息少气，咳痰色白，或夹血丝，血色暗淡，形体羸弱，劳热骨蒸，面浮肢肿，兼潮热，形寒，自汗，盗汗，声嘶失音，心慌，唇紫，肢冷，五更泻，口舌生糜，男子滑精、阳痿，女子经少、经闭。舌光质红少津，或舌质淡体胖，边有齿痕，脉细而数，或虚大无力。

治法：滋阴补阳，培元固本。

代表方药：补天大造丸加减。

十一、预防

（一）控制传染源

加强本病防治知识宣传。早发现、早诊断、早治疗痰菌阳性肺结核患者。直接督导下短程化疗（DOTS）是控制本病的关键。

（二）切断传播途径

管理好患者的痰液。用2%煤酚皂或1%甲醛（2小时）消毒，污染物阳光曝晒。

（三）保护易感人群

1.卡介苗接种　新生儿出生时接种卡介苗后可获得免疫力，但不提倡复种。

2.药物预防　对儿童、青少年、HIV感染者、AIDS患者、密切接触高感染环境者及合并糖尿病、尘肺病、慢性营养不良者等，有感染结核杆菌好发因素，而PPD试验反应≥15mm或γ-干扰素释放试验呈阳性反应者，应酌情预防用药。如每日INH 300mg，儿童每日5~10mg/kg，顿服，疗程6~12个月。疑耐INH结核杆菌感染可用OFLX和EMB（或PAZ）预防。

第十四节　败血症

一、概述

败血症（septicemia）是病原菌（包括致病菌和机会致病菌）侵入血液循环，持续存在和生长繁殖，产生大量毒素，并诱生多种炎症介质，引起的感染性全身炎症反应综合征（SIRS）。若病原微生物进入血液循环后迅速被人体免疫功能所清除，未引起明显的毒血症表现称为菌血症。若病原菌与机体防御系统之间失去平衡，则菌血症可发展为败血症。败血症和菌血症统称为血流感染。败血症是严重的血流感染，在菌血症基础上出现毒血症即为败血症。当败血症患者存在原发性（迁徙性）化脓性病灶，称为脓毒败血症。

1991年，美国胸科医师学会（ACCP）和危重症监护医学学会（SCCM）首次提出SIRS概念，临床上有下列2项或2项以上表现：①体温＞38℃或＜36℃。②心率＞90次/分钟。③呼吸急促，呼吸频率＞20次/分钟；或通气过度，$PaCO_2$＜4.27 kPa（32mmHg）。④白细胞计数＞12×10^9/L或＜4×10^9/L；或白细胞计数虽正常，但中性杆状核粒细胞（未成熟中性粒细胞）＞10%等。引起SIRS的原因除病原微生物感染之外，还有机械性创伤、大面积烧伤、急性胰腺炎、恶性肿瘤等多种非感染因素。其中由感染（明确的或可疑的）引起的 SIRS 也被称为脓毒症。现有倾向以脓毒症取代败血症，但从感染性疾病病原学和感染性疾病发生、发展及转归的全过程角度出发，菌血症、毒血症、败血症和脓毒败血症的概念较脓毒症更为全面。

败血症过程中大量炎症介质激活与释放，引起寒战、发热、呼吸急促、心动过速、皮疹、瘀点、出血、淋巴结肿大、肝脾肿大和白细胞数增高等临床表现。败血症导致组织灌流不足或器官功能障碍，引起感染性休克，或出现一个以上器官功能衰竭者称为严重败血症。严重败血症可以发生急性呼吸窘迫综合征（ARDS）、弥散性血管内凝血（DIC）、多器官功能障碍综合征（MODS），甚至多器官功能衰竭（MOF）等严重并发症。

根据败血症发病及临床表现的不同，可归属中医学"温毒""暑湿""湿温"等范畴。

二、病原学

引起败血症的病原微生物通常是细菌、真菌或分枝杆菌等，支原体、衣原体、病毒等感染也可有败血症过程。在某些传染病病程中，也可有败血症期或败血症型，如鼠疫、炭疽、伤寒、副伤寒、流行性脑脊髓膜炎、钩端螺旋体病等。

1. 革兰阳性球菌 主要是葡萄球菌、肠球菌和链球菌。以金黄色葡萄球菌最为常见，尤其是耐甲氧西林金葡菌、耐万古霉素金葡菌、耐药凝固酶阴性葡萄球菌等。

2. 革兰阴性杆菌 常见的是肠杆菌科细菌，如埃希菌属、克雷伯菌属、肠杆菌属；流感嗜血杆菌；非发酵革兰阴性菌如假单胞菌属、不动杆菌属、产碱杆菌属等。近年来产超广谱 β-内酰胺酶；多重耐药，即对在抗菌谱范围内的 3 类或 3 类以上抗菌药物不敏感；泛耐药，即除 1~2 类抗菌药物主要指多黏菌素和替加环素外，几乎对所有类别抗菌药物不敏感；全耐药，即对目前临床应用的所有类别抗菌药物中的所有品种均不敏感，革兰阴性菌的检出率呈逐年增长趋势。最常见的肠杆菌科细菌为大肠埃希菌和肺炎克雷伯菌，其他常见细菌有鲍曼不动杆菌、铜绿假单胞菌、阴沟肠杆菌和嗜麦芽窄食单胞菌等。

3. 厌氧菌 主要有脆弱类杆菌、梭状芽孢杆菌属、厌氧性消化链球菌、梭状芽孢杆菌属、产气荚膜杆菌等。

4. 真菌 以白色假丝酵母菌所致为主，热带假丝酵母菌、毛霉菌等也可引起败血症。肝脏、肾脏等器官移植后，及恶性肿瘤患者可发生曲菌、隐球菌或马尔尼非青霉菌败血症。

5. 其他细菌 单核细胞增多性李斯特菌、聚团肠杆菌、沙雷菌等致病力低的细菌所致败血症也有报道。偶可发生分枝杆菌败血症。

6. 复数菌感染 近年来，需氧菌与厌氧菌、革兰阴性与革兰阳性菌，以及细菌与真菌等多种病原菌混合感染病例也逐渐增加。在同一血标本或 3 日内从同一患者不同血标本培养分离出两种或两种以上病原菌，称为复数菌败血症。

三、发病机制与病理

（一）西医发病机制与病理

1. 发病机制 病原菌经多种途径进入血液循环后是否引起败血症，取决于人体的免疫功能和细菌种类、数量及其毒力等多种因素。

（1）人体因素 健康者病原菌即使入侵血流后，常表现为短暂菌血症，细菌可被防御、杀菌系统迅速消灭。机体免疫功能缺陷或降低是发生败血症的高危因素，如老年患者黏附于呼吸道、消化道、泌尿生殖道等处黏膜上皮细胞的定植菌，可因屏障功能不足而进入血液循环发生败血症。皮肤外伤、针刺、搔抓、蚊虫叮咬、动物咬伤等，导致皮肤组织屏障结构破坏，是革兰阳性细菌败血症的主要诱因。各种原因引起的中性粒细胞缺乏，尤其是中性粒细胞低于 0.5×10^9 /L 时败血症的发生率显著增高，常见于急性白血病、骨髓移植后等患者。细胞毒药物、放射治疗、广谱抗菌药物、肾上腺皮质激素及免疫抑制剂的广泛应用，可导致机体免疫防御功能破坏或菌群失调而诱发败血症。肝脏、肾脏移植以及重要器官大手术，气管插管、气管切开，静脉导管，内镜检查、插管造影等，均可破坏机械防御屏障，有利于病原菌入侵。在严重外伤、烧伤、糖尿病、结缔组织病、肝硬化、尿毒症、慢性阻塞性肺疾病等也是败血症的诱因。存在两种或两种以上诱因，则发生败血症的危险性明显增加。

静脉置管、内引流装置或安装起搏器等所引起的葡萄球菌败血症在医院感染败血症中占重要地位，留置导管 72 小时以上即可发生静脉炎，进而诱发导管相关性败血症。留置静脉导管可诱发革兰阴性菌败血症；留置导尿管常诱发大肠埃希菌、铜绿假单胞菌、肺炎克雷伯菌败血症。

（2）病原菌因素　革兰阳性菌生长过程中分泌外毒素等蛋白质对机体靶细胞起毒性作用。金黄色葡萄球菌可产生释放多种酶和外毒素，其中主要是血浆凝固酶、α–溶血素、杀白细胞素、肠毒素（A 型、B 型、C 型、D 型、E 型，以 A 型多见）、剥脱性毒素、红疹毒素等，可导致严重毒血症状。肠毒素与中毒性休克综合征（TSS）的发生有关。革兰阴性杆菌产生的内毒素可损伤心肌及血管内皮细胞，激活补体、激肽系统、凝血与纤溶系统、ACTH/ 内啡肽系统等，并可激活各种血细胞和内皮细胞。产生 TNF-a、IL-1、IL-8 等细胞因子，以及炎症介质、心血管调节肽等，导致微循环障碍、感染性休克、弥散性血管内凝血或多器官功能衰竭。铜绿假单胞菌可产生蛋白酶、磷脂酶 C 及外毒素 A 等多种物质，外毒素 A 是一种很强的蛋白合成抑制物，可导致组织坏死；外毒素 A 与弹性蛋白酶同时存在时其毒力明显增强。肺炎球菌致病主要依赖其荚膜抗吞噬作用，也可与其产生的溶血素及神经氨酸酶有关。肺炎克雷伯菌等也有荚膜，有拮抗吞噬和体液中杀菌物质的作用。

2. 病理　病原菌毒素可引发全身组织和细胞变性，出现水肿、脂肪变性和坏死。毛细血管损伤造成皮肤和黏膜瘀点、瘀斑及皮疹。细菌随血流至全身引起迁徙性脓肿，多见于肺、肝、肾及皮下组织等。可并发心内膜炎、脑膜炎、骨髓炎等。单核–巨噬细胞增生活跃，肝、脾均可肿大。

（二）中医病因病机

本病为感受暑、湿、火热等六淫之邪，或感受体外毒邪，或肌表疮痈疔肿之毒邪，在人体正气虚弱或药物误治损伤人体正气的情况下，循经脉侵入人体脏腑而发生。《素问·评热病论》曰："邪之所凑，其气必虚。""邪"是外因，"虚"是内因，外因通过内因起变化作用而致病。初起邪气犯表，正气奋起抗邪，正盛邪却，人体得安；若正不胜邪，毒不外泄，循经内陷入里，客于营血，内传脏腑而引起全身性危险证候。毒邪偏盛，走散入血，内攻脏腑，常见热毒炽盛，气营两燔，甚则动血，伤及心神；或湿热蕴结，缠绵不去，久之耗阴伤阳。毒邪暴烈或迁延不去，伤津耗液，阴血受损；或耗气伤阳，阳气外脱，危及生命。

四、临床表现

（一）败血症共同表现

1. 毒血症状　常有寒战，高热，多为弛张热或间歇热型，少数为稽留热、不规则热或双峰热，伴全身不适、头痛、肌肉及关节疼痛、软弱无力，脉搏、呼吸加快。约 30% 的脓毒症有明显的胃肠道症状，如恶心、呕吐、腹胀、腹痛、腹泻等。严重时可出现中毒性脑病、中毒性心肌炎、肠麻痹、感染性休克及弥散性血管内凝血等。

2. 皮疹 以瘀点最常见，多分布于躯干、四肢、口腔黏膜及眼结膜等处，数量少。球菌所致瘀斑可融合成片，中心坏死性皮疹可见于铜绿假单胞菌败血症。

3. 关节损害 多见于革兰阳性球菌和产碱杆菌败血症。主要表现为膝关节等大关节红肿、疼痛、活动受限，少数有关节腔积液或积脓。

4. 肝脾肿大 多见于轻度肿大，并发中毒性肝炎或肝脓肿时肝脏可显著肿大，伴压痛、叩击痛，也可有黄疸等肝功能损害表现。

5. 原发感染灶 原发感染病灶多为毛囊炎、痈或脓肿等，皮肤烧伤，压疮，呼吸道、泌尿系、胆道、消化道、生殖系统感染，以及开放性创伤感染等。

6. 迁徙性病灶 多见于病程较长的革兰阳性球菌败血症和厌氧菌败血症。自第 2 周起，可不断出现转移性脓肿。常见转移性病灶有皮下脓肿、肺脓肿、肝脓肿、骨髓炎、化脓性关节炎及心包炎等。少数可发生急性或亚急性感染性心内膜炎。

（二）常见败血症临床特点

1. 革兰阳性球菌败血症 以严重痈、急性蜂窝织炎、骨与关节化脓症及大面积烧伤时多见，具有发病急、寒战、高热，呈弛张热或稽留热型特点；多形性皮疹、脓点常见，也可有脓疱疹；25% 病例伴大关节红肿疼痛；迁徙性病灶常见于腰背、四肢，以及肺炎、肺脓肿、肝脓肿；心脏瓣膜病或其他基础病的老年人和静脉药瘾者容易并发心内膜炎；感染性休克较少见。

2. 革兰阴性杆菌败血症 患者病前多有严重基础疾病或有影响免疫功能的药物干预，一般情况常较差。原发感染包括肺部炎症、泌尿系感染及胆道感染等。中毒症状明显，可出现心动过速、血管阻力下降、心射血分数降低而发生感染性休克。

3. 厌氧菌败血症 厌氧菌入侵途径以胃肠道及女性生殖道为主，其次为压疮溃疡与坏疽。常表现为发热，体温高于 38℃；约 30% 可发生感染性休克或弥散性血管内凝血；可出现黄、脓毒性血栓性静脉炎及转移性化脓病灶。

4. 真菌败血症 常见于老年、体弱久病者。临床表现与革兰阴性细菌败血症相似，病情严重，可有寒战、发热、出汗、肝脾肿大等。

五、实验室检查

（一）一般检查

外周血白细胞增高，多为（10~30）× 10^9 /L，中性粒细胞比例增高，可有明显核左移及细胞内中毒颗粒。机体免疫反应差以及少数革兰阴性菌败血症白细胞数可正常或降低，但中性粒细胞数增高。并发弥散性血管内凝血时血小板计数进行性减少。尿中可见蛋白或少量管型。

（二）病原学检查

1. 血培养 是诊断败血症最重要的依据，抗菌药物应用前、寒战、高热时不同部位采集血标本，多次送检，每次采血量 5~10mL，可提高培养阳性率。尽可能同时做需氧菌、厌氧菌和真菌培养。已用抗菌药物者宜在培养基中加入硫酸镁、β – 内酰胺酶或对氨苯甲酸等，以破坏某些抗菌药物，或采用血块培养法。

2. 骨髓培养 骨髓中细菌较多，受抗菌药物影响相对较小，因而骨髓培养阳性率常高于血培养。

3. 体液培养 脓液、胸腔积液、腹水、脑脊液培养，瘀点挤液涂片或培养，均有检出病原菌的机会。分离病原菌后应做药物敏感试验以指导选用抗菌药物。必要时测定最低抑菌浓度（MIC）、最低杀菌浓度（MBC）或血清杀菌试验有重要参考意义。对于生长缓慢的细菌或真菌可进行抗原抗体检测。采用气相色谱法、离子色谱法等病原菌代谢产物，有助于厌氧菌定性诊断。宏基因组测序（mNGS）是近年病原检测的新方法，具有快速、精准诊断的优点。

（三）其他检查

血清降钙素原（PCT）测定对败血症早期诊断有参考意义，同时有助于评估败血症患者抗生素的疗效和缩短其使用疗程。鲎试验（LLT）阳性可提示血清中存在内毒素，有助于诊断革兰阴性杆菌败血症。病程中如出现心、肝、肾等器官损害，发生感染性休克、弥散性血管内凝血时应做相关检查。骨髓炎或化脓性关节炎多在发病 2 周后 X 线检查可发现相应病变。可酌情进行超声、计算机断层扫描（CT）、磁共振成像（MRI）、超声心动图及心电图等检查。

六、诊断与鉴别诊断

（一）诊断依据

急性高热，白细胞及中性粒细胞明显增高，不限于某一系统感染时均应考虑败血症的可能性。新近出现的皮肤、黏膜感染或创伤，或有挤压疮、疖、痈历史，局部症状加重伴高热、寒战及全身中毒症状者；或尿路、胆道、呼吸道或生殖系统感染，经有效抗菌药物治疗不能控制者；或急性高热持续，而化脓性关节炎、骨髓炎、软组织脓肿、皮肤脓点疑为迁徙性感染病灶者；或有严重基础疾病、静脉或动脉放置器械或导管而出现发热（T > 38℃）或低体温（T < 36℃），低血压（收缩压 < 90mmHg）或少尿（< 20mL/h），原有疾病或其他原因不能解释者，均应疑诊为败血症。两次血培养或骨髓培养阳性，并为同一细菌即可确诊为败血症。

（二）鉴别诊断

败血症临床表现较为复杂，演变规律可以不典型，应注意与下列疾病相鉴别：成人 still's 病、伤寒、粟粒型结核病等。

1. 成人 still's 病 为变态反应性疾病，发热、皮疹、关节痛、咽痛、淋巴结及肝脾肿大，白细胞和中性粒细胞增高等，与败血症表现相似。但不同于败血症的是：①高热，病程可达数周或数月，毒血症状不明显，可有缓解期。②皮疹短暂，反复出现。③多次血及骨髓培养均无细菌生长。④抗菌药物按败血症治疗无效，而肾上腺皮质激素或非甾体药物，如吲哚美辛可使症状缓解。

2. 伤寒 发热、脾大、白细胞数不高等，与革兰阴性杆菌败血症相似。但伤寒多无寒战，常有相对缓脉、反应迟钝、表情淡漠、嗜酸性粒细胞减少等。确诊有待于病原菌分离。

3. 粟粒型结核病 败血症伴明显呼吸道症状时应与粟粒型结核病相鉴别。粟粒型结核病常有结核病史或家族史，毒血症状较轻，高热不规则、盗汗、潮热、咳嗽等。胸片可见肺部均匀分布的粟粒状病灶，但早期常阴性，重复胸片检查可获阳性结果。

4. 其他 酌情与病毒感染、风湿病、系统性红斑狼疮及淋巴瘤等疾病相鉴别。

七、预后

本病预后因免疫状态、病原菌种类、有无并发症而异。病死率为 30%~40%，肺炎链球菌、溶血性链球菌败血症预后相对较好，肠球菌败血症病死率为 15%~35%，革兰阴性菌败血症病死率约 40%，医院感染败血症、真菌败血症病死率为 40%~80%。年龄过大、过小，存在血液病、恶性肿瘤等基础上发生的败血症，以及并发昏迷、感染性休克、心内膜炎、弥散性血管内凝血等患者预后极差。

八、治疗

（一）西医治疗

1. 病原治疗

（1）治疗原则　败血症病原治疗应个体化，重视药代动力学、药效学，确保用药安全有效。根据药物敏感试验选择抗菌药物。在未获得病原学资料前可行经验性抗菌治疗，严重病例采用降阶梯治疗。病原治疗需合理使用抗菌药物，预防耐药性发生，发现耐药情况时，对耐药菌进行针对性治疗。

经验性治疗是根据患者年龄、原发疾病性质、免疫状态、可能的入侵途径等推测病原菌种类，结合当地病原菌耐药流行状况，针对性选用抗菌药物治疗。原发感染在肺部多为肺炎链球菌或流感杆菌等所致，可选用青霉素，或半合成青霉素或第一代头孢菌素等；原发感染在膈肌以下多为革兰阴性细菌所致，可选用第三代头孢菌素等 β－内酰胺类（或联合氨基糖苷类）抗菌药物；免疫低下或存在严重基础疾病的败血症多为革兰阴性细菌所致，可采用第三代头孢菌素或广谱碳青霉烯类抗生素治疗等。

降阶梯治疗使用于危及生命的严重病例，以迅速控制病原菌。对于细菌学未明的严重败血症经验性应用疗效好的抗菌药物，即在治疗初期使用广谱强效抗生素，迅速控制感染，用药 48~72 小时后，患者临床症状改善，或在获得致病菌后根据药物敏感试验调整治疗方案，或改用窄谱抗菌药物。降阶梯治疗的核心是发挥碳青霉烯类、糖肽类等抗菌活性强和（或）抗菌谱广的优势。缺点是易致二重感染、菌群失调，引发铜绿假单胞菌耐药，诱导耐碳青霉烯类菌株。为了避免上述缺点，选用碳青霉烯类应定位在重症患者，且用药果断，停药及时。

败血症也常采用抗菌药物联合治疗。联合用药是希望获得"相加"或"协同"作用，增强疗效，但也可导致菌群失调而增加治疗困难。败血症早期或病原菌未明前一般采用两种抗菌药物联合应用，病情好转后单用一种敏感的抗菌药物可以达到有效治疗时，避免不必要的联合应用。

（2）常见败血症病原治疗

1）革兰阳性球菌败血症　社区获得革兰阳性菌败血症多为不产青霉素的金葡菌，或 A 组溶血性链球菌所致，可选用普通青霉素或半合成青霉素如苯唑西林等，或第一代头孢菌素如头孢噻吩或头孢唑林等。B 组溶血性链球菌败血症宜选用第一代头孢菌素，或与氨基糖苷类抗菌药物联合。医院感染葡萄球菌败血症 90% 以上为 MRSA 所致，多数凝固酶阴性葡萄球菌呈多重耐药性，因此葡萄球菌败血症可选用多肽类抗菌药物如万古霉素或去甲万古霉素，或替考拉林，或噁唑烷酮类药物如利奈唑胺，或与利福霉素类抗菌药物如利福平联合应用。屎肠球菌脓毒症可用半合成青霉素类如氨苄西林联合氨基糖苷类，或万古霉素；或半合成青霉素类与链阳菌素如奎奴普丁（达福普汀）联合应用，但链阳菌素对类肠球菌无效。

2）革兰阴性杆菌败血症 多数革兰阴性菌耐药性突出，常采用联合治疗，如 β – 内酰胺类联合氨基糖苷类抗菌药物，或 β – 内酰胺类联合氨基糖苷类与利福平，或亚胺培南联合喹诺酮与氨基糖苷类等。参考方案：①大肠埃希菌、克雷伯菌、肠杆菌败血症可用第三代头孢菌素类如头孢噻肟、头孢曲松，或第四代头孢菌素如头孢吡肟等。②铜绿假单胞菌败血症可用第三代头孢菌素类，如头孢哌酮或头孢他啶，或亚胺培南（西司他丁），或美罗培南，或比阿培南，或氟喹诺酮类药物如环丙沙星等。③不动杆菌败血症可选用氨基糖苷类，如阿米卡星联合第三代头孢菌素类，或酶抑制剂如氨苄西林（舒巴坦）联合妥布霉素，或头孢哌酮（舒巴坦），或多肽类药物如多黏菌素。产金属 β – 内酰胺酶 –1（NDM–1）细菌败血症可用米诺环素衍生物如替加环素，或多黏菌素，或磷霉素类联合氨基糖苷类如异帕米星或阿贝卡星等。

3）厌氧菌败血症 可用化学合成类药物，如替硝唑或奥硝唑等。半合成头霉素类头孢西丁、头孢替坦，或亚胺培南（西司他丁），或 β 内胺酶类（β 内酰胺酶）抑制等，对常见脆弱杆菌属均敏感。因需氧菌常与兼性厌氧菌混合感染，故应同时对需氧菌进行有效抗菌治疗。

4）真菌败血症 可选用三唑类如氟康唑、伊曲康唑、伏立康唑，或多烯类如两性霉素 B，或棘白菌素类如卡泊芬净、米卡芬净等。两性霉素 B 抗真菌作用强大，但毒性反应较大，必要时可用两性霉素脂质体。

（3）剂量与疗程 败血症用抗菌药物的剂量（按体重或体表面积计算）可达治疗量的高限，一般是静脉用药。疗程为 2 周左右，如有原发或转移性感染病灶者适当延长，常用至体温正常及感染症状、体征消失后 5~10 天。合并感染性心内膜炎者疗程为 4~6 周。

2. 一般治疗与对症处理 患者卧床休息。加强营养支持，补充多种维生素。注意口腔卫生，预防假丝酵母菌口腔炎。严重者定时翻身，以防继发性肺炎与压疮。高热时物理降温。维持机体内环境的平衡与稳定，包括维持水、电解质、酸碱、能量和氮平衡。维护心、脑、肾、肺等重要器官的功能。

3. 去除感染病灶 积极控制或去除原发与转移性感染病灶，包括胸腔、腹腔或心包腔等脓液的引流，清创、组织结构矫正等，胆道或泌尿系梗阻者及时手术治疗。对导管相关性败血症，应及早去除或更换感染性导管等。这些对于及时有效控制败血症非常必要。

（二）中医辨证治疗

1. 邪气犯表
临床表现：发热，或有恶寒，头痛，关节肌肉酸痛，脉浮或数。
治法：解表祛邪。
代表方药：银翘散加减。

2. 热灼气营
临床表现：发热或高热，口渴饮冷，烦躁不安，斑疹隐隐，脉洪数或数。
治法：清热解毒，气营两清。
代表方药：清瘟败毒饮加减。

3. 热入营血
临床表现：发热不恶寒，朝轻暮重，斑疹，甚至神昏谵语，舌质红绛，脉数。
治法：清营凉血。
代表方药：犀角地黄汤加减。

4. 湿热蕴毒

临床表现：发热，热势缠绵起伏，汗出而热不退，纳呆脘痞，头身困重，舌苔白腻或黄腻，脉濡缓或濡数。

治法：化湿清热。

代表方药：甘露消毒丹加减。

5. 毒灼阴血

临床表现：骨蒸劳热，自汗盗汗，斑疹或有或无，神疲，舌质红绛少津，脉细数或虚大数。

治法：滋阴凉血。

代表方药：大定风珠加减。

6. 阳气外脱

临床表现：神志淡漠，精神萎靡，或意识模糊，四肢厥冷，冷汗淋漓，甚则神昏遗尿，口开目合，脉微欲绝或细弱。

治法：益气回阳固脱。

代表方药：四逆汤或独参汤加减。

九、预防

尽可能避免外伤，创伤者及时消毒处理。积极治疗局部感染。避免挤压疖疮、痈等皮肤感染。减少血管内装置和监护装置使用时间和频率，静脉插管及时更换，注意长期留置导管的操作和保护。合理应用广谱抗菌药物、肾上腺糖皮质激素和免疫抑制剂，并密切观察口腔、消化道、呼吸道及泌尿系等处有无真菌感染。对粒细胞缺乏、免疫缺陷患者严格消毒。必要时可预防性服抗菌药物。隔离治疗耐药菌感染者。掌握创伤性诊治适应证。严格无菌操作，接触患者前后洗手，使用一次性医疗用品等。加强围生期保健工作，产前进行阴道分泌物检查，如培养发现 B 组溶血性链球菌生长应及时治疗，以免新生儿受感染，对于预防败血症有重要意义。

第六章
深部真菌感染

扫一扫，查阅本章数字资源，含PPT、音视频、图片等

第一节　新生隐球菌病

一、概述

新生隐球菌病（cryptococcosis）是由新生隐球菌（cryptococcus neoformans）感染所引起的亚急性或慢性深部真菌病，主要侵犯中枢神经系统和肺，亦可侵犯其他内脏及骨髓、皮肤和黏膜等。近年来，人们对隐球菌感染有了新的认识，认为隐球菌病是全球泛发的侵袭性真菌病。在人群中隐球菌病有一定的发病率和病死率，在免疫抑制患者中（如 HIV 感染者），病死率甚高，如不治疗可达 100%。隐球菌病治疗的成败与患者的免疫状态、感染部位、抗真菌药的毒性和患者的基础疾病有密切关系。

中医学对于新生隐球菌的认识，散见于"头痛""痴呆""痉证""痹证""中风""喘证""肺痿"等病证中。

二、病原学

隐球菌属包含 70 个种和变种，致病菌主要是新生隐球菌和格特隐球菌。隐球菌呈圆形或椭圆形，直径为 4~10μm，外周围绕着一层宽厚的多糖荚膜，为主要的毒力因子。两者的无性繁殖体均为无菌丝的单芽孢酵母样菌。根据荚膜多糖抗原特异性的差异将其分为 A、B、C、D、AD 五种血清型，其中 AD 血清型菌株是 A 血清型和 D 血清型菌株的杂合子。A 型、D 型和 AD 型属于新生隐球菌，B 型和 C 型属于格特隐球菌。

三、流行病学

（一）传染源

新生隐球菌可从鸽粪、土壤、桉树、水果、蔬菜，以及健康人皮肤、黏膜和粪便中分离出来。在干燥鸽粪中新生隐球菌可存活数年之久，是人类致病的重要来源。

（二）传播途径

新生隐球菌主要经呼吸道侵入人体，进而血行播散至脑、骨骼和皮肤等处发病，也可经由皮肤黏膜破损处或消化道侵入。

（三）易感人群

人群存在一定的免疫力，感染新生隐球菌后并不致病。长期大量应用抗生素、免疫抑制剂、抗肿瘤药物，以及接受器官移植和白血病、淋巴肉瘤、系统性红斑狼疮、结核病、糖尿病等患者为该病的主要易感人群。

（四）流行特征

新生隐球菌血清 A 型在全球范围内均呈优势分布，高度散发，本病为艾滋病患者常见的机会性感染之一，也是导致患者死亡的重要原因。

四、发病机制与病理

（一）西医发病机制与病理

1. 发病机制 隐球菌感染途径包括吸入环境中的隐球菌孢子、创伤性皮肤接种、摄入带菌食物等。隐球菌孢子进入肺泡后，被肺泡巨噬细胞吞噬，可诱发 T 辅助 1 型（Th_1）细胞应答，产生肉芽肿性炎。此外，在抗原作用下，$CD4^+$ 和 $CD8^+T$ 淋巴细胞聚集于肺部，产生各种细胞因子，吸引免疫效应细胞如中性粒细胞、单核细胞等到达感染部位。有效的免疫应答可以清除进入肺泡的隐球菌孢子，或使休眠期的隐球菌孢子聚集在肺部淋巴结中，而隐球菌抗原能够抑制或下调体液和细胞免疫反应。在肺部环境中隐球菌可迅速合成荚膜，使肺泡巨噬细胞对它的摄取、吞噬能力削弱。

肺隐球菌感染的自然演变取决于宿主的免疫状态。免疫健全宿主的疾病多呈局限性和自限性，而免疫低下宿主常为进行性和播散性。一般认为感染为早年获得，免疫低下宿主发生隐球菌病大多与肺部潜伏感染的重新活动有关，未及时治疗或严重免疫抑制者则可以经血流播散至任何器官和系统。

2. 病理 中枢神经系统隐球菌病易累及脑膜，也可同时累及脑实质（如脑叶、间脑、脑干、小脑等），可致弥散性损害或局限性损害。弥散性损害以渗出性炎症为主，菌量较多，可致脑组织充血、水肿，脑组织局部缺血、软化，病变常见于脑基底节、丘脑和大脑皮质区。此外，还可形成颅内肉芽肿、脑积水。局限性损害主要表现为脑膜、脑实质肉芽肿，少数为囊肿、脓肿或软化灶。

肺隐球菌病常可以表现为孤立性肉芽肿型、粟粒性肉芽肿型及肺炎型，后两型可累及多个肺叶。肉芽肿早期肉眼可见黄白色或粉红色胶状半透明物质，病灶内有较多炎性细胞浸润；晚期则为大小不等的肉芽肿，病灶内可见干酪样坏死和小空洞，不形成钙化，周围无明显包膜。

（二）中医病因病机

中医学认为，风热病邪从口鼻而入，肺居高位，首当其冲，正气亏虚之人，病初或见肺卫失宣证候。若表邪不解，逆传心包，则见神昏、谵妄等。在疾病演变过程中，如邪热壅肺，则可出现痰热喘急；热入血络，则外发红疹，甚则溃破形成疮疡。疾病后期，表现为痰瘀闭阻，阴虚火旺，肺肾亏虚，甚则阴阳离决之象。

五、临床表现

潜伏期多为数周至数年不等。

隐球菌病虽为全身感染，但以中枢神经系统感染最为多见，肺部感染虽也多见，但常因症状不明显而被忽视，其他部位感染则较少见。

（一）中枢神经系统隐球菌病

以隐球菌脑膜炎最为常见，一般起病隐匿，表现为慢性或亚急性过程，起病前可有上呼吸道感染史。少数患者急性起病，多为免疫抑制或免疫缺陷患者，病死率高。

通常头痛是最早或唯一的症状，初起为间歇性，以后为持续并进行性加重，后期头痛剧烈。头痛以前额、颞区为显，是脑膜受累的重要表现。多伴有发热，体温一般在38℃，部分可达40℃。在病程中、后期部分患者可出现视物模糊、畏光、视力下降，可能与隐球菌直接侵犯视神经通道及慢性颅内压升高有关，眼底检查可见明显视乳头水肿、视网膜渗出，查体可发现脑膜刺激征阳性。当病灶累及听神经、面神经和动眼神经时，可出现听力下降或丧失及其他相应症状。脑室系统梗阻则出现脑积水。少数患者表现出精神症状，如烦躁不安、性格改变、记忆减退、意识模糊和痫性发作，系脑实质受累。

（二）肺隐球菌病

肺隐球菌病常与中枢神经系统感染共存，亦可单独发生。症状轻重不一，根据临床表现可分为三类：①无症状型：多见于免疫功能正常者，大多数病例是在影像学检查时偶然发现。②慢性型：临床上最常见，隐匿性起病，表现为咳嗽、咳少量黏液痰或血痰、发热、盗汗、气促、全身乏力、咯血和胸痛等。③急性型：多见于免疫抑制尤其是艾滋病患者，临床表现为严重急性下呼吸道感染，有高热、呼吸困难等症状，伴有明显的低氧血症，可发展为急性呼吸衰竭。

（三）皮肤隐球菌病

根据隐球菌的来源，可分为原发和继发两种。一般来说，原发性皮肤隐球菌感染的患者没有全身症状，继发性皮肤感染的患者常并发高热、头痛和脑膜刺激征等临床表现。皮肤隐球菌感染的皮损多种多样，最常见的为传染性软疣样带有脐凹的损害，还可表现为溃疡、结节、脓疱、红斑、坏死，以及蜂窝织炎等多种损害。

（四）骨和关节隐球菌病

大多为全身感染的一部分，很少单独发生。患处肿痛，可有瘘管形成，排出蛋白样脓液。

（五）其他

肾、肾上腺、肝、脾、淋巴结、肌肉、胰腺、前列腺等的隐球菌病也常为全身感染的一部分，均较少见。

六、并发症

中枢神经系统隐球菌病可并发脑积水、听力及视力下降或丧失、癫痫发作、性格改变和痴呆等。部分艾滋病患者发生肺隐球菌病常呈暴发性经过，可并发急性呼吸窘迫综合征。胸椎和腰椎的隐球菌病可致截瘫。

七、实验室检查及其他检查

（一）血液学检查

白细胞计数和分类、血小板计数一般在正常范围；部分患者可出现淋巴细胞比例增高，轻至中度贫血；血沉可正常或轻度增快。艾滋病患者白细胞计数降低，不同程度的贫血，T淋巴细胞绝对计数降低，CD4+T淋巴细胞计数也降低，CD4+/CD8+ 小于1。

（二）脑脊液检查

大多数中枢神经系统隐球菌病患者的脑脊液压力明显增高，一般为200~600mmH$_2$O（1.96~5.4 kPa）。外观透明或微浑；细胞数轻至中度增多，半数在（100~500）×10^6/L，以淋巴细胞为主，在疾病早期也可以中性粒细胞为主；蛋白含量呈轻度或中度增高；糖含量显著下降，甚至为零。然而，艾滋病或其他严重免疫功能低下患者并发中枢神经系统隐球菌病时，往往脑脊液常规、生化检查正常或轻度异常。

（三）病原学检查

从脑脊液、经皮肺组织穿刺活检、痰液、皮损分泌物等标本分离到隐球菌对确诊具有重要价值。用墨汁涂片直接镜检，可发现酵母样细胞，形圆、壁厚、围以宽厚的荚膜；作为隐球菌细胞壁的独特成分，多糖荚膜也可通过特殊的染色方法观察，包括黏蛋白卡红、阿利新兰、PAS染色等。隐球菌培养常用沙堡固体培养基，多次采集标本进行培养可提高检出率。

（四）血清学检查

隐球菌抗原乳胶凝集试验（cryptococcal antigen latex agglutination system，CALAS）检测隐球菌荚膜多糖是目前临床上诊断隐球菌感染最重要的方法之一，具有较高的特异性和敏感性。一般来说，隐球菌抗原滴度超过1：4提示有隐球菌感染，滴度越高诊断价值越大。

（五）分子生物学检测

分子生物学检测方法不是隐球菌病的常规诊断方法，但具有高灵敏性和高特异性，目前主要用于隐球菌病的菌种鉴定、分型。检测包括基因测序、PCR以及其他基于PCR的方法。

（六）影像学检查

肺隐球菌病X线检查，以双肺出现单个或多个结节或肿块状的浸润影最多见，边界较清楚，形态不规则；CT影像学表现以孤立性或多发的肺结节或肿块影最常见，也可表现为肺叶或肺段分布的实变影，少数患者可出现弥漫性粟粒结节影。中枢神经系统隐球菌病多数情况下颅脑影像学检查无明显改变，少数情况下头颅CT或MRI检查可表现为与隐球菌相关的病变，如肉芽肿病灶，以及脑水肿、脑积水、脑室扩大、脑膜强化等。

八、诊断与鉴别诊断

（一）诊断

隐球菌病是一种临床疾病谱复杂多变的全身性真菌病，其诊断需依据以下资料综合分析。

1. 流行病学资料 鸽子饲养者及有鸽粪、其他鸟类粪便接触史者，感染隐球菌机会通常较一般人群高出几倍。当患者有慢性消耗性疾病、全身免疫缺陷性疾病、长期使用免疫抑制剂的病史，患隐球菌病的概率明显增高。

2. 临床表现 中枢神经系统隐球菌病主要表现为发热、恶心、呕吐、渐进性头痛、脑膜刺激征阳性，严重时可有意识障碍、抽搐、病理反射阳性等表现。肺隐球菌病主要表现为咳嗽、咳痰、发热、胸痛、咯血、乏力、盗汗等。皮肤隐球菌病主要表现为带有脐凹的丘疹、溃疡、结节、坏死等。

3. 实验室检查 脑脊液真菌涂片、培养和隐球菌乳胶凝集试验结果的任一个阳性，都可以确诊隐球菌中枢神经系统感染。经皮肺组织穿刺活检标本真菌涂片、培养阳性对肺隐球菌感染有确诊意义；取自痰、咽拭子或支气管肺灌洗液的标本涂片或培养阳性，以及血清隐球菌荚膜多糖抗原乳胶凝集试验阳性有临床疑似诊断价值。皮肤隐球菌感染的确诊依赖于皮损真菌培养发现隐球菌和（或）皮损的病理发现有荚膜的孢子。

（二）鉴别诊断

中枢神经系统隐球菌病应与结核性脑膜炎、脑膜血管梅毒、神经类肉瘤病等疾病相鉴别。其中，最容易误诊为结核性脑膜炎，两者相比，中枢神经系统隐球菌病颅内压增高更明显，更易损害视神经，脑脊液葡萄糖含量减低更明显，但上述表现并非绝对，鉴别两者最终需要依靠病原学检查明确。肺隐球菌病应与其他病原体肺炎、肺部肿瘤、韦格纳肉芽肿等疾病相鉴别。皮肤隐球菌病应与粉刺、基底细胞瘤和类肉瘤等疾病相鉴别。

九、预后

中枢神经系统隐球菌病最凶险，未经抗真菌药物治疗的患者均会死亡，治疗后仍有 10%~40% 的病死率。部分患者治愈后留有严重的后遗症，包括视力丧失、脑积水、智能减退等。不良预后因素：严重基础疾病或免疫功能异常，如果患者有癌症、艾滋病或器官移植则病情难以控制；发病初期脏器菌荷量大，如脑脊液菌体计数 $\geq 10^5 \sim 10^6$ CFU/mL、墨汁染色强阳性、多糖抗原滴度大于 1 ∶ 1024；颅内压高；处于痴呆或昏迷状态。

十、治疗

隐球菌病的治疗方案遵循个体化原则，根据感染部位和患者免疫防御基础状态的不同而有所不同。

（一）病原治疗

1. 中枢神经系统隐球菌病

（1）HIV 阴性患者 采取分期治疗的方式，初始诱导治疗用两性霉素 B 0.5~1mg/（kg·d）静脉给药，联合氟胞嘧啶 100mg/（kg·d），至少 8 周。之后巩固治疗使用氟康唑 400mg/d，至少 12 周。对于有明显肾脏疾病的患者，可采用两性霉素 B 脂质体来替代两性霉素 B；对于无法耐受氟康唑的患者，可采用伊曲康唑来替代。

（2）HIV 阳性患者 抗真菌治疗的方案主要有以下三种：①两性霉素 B 0.7~1mg/（kg·d）联合氟胞嘧啶 100mg/（kg·d）诱导治疗 2 周，继用氟康唑 400mg/d 治疗至少 10 周，之后氟康唑 200mg/d，终身维持。②两性霉素 B 0.7~1mg/（kg·d）联合氟胞嘧啶 100mg/（kg·d）6~10 周，之后氟康唑 200mg/d，终身维持。③伏立康唑（第 1 个 24 小时给予负荷剂量，每 12 小时给药 1 次，每次 6mg/kg 静脉滴注；之后每 12 小时给药 1 次，每次 4mg/kg 静脉滴注）与两性霉素 B 0.5~0.7mg/（kg·d），加氟胞嘧啶 100~150mg/（kg·d）联合应用 2 周后，停用伏立康唑，继续联合应用两性霉素 B 和氟胞嘧啶 12 周，之后改氟康唑 200mg/d，终身维持。无论采用何种方案，一般患者均需终身氟康唑维持治疗，但若患者持续 6 个月以上 CD4$^+$T 细胞计数＞ 200/μL，可以根据患者的具体情况考虑停止抗真菌治疗。

2. 肺隐球菌病

（1）HIV 阴性患者　在免疫功能正常患者中，无症状者必须严密观察或采用氟康唑 200~400mg/d，治疗 3~6 个月。轻至中度症状、无其他系统累及的患者，采用氟康唑或伊曲康唑 200~400mg/d，治疗 6~12 个月。如果不能应用口服唑类药物，或肺隐球菌病较重或呈进行性加重时，使用两性霉素 B 0.4~0.7mg/（kg·d），总剂量为 1000~2000mg。免疫抑制伴弥散性感染或严重肺炎者治疗同中枢神经系统隐球菌病。

（2）HIV 阳性患者　轻到中度病变患者使用氟康唑或伊曲康唑，首剂 400mg，后改为每次 200mg，2 次 / 日，疗程为 6~12 个月；重症患者或合并中枢感染的患者，应按照中枢神经系统隐球菌病进行治疗。

3. 皮肤隐球菌病

（1）HIV 阴性患者　继发性皮肤隐球菌病感染需要按照中枢神经系统隐球菌病进行治疗。原发性皮肤感染的治疗使用氟康唑 200~400mg/d，疗程 1~3 个月。

（2）HIV 阳性患者　可选用两性霉素 B 联合氟胞嘧啶、氟康唑或伊曲康唑治疗，局部病灶可手术切除后酌情使用抗真菌药。

4. 骨骼隐球菌病　除用两性霉素 B 进行治疗外，尚需进行外科清创术。三唑类药物抗真菌药物在治疗骨骼新生隐球菌病的疗效还需进一步评价。

（二）对症治疗

在 HIV 阴性和阳性的中枢神经系统隐球菌病的患者中，超过 50% 的患者有颅内压增高。降低颅内压的方法：药物治疗，如糖皮质激素、利尿剂、甘露醇等；脑脊液引流，如腰穿间断引流脑脊液、腰椎置管引流、脑室腹腔引流。

（三）手术治疗

对于大于 3cm、容易切除且有压迫症状的脑隐球菌瘤（肉芽肿），可以考虑外科手术治疗。对于肺部病灶局限，而内科治疗效果不佳的患者，可考虑手术治疗。

（四）中医辨证治疗

中医学认为，本病由风热之邪而致，在辨证上，首先要分清病邪属虚属实，其次要分清痰、热、瘀之主次。偏于热者，以清热为主；偏于痰者，以祛痰为主；偏于瘀者，以化瘀为主。至其后期，又当根据其证候辨证施治。

1. 邪袭肺卫

临床表现：发热，微恶风寒，无汗或少汗，头痛，咳嗽，口微渴，苔薄白，舌边尖红，脉浮数。

治法：辛凉解表，宣肺泄热。

代表方药：银翘散加减。

2. 痰热郁肺

临床表现：发热汗出，喘咳气涌，胸部胀痛，痰多黏稠或黄，皮肤红疹或溃破形成疮疡，尿赤便秘，苔黄或腻，脉滑数。甚或喘咳痰多，张口抬肩，端坐不能平卧，面青唇紫，汗出肢冷，二便失禁，脉细欲绝。

治法：清热化痰，降气平喘。

代表方药：桑白皮汤、苏子降气汤加减。

3. 阴虚火旺

临床表现：低热乏力，咳嗽胸痛，咳吐浊痰，其质黏稠，口渴咽燥，形体消瘦，舌红而干，脉虚数。

治法：滋阴清热，润肺生津。

代表方药：清燥救肺汤加减。

4. 痰瘀闭阻

临床表现：头痛昏蒙，胸闷脘痞，呕恶痰涎，甚或头痛剧烈，恶心呕吐，烦躁易怒，或沉默痴呆，项背强直，四肢抽搐，口眼㖞斜，半身不遂等，伴见视物不清，耳鸣耳聋，关节疼痛、屈伸不利，低热或不发热，舌淡紫，苔薄白，脉细涩。

治法：化痰降浊，通络祛瘀。

代表方药：半夏白术天麻汤加减。

十一、预防

免疫功能缺陷者应尽量避免接触含有家禽及家畜排泄物的环境，尤其是有鸽子排泄物的地方。格特隐球菌常存在于桉树中，尽量避免去桉树密度较高的场所以及在周围活动。当艾滋病患者 $CD4^+T$ 淋巴细胞计数 $< 100 /\mu L$ 时，可考虑给予氟康唑预防性抗真菌治疗。

第二节　念珠菌病

一、概述

念珠菌病（candidiasis）是由各种致病性念珠菌（candida）引起的局部或全身急性、亚急性和慢性炎症性疾病。临床表现主要为皮肤、黏膜或内脏器官的原发性或继发性感染，多由白色念珠菌引起。此病好发于免疫功能低下者，大多数为继发感染，是目前发病率最高的深部真菌病。

中医学文献中对本病的记载较早，对本病的最早描述见于《诸病源候论》，称为"鹅口疮""燕口疮"。《备急千金要方》对本病症状做了进一步论述，《外科正宗》详尽描述了本病的症状，并指出其病机与心脾两经之火热有关。本病属中医学"湿温"范畴。

二、病原学

念珠菌广泛存在于自然界中，可寄生在人体皮肤、口腔、消化道和阴道等部位，是人体正常菌群之一，属于机会致病菌。目前已发现三百余种念珠菌，至少有二十余种可致人类疾病，临床上以白色念珠菌最为常见，占念珠菌感染的 50%~70%，致病力也最强。其他如热带念珠菌、克柔念珠菌、光滑念珠菌、高里念珠菌、假热带念珠菌、葡萄牙念珠菌等也可致病。白色念珠菌和热带念珠菌的致病力最强。念珠菌菌体呈卵圆形或圆形，直径 4~6μm，革兰染色阳性，但着色不均匀。在琼脂及沙氏琼脂上生长良好，适宜温度是 25~37℃，以出芽方式繁殖，多数发育生长成假菌丝，少数形成厚膜孢子和真菌丝，其中光滑念珠菌不形成菌丝。

三、流行病学

（一）传染源

念珠菌病患者、带菌者以及被念珠菌感染的食物、水、环境等。

（二）传播途径

1. 内源性 较为多见，念珠菌为人体正常菌群，体内念珠菌在一定条件下大量增殖并侵袭周围组织引起自身感染，常见部位为消化道及肺部。

2. 外源性 主要通过直接接触外界菌体而致病，包括性传播、母婴垂直传播、进行亲水性作业等；也可从医院环境获得感染，如医护人员、医疗器械等间接接触传播；还可通过饮水、食物等方式传播。

（三）易感人群

好发于严重基础病及免疫功能低下的患者。包括：①严重基础疾病，如肿瘤、艾滋病、系统性红斑狼疮、大面积烧伤、糖尿病、粒细胞减少、腹腔疾病当行大手术治疗等。②应用细胞毒性免疫抑制剂治疗者，如肿瘤化疗、器官移植、大剂量糖皮质激素使用等。③长期大量滥用广谱抗生素。④医源性因素，如住院时间较长、入住 ICU、侵袭性操作、留置各种导管等，是念珠菌感染的主要入侵途径之一。

（四）流行特征

本病遍及全球，全年均可发病。对于免疫功能正常者，念珠菌感染主要是因为皮肤黏膜功能受损，各个年龄层均可发生，常见于婴幼儿，以浅表感染为主，治疗效果好。系统性念珠菌感染多见于免疫功能低下或缺陷者。近年来深部念珠菌感染的发病率呈明显上升趋势，念珠菌引起的感染占全身性真菌感染的 80%。念珠菌属（candida species）所致疾病在侵袭性真菌病（invasive fungal disease，IFD）中占首位。侵袭性念珠菌病更可危及生命，其中念珠菌血流感染（BSI）占医院获得 BSI 中的第 4 位，其病死率可高达 39.2%（ICU 47.1%）。

四、发病机制与病理

（一）西医发病机制与病理

1. 发病机制 念珠菌是机会致病菌，感染的发生是病原体、宿主及环境多种因素相互作用的结果。

病原体的入侵因素包括念珠菌的数量、毒力、入侵途径等。当各种原因引起正常菌群失调和人体免疫力低下时，念珠菌就会大量繁殖，首先形成芽管，黏附于宿主细胞表面，随后转变为菌丝，穿入宿主细胞内，在宿主细胞内又直接形成新的菌丝进一步扩散。念珠菌能产生水解酶、磷脂酶、蛋白酶等多种酶类，促进病原菌的黏附、侵袭，导致细胞变性、坏死，引起组织损伤。

与发病相关的宿主因素如下：

（1）宿主防御功能减退 ①局部防御屏障受损。烧伤、创伤、手术、某些介入性操作造成皮肤黏膜损伤，使病原体易于通过人体屏障而入侵。②免疫系统功能缺陷。免疫系统先天性发育障碍，或后天性受破坏（物理、化学、生物因素影响），如放射治疗、细胞毒性药物、免疫抑制剂、损害免疫系统的病毒（如 HIV）感染，均可造成念珠菌机会感染。

（2）医疗操作 各种手术、胃管、导尿管、静脉穿刺导管、内镜检查、机械通气、介入治疗等，为病原体入侵提供了通路。

（3）抗生素的广泛应用 广谱抗生素的大量使用，不仅抑制了人体内的正常菌群，有利于念珠菌的定植，同时抑制了对抗生素敏感的菌株，使念珠菌这种机会致病菌大量繁殖，造成医院感染。

2. 病理 根据不同器官和发病阶段，组织病理改变可呈炎症性（如皮肤、肺）、化脓性（如肾、肺、脑）或者肉芽肿性（如皮肤）。特殊脏器和组织还可有特殊表现，如食管和小肠可有溃疡形成，心内膜可有增生性表现，急性播散性疾病常表现为多灶性微脓肿形成，脓肿内可见大量中性粒细胞、芽孢和菌丝，病理组织中发现菌丝具有诊断价值。疾病早期或免疫功能严重受抑者的组织病理中可无脓肿。

（二）中医病因病机

中医学认为，本病为直接接触染湿毒之邪，复加正气亏虚，卫外不固，浊邪由皮毛乘虚而入，首犯肺卫，则发热、咳嗽；蕴于肌肤，则为丘疹；湿性浸淫流溢，湿毒留于脂膜，血腐肉败，则可见灰白色假膜附着，甚则溃疡、出血；湿毒浊邪阻碍肺气，蕴结脾胃，下注膀胱；湿邪化热，煎熬津液，化为痰浊，蒙蔽心包，上扰脑窍。疾病后期，湿热浊邪耗气伤阴，表现为气阴两虚之象。

五、临床表现

根据侵犯部位不同，本病可分为以下 3 种类型。

（一）皮肤念珠菌病

1. 指（趾）间糜烂 多发于长期从事潮湿作业者。皮疹以第三、第四指（趾）最为常见。主要表现为自觉瘙痒，指（趾）间皮肤浸渍发白，去除浸渍的表皮，呈界限清楚的湿润面，基底潮红，可有少量渗液。

2. 念珠菌性间擦疹 多发于小儿及肥胖多汗者。皮疹好发于皮肤褶皱部位，如生殖器褶襞间、腹股沟、腋窝、臀沟、乳房下、凸垂的腹部皱襞下或脐部。多自觉瘙痒，皮损典型损害为境界清楚的湿润性鲜红斑伴糜烂，周围散在丘疹、水疱、脓疱，呈卫星状分布。

3. 丘疹性皮肤念珠菌病 多发于婴幼儿颈、肩、背等部位，偶见于肥胖多汗的成人。皮损以播散、孤立、边界清楚、鳞屑性、淡红色、扁平小丘疹为特征，同时伴念珠菌性口角炎、口腔炎。

4. 念珠菌性甲沟炎、甲床炎 多发于手足经常泡水者，如水产工人、洗衣和足浴工等，为念珠菌侵犯甲沟、甲床所致，表现为甲沟红肿化脓，可伴有糜烂及渗出，指（趾）甲变厚，呈淡褐色。

5. 念珠菌性肉芽肿 好发于婴幼儿面部、头皮、指甲、甲沟等，为念珠菌感染皮肤所致组织增生、结节、溃疡或肉芽肿形成，特征性表现为富含血管的丘疹。

6. 慢性黏膜皮肤念珠菌病 少见，可能为常染色体隐性遗传性疾病，儿童好发，常伴有某些免疫缺陷或内分泌疾患，如甲状旁腺、肾上腺功能低下等，特别是先天性胸腺瘤，表现为皮肤、黏膜及甲沟的复发性、持久性念珠菌感染。

7. 先天性皮肤念珠菌病 婴儿通过产道感染念珠菌所致。源于宫内或分娩时感染，超过50%的患病新生儿的母亲患有念珠菌性外阴阴道炎。常于出生后几小时内发生皮疹，可见红斑，并发展为孤立的水疱、大疱或薄壁小脓疱，并可能在24小时内迅速扩展至全身。约1周内脓疱破裂形成糜烂面，继之干燥、结痂，皮损逐渐扩大融合成片，表面有领圈样鳞屑。广泛分布于躯干、四肢、头颈部，有时波及掌跖部及甲周襞，可致指（趾）甲完全脱落。半数伴有鹅口疮。

（二）黏膜念珠菌病

1. 口腔念珠菌病 为最常见的浅表性念珠菌病。以鹅口疮最为多见，见于婴幼儿患者。常见于舌、软腭、颊黏膜、齿龈、咽部等处，典型表现为在舌和口腔黏膜表面覆盖有乳白色、凝乳样斑块物（假膜），刮去斑块显露新鲜、出血创面伴疼痛，此斑块系由念珠菌、鳞状上皮细胞、白细胞、细菌、角蛋白、坏死组织和食物碎屑混合生成，斑块刮片涂片和革兰染色检查可见菌丝、假菌丝和芽孢。成人长期使用抗生素、糖皮质激素者，以及艾滋病、恶性肿瘤患者是易感者。

2. 消化道念珠菌病 包括念珠菌性食管炎及胃肠炎。食管炎患者常伴有鹅口疮，早期症状不典型，继之表现为食欲减退，吞咽梗阻感伴胸骨后疼痛，也可发生恶心、呕吐。胃肠炎患者均有腹泻、腹胀、血便。内镜检查可见局部充血水肿，假性白斑或浅表溃疡，毛刷取标本涂片见大量菌丝或假菌丝和芽孢。

3. 生殖器念珠菌病 包括阴道炎及龟头包皮炎。外阴部红肿、瘙痒和烧灼感是本病突出症状。阴道分泌物黏稠、色黄或乳酪样，有时夹杂豆腐渣样白色小块，但无恶臭。在阴道壁上可见白色假膜样斑片，假膜和白带涂片可见假菌丝和成群芽孢。男性患者少见，多通过配偶感染，可见包皮及龟头色红干燥光滑，包皮内侧及冠状沟可见覆有假膜的斑片。

（三）深部器官念珠菌病

1. 呼吸道念珠菌病 常见于长期使用广谱抗生素、糖皮质激素或中性粒细胞减少的患者。念珠菌从口腔直接蔓延或经血行播散，引起支气管和肺部感染。表现为低热、咳嗽、咳白色黏痰甚至咯血，肺部听诊可闻及湿啰音，X线检查可见支气管周围密集影或双肺弥漫性结节性改变。用支气管镜获取支气管分泌物做真菌培养结果较为可靠。

2. 泌尿道念珠菌病 包括念珠菌膀胱炎和肾念珠菌病。多由于留置导尿管后念珠菌上行感染引起，肾脏感染多发生于血行播散。念珠菌膀胱炎主要表现为尿急、尿频、尿痛、排尿困难，甚至血尿等症状。少数患者可出现无症状性菌尿，尿液念珠菌检查阳性，膀胱镜检可见膀胱壁上白色假膜，除去后易出血。肾念珠菌病主要表现为发热、寒战、腰痛、腹痛，婴儿可有少尿或无尿。尿常规检查可见红细胞、白细胞、蛋白、管型。尿液直接镜检和培养念珠菌阳性。

3. 念珠菌菌血症 多见于粒细胞缺乏者或其他高危患者，留置静脉管也可能是一个原因。患者可有多个系统被念珠菌侵犯，又称为播散性念珠菌病，死亡率高。以肾、脾、肝、视网膜受累为多见，最常见的临床表现为发热，常可超过38℃，偶有寒战和血压降低。确诊有赖于血培养，但阳性率＜50%。

4. 念珠菌心内膜炎 多见于心脏瓣膜病、接受心脏手术、心导管检查及静脉注射毒品者。主要为血行播散所致，临床表现与其他感染性心内膜炎相似，有发热、贫血、心脏杂音、脾大、瓣膜赘生物脱落、动脉栓塞等，预后差。

5. 念珠菌性脑膜炎 多见于已有念珠菌感染的低体重新生儿、衰弱者，以及神经外科手术者，更多见于播散性念珠菌病患者。主要为血行播散所致。临床表现为发热、头痛、谵妄、脑膜刺激征，但视乳头水肿及颅内压增高不明显，脑脊液蛋白含量明显升高。脑脊液早期检查不易发现真菌，需多次脑脊液真菌培养。

6. 念珠菌性骨髓炎、关节炎　念珠菌性骨髓炎主要见于中性粒细胞减少及低体重新生儿所患播散性念珠菌病的血行播散，偶见于外伤、外科手术的直接接种。临床表现与细菌性骨髓炎相似，表现以局部疼痛为主，可形成瘘管，有溶骨现象，但常无发热，常累及腰椎及肋骨。念珠菌性关节炎少见于行关节治疗术后（如抽吸关节液、关节内注射及人工关节植入术等）的患者，多见于播散性念珠菌病的血行播散。临床表现同急性细菌性关节炎。

7. 念珠菌眼内炎　可通过血行播散或手术时直接接种感染。表现为视物模糊、漂浮盲点和眼痛。视网膜检查见源于脉络膜视网膜的眼内白色棉花样损害，且进展迅速累及玻璃体。

六、实验室检查及其他检查

（一）病原学检查

1. 直接镜检　标本直接镜检发现大量菌丝和成群芽孢有诊断意义。

2. 真菌培养　在无菌操作条件下，无菌部位如血液、脑脊液、胸腔积液、腹水、关节腔积液及活检组织等培养阳性有诊断意义；开放部位如痰液、粪便、尿液、支气管肺泡冲洗液等培养阳性应结合直接镜检结果判断；同一部位多次培养阳性或多个部位分离出同一种病原菌，也常提示深部真菌感染。所有被怀疑为深部念珠菌病的患者均应做血真菌培养。

3. 组织病理检查　深部念珠菌病的组织反应不具特征性。一般呈急性化脓或坏死，可有多个脓肿或微小脓肿，内含大量的中性粒细胞、芽孢和假菌丝可诊断为念珠菌病，但需要进行培养来确定感染的种类。

4. 核酸检测　念珠菌菌种鉴定可采用特异性 DNA 探针、聚合酶链反应（PCR）、限制性酶切片段长度多肽性分析（RFLP）、DNA 指纹图谱、随机扩增 DNA 多肽性（RAPD）等，但方法的标准化尚待建立。

5. 血清学检测　包括组织胞浆抗原检测、甘露聚糖检测和血清 β–D 葡聚糖抗原检测（G 试验）。国内现有的血清 1，3–β–D 葡聚糖抗原检测（G 试验）可作为诊断侵袭性念珠菌病的辅助指标之一。

（二）其他检查

影像学检查如 X 线、B 超、CT、MRI 等，尽管无特异性，但对发现肺、肝、肾、脾侵袭性损害有一定帮助。

七、诊断与鉴别诊断

（一）诊断

念珠菌引起急性感染的临床表现难与细菌所致的感染相鉴别。在原发病的基础上出现病情波动，经抗生素治疗症状反而加重，而无其他原因可解释，结合用药史及存在的诱发因素，应考虑真菌感染的可能，确诊有赖于病原学证实。标本直接镜检发现大量菌丝和成群芽孢或血液、脑脊液培养证实为致病念珠菌感染，具有诊断意义。在痰、粪便或消化道分泌物中只见芽孢而无菌丝可能为定植菌群，不能以此作为诊断依据。

（二）鉴别诊断

消化道念珠菌病应与食管炎、胃炎、肠炎等鉴别。念珠菌性肺炎、脑膜炎、心内膜炎应与结核性、细菌性及其他真菌性感染相鉴别。

八、预后

局部念珠菌病预后尚好。然而，念珠菌在任何部位出现，均是播散性或全身性念珠菌病的危险因素，尤其是高危人群，如 ICU 患者，以及留置导管、长期用广谱抗生素、糖尿病、血液透析、艾滋病或器官移植患者，均可能发生全身播散，预后差。

九、治疗

应尽量去除与本病发生有关的诱因，如长期大量应用广谱抗生素、糖皮质激素或免疫抑制剂的患者须考虑停药或减量；若有糖尿病和恶性肿瘤等并发病，应予以相应的处理；大面积烧伤患者应促进伤口的愈合，保持患处干燥、清洁；免疫力低下者应增强机体的免疫力。

（一）病原治疗

1. 内用疗法

（1）制霉菌素 内服每日 200 万 ~400 万单位，连用 1 周，适用于消化道念珠菌感染。

（2）两性霉素 B 剂量为 0.5~0.7mg/（kg·d）。与氟胞嘧啶 100~150mg/（kg·d）合用有协同作用。静脉滴注治疗内脏念珠菌病有一定效果，但毒性较大，须注意观察。部分患者可有寒战、发热、头痛、食欲减退、恶心呕吐症状。特别是首次用药或输入量过大、过快时可引起心律失常。为减轻不良反应，可在治疗前或治疗结束时服阿司匹林、苯海拉明，必要时每次治疗前静脉滴注氢化可的松 25~50mg。其他不良反应有血栓性静脉炎、肝或肾功能损害、贫血及低血钾等。治疗前及治疗中定期测血钾、尿素氮及肌酐。尿素氮增至 17.9mmol/L，肌酐达 309.4μmol/L 时改为隔日治疗，持续升高者应停止治疗，改用其他抗真菌药。

（3）氟康唑 顿服或静脉滴注，用于皮肤黏膜念珠菌病时，0.1~0.2g/d，连用 1~2 周；用于系统念珠菌病时，0.2~0.4g/d（第 1 日 0.4g），疗程视临床治疗反应而定；用于念珠菌病的预防时，0.05~0.4g/d，不宜超过 3 周。

（4）酮康唑 0.2~0.4g/d 顿服，连服 1~2 个月，适用于慢性皮肤黏膜念珠菌病。其有肝毒性，应动态监测肝功能。

（5）伊曲康唑 对深部真菌和浅表真菌均有效，口服吸收良好，在肺、肾及上皮组织中浓度较高。口腔、食管念珠菌病，0.2~0.4g/d 顿服，连服 1~2 周；阴道念珠菌病，0.4g/d，分 2 次，服用 1 日，或 0.1g/d 顿服，连服 3 日；系统性念珠菌病，每次 0.2g，每日 2 次，静脉滴注 2 日，随后每次 0.2g，每日 1 次，静脉滴注 12 日，病情需要可序贯口服每次 0.2g，每日 2 次，数周或更长时间。

（6）伏立康唑 4mg/（kg·d）静脉滴注，每日 2 次，或 200mg/d，口服，每日 2 次，适用于耐氟康唑的重症或难治性侵袭念珠菌感染。

（7）卡泊芬净 首剂 70mg，随后 50mg/d 静脉滴注。适用于菌血症、心内膜炎等重症感染及难治性口咽炎、食管炎等，疗程视临床治疗效果而定。

（8）米卡芬净 0.1g/d，静脉滴注，治疗指征同卡泊芬净。

2. 外用疗法 部分皮肤和黏膜念珠菌病采用局部用药即可奏效。临床应用可酌选制霉菌素软膏、制霉菌素阴道栓剂、两性霉素 B、球红霉素及咪唑类药等作为主药，配制成溶液、霜剂或乳剂以供使用。

（二）对症支持治疗

去除各种诱发因素，清除局部感染灶，积极治疗原发病，加强营养，增强免疫功能。

（三）中医辨证治疗

中医以痰、热、湿、毒为辨证要点，治疗以清热、解毒、化湿、豁痰为基本治则，后期气阴耗伤，以益气养阴为法施治。

1. 湿毒壅盛

临床表现：头痛，发热，口渴，肢酸倦怠，腹胀纳差，甚或黄疸、出血；或皮肤散发丘疹、红斑，瘙痒；或目睛红赤、痒痛。舌红，苔黄，脉濡数。

治法：解毒化湿。

代表方药：甘露消毒丹加减。

2. 心脾积热

临床表现：多见于小儿，口腔黏膜白屑堆积，周围嫩红，面赤唇红，烦躁不宁，吮乳啼哭，或伴发热，大便秘结，小便短黄，舌红，脉滑数。

治法：清热泻火。

代表方药：清热泻脾散加减。

3. 湿热蕴结

临床表现：发热汗出不解，口渴不欲多饮，食少，脘痞呕恶，心中烦闷；或阴部瘙痒灼痛，女子带下量多稠厚；小便短涩灼热、疼痛，苔黄滑腻，脉濡数。

治法：辛开苦降。

代表方药：王氏连朴饮加减。

4. 阴虚内热

临床表现：病程较久，口腔黏膜白屑散在，周围红晕不著，面白颧红，五心烦热，口干不渴，或低热盗汗，胬肉攀睛、雀目等，舌红，少苔，脉细数无力。

治法：滋阴降火。

代表方药：知柏地黄丸加减。

5. 痰浊蒙闭

临床表现：身热不退，朝轻暮重，头痛呕恶，神识昏蒙，或谵妄躁动，舌苔黄腻，脉濡滑而数。

治法：豁痰开闭。

代表方药：菖蒲郁金汤加减。

6. 气阴两伤

临床表现：低热，头晕乏力，干咳少痰，或痰中带血，心悸不宁，面白少华，气短懒言，纳差，咽下困难，腹胀便溏，易于感冒，舌质淡，苔薄白，脉细弱。

治法：益气养阴。

代表方药：生脉散加减。

十、预防

注意饮食及日常生活的清洁卫生，对易感人群应经常检查，并采取以下措施积极预防：尽量减少血管插管及监护设施的使用次数及时间，并加强导管、插管的护理和定期更换；合理使用抗生素，尽量避免长期、大剂量使用；加强医护人员手的清洗，控制医用生物材料及周围环境的污染也非常重要。

第三节　曲霉病

一、概述

曲霉病是由一种或多种曲霉菌所引起的疾病，曲霉菌深部感染通常指侵袭性曲霉菌病（invasive aspergillosis，IA），主要包括侵袭性肺曲霉菌病（invasive pulmonary aspergillosis，IPA）、曲霉菌鼻窦炎、播散性曲霉菌病等，其中 IPA 最为常见，本章节主要对其进行介绍。

IPA 是免疫抑制人群住院和死亡的重要原因，早期临床表现主要为发热、进行性咳嗽、呼吸困难、胸膜炎性胸痛和肺部浸润，后期可能会出现咯血、胸腔积液和气胸，但均缺少特异性。

对于 IPA，中医学文献并无记载，现代学者认为本病可归属于中医学"咳嗽""哮病""喘病""肺痈"等范畴。

二、病原学

曲霉菌于 1729 年首次发现，目前可依据分子生物学分为 8 个亚属 250 多种，临床中仍使用曲霉菌既往通用分类，即烟曲霉、黄曲霉、土曲霉和黑曲霉 4 个种属，其中烟曲霉是 IPA 最常见的致病菌种。

烟曲霉菌落为灰绿色，菌丝呈透明，有隔膜，常以锐角分枝。分生孢子直径为 2~3.5μm，呈头柱状，壁光滑、无色，上部靠近囊泡变暗，孢子梗生长在囊泡的上部。孢子头（孢子梗和孢子）在自然界中广泛存在于土壤、腐烂物质、高温空气以及城市水源中。

三、流行病学

（一）传染源

曲霉菌分生孢子是该疾病主要的传染源，目前尚无人与人之间传播的报道。

（二）传播途径

IPA 的主要感染途径为空气传播，通常是患者吸入空气中的曲霉分生孢子，也可由内源性定植病原体激活而感染。

（三）易感人群

主要为免疫抑制人群，如接受造血干细胞（骨髓移植）、实体器官移植、长期严重中性粒细胞减少、接受皮质类固醇（生物制剂）治疗；还可发生于艾滋病、慢性肉芽肿类疾病及重症病房患者。正常人群很难感染，肺内可定植病原体，但不致病且无传染性。

（四）流行特征

易感人群在社区及医疗机构内均可发病，在我国各地不同季节均有报道。施工中建筑、污染水源或其他风险环境可能造成易感人群社区发病，建筑整修、污染通风系统、污染水源可造成院内暴发。

四、发病机制与病理

（一）西医发病机制与病理

1. 发病机制　正常人群肺防御机制可阻止曲霉菌感染，绝大多数孢子被吸入后会被气道纤毛清除，多数孢子（部分烟曲霉孢子除外）因直径过大而不能进入肺泡，当孢子进入肺泡内，巨噬细胞和多核白细胞可杀灭孢子和菌丝，补体或其他分子（如甘露糖结合蛋白和表面活性蛋白）可增强防御效果。

易感人群吸入孢子后，因缺乏上述防御机制，孢子可在肺组织内萌芽生长，后转化为菌丝进一步增殖、浸润、播散感染，最终形成 IPA。

2. 病理　病理组织改变主要为急性渗出性炎症、脓肿、坏死性溃疡等，曲霉菌内毒素可使组织坏死，病灶通常为浸润性、实变、支气管周围炎或粟粒样弥漫性病变。病原体生长过程中造成的血管浸润和肺梗死是 IPA 的典型病理特征，肺组织切片可在苏木精和伊红染色后显示血管浸润、狭窄和菌丝等病理表现。

（二）中医病因病机

基于中医学对"咳嗽""喘病""肺痈"等病机的认识，结合有限的中医学文献，认为本病为正气亏虚，外邪趁虚而入，湿浊停积于肺，影响气机升降而见咳嗽、喘息、胸闷；久而邪伤肺体肺络，阴血损伤而致阴虚火旺，邪毒浸淫于血，血为之凝滞，邪壅血瘀而酿成痈，故见发热、咯痰、吐脓、胸痛、咯血。

五、临床表现

潜伏期尚不明确，通常为 2 天到数月不等，严重中性粒细胞减少症患者约为 15 天，其主要由吸入肺内孢子萌芽生长时间所决定，该时间在不同易感人群中不一致，且病原体广泛存在于环境中，临床难以判断确切感染时间。

IPA 通常急性起病，主要症状为进行性咳嗽、呼吸困难、胸膜炎性胸痛、广谱抗生素使用后持续发热和肺部浸润。严重中性粒细胞减少患者临床症状不典型，高剂量皮质醇治疗可能掩盖发热症状；IPA 的其他临床症状还包括咯血、胸腔积液和气胸，但所有症状或体格检查都是非特异性的，与其他肺炎不具有明确差异，且滞后于疾病进展。临床症状中肺栓塞伴胸膜炎性胸痛、咯血和呼吸困难反映了病原体血管浸润，提示疾病严重。IPA 可诱发基础疾病恶化，导致呼吸衰竭、脓毒症等。

六、实验室检查及其他检查

（一）一般检查

血细胞分析中白细胞计数和中性粒细胞计数可正常或轻度升高，如继发脓毒症后白细胞计数可显著增高，中性粒细胞计数占比可达 80%~90%，但在临床中并不具有特异性。

（二）病原学检查

对易感人群进行支气管肺泡灌洗（bronchoalveolar lavage，BAL）、经皮穿刺抽吸、电视辅助胸腔镜活检、开放性肺组织活检是病原学检查的主要方法，对组织标本进行六胺银或高碘酸希夫染色可以看到菌丝；还可将标本接种于含氯霉素的沙氏葡萄糖（2%）蛋白胨琼脂上，不加放线菌酮，30~37℃环境下培养48~72小时。聚合酶链反应法检测BAL具有较高的特异性，但尚不能做为诊断依据。高通量测序法检测血液和BAL目前已广泛应用于临床，但其诊断效用有待进一步验证。

非易感人群的组织标本染色或培养，即使阳性，也需结合临床进行判断。

（三）血清学检查

血清和BAL的半乳甘露聚糖（galactomannan，GM）检测可作为部分易感人群（如血液恶性肿瘤患者、造血干细胞移植者）IPA的血清学诊断标志物，在患者未接受抗霉菌预防（治疗）时具有较高敏感性及特异性，BAL的敏感性优于血清；接受抗霉菌预防（治疗）后，仅可使用BAL进行GM检测；而其他易感人群（实体器官移植者、慢性肉芽肿病患者）的血清或BAL的GM检测不具有筛查效果。

（四）影像学检查

胸部平片检查对诊断作用有限，胸部CT平扫是IPA影像学诊断及评价治疗效果的重要手段，结节伴周围晕轮征是早期典型表现，其他典型表现包括结节、实变性病变和楔形梗死，疾病进展后可出现胸腔积液，肿块、结节或实变中出现新月形气腔或空腔。

七、诊断与鉴别诊断

（一）诊断

确诊IPA需要病原学证据，组织活检显示菌丝浸润或曲霉菌培养阳性，但临床难以实现。因此，易感人群有病原接触史后出现临床症状，结合影像学典型特征和血清学阳性结果，可高度支持疾病诊断。

（二）鉴别诊断

IPA通常与细菌性肺炎、肺结核、肺部实体瘤等相鉴别。此外，还需与其他真菌性肺炎相鉴别。

八、预后

未经治疗的IPA患者具有极高的死亡率，接受治疗的患者仍存在一定的死亡率，判断患者预后的主要依据是宿主的免疫状态、原发病情况、接受治疗时感染程度及对抗真菌药物的治疗反应。

九、治疗

（一）西医治疗

早期诊断和有效初始治疗是提高IPA患者生存率的关键。

初始治疗：首选伏立康唑，替代可选择艾沙康唑、两性霉素 B 脂质体或两性霉素 B 脂质复合物，对于高度怀疑 IPA 的患者可在诊断评估时开始用药。初始治疗无效或不耐受：联合棘白菌素类（卡泊芬净、米卡芬净等）。两性霉素 B 由于肾毒性高的不良反应和致死率已不建议使用。

用药疗程：至少持续 6~12 周，使用时间主要取决于患者免疫状态和疾病改善情况。

1. 伏立康唑 静脉滴注：首日 6mg/kg 每 12 小时 1 次，然后 4mg/kg 每 12 小时 1 次；口服：首日 400mg，每 12 小时 1 次，然后 200mg 每 12 小时 1 次。不良反应为短暂可逆性视觉障碍、肝功能异常、皮疹和消化道反应，静脉用药时可导致肾功能异常；与其他经肝脏代谢药物的交互作用会限制其临床使用。

2. 艾沙康唑 静脉滴注或口服：前 48 小时 200mg，每 8 小时 1 次，然后 200mg 每日 1 次。不良反应为肝功能异常、输液血管反应、低钾血症及心电图 QT 间期缩短。

3. 两性霉素 B 脂质体 静脉滴注：5mg/kg，每日 1 次，单次输注时间 2 小时。不良反应为肾衰竭、贫血、低钾、发热寒战、消化道症状、皮疹等。

4. 两性霉素 B 脂质复合物 静脉滴注：3~5mg/kg，每日 1 次，单次输注时间 2 小时。不良反应同两性霉素 B 脂质体。

5. 卡泊芬净 静脉滴注：首日 70mg，每日 1 次，然后 50mg 每日 1 次。无明显药物毒性，不良反应为局部皮肤瘙痒、恶心、头痛等。

（二）中医辨证治疗

虽然已有单纯中医药治疗 IPA 有效的个案报道，但中医药的使用仍需建立在抗真菌治疗基础上，目前 IPA 的中医分型尚未统一，临床可在中医认识指导下从本虚、标实两方面进行施治。本虚涉及气虚、阴虚、阳虚，标实涉及湿、痰、浊、瘀、毒，治疗原则为扶正祛邪，依据辨证选择治法和用药。

痰黏有拉丝和舌苔浊腻者应化湿祛浊，可用石菖蒲、苍术、萆薢等；胸闷者应宣畅气机，可用陈皮、枳壳、紫苏子等；舌苔黄浊腻者应清热解毒，可用黄柏、半边莲、苦参等；痰阻气道而咳喘者应豁痰祛浊，可用白芥子、天南星、半夏等；痰黄黏难咯者应清热化浊，可用天竺黄、竹沥、胆南星等；声低气怯、少气懒言、纳差腹泻者应补肺益脾，可用黄芪、人参、白术等；口干咽燥、身热心烦者应润肺滋阴，可用北沙参、玄参、麦冬等；咳逆倚息、痰多清稀、四肢浮肿者应温补阳气，可用肉桂、附子、干姜等。

十、预防

环境预防难以降低易感人群社区感染风险，通过洁净正压病房、淋浴及供水系统的日常维护清洁，可降低易感染人群的院内感染风险。药物预防主要是使用伏立康唑、泊沙康唑、伊曲康唑等三唑类抗真菌药物，需根据易感人群分类和机构流行病学情况进行评估。

第四节 肺孢子菌病

一、概述

肺孢子菌病即肺孢子菌肺炎（pneumocystis pneumonia，PCP），是由耶氏肺孢子菌引起的呼吸系统真菌感染性疾病，多发生于免疫功能低下人群。临床表现以发热、干咳、进行性呼吸困难为主要特征。

本病根据临床表现，可归入中医学"咳嗽""喘证"等范畴。

二、病原学

1981 年首次报道人类肺孢子菌肺炎，因其病原体形态学与原虫类似，故最初称为卡氏肺孢子虫肺炎，近年来发现其病原体基因编码蛋白与真菌相近，2001 年国际原生生物会议将感染人的肺孢子菌更名为耶氏肺孢子菌（pneumocystis jirovecii），明确其为真菌属性。肺孢子菌主要有包囊和滋养体两种形态，滋养体为可变多形体，有细足和伪足形成，类似阿米巴，包囊呈圆形，直径 4~6μm，囊壁内含有囊内小体（或称子孢子），成熟包囊内一般为 8 个。

三、流行病学

（一）传染源

传染源为患者及健康带菌者。肺孢子菌对健康宿主并不致病，但当机体的免疫功能降低时，即可使菌体激活而发病。

（二）传播途径

本病通过空气飞沫传播，具有传播性的可能是包囊期。

（三）易感人群

肺孢子菌病主要发生在免疫功能低下的患者，如艾滋病患者、器官移植者、接受放化疗者、肿瘤患者、长期应用大剂量的糖皮质激素或免疫抑制剂者。

（四）流行特征

肺孢子菌呈世界性分布，广泛存在于啮齿类动物和其他哺乳类动物，但宿主不同其基因有所不同，因此肺孢子菌可能有多种亚型。肺孢子菌所引起的 PCP 以散发为主，尚无人群暴发流行的报道。艾滋病是其主要的合并病，在我国，艾滋病合并 PCP 患者占艾滋病住院患者的 4.36%~35.4%，随着 HAART 的普及与复方磺胺甲噁唑的预防性使用，PCP 在艾滋病患者中的发病率明显下降，但仍是艾滋病患者最常见的机会性感染疾病之一。

四、发病机制与病理

（一）西医发病机制与病理

1. 发病机制 肺孢子菌的毒力较弱，生长缓慢。健康人感染后多无病理损伤，且多呈隐性感染，只有在机体免疫功能缺陷或低下时才可能发生显性感染。

目前肺孢子菌的具体发病机制尚不明确，一般认为被吸入下呼吸道的肺孢子菌，黏附寄生于人体Ⅰ型肺泡上皮细胞表面，当免疫功能低下时大量繁殖，直接导致Ⅰ型肺泡上皮细胞水肿变性、坏死脱落，肺泡毛细血管通透性增加，肺泡内充满肺孢子菌、纤维蛋白、脱落的上皮细胞、淋巴细胞、浆细胞等，使肺泡的表面活性物质减少，影响气体交换，出现低氧血症。肺孢子菌在肺间质大量繁殖可引起浆细胞及淋巴结细胞浸润，病理上表现为间质性肺炎，具体表现为肺间质水肿和肺泡间隔增厚。为清除肺泡内渗出物，肺泡Ⅱ型上皮细胞代偿性肥大，肺泡间隙上皮细胞增生、肥厚、部分脱落，同时间质内巨噬细胞和浆细胞增生，从而导致肺损伤并进一步影响气体交换，最终可演变成肺间质纤维化，造成肺功能严重障碍。

2. 病理　肺孢子菌对肺部有独特的趋向性。肺部病变可为局限性或弥散性，肺脏表面呈灰褐色，体积增大，触之较硬，可有不规则的结节，切面见肺泡结构模糊，富含蛋白、细胞碎片及表面活性物质的泡沫样渗出物，显微镜下可见肺泡间隔增宽，淋巴细胞及浆细胞浸润，偶见上皮样肉芽肿和多核巨细胞，肺泡腔内少量渗出物，用乌洛托品银染色可见其中含有成团的菌体阻塞肺泡腔。

（二）中医病因病机

中医学并无PCP治疗的记载，根据症状、体征，在临床诊治时可将其归属于中医学"咳嗽""喘证"等范畴，病因病机是正气损伤为内因，邪毒袭肺为外因，内外相结、直中肺脏、入血入络。肺为主气之枢，邪毒袭肺，肺气郁滞，宣降失职，因而引起水液代谢不利，气不利则发为瘀，血行不利则聚而为水，精微物质化为水湿，为痰为饮。痰浊水饮之邪黏滞重浊，阻碍气机，易导致血行瘀阻。各个病理因素之间相互影响、相互转化，痰瘀并见，最终痰浊、血瘀、水饮错杂为患。

五、临床表现

本病潜伏期为4~8周。AIDS患者的潜伏期较长，平均为6周，甚至可达1年。临床上通常分为两种类型，流行型或经典型多发在早产儿、营养不良儿，起病缓慢，先有厌食、腹泻、低热，以后逐渐出现咳嗽，呼吸困难，症状呈进行性加重。散发型或现代型多见于有免疫缺陷的儿童或成人，起病较急，开始时干咳，迅速出现高热、气促、发绀，肺部体征甚少，可有肝脾肿大。本病症状严重，但肺部体征较少，多数患者肺部听诊无异常，部分患者可闻及散在湿啰音。

六、实验室检查

1. 血液学检查　白细胞计数增高或正常，与基础疾病有关，嗜酸性粒细胞轻度增高，血清乳酸脱氢酶常升高。

2. 血气和肺功能　动脉血气分析常有低氧血症和呼吸性碱中毒，肺功能检查肺活量减低，肺弥散功能低于70%估计值。

3. 病原学检查　痰、支气管肺泡灌洗液，肺组织活检等发现肺孢子菌的包囊或滋养体为确诊依据。

4. 血清学检查　可检测血清中抗体及补体结合试验等，但缺乏较好的敏感性和特异性。

5. 影像学检查　PCP早期影像学表现，可出现不典型浸润，病变大多位于肺间质内，主要表现为肺纹理增多伴斑点状或网状改变，多存在于双肺门周围，此时易误诊为间质性肺炎，但该表现出现时间较短，继续观察（3~4天后）可发展为典型性表现，5%~10%的患者早期胸片可能表现为正常。PCP典型影像学表现为弥漫性肺间质浸润，以网状结节影为主，由肺门向外扩展，病情进展，迅速发展为肺泡实变，病变广泛而呈向心性分布，与肺水肿相似，在实变病灶中夹杂有肺气肿和小段肺不张，以肺的外围最明显。罕有气胸或胸腔积液等胸膜病变，亦有以局限性结节阴影，单侧浸润为表现。

七、诊断与鉴别诊断

（一）诊断

临床表现为缓慢或亚急性起病，发热、干咳、发绀、进行性呼吸困难，临床症状重，但肺部阳性体征少，体征与疾病严重程度不相符。

对高危人群结合临床表现和影像学检查可考虑诊断，病原学检查可以确诊，痰中病原体阳性率极低，可用 3% 高渗盐水雾化后诱导咳痰。支气管肺泡灌洗液（BALF）和经支气管镜肺活检阳性率可达 80%~100%。BALF 可以与解剖检查同期发现肺孢子菌滋养体或包囊，可用于早期诊断。

（二）鉴别诊断

本病应与细菌（包括结核菌）、病毒、衣原体、真菌感染引起的肺部疾病进行鉴别。

八、预后

PCP 的预后很大程度上取决于并发症和原发基础疾病，影响死亡率的因素包括患者的年龄、免疫抑制程度、基础肺部疾病、血清白蛋白水平、需要机械通气及气胸等。未经治疗常呈进行性恶化，病死率在 50% 以上。若能早期诊断，早期抗病原治疗，大多数患者可治愈。

九、治疗

（一）西医治疗

1. 一般治疗 卧床休息，给予吸氧、改善通气功能，如呼吸困难进行性加重，可予以人工辅助呼吸维持水和电解质平衡，输注新鲜血或血浆加强支持治疗。减少或停用免疫抑制剂以恢复患者的免疫功能。对合并细菌感染者应给予恰当的抗生素治疗。

2. 病原治疗 首选药物是复方磺胺甲噁唑（SMZ-TMP），轻、中度患者口服 TMP 15~20mg/（kg·d），SMZ 75~100mg/（kg·d），分 3~4 次用，疗程 21 日，必要时可延长疗程。重症患者给予静脉用药，剂量同口服。替代治疗可选喷他脒，疗程 2~3 周，克林霉素-伯氨喹用于对上述药物无效的患者。上述药物的主要不良反应有皮疹、发热、骨髓抑制，肝肾功能损害、高铁血红蛋白血症等。

3. 肾上腺皮质激素的使用 艾滋病患者并发 PCP，如 $PaO_2 < 70mmHg$ 或肺泡-动脉血氧分压差 $> 35mmHg$，提倡在抗 PCP 治疗开始同时或 72 小时内使用肾上腺皮质激素，改善低氧血症，减少肺纤维化，降低病死率。用法为泼尼松口服，开始为 40mg 每天 2 次口服，5 天后减为 20mg 每天 2 次，口服 5 天，之后 20mg 每天 1 次至抗 PCP 结束，如静脉用甲泼尼龙，用量为上述泼尼松的 75%。

（二）中医辨证治疗

1. 肺气亏虚
临床表现：咳嗽无力，干咳或痰多清稀，喘促心悸，动则加剧，神疲乏力、声音低怯，自汗，易感冒等。舌淡苔白，脉虚弱。

治法：补益肺气，宣肺止咳。

代表方药：补肺汤合止嗽散加减。

2. 痰热壅肺

临床表现：发热咳嗽，咯痰黄稠而量多，胸膈满闷，气喘息粗，甚则呼吸迫促，或喉中痰鸣，烦躁不安，发热口渴，或咳吐脓血腥臭痰，胸痛，大便秘结，小便短赤。舌红，苔黄腻，脉滑数。

治法：清热化痰，平喘降逆。

代表方药：麻杏石甘汤合定喘汤加减。

3. 痰湿阻肺

临床表现：咳嗽痰多，色白质稀易咯，胸膈满闷，甚则气息急促；头重、容易困倦、口黏腻、畏寒肢凉等。舌苔白腻或白滑，脉濡。

治法：燥湿化痰，降气止咳。

代表方药：二陈汤加减。

4. 气阴两虚

临床表现：干咳无痰，或痰少而黏，不易咯出，或痰中带血，声音嘶哑，口干咽燥，乏力，形体消瘦，五心烦热，颧红；或面色㿠白，气短心悸，头晕，咳嗽无力，咳痰困难或夹血丝。舌质干红，少苔，脉细数。

治法：益气养阴。

代表方药：生脉散合百合固金汤加减。

5. 肺肾亏虚

临床表现：咳嗽，气短而喘，张口抬肩，痰少或痰中带血，胸闷心悸，头晕乏力，面色㿠白，自汗、盗汗，腰膝酸软，形体消瘦；遗精，小便不利。舌淡，苔白滑，脉沉迟无力。

治法：温补肺肾，纳气定喘。

代表方药：补肺汤合参蛤散加减。

十、预防

肺孢子菌通过空气传播，应隔离确诊的患者，避免发生院内交叉感染，并做好病房的通风及消毒。目前尚无用于预防肺孢子菌肺炎的疫苗，对于易感者，如艾滋病患者为 $CD4^+T$ 淋巴细胞 < 200 个 /μL 的成年人和青少年，首选 SMZ-TMP，一级预防为 1 片 / 日，二级预防 1 片 / 日或 2 片 / 日，替代药品有氨苯砜。

扫一扫，查阅本章数字资源，含PPT、音视频、图片等

第一节　钩端螺旋体病

一、概述

钩端螺旋体病（Leptospirosis，简称钩体病），是由不同血清型的致病性钩端螺旋体引起的一种人畜共患的自然疫源性传染病。本病在民间称"打谷热""稻热病"。中医学属"暑温""湿温""温病"范畴。

二、病原学

钩体呈圆柱形，菌体纤细，有 12~18 个螺旋，长 4~20μm，直径约 0.1μm，一端或两端弯曲呈钩状或问号状，革兰染色阴性。

在体外适宜条件下，钩体可存活 1~3 个月。对干燥、热、酸、碱和消毒剂很敏感。在干燥环境下数分钟死亡。极易被 70% 乙醇、漂白粉、苯酚溶液、肥皂水等灭活。

钩端螺旋体属于钩端螺旋体科的钩端螺旋体属，钩端螺旋体属有两个种，对人致病的是问号钩端螺旋体种。

三、流行病学

（一）传染源

钩体的动物宿主相当广泛，在我国已证实有 80 多种动物，其中鼠类和猪是主要的储存宿主和传染源。黑线姬鼠是稻田型钩体病的主要传染源，而猪是洪水型钩体病的主要传染源。

（二）传播途径

直接接触病原体是主要的传播途径。人接触疫水后，钩体通过破损的皮肤和黏膜侵入人体是该病的主要感染方式，也可通过被患病动物咬伤感染。

（三）易感人群

人对钩体普遍易感，隐性感染率较高。

（四）流行特征

1.地区分布　本病分布甚广，几乎遍及世界各地，热带、亚热带地区流行较为严重。

2.季节分布　主要流行于夏秋季，夏秋之交达顶峰。我国海南为四季型，全年均可发病。

3.年龄、性别和职业分布　总体来说以青壮年为主，但在部分地区中老年已取代青壮年成为钩体病的主要危害人群，男性高于女性。以农民、渔民、畜牧业工人、屠宰工人、野外作业者和矿工多发。

4.流行形式　主要流行形式为稻田型、洪水型、雨水型。我国以稻田型疫情为主。

四、发病机制与病理

（一）西医发病机制与病理

1.发病机制　主要侵害宿主的纤溶系统和凝血系统，钩体经破损或正常皮肤和黏膜侵入人体，经淋巴管或微血管进入血流达全身，起病早期（3~7日）在血液中大量繁殖，形成钩体血症（leptospiremia）。起病中期（3~14日），钩体进入内脏器官，使其受到不同程度损害，为器官损伤期。

本病感染后发病与否及病情的轻重与钩体的菌型、菌量、毒力及人体免疫力有关。

2.病理　钩体病的病变基础是全身毛细血管损伤而引起中毒性微血管功能改变。病理解剖特点是机体器官功能障碍较重而组织形态变化轻微。

（二）中医病因病机

钩体病常由感受暑湿疫毒所致，困遏气机，累及脏腑。初起暑湿邪气伤及卫分，进而卫气同病或邪气羁留气分，或熏蒸肝胆，湿热化火、热毒炽盛。甚至初起即卫气营血同病，湿热壅盛，化火成毒，充斥于表里内外。

五、临床表现

潜伏期7~14日，短至2日，长至28日。典型的临床经过可分早期、中期和后期。

（一）早期（钩体败血症期）

起病后3日内，为钩体病败血症早期阶段，主要为全身感染中毒表现。特点为急起的寒战、高热，多为稽留热，部分患者为弛张热，热程约7日，亦可达10日。头痛明显，全身肌肉酸痛，其中最具临床特征的是腓肠肌疼痛，在第1病日即可出现；眼结膜充血；浅表淋巴结肿大。

（二）中期（器官损伤期）

起病后3~10日，为器官损伤阶段，是早期中毒症状的延续，其表现因临床类型而异。

1.流感伤寒型　约90%以上的钩体病为此型。无明显器官损害，是早期临床表现的延续，经治疗热退或自然缓解，病程一般5~10日。

2.肺出血型　3~4日后开始出现病情加重，据病情轻重可分为轻型和重型，轻型表现为咳嗽或痰中带血，为鲜红色泡沫，经积极治疗可痊愈。重型患者可出现烦躁、面色苍白或青灰、剧烈咳嗽、口唇发绀、呼吸困难，咳出鲜红色血痰，双肺满布湿啰音。X线片显示双肺广泛的点片状阴影或大片融合影。

3. 黄疸出血型　于病程 4~8 日出现黄疸进行性加重、出血倾向等肝功能损害和肾功能受损表现。患者常呈急性或亚急性重型肝炎表现，多死于肾衰竭、肝衰竭和大出血。黄疸程度与最终预后无直接关系，肾衰竭为主要死亡原因。

4. 肾衰型　钩体病患者出现肾损害十分常见，主要表现为蛋白尿、血尿、管型尿。严重者可出现氮质血症、少尿、无尿。

5. 脑膜脑炎型　起病 3~4 日后，出现剧烈头痛、烦躁、颈抵抗等脑膜炎表现，严重者可发生脑水肿、脑疝及呼吸衰竭而死亡或留有后遗症。

（三）后期（恢复期或后发症期）

部分钩体病患者在热退的恢复期可再次出现发热、眼部症状、神经系统症状，称钩体后发症，一般认为是机体感染钩体后诱发的变态反应所致。

六、实验室检查

（一）一般检查

血常规白细胞计数及中性粒细胞轻度增高或正常。尿常规可出现轻度蛋白尿，镜检可见红细胞、白细胞及管型。重型患者可有外周血中性粒细胞核左移，血小板数量下降。

（二）血清学检查

1. 显微凝集试验（MAT）　简称显凝试验，以活标准型钩体作为抗原，与患者血清混合，如血清中存在特异性抗体，在显微镜下观察则可见到钩体被凝集成小蜘蛛状。首发症状出现后 10~12 日抗体可阳性。此法是目前国内最常用的钩体血清学诊断方法。

2. 酶联免疫吸附试验（ELISA）　测定血清钩体 IgM 抗体，其特异性及敏感性均高于显微凝集试验，一般于首发症状出现后 6~8 日即可测出；脑脊液中的钩体 IgM 抗体检测对原因不明脑膜炎诊断方面有较高的价值。

3. 其他　玻片凝集实验（SAT）、微囊凝集实验（MCAT）、纤维素膜浸渍法（DSA）等，其特异性和灵敏度都较高。

（三）病原学检查

病原学检查直接找到病原体是确诊依据。

1. 传统方法　常用方法包括暗视野显微镜镜检、染色法和血培养法。

2. 分子生物学检查　采用聚合酶链反应（PCR）可特异、敏感、简便、快速检测全血、血清、脑脊液（发病 7~10 日）或尿液（发病 2~3 周）中的钩体 DNA。

3. 流式细胞术（FCM）　与 MAT 相比，FCM 操作简单、耗时短，具有更高的灵敏度和特异性，在钩体病的早期诊断及分型中更为方便。

七、诊断与鉴别诊断

（一）诊断

1. 流行病学资料　包括流行地区、流行季节，易感人群在 4 周内有疫水接触史或病畜接触史。

2. 临床表现 有钩体败血症中毒症状（寒热酸痛周身乏、眼红腿痛淋巴大），以及特殊的器官损害表现，如肺出血、黄疸、肾损害、脑膜脑炎。

3. 实验室检查 特异性血清学检查或病原学检查阳性，可明确诊断。

（二）鉴别诊断

根据不同的临床类型进行鉴别。流感伤寒型需与上呼吸道感染、流感、伤寒、败血症等相鉴别；肺出血型应与肺结核咯血和大叶性肺炎相鉴别；黄疸出血型需与急性黄疸型病毒性肝炎、肾综合征出血热、急性溶血性贫血相鉴别；脑膜脑炎型需与病毒性脑膜脑炎、化脓性脑膜炎、结核性脑膜炎等相鉴别。

八、预后

预后与病情轻重、治疗早晚和正确与否有关。轻症者预后良好，重症者预后不良。低免疫状态者易演变为重型。葡萄膜炎与脑动脉栓塞者，可遗留长期眼部和神经系统后遗症。

九、治疗

治疗原则为"三早一就"，即早发现、早休息、早治疗、就地治疗，不宜长途转运。

（一）西医治疗

1. 一般治疗 卧床休息，给予易消化、高热量饮食，保持水和电解质平衡，高热者酌情给予物理降温。警惕发生青霉素治疗后的赫氏反应及肺弥漫性出血。

2. 病原治疗 强调早期使用有效抗生素，杀灭钩体是治疗本病的关键。钩体对多种抗菌药物敏感。

（1）青霉素 钩体对青霉素高度敏感，至今无耐药株出现，故青霉素是治疗钩体病的首选药物。青霉素首剂后易发生"赫氏反应"，因此有人主张青霉素从小剂量如 5 万 U 开始，4 小时后 10 万 U，逐渐加量至每次 40 万 U；或在应用青霉素的同时静脉滴注氢化可的松 200mg，以免赫氏反应。

赫氏反应是指部分患者在接受首剂青霉素或其他抗菌药物治疗后，因短时间内大量钩体被杀死而释放毒素，引起临床症状的加重反应。其表现为患者突然出现寒战、高热、头痛、全身痛、心率和呼吸加快，原有症状加重，部分患者出现体温骤降、四肢厥冷。一般持续 30 分钟到 1 小时。因可诱发肺弥漫性出血，须高度重视，一般首剂抗生素注射后应加强监护数小时。

（2）其他抗菌药物 对青霉素过敏者，可选用庆大霉素、四环素、第三代头孢和喹诺酮类抗菌药物等，亦有很好疗效。

3. 对症治疗

（1）赫氏反应 尽早使用镇静剂，同时给予糖皮质激素，必要时抗休克治疗。应立即予以氢化可的松 200~300mg 静脉滴注，或地塞米松 5~10mg 静脉滴注，同时配合镇静降温、抗休克治疗。

（2）肺出血型 可酌情给予镇静剂，如苯巴比妥钠 0.1~0.2g，或异丙嗪与氯丙嗪各 25mg 肌内注射。尽早给予氢化可的松缓慢静脉注射，每日用量可达 1000~2000mg。

（3）黄疸出血型 可参照病毒性肝炎加强护肝、解毒、止血治疗。肾衰竭者，可参照急性肾衰竭治疗。

4. 后发症治疗

一般采取对症治疗，短期可缓解。

（二）中医辨证治疗

本病邪在卫分为发病初起，历时较短，进而邪入气分，有病在胃与脾的区别，有热偏盛和湿偏盛两种证型。邪在营血分是末期，病程较短。

1. 热偏盛

临床表现：高热，口渴，目赤，气粗心烦，尿黄少。舌红，苔黄，脉洪数有力。

治法：泻火解毒。

代表方药：清瘟败毒饮加减。

2. 湿偏盛

临床表现：身热不扬，呕吐，腹泻，食欲不振。苔白，脉濡数。

治法：清利湿热。

代表方药：三仁汤合藿朴夏苓汤加减。

十、预防

（一）控制传染源

钩体病为人兽共患的自然疫源性疾病，宿主种类较多，因而控制传染源难度较大。一般以加强田间灭鼠及家畜（主要为猪）粪尿的管理、消灭野犬、栓养家犬、进行犬只检疫和钩体疫苗预防接种为主要措施。

（二）切断传播途径

1. 疫源地改造 即消除死水，防止洪水泛滥。

2. 加强环境卫生和消毒 保护水源和食物，防止鼠和病畜尿污染。牲畜饲养场所、屠宰场所搞好环境卫生和消毒。

3. 加强个人防护 避免接触疫水。劳作时应加强个人防护，可穿长筒胶靴，戴胶皮手套。

（三）保护易感人群

1. 疫苗预防 在常年流行地区使用多价灭活全菌疫苗。

2. 药物预防 在钩体病流行地区、流行季节，对高危易感者可预防用药，如多西环素 200mg，每周口服 1 次。

第二节 回归热

一、概述

回归热（relapsing fever）是由疏螺旋体属（borrelia）病原体经体虱及蜱传播引起的急性传染病。临床特点为阵发性高热伴全身疼痛、肝大、脾大，短期热退呈无热间歇，数日后又反复发热，发热期与间歇期交替反复出现，故称回归热。重症有黄疸和出血倾向。

根据传播媒介昆虫的不同，分为虱传（流行性）回归热与蜱传（地方性）回归热，我国流行的主要是虱传回归热。

本病可归属于中医学"伏暑""暑温""湿温"范畴。

二、病原学

目前已知引起回归热的螺旋体均为疏螺旋体属，又名包柔螺旋体属。回归热螺旋体革兰染色呈阴性，吉姆萨染色呈紫红色。以虱为传播媒介的包柔螺旋体仅有回归热包柔螺旋体一种，以蜱为传播媒介的包柔螺旋体有十余种。两类包柔螺旋体均呈纤细的疏螺旋体，两端尖锐，有3~10个粗而不规则的螺旋，长5~20μm，宽0.2~0.5μm。暗视野显微镜下可见弯曲、旋转的螺旋活动。

回归热包柔螺旋体耐低温，在0~8℃可存活7日；在凝血块中0℃至少存活100日。对热、干燥和一般消毒剂敏感，56℃30分钟即可杀灭。

三、流行病学

（一）传染源

患者是虱传回归热唯一传染源。鼠类等啮齿动物是蜱传回归热的主要传染源，也是贮存宿主。作为钝缘蜱的供血动物，鼠类及牛、羊等家畜，狼、蝙蝠等野生动物均可作为传染源及储存宿主。

（二）传播途径

体虱是虱传回归热的主要传播媒介，以人－体虱－人的方式传播。蜱的生命较虱为长，当蜱刺蜇吸血时病原体可直接从皮肤创口进入人体，其粪便和体腔内（压碎后）的病原体也可经皮肤破损处进入体内。

在发作间歇期患者血液仍有传染性，故可通过输血传播本病。患病孕妇可通过胎盘传播病原体导致胎儿感染。

（三）易感人群

人群普遍易感。发病率与年龄、性别无关。虱传回归热患病后免疫力可维持2~6个月，而蜱传回归热患病后免疫力可持续1年。

（四）流行特征

虱传回归热多在冬、春季流行，以3~5月为著，卫生条件差、居住拥挤等因素有助于发病，我国已很少有本病报道。蜱传回归热发病以春、夏季为多，即多发于4~8月，散发于世界各国，以热带、亚热带地区为著。国内主要见于山西、南疆等地。

四、发病机制与病理

（一）西医发病机制与病理

1. 发病机制 螺旋体由皮肤、黏膜侵入机体后，在血液中迅速生长繁殖，包柔螺旋体可自由通过血管内皮细胞,其代谢产物可致发热等毒血症症状,被相应特异性抗体中和后,则病情进入间歇期,可见高热骤退;每次发作,抗原均有变异,新的抗原导致新的免疫应答,复发次数愈多,产生特异性免疫范围愈广,直至其抗原变异不能超越特异免疫的作用范围时,螺旋体即被清除。

2. 病理　包柔螺旋体及其代谢产物能激活补体、活化凝血因子、破坏红细胞、损伤小血管内皮细胞,导致贫血、溶血性黄疸、出血性皮疹及严重的腔道出血,甚至引发弥散性血管内凝血。

病变主要见于心、肝、脾、肾、脑、骨髓等,脾最显著,表现为脾大,质软,有散在的小脓肿及梗死、坏死灶。

(二) 中医病因病机

虱、蜱叮咬致毒虫之邪感染卫表,逐渐深入中焦、下焦,湿毒邪气充斥表里,难以清除,以致伏于膜原,反复发热,甚至于癥瘕积聚,黄疸等。

五、临床表现

(一) 虱传回归热

潜伏期 1~14 日,多为 7~8 日,个别可长达 3 周。

1. 前驱期　1~2 日,可有精神不振、头痛、乏力、畏寒、关节肌肉疼痛、眩晕等前驱症状。

2. 发热期　起病多急骤,畏寒、寒战,继以高热,数小时后体温达 38℃ 左右,1~2 日可迅速高达 40℃ 左右,呈稽留热,少数为弛张热或间歇热;本病的突出症状为剧烈头痛及全身肌肉疼痛,尤以腓肠肌为著。心脏听诊可闻及奔马律,可出现室性早搏、心脏扩大及心力衰竭;约半数以上的患者脾大明显;约 2/3 的患者肝大伴压痛,重症患者可出现黄疸;少数病例可发生弥散性血管内凝血。高热一般持续 6~7 日后体温骤降,并伴有大汗,呈虚脱状态。

3. 间歇期　随着体温骤降,大量汗出,患者感觉虚弱,症状减退或消失,皮肤苍白,体温常低于 37℃,甚至低至 35℃,经 4~8 日体温逐渐恢复正常。

4. 复发期　经 7~9 日的无热间歇期后,患者体温再次上升,初发期的各种症状再次出现。复发期较初发期症状减轻、发热时间短,以后再发发热期渐短而间歇期延长。一般在体温上升前,血中可再次出现螺旋体,但数量较初发期少。

我国南方发生的虱传回归热病例大多只发作一次,其他地区的患者复发次数多为 1~2 次。亦有报道未经治疗的虱传回归热患者,复发次数为 5~8 次。

(二) 蜱传回归热

潜伏期 2~15 日,多为 4~9 日。

临床表现与虱传回归热基本相同,但较轻。发病前在蜱叮咬的局部有炎症表现,初为斑丘疹,刺蜇处有小水疱或出血,伴痒感,局部淋巴结可肿大。肝、脾大较虱传回归热缓慢且小。复发次数较多,一般为 2~4 次。

六、并发症

支气管肺炎为最常见的并发症,可发生中毒性肝炎,还可有关节炎、虹膜睫状体炎、中耳炎,偶见脑炎、脑膜炎及脾破裂出血等,严重者可发生弥散性血管内凝血。

七、实验室检查

（一）一般检查

1. 血常规 虱传回归热患者白细胞多增高，在（10~20）×10⁹/L 之间，中性粒细胞比例增加，间歇期可恢复正常或偏低。蜱传回归热患者白细胞多正常。发作次数多者贫血较严重，血小板可减少，但在退热后迅速恢复。

2. 血生化 丙氨酸氨基转移酶（ALT）可升高，严重者血清胆红素明显升高。

3. 尿常规 尿中常有少量蛋白、红细胞、白细胞及管型，尿胆素大多增加。

（二）病原学检查

1. 暗视野显微镜 一般在发热期采血涂片，暗视野检查可查到螺旋体，在滚动的红细胞附近极易发现活动的螺旋体。

2. 涂片 用血液、脑脊液或骨髓同时涂薄片或厚片，吉姆萨或瑞特染色可查到红色或紫色螺旋体。

八、诊断与鉴别诊断

（一）诊断

凡在流行地区和流行季节，有体虱或蜱叮咬史，临床上有不规则间歇发热者，均应考虑本病。确诊有赖于病原学检查。国内已多年未发现该病，应警惕首发病例被忽略。

（二）鉴别诊断

应与布鲁菌病、斑疹伤寒、伤寒、钩端螺旋体病、疟疾和肾综合征出血热等疾病相鉴别。病原学检查可明确诊断。

九、预后

预后取决于发病年龄、治疗早晚及有无并发症。病死率 2%~6%，蜱传回归热病死率略低。儿童患者预后良好。本病痊愈后免疫力维持时间较短，一年后可再次感染。

十、治疗

（一）西医治疗

以抗生素病原治疗为主，辅以对症及支持治疗，处理好并发症，减少后遗症，降低病死率。

1. 一般治疗 卧床休息，给予高热量流食，补充足量液体和所需电解质。密切观察病情变化，防止发生并发症。

2. 对症治疗 高热时物理降温，并发神经精神症状者，可给予镇静剂。毒血症症状较严重者，可适当应用糖皮质激素。

3. 病原治疗 近年来，国内外多用多西环素，首日 200mg，后每日 100mg，共治疗 7~10 日，疗效满意而不良反应少。在应用抗生素的治疗过程中，可能会发生赫氏反应，应及时采用糖皮质激素等治疗。

（二）中医辨证治疗

本病因蜱、虱叮咬导致暑毒之邪入侵，或表里同病，或伏于膜原而致发热及全身各系统复杂症状。

1. 伏暑表里同病

临床表现：周期性高热恶寒，头痛，肢节酸痛，皮疹，黄疸，胸脘痞闷。舌苔白腻，脉濡数。

治法：分消表里。

代表方药：三消饮加减。

2. 暑伏膜原

临床表现：疲惫，乏力，微汗，皮疹消失或减退，黄疸消失或减退。舌红，苔白腻，脉沉。

治法：清透伏暑。

代表方药：清暑十全汤加减。

十一、预防

（一）控制传染源

患者必须住院隔离治疗并彻底灭虱，隔离至体温正常后 15 日。接触者灭虱后医学观察 14 日。

（二）切断传播途径

采用各种办法消灭虱、蜱及鼠。

（三）保护易感人群

搞好个人卫生，做好个人防护，灭虱时需穿防护衣，野外作业时必须穿防蜱衣，必要时可口服四环素或多西环素预防。

第三节　莱姆病

一、概述

莱姆病（lyme disease）是由蜱传伯氏疏螺旋体（borrelia burgdorferi）引起的自然疫源性疾病。本病分布广、传播快、致残率高。临床上以皮肤、神经、关节和心脏等多脏器、多系统受损为主要表现。

本病在中医学可归属于"痹证""红斑""中风"等范畴。

二、病原学

Burgdorfer 于 1982 年从蜱和患者的标本中分离出螺旋体，经超微结构和 DNA 分析证明为疏螺旋体，命名为伯氏疏螺旋体，其有 3~10 个或更多稀疏的螺旋，革兰染色阴性，镀银染色可使螺旋体着色，瑞特（wright）染色呈淡蓝色。长 10~35μm，宽 0.2~0.4μm，电镜下可见每端有 7~15 条鞭毛。伯氏疏螺旋体至少有 30 种蛋白，感染后 2~3 个月机体可产生特异性 IgG 及 IgA 抗体，持续多年。41kD 蛋白为鞭毛抗原，株间无差别，可刺激机体产生特异性 IgM 抗体，感染后

6~8 周达高峰，以后逐渐下降，可用于诊断。

伯氏疏螺旋体在潮湿、低温情况下抵抗力较强，对高温、干燥和一般消毒剂均较敏感。

三、流行病学

（一）传染源

鼠类自然感染率很高，是本病的主要传染源。我国报告的鼠类有黑线姬鼠、黄鼠、大林姬鼠、褐家鼠和白足鼠等。伯氏疏螺旋体仅出现在患者感染早期，故患者作为传染源的意义不大。此外，还发现 30 多种野生哺乳类动物（鼠、兔、鹿、狐、狼等）和 19 种鸟类及多种家畜（狗、马、牛等）为本病的保存宿主。

（二）传播途径

节肢动物蜱是莱姆病的主要传播媒介，通过叮咬，在宿主动物与宿主动物及宿主动物与人之间造成传播，动物间亦可通过尿液相互感染，也可因蜱粪中螺旋体污染皮肤伤口而传播。除蜱外，蚊、马蝇和鹿蝇等也可感染而充当本病的传播媒介。

（三）易感人群

人群对本病普遍易感，无年龄及性别差异。痊愈后血清抗体可长期存在。特异性 IgG 抗体对人体无保护作用，可反复感染。

（四）流行特征

呈全球性分布。我国主要流行地区是东北、西北和内蒙古林区。全年均可发病，6~10 月呈高峰，以 6 月最为明显。青壮年居多，与职业关系密切，室外工作人员患病的概率高。

四、发病机制与病理

（一）西医发病机制与病理

1. 发病机制　本病发病机制较复杂。当蜱叮咬时，伯氏疏螺旋体随唾液进入宿主。经 3~32 日病原体在皮肤中扩散，由原发性浸润灶向周围扩展，并播散到淋巴组织中，也可经血液浸润到各器官（如心脏、中枢神经系统、肝脾和关节等）或其他部位皮肤，引发慢性游走性红斑，并导致螺旋体血症，引起全身中毒症状。螺旋体可引起脑炎、脑膜炎和心脏受损等。

2. 病理

（1）皮肤病变　早期为非特异性组织病理改变，可见受损皮肤充血。生发中心的出现有助于诊断。晚期以浆细胞浸润为主，见于表皮、皮下组织。皮肤静脉扩张和内皮增生均较明显。

（2）神经系统病变　主要表现为进行性脑脊髓炎和轴索性脱髓鞘病变。

（3）关节病变　可见单核细胞浸润、滑膜绒毛肥大、纤维蛋白沉着等。

（4）其他　淋巴结、眼、心、肝、脾均可受累。

（二）中医病因病机

蜱虫叮咬致湿毒邪气入侵，皮表首先蕴毒不得排出，致发热恶寒，皮表红斑游走，头颈痛等；继而邪气深入化热，致发热、头痛、抽搐、心悸等热毒蕴结之象；湿热继续深入至骨，致关节肿胀疼痛、活动受限、慢性游走性红斑、心慌心悸、肢端麻木、活动不灵等。

五、临床表现

潜伏期为3~20日，平均为9日。本病是多器官、多系统受累的炎性综合征，患者以某一器官或某一系统受累为主。根据典型的临床表现分为三期，各期可依次或重叠出现，也可直接进入第三期。

（一）第一期（局部皮肤损害期）

皮肤损害的三大特征是游走性红斑、慢性萎缩性肢端皮炎和淋巴细胞瘤。60%~80%的患者在蜱虫叮咬处出现慢性游走性红斑或丘疹，数日或数周内向周围扩散形成一个大的圆形或椭圆形充血性皮损，外缘呈鲜红色，中心部渐趋苍白，可发生于身体任何部位，以腋下、腹部、大腿和腹股沟常见，儿童多见于耳后发际。多数患者的红斑随着病程进展逐渐增大，约25%的患者不出现特征性的皮肤表现。红斑一般在3~4周消退。淋巴细胞瘤系良性皮肤淋巴组织增生，呈肿瘤样蓝红色结节或斑块，一般直径1~5cm，单个多见，有轻度触痛，多见于耳垂、乳头、乳晕、鼻和阴囊处。病程多在数月或1年以上。本期内多数患者可伴有疲劳、发热、头痛、淋巴结肿大、颈部轻度强直、关节痛、肌痛等。

（二）第二期（播散感染期）

发病2~4周后即可出现心血管和神经系统损害。

1. 神经系统症状 本病在早期即可出现轻微的脑膜刺激征，进入此期则可出现明显的神经系统症状，以脑炎、脑膜炎、局部脑神经炎、神经根炎最常见。表现为头痛、呕吐、眼球痛、颈项强直及浆液性脑膜炎等，发生率为15%~20%。1/3患者可发生脑炎，表现为睡眠障碍、谵妄等，脑电图示尖波。半数患者可发生神经炎，最常见面神经损害，表现为面肌不完全麻痹，病损部位麻木、刺痛，但无明显的感觉障碍。

2. 循环系统症状 病后5周或更晚，约8%患者可出现循环系统症状。起病急，表现为心音低钝、心动过速和房室传导阻滞，严重者可出现完全性房室传导阻滞。通常持续数日至6周，可反复发作。

（三）第三期（持续感染期）

病后两个月或更晚，个别可发生于病后两年。主要表现为关节损害，通常为大关节受累，如膝、踝和肘关节，表现为关节肿胀、疼痛、僵硬和活动受限。多数患者表现为反复发作的对称性多关节炎，每次发作可伴有体温升高及中毒症状等。慢性萎缩性肢端皮炎也是莱姆病晚期的主要表现，好发于前臂或小腿，初起皮肤微红，数年后萎缩硬化，主要见于老年妇女。

六、并发症

常见心肌炎、脑膜炎或复发性关节炎等。

七、实验室检查

（一）血液学检查

白细胞计数多在正常范围，偶有白细胞升高伴核左移，血沉常增快。

（二）血清学检查

血清学抗体检测采取国际上公认的血清学"两步法"进行确诊。"两步法"即首先采用酶免疫分析（ELISA）或免疫荧光分析（IFA）作为初筛，初筛阳性的标本再用蛋白免疫印迹法（western immunoblot，WB）进行确诊。

1.ELISA 和免疫荧光法　检测血清或脑脊液中的特异性抗体。通常特异性 IgM 抗体多出现在游走红斑发生后 2~4 周，6~8 周达高峰，4~6 个月恢复正常。特异性 IgG 抗体多在发病后 6~8 周开始升高，4~6 个月达高峰，持续数年以上。

2. 免疫印迹法　敏感度与特异性均优于上述血清学检查方法，适用于经 ELISA 法筛查结果可疑者。

（三）病原学检查

1.组织学染色及分离培养　取患者病损皮肤、滑膜、淋巴结及脑脊液等，用暗视野显微镜或银染色法检查伯氏疏螺旋体，可快速做出病原学诊断，但检出率低。也可取游走性红斑周围皮肤培养分离螺旋体，需 1~2 个月。

2.PCR　敏感且特异，用于检测血液及其他标本中的伯氏疏螺旋体 DNA，脑脊液的检出率低于皮肤和尿标本。

八、诊断与鉴别诊断

（一）诊断

近日至数月前曾到过疫区，或有蜱虫叮咬史；有慢性游走性红斑，晚期出现神经、心脏和关节受累等表现；感染组织或体液分离到伯氏疏螺旋体，或检出特异性抗体，可确诊。

（二）鉴别诊断

应与鼠咬热、恙虫病、风湿病、病毒性脑炎、脑膜炎、神经炎及皮肤真菌感染等相鉴别，确诊有赖于病原学检测。

九、预后

取决于治疗早晚及有无并发症。多数预后好，少数严重病例预后差。

十、治疗

（一）西医治疗

1. 一般治疗　患者应卧床休息，注意补充足够的液体。密切观察病情变化，防止并发症。

2. 对症治疗　对于有发热和皮损部位疼痛者，可适当应用解热镇痛剂。高热及全身症状重者，可给予糖皮质激素，但对有关节损伤者应避免关节腔内注射。患者伴有心肌炎，出现完全性房室传导阻滞时，可暂时应用起搏器至症状及心律改善。

3.病原治疗　早期、及时应用抗生素治疗是最主要的措施。

（1）第一期　成人常采用多西环素每次 0.1g，每日 2 次口服，或红霉素每次 0.25g，每日 4

次口服。儿童首选阿莫西林，每日 50mg/kg，分 4 次口服，或用红霉素。疗程均为 10~21 日，治疗中须警惕赫氏反应的发生。

（2）第二期　只要出现脑膜炎就应静脉给予青霉素 G，每日 2000 万 U 以上，疗程为 10 日。一般头痛和颈项强直在治疗后第 2 日开始缓解，7~10 日消失。

（3）第三期　晚期有严重心脏、神经或关节损害者，可应用青霉素，每日 2000 万 U 静脉滴注，也可应用头孢曲松 2g，每日 1 次，疗程均为 14~21 日。

（二）中医辨证治疗

本病起于夏秋季节疫虫叮咬皮肤，导致风湿热毒邪侵入，营卫失和；进而热毒之邪入血分，风湿热邪流注经络关节等，从而出现多种类型症状。

1. 皮肤蕴毒证

临床表现：皮肤慢性游走性红斑，慢性萎缩性肢端皮炎，淋巴细胞瘤，发热恶寒，头项痛，恶心呕吐，局部及全身淋巴结肿大或脾脏肿大。舌红，苔黄，脉数。

治法：解毒清表。

代表方药：乌蛇驱风汤加减。

2. 瘟毒弥漫证

临床表现：发热，脑膜炎，脑炎，颅神经炎，脊髓炎，运动和感觉神经炎，心动过速。舌红，苔黄，脉数。

治法：清瘟解毒。

代表方药：清瘟败毒饮加减。

3. 骨瘟热毒证

临床表现：关节肿胀疼痛，活动受限，慢性游走性红斑，慢性萎缩性肢端皮炎，运动和感觉神经炎，心肌炎，心动过速。舌红，苔黄，脉数。

治法：清骨解毒。

代表方药：六物解毒汤加减。

十一、预防

（一）控制传染源

加强对宠物和家畜的管理等。

（二）切断传播途径

灭蜱、防蜱。被蜱虫叮咬后，可用点燃的香烟头点灼蜱体，也可用氯仿或乙醚或煤油、甘油等滴盖蜱体，使其口器退出皮肤再轻轻取下，取下的蜱不要用手捻碎，以防感染。如蜱的口器残留在皮内，可用针挑出并涂上酒精或碘酒，只要在 24 小时内将其除去，即可防止感染。蜱虫叮咬后及时给予抗生素预防。

（三）保护易感人群

进入森林、草地等疫区的人员要做好个人防护，防止硬蜱虫叮咬。近年应用重组外表脂蛋白 A 莱姆病疫苗对莱姆病流行区人群进行预防注射取得了良好效果。

第四节 梅毒

一、概述

梅毒（syphilis）是由梅毒螺旋体引起的一种慢性传染性疾病。早期主要侵犯皮肤和黏膜，晚期可侵犯血管、中枢神经系统及全身各器官。也可多年无症状，称潜伏梅毒。

本病属中医学"杨梅疮""霉疮""疳疮""广疮"等范畴。

二、病原学

梅毒的病原体为梅毒螺旋体（treponema pallidum，TP），亦称苍白螺旋体。它是一种小而纤细的螺旋状微生物，长 4~14μm，宽 0.2μm，由 8~14 个整齐规则、固定不变、折光性强的螺旋构成。在暗视野显微镜下，螺旋体呈金色闪光，其活动性较强，能以旋转、蛇行、伸缩等运动方式做缓慢而有规律的运动。

梅毒螺旋体属厌氧菌，抵抗力弱，在体外不易生存，煮沸、干燥、阳光照射、肥皂水、一般消毒液（如 0.1% 的石炭酸、新洁尔灭、酒精）均可于短时间内将其杀死。在 41~42℃时可存活 1~2 小时，在 48℃仅半小时即失去感染能力，但在 0℃时可存活 48 小时，在低温中（-78℃）保存数年，仍可保持其形态、活动及毒力。

三、流行病学

梅毒呈世界范围内流行，初发于美洲，于 1505 年经印度传入我国广东省。

（一）传染源

梅毒患者是本病的唯一传染源，患者的皮肤分泌物、血液、精液、乳汁和唾液中均有 TP 存在。

（二）传播途径

1. 性接触传染 是主要的传播途径，约 95% 的患者通过性接触由皮肤黏膜微小破损传染。

2. 垂直传播 在妊娠过程中，梅毒螺旋体可通过胎盘及脐静脉由母体传染给胎儿。也可于分娩过程中新生儿通过产道时，在皮肤黏膜擦伤处发生接触性感染。

3. 其他途径 少数患者可通过医源性途径、接吻、哺乳或接触污染衣物用具而感染。

（三）易感人群

人群对梅毒螺旋体普遍易感，卖淫、嫖娼、同性恋、双性恋等性乱行为者及吸毒者均为梅毒的高危人群。

四、发病机制与病理

（一）西医发病机制与病理

1. 发病机制 梅毒螺旋体经破损的皮肤或黏膜进入机体后，在入侵的部位组织中繁殖，发生炎性浸润而形成硬下疳，称为一期梅毒。硬下疳消退后约 6 周，潜伏的梅毒螺旋体再次大量繁殖，并进入血液循环而传播全身，全身皮肤黏膜广泛出现梅毒疹，称为二期梅毒。一期、二期梅毒称为早期梅毒，2~4 年后进入晚期，此期可为无症状的晚期潜伏梅毒，也可侵犯多系统组织，如皮肤黏膜、神经系统及心血管系统等器官，并可致组织缺损及功能障碍。

2. 病理　主要组织病理学变化为闭塞性动脉内膜炎、小血管周围炎和树胶样肿。闭塞性动脉内膜炎是指小动脉内皮细胞及纤维细胞增生，致血管壁增厚，管腔狭窄闭塞。小血管周围炎指围管性单核细胞、淋巴细胞和浆细胞浸润。树胶样肿，又称梅毒瘤。该肉芽肿质韧而有弹性，如树胶，故名树胶样肿。

（二）中医病因病机

本病的发生总由淫秽疫毒与湿、热之邪杂合所致。患者多由性接触时，疫毒乘肝肾之虚入里而生；或通过接吻、哺乳、接触污染物品，触染秽毒，内传而发；或禀受于母体之毒，遗毒于胎儿所致。邪毒初染，疫毒结于阴器或肛门，则发为疳疮；后期疫毒内侵，伤及脏腑、骨髓、关窍，变化多端，证候复杂。

五、临床表现

根据传染途径的不同可分为获得性（后天）梅毒和胎传性（先天）梅毒。又可根据感染时间 2 年为界，分为早期梅毒和晚期梅毒。

（一）获得性梅毒（后天梅毒，syphilis acquisita）

1. 一期梅毒　主要表现为硬下疳和硬化性淋巴结炎。

（1）硬下疳　硬下疳为梅毒最先出现的皮肤黏膜损害，潜伏期 2~4 周。初起为无痛性丘疹或红斑，迅速发展为糜烂，形成具有特征性的溃疡，表面有少许渗出物，边界清楚，触之边缘及基底呈软骨样硬度，内有大量螺旋体。男性好发于阴茎、冠状沟、包皮，女性则多见于大小阴唇或子宫颈。一般为单发，少数有 2~3 个或更多。硬下疳经 5~7 周，可不治自愈，留暗红色表浅瘢痕或色素沉着。

（2）硬化性淋巴结炎　硬下疳出现 1~2 周，可见附近淋巴结肿大，无破溃及红肿，以腹股沟处为多见。

2. 二期梅毒　一期梅毒未经治疗或治疗不彻底，梅毒螺旋体由淋巴系统进入血液循环形成菌血症，再次播散全身，引起皮疹、骨关节、眼、神经系统病变及其他脏器病变等多系统表现。二期梅毒症状一般在 3~12 周自行恢复，之后进入无症状潜伏期。

（1）皮肤黏膜损害　二期梅毒皮疹特点为广泛、对称、不痛不痒、损害表浅，很少破溃，痊愈后无瘢痕。掌跖梅毒疹常见为掌跖部圆形或椭圆形红斑，散在、对称、边缘可覆有鳞屑；斑疹型梅毒疹出现较早，为玫瑰色或褐红色斑疹，压之退色，圆形或椭圆形，皮疹数目多，常对称分布于颜面、躯干及四肢近端；丘疹性梅毒疹也较常见，约占二期梅毒的 40%，发生时间较迟，可分为大型丘疹及小型丘疹；约 10% 二期梅毒患者会发生梅毒性秃发，多发生于枕部及颞部，多呈虫蚀状，甚至出现眉毛、胡须及阴毛脱落，梅毒性脱发不是永久性的，经治疗可再生，也可自然恢复；在肛周、阴唇、腹股沟、阴茎、大腿内侧等潮湿部位常可见到扁平湿疣；于口腔、生殖器或肛门处常见黏膜白斑。

（2）骨关节病变　常见有骨膜炎和关节炎，亦可见骨髓炎、腱鞘炎或滑膜炎。

（3）眼部病变　表现为虹膜炎、虹膜睫状体炎、脉络炎、视神经视网膜炎、视神经炎等，眼房水中可找到梅毒螺旋体。

（4）神经系统病变　多无明显症状，但至少25%二期梅毒患者的脑脊液异常，脑脊液快速血浆反应素环状卡片试验（RPR）阳性。

（5）其他　可有肾小球肾炎、肝炎、脾大、肌炎、胃肠疾病等表现。

3. 三期梅毒或晚期梅毒　晚期梅毒大多数在感染2年后发生，而心血管及神经梅毒时间更长，约40%患者发生晚期梅毒。此期梅毒主要表现为皮肤黏膜的溃疡性损害或内脏器官的肉芽肿病变，但损害内不易查到螺旋体，传染性不强或无传染性。

（1）树胶肿　为典型晚期梅毒损害，多在感染后3~5年发生。树胶肿主要发生在皮肤黏膜，亦可发生于骨骼与内脏器官。皮肤树胶肿表现为结节或结节溃疡，治疗后可很快吸收，甚至痊愈。骨骼树胶肿X线表现有骨膜炎、骨膜增厚、密度增高、结构破坏、硬化性骨炎等。临床症状包括疼痛、压痛、肿胀、骨肿块、僵直或活动受限。树胶肿还可侵犯硬腭及鼻骨，造成上腭、鼻中隔穿孔及马鞍鼻。

（2）心血管梅毒　多发生于感染后10~30年，好发于升主动脉，其次为主动脉弓横部。

（3）神经梅毒　多在感染后3~20年发病，发生率约为10%，主要类型：无症状型神经梅毒、脑膜梅毒、脑膜血管梅毒、脑实质梅毒、树胶肿性神经梅毒。

4. 潜伏梅毒　指有明确的梅毒感染史，无临床症状或临床症状暂时消退，而梅毒血清检查阳性者。感染时间在2年以内者称为早期潜伏梅毒，感染时间在2年以上者称为晚期潜伏梅毒。

（二）胎传性梅毒（先天梅毒，congenital syphilis）

先天梅毒是患病孕妇在妊娠4个月后，梅毒螺旋体经胎盘传给胎儿所致。2岁以内发病为早期先天梅毒，超过2岁发病为晚期先天梅毒。

1. 早期先天梅毒　在出生后不久发病者多为早产儿，发育营养均差，皮肤松弛，貌似老人。皮肤损害与后天二期梅毒相似，有传染性，皮肤黏膜损害可见斑疹、丘疹、大疱、脓疱、脱屑及扁平湿疣等。

2. 晚期先天梅毒　多在2岁以后发病，皮肤黏膜损害发病率低，骨骼、感觉器官（眼、耳）受累多见。标志性损害有前额圆凸、上颌骨短小、下颌骨突出、马鞍鼻、克鲁顿（clutton）关节、口腔周围皮肤放射性皲裂、佩刀胫等，还可见哈钦森牙、神经性耳聋、间质性角膜炎。

六、实验室检查及其他检查

（一）暗视野显微镜检查

适用于早期梅毒，在皮损处用玻片刮取组织渗出液或淋巴结穿刺液，暗视野显微镜下，可见活动的梅毒螺旋体。此检查对梅毒有病原学诊断的价值，但因其敏感性低于50%，所以阴性结果不能排除梅毒。

（二）梅毒血清实验

根据所用抗原不同，梅毒血清试验分为下列两大类。

1. 非梅毒螺旋体抗原血清试验（非特异性梅毒血清反应）　常见方法有性病研究实验室试验（VDRL）、快速血浆反应素试验（RPR）、血清不加热反应素试验（USR）、甲苯胺红试验（TRUST）。经有效的抗梅毒治疗后，其滴度逐渐下降，故常用于疗效判断。

2. 梅毒螺旋体抗原血清试验（特异性梅毒血清反应）　常见方法有荧光螺旋体抗体吸收试验（FTA-ABS）、梅毒螺旋体血凝试验（TPHA）、梅毒螺旋体明胶颗粒凝集试验（TPPA）。由于这种试验检测的是抗梅毒螺旋体 IgG 抗体，即使患者经过足够治疗，血清反应仍持续阳性，甚至持续终身，因此仅用作诊断，不能判断疗效。

（三）脑脊液检查

用于诊断神经梅毒，包括细胞计数、蛋白量、VDRL 试验和胶体金试验等。脑脊液 VDRL 是脑脊液中的标准血清学方法，其阳性应考虑为神经梅毒。

（四）组织病理

梅毒的基本病理变化为血管内皮细胞肿胀和增生，血管周围大量淋巴细胞和浆细胞呈袖口样浸润，晚期梅毒可由上皮样细胞组成肉芽肿性浸润，肉芽肿中央可见干酪样坏死。

七、诊断与鉴别诊断

（一）诊断

1. 流行病学史　如不洁性交史或配偶梅毒病史，先天梅毒患儿其母梅毒病史，已婚妇女有无早产、流产、死产史，父母兄弟姐妹有无性病。

2. 临床表现　皮肤、黏膜、外阴、肛门、口腔等处皮疹或硬下疳，梅毒不同分期临床表现特点不同，对感染时间较长的患者还应注意检查心血管、神经系统、眼、骨骼等。

潜伏期梅毒患者缺乏临床表现，主要依靠血清学检查。

3. 实验室检查　暗视野显微镜检查：早期梅毒皮损可查到梅毒螺旋体；梅毒血清试验：采用非螺旋体抗原试验初试若为阳性，结合病史及体格检查，符合梅毒诊断即可确诊；若为阴性，如怀疑为梅毒患者，应进一步检查。

（二）鉴别诊断

梅毒硬下疳要与软下疳（杜克莱嗜血杆菌）相鉴别；梅毒皮疹要与固定性药疹、玫瑰糠疹、尖锐湿疣，以及生殖器疱疹并发局部感染等相鉴别。由于梅毒的临床表现复杂多样，二期、三期梅毒还与许多皮肤病、眼病、骨病、内脏病或神经系统疾病相类似，所以必须仔细询问病史，认真进行体格检查和反复的实验室检查，才可做出明确的诊断。

八、预后

早期梅毒经过规范的治疗，硬下疳可达到根治；二期梅毒疹经规范治疗皮疹消失，无功能性障碍；三期梅毒出现骨关节、心血管及神经系统损害者，功能障碍可部分得到恢复，有些损害如鼻骨的树胶肿、上颚穿孔等则不能恢复，严重者预后较差。

九、治疗

（一）西医治疗

强调早诊断、早治疗，并且要保证疗程，规律用药，定期复诊。青霉素是治疗梅毒的首选药物，常用普鲁卡因青霉素 G、苄星青霉素；头孢曲松也是高效的抗梅毒药物，可作为对青霉素过敏者的优先选择药物；四环素和大环内酯类疗效较青霉素差，可以作为对青霉素过敏患者替代治疗药物。

1. 早期梅毒（包括一期、二期及早期潜伏梅毒）　苄星青霉素 240 万 U，分两侧臀部肌内注射，每周 1 次，连续 3 次；或普鲁卡因青霉素 80 万 U，每日 1 次，肌内注射，连续 10~15 天。对青霉素过敏者，可选用头孢曲松钠 1g，每日 1 次，静脉滴注，连续 10~14 天；或多西环素 100mg，每日两次，连服 14 天；或口服大环内酯类。

2. 晚期梅毒及二期复发梅毒　苄星青霉素 240 万 U，分两侧臀部肌内注射，每周 1 次，连续 3~4 周；或普鲁卡因青霉素 80 万 U，每日 1 次，肌内注射，连续 20 天为 1 个疗程，也可根据情况 2 周后进行第 2 个疗程。青霉素过敏者，可予多西环素或大环内酯类连服 30 天。

3. 心血管梅毒　应住院治疗，如有心力衰竭，应予以控制后再行抗梅毒治疗。注射青霉素需从小剂量开始，且不宜使用苄星青霉素，以避免发生吉海反应，造成病情加剧或死亡。水剂青霉素 G，应从小剂量开始，逐渐增加剂量。首日 10 万 U，每日 1 次，肌内注射；次日 10 万 U，每日 2 次，肌内注射；第 3 日 20 万 U，每日 2 次，肌内注射；自第 4 日起用普鲁卡因青霉素 G 80 万 U，肌内注射，每日 1 次，连续 15 天为 1 个疗程，共 2 个疗程，疗程间停药 2 周。必要时可给予多个疗程。对青霉素过敏者，选用四环素类或大环内酯类。

4. 神经梅毒　水剂青霉素 G，每日 1200 万 ~2400 万 U 静脉滴注，每 4~6 小时 1 次，连续 10~14 天。继以苄星青霉素 240 万 U，每周 1 次，肌内注射，连续 3 次。对青霉素过敏者处理同上。

5. 妊娠梅毒　根据孕妇梅毒的分期不同，采用相应的青霉素方案进行治疗，用法及用量与同期其他梅毒患者相同，妊娠初 3 个月及妊娠末 3 个月各进行 1 个疗程的治疗，禁服四环素、多西环素。

6. 先天梅毒（胎传梅毒）

（1）早期先天梅毒（2 岁以内）　脑脊液异常者，水剂青霉素 G，10 万 ~15 万 U/（kg·d），出生 7 日以内的新生儿，每次 5 万 U/kg，肌内注射，每 12 小时 1 次；出生 7 日以后的婴儿每 8 小时 1 次，总疗程 10~14 日。或普鲁卡因青霉素 G，5 万 U/（kg·d），肌内注射，每日 1 次，连续 10~14 天。脑脊液正常者，苄星青霉素 G，5 万 U/（kg·d），每周 1 次，分两侧臀部肌内注射。如无条件检查脑脊液者，可按脑脊液异常者进行治疗。

（2）晚期先天梅毒（2 岁以上）　水剂青霉素 G，20 万 ~30 万 U/（kg·d），每 4~6 小时 1 次，静脉注射或肌内注射，连续 10~14 日。或普鲁卡因青霉素 G，5 万 U/（kg·d），肌内注射，连续 10~14 日为 1 个疗程。可考虑给 2 个疗程。对较大儿童，青霉素用量不应超过成人同期患者的治疗用量。

（二）中医辨证治疗

1. 肝经湿热
临床表现：多见于一期梅毒。皮疹为疳疮，色红质硬而润，或伴有横痃；兼见胸胁胀痛，心烦易怒，口苦纳呆，小便短赤，大便秘结。舌质红，苔黄腻，脉滑数。

治法：清热利湿，解毒驱梅。

代表方药：龙胆泻肝汤加减。

2. 血热蕴毒
临床表现：多见于二期梅毒。全身出疹，形态各异，疹色暗红或呈古铜色，不痛不痒；兼见全身不适，咽干而红，便干溲赤。舌质红绛，苔黄，脉数。

治法：清热解毒，凉血散瘀。

代表方药：清营汤加减。

3. 毒结筋骨

临床表现：患病日久，在四肢、头面、鼻咽部出现树胶肿，伴关节、骨骼作痛，行走不便，肌肉消瘦，疼痛夜间尤甚。舌质暗，苔薄白或灰或黄，脉沉细涩。

治法：益气养血，通络止痛。

代表方药：黄芪内托散加减。

4. 肝肾亏损

临床表现：患病可达数十年之久，逐渐出现两足瘫痪或痿弱不行，肌肤麻木或如虫行作痒，筋骨窜痛，腰膝酸软，小便不利。舌质淡，苔薄白，脉沉细弱。

治法：滋补肝肾，填髓息风。

代表方药：地黄饮子加减。

十、预防

洁身自爱，杜绝不正当的性行为。若有可疑梅毒接触史，应及时进行梅毒血清试验，及早发现，及时治疗；对可疑患者均应行梅毒血清试验检查，发现梅毒患者必须进行隔离治疗；对可疑患梅毒的孕妇，应及时给予预防性治疗，以防胎儿受染。

扫一扫，查阅本章数字资源，含PPT、音视频、图片等

第一节　阿米巴病

阿米巴病（amoebiasis）是由溶组织内阿米巴（entamoeba histolytica）侵入人体引起的疾病。按病变部位和临床表现，可分为肠阿米巴病和肠外阿米巴病。肠阿米巴病的主要病变部位在结肠，表现为痢疾样症状，又称为阿米巴痢疾（amebic dysentery）；肠外阿米巴病可发生于肝、肺、脑，表现为相关脏器脓肿，以阿米巴肝脓肿（amebic liver abscess）最常见。

本病属中医学"痢疾"范畴。

一、肠阿米巴病

（一）概述

肠阿米巴病是由溶组织内阿米巴寄生于结肠引起的疾病，主要病变部位在近端结肠和盲肠，感染者多数为病原携带者，部分感染者由于阿米巴滋养体侵袭组织而出现肠道症状，典型的临床表现有腹痛、腹泻、果酱样粪便等痢疾症状，又称为阿米巴痢疾。本病易复发，易转为慢性。

（二）病原学

溶组织内阿米巴生活史有滋养体和包囊两种形态。生活史中需经历囊后滋养体、大滋养体、包囊前期和包囊四个阶段。

滋养体（trophozoite）是溶组织内阿米巴的致病形态。直径6~40μm，见于急性期患者的粪便或肠壁组织中，常含有摄入的红细胞，也可见到白细胞和细菌。有透明的外质和富含颗粒的内质，具有一个球形的泡状核，直径4~7μm。滋养体可借助伪足移动，侵入肠黏膜，吞噬红细胞，破坏肠壁，引起肠壁溃疡，也可随血流进入其他组织或器官，引起肠外阿米巴病。随坏死组织脱落进入肠腔的滋养体，可通过肠蠕动随粪便排出体外。滋养体在外环境中只能短时间存活，即使被吞食也会被胃酸杀灭。有时也可以从组织内落入肠腔，逐渐变为包囊，随粪便排出体外。

包囊（cyst）是溶组织内阿米巴的感染形态，抵抗力强，能耐受人体胃酸的作用。包囊呈类圆形，无色透明，直径10~16μm，光滑，未成熟包囊有1~2个核，成熟包囊有4个核，核为泡状核，与滋养体的相似但稍小。包囊感染人体后，由于小肠碱性消化液的作用及虫体的活动，从囊壁小泡逸出形成滋养体，在回盲部或肠腺窝处分裂繁殖，重复其生活过程。包囊在外界潮湿环境中可存活并保持感染性数日至1个月，但在干燥环境中易死亡。

迪斯帕内阿米巴（entamoeba dispar）与溶组织内阿米巴形态相似、生活史相同，但仅寄生于肠腔，无致病性。

（三）流行病学

1. 传染源 粪便中持续带包囊者为传染源，包括无症状排包囊者、慢性感染者及恢复期患者。溶组织内阿米巴滋养体抵抗力极差，并可被胃酸杀死，无传染性。人是溶组织内阿米巴的主要宿主和贮存宿主，猿类、鼠犬、猪等动物虽可自然感染溶组织内阿米巴，但其作为传染源意义不大。

2. 传播途径 粪 – 口途径是主要的传播方式。通过进食被成熟包囊污染的食物、水或使用受污染的食具而感染；苍蝇、蟑螂等也可起传播作用。另外，口 – 肛性行为亦可传播本病，所以阿米巴病在欧洲、美国、日本等地也被列为性传播疾病（sexually transmitted disease，STD）。

3. 易感人群 人群对溶组织内阿米巴包囊普遍易感，但 10 岁以下儿童少见。营养不良、免疫功能低下者感染率较高。感染后机体可产生特异性抗体，但无保护作用，可重复感染。

4. 流行特征 本病遍及世界各地，但以热带、亚热带及温带地区为多见。我国南方多于北方，农村多于城市，夏秋季多见。近年来随着卫生状况的不断改善，我国发病率明显下降，近年来我国仅个别地区有散发病例，主要在西北、西南和华北地区。

（四）发病机制与病理

1. 西医发病机制与病理 包囊囊壁具有抗胃酸作用，包囊能通过胃而到达小肠下段，在胰蛋白酶作用下脱囊而出，发育成为滋养体寄生于结肠腔内。大多数感染者与溶组织内阿米巴呈共栖状态，为无症状的包囊携带者，是本病的重要传染源。如果溶组织内阿米巴的毒力和侵袭力强，宿主局部肠功能紊乱、细菌感染、黏膜损伤或全身营养不良和免疫功能低下时，滋养体便能侵入肠壁组织而致病。滋养体黏附于结肠上皮，凭借其伪足的机械运动及酶的溶解破坏作用侵入肠壁并大量增殖，吞噬红细胞及组织细胞，损伤肠壁，造成局部肠黏膜溶解坏死和溃疡形成。

溶组织内阿米巴主要通过接触性杀伤机制损伤宿主，其毒力和侵袭力主要表现在对宿主组织的溶解破坏作用，包括变形、活动、黏附、酶解、细胞毒素及吞噬等作用。滋养体尚可分泌一种细胞毒素——肠毒素（enterotoxin），引起肠蠕动增快、肠痉挛，出现腹痛、腹泻。另外，溶组织内阿米巴滋养体与肠道某些细菌的共生在协同致病上发挥重要作用。

病变部位主要在结肠，多见于盲肠和升结肠，其次为直肠和乙状结肠，严重者可累及整个结肠和小肠下段。主要病变为伴组织溶解液化的坏死性炎症，早期在肠黏膜表面出现细小的浅表溃疡，继而病灶扩大可至黏膜下层。由于黏膜下层组织疏松，阿米巴易于向四周侵袭，坏死组织液化脱落后，形成口小底大的烧瓶状溃疡，溃疡间黏膜多正常。如继发感染时黏膜广泛充血。严重者，溃疡间可在黏膜下层形成窦道相通，进一步发展，表面黏膜大片坏死脱落，形成巨大溃疡。镜下病灶为无结构淡红染的液化性坏死，周围组织炎症反应轻微，仅见充血、出血及少量淋巴细胞和浆细胞浸润。病变周围常可找到较多的阿米巴滋养体，其内可见红细胞、淋巴细胞和组织碎片等。

随着病程的迁延发展，一些溃疡愈合，另一些溃疡可继续存在甚至扩大，坏死、溃疡、肉芽组织增生和瘢痕形成并存，可形成肠息肉、肉芽肿，最终可使肠黏膜完全失去正常形态。肠壁可因纤维组织增生而增厚变硬，甚至引起肠腔狭窄，有时可因组织增生过多，形成局限性包块，称为阿米巴肿（amoeboma），多见于盲肠，临床上易误诊为结肠癌。

2. 中医病因病机　基本病因病机为饮食不洁，毒邪侵犯肠道，病机转化受患者体质及其他因素的影响而有所不同。若患者素体阳气强盛，邪犯肠道则易生湿热，湿热郁蒸，与气血搏结于大肠，血腐肉败，脂膜血络受损化为脓血而发为湿热痢。若患者素体饮食不节，脾胃受损，中阳不足，湿浊内蕴则易生寒湿而为寒湿痢。疫毒化生的湿热、寒湿之邪均可伤及气血，扰乱神明则发为壮热、神昏之疫毒痢。若素体虚弱，或邪伤正气，或久病失治误治致脾气受损，肾气虚惫，邪气留连，久痢不愈，而转为时作时止之休息痢。日久耗气伤阴，正虚邪恋，故后期患者常出现消瘦、乏力、盗汗等气阴两虚之证。

（五）临床表现

潜伏期平均1~3周，可短至数日或长达数年。

1. 无症状型（包囊携带者）　此型临床常无症状，但粪便检查可找到阿米巴包囊，当感染者免疫功能下降，可转变为侵袭性病变（阿米巴痢疾甚或肠外阿米巴病）。

2. 急性阿米巴痢疾　由于病变范围及程度不一，病程长短不等，临床上可分为如下几型。

（1）轻型　轻度腹痛、腹泻，粪便中可找到阿米巴滋养体及包囊。有特异性抗体形成。当机体抵抗力下降时，可发生痢疾症状。

（2）普通型　起病缓慢，无发热或低热，全身症状较轻。腹泻每日三到十余次不等，粪便为果酱样血性便，色较暗，量中等，有腥臭味，伴腹痛、腹部不适、胀气等。直肠受累时，可有里急后重感。回盲部及升结肠处轻度压痛。上述表现数日或数周后常可自行缓解，如未治疗或治疗不彻底可转为慢性。

（3）重型　极少见，多见于感染重、营养不良、年老、孕妇或应用免疫抑制剂者。起病突然，全身中毒症状重，高热，腹泻每日十余次，为黏液血性或血水样便，可伴有里急后重，腹泻前常先有剧烈下腹绞痛，可因腹泻而脱水。查体可有明显鼓肠，腹部广泛压痛，肠鸣音减弱。可发生肠出血、肠穿孔、腹膜炎等并发症。如救治不及时，可于1~2周因毒血症或并发症死亡。

（4）慢性型　多由于急性期治疗不彻底，致使临床症状反复发作，迁延2个月以上，甚至长期不愈。患者有下腹胀痛，乏力、贫血及营养不良，腹泻和便秘可交替发作。

（5）其他类型　阿米巴病可累及泌尿系统、生殖系统、皮肤等器官组织，临床少见，易误诊。

（六）并发症

1. 肠道并发症　常见肠出血、肠穿孔、阑尾炎和结肠病变。如肠黏膜溃疡深达肌层并侵及血管，可引起不同程度的肠出血及肠穿孔。急性穿孔可引发弥漫性腹膜炎或腹腔脓肿。慢性穿孔较急性穿孔多见，常形成局部脓肿或穿入附近器官形成内瘘，亦可引起阑尾炎。结肠壁慢性炎性增生反应时，可形成肉芽肿、阿米巴瘤（结肠肉芽肿）、纤维性狭窄，甚至可导致肠套叠或肠梗阻。

2. 肠外并发症　阿米巴滋养体可经血液或淋巴蔓延至肠外器官，形成脓肿或溃疡，以肝脓肿最为常见，脑、肺、睾丸、前列腺、卵巢等也可被累及。

（七）实验室检查及其他检查

1. 一般检查

（1）血常规　急性普通型及重型患者血白细胞计数及中性粒细胞比例常增加，慢性患者常无明显变化。

（2）粪便检查　典型患者的粪便外观呈暗红色果酱样，血液混在粪质中，有腥臭味。镜下可见大量成团红细胞、少量白细胞、夏科 – 雷登晶体（Charcot–Leyden crystal）、阿米巴包囊及滋养体等，如找到活动的吞噬有红细胞的滋养体有确诊价值。

2. 血清学检查

（1）特异性抗体　人感染溶组织内阿米巴后 1 周即可出现抗体。常用酶联免疫吸附试验（ELISA）等检测，如特异性抗体 IgM 阳性提示为近期感染或现症感染，特异性抗体 IgG 阳性提示既往或现症感染，如果 IgG 抗体阴性一般可除外本病。迪斯帕内阿米巴感染血清抗体为阴性。

（2）特异性抗原　采用抗原表位特异性单克隆抗体等，检测患者粪便溶组织内阿米巴滋养体抗原，特异性高，灵敏度强，检测结果可作为诊断依据。

3. 病原学检查　用 PCR 等分子生物学技术，检测感染者粪便、脓液或血液中溶组织内阿米巴滋养体 DNA，具有较高的特异性及灵敏度。

4. 肠镜检查　结肠壁可见大小不一的散在溃疡，边缘整齐，中心有渗出，周边黏膜有红晕，溃疡间黏膜正常。取溃疡边缘部分组织涂片及活检较易发现滋养体。

（八）诊断与鉴别诊断

1. 诊断

（1）流行病学资料　当地有阿米巴病流行，发病前有进食不洁食物史，或与慢性腹泻患者有密切接触史。

（2）临床表现　缓慢起病，腹痛、腹泻，大便呈果酱样，腥臭味明显，无明显里急后重，全身中毒症状轻，病情有反复发作倾向。病因不明的急慢性腹泻患者，按细菌性痢疾治疗无效者均应想到肠阿米巴病的可能。

（3）实验室检查　从新鲜粪便标本中查到吞噬有红细胞的滋养体，或从肠壁活检组织中查到滋养体是本病确诊的可靠依据。必要时可做血清学检查，检测溶组织内阿米巴滋养体抗原或抗体，或 PCR 检测溶组织内阿米巴滋养体 DNA。

2. 鉴别诊断　应与细菌性痢疾、细菌性食物中毒、血吸虫病、肠结核、直肠癌、结肠癌、霍乱、慢性非特异性溃疡性结肠炎等进行鉴别。病原学检查及纤维结肠镜等检查有助于鉴别。

（九）预后

多数患者预后良好。预后与治疗是否及时、合理有关。如并发肠外阿米巴病且未得到及时合理的治疗，则预后较差。

（十）治疗

1. 一般治疗　进食流食或少渣饮食。有脱水者适当补液。慢性患者应加强营养。

2. 病原治疗　对溶组织内阿米巴原虫感染者无论有无症状均应进行抗溶组织内阿米巴治疗。

（1）硝基咪唑　对肠腔内及组织内阿米巴原虫均有强大的杀灭作用，是目前治疗肠内外阿米巴病的首选药物。

①甲硝唑（metronidazole）。成人 0.4g，每日 3 次，7~10 日为 1 个疗程，儿童每日 35mg/kg，分 3 次服，疗程同成人。重型或不能口服者可静脉滴注。常见不良反应为恶心、头昏、心悸及可逆性白细胞降低等。②替硝唑（tinidazole）。与甲硝唑类似，口服更易吸收，半衰期较长，不良反应较少且较轻。成人每日 2g，顿服，3~5 日为 1 个疗程。③奥硝唑（ornidazole）。成人起始剂

量为 0.5~1g，然后每 12 小时 0.5g，10 日为 1 个疗程。

（2）依米丁（emetine，吐根碱） 对溶组织阿米巴滋养体有直接杀灭作用，适用于肠外阿米巴病或急性、重症患者，对肠腔内阿米巴无效。本药控制急性症状极有效，但根治率低。剂量每日 1mg/kg，成人一般每日不超过 60mg，深部肌内注射，连用 6 日。

（3）卤化羟基喹啉类 主要作用于肠腔内阿米巴滋养体，适用于慢性阿米巴肠病和无症状排包囊者。双碘喹啉（diiodohydroxyquinolineine）成人 0.6g，每日 3 次，儿童每日 30~40mg/kg，15~20 日为 1 个疗程。

（4）二氯尼特（diloxanide） 为目前最有效的杀包囊药物。成人每次 0.5g，每 8 小时 1 次，10 日为 1 个疗程。儿童每日 20mg/kg，分 3 次口服，连用 10 日。常见不良反应为腹胀等。

（5）泛喹酮（phanquinone） 对肠内阿米巴滋养体及包囊有效。剂量 0.1g，每日 3 次，连服 10 日为 1 个疗程。本品代谢产物可引起黑尿，停药后即消失。

（6）抗菌药物 不仅可以抑制肠内共生菌而影响肠腔内阿米巴原虫的生长，也可直接杀灭肠腔内的原虫。常用巴龙霉素，每日 25~30mg/kg，每 6~8 小时 1 次，7~10 日为 1 个疗程。口服不易吸收，不良反应轻微。也可用喹诺酮类药物。

3. 中医辨证治疗 痢疾的治疗应以祛邪导滞、调和气血为基本原则。根据寒热虚实主次不同，热痢清之，寒痢温之，寒热交错者清温并举，虚实夹杂者攻补兼施。痢疾初起以实证、热证多见，宜清热化湿解毒；久痢表现为虚证、寒证，应予补虚温中，调理脾胃，收涩固脱。如下痢兼有表证者，宜合解表剂，外疏内通，夹食滞可配合消导药消除积滞。病情严重者则成"疫毒痢"，中西医结合治疗效果显著，在西医病因和对症支持治疗的同时，配合中医药辨证论治，可减轻症状，缩短病程，促进康复。

（1）湿热痢

临床表现：腹痛，里急后重，下痢腥臭赤白脓血，赤多白少，或纯下赤冻，肛门灼热，或发热恶寒，头痛身楚，小便短赤。苔黄腻，脉滑数。

治法：清肠化湿，调气和血。

代表方药：芍药汤加减。

（2）疫毒痢

临床表现：起病急骤，高热口渴，头痛烦躁，腹痛剧烈，下痢脓血，甚或神昏谵语，惊厥。舌质红绛，苔黄少津，脉滑数。

治法：清热解毒，凉血止痢。

代表方药：白头翁汤加减合芍药汤加减。

（3）寒湿痢

临床表现：腹痛拘急，痢下赤白黏冻，白多赤少，或为纯白冻，里急后重，口淡乏味，脘胀腹满，头身困重。舌质或淡，舌苔白腻，脉濡缓。

治法：温化寒湿，调气和血。

代表方药：胃苓汤。

（4）虚寒痢

临床表现：腹部隐痛，缠绵不已，形寒怕冷，喜按喜温，下痢清稀，带有白冻，或有黏液，无腥臭，甚则滑脱不禁，肛门坠胀，神疲体倦，纳食减少。舌质淡，苔薄白，脉沉细弱。

治法：温补脾肾，收涩固脱。

代表方药：桃花汤合真人养脏汤加减。

（5）阴虚痢

临床表现：痢下赤白，日久不愈，脓血黏稠，或下鲜血，脐下灼痛，虚坐努责，食少，心烦口干，至夜转剧。舌红绛少津，苔少或花剥，脉细数。

治法：养阴和营，清肠止痢。

代表方药：黄连阿胶汤合驻车丸加减。

（6）中医其他治疗方法 鸦胆子用法：分口服法与灌肠法，成人每次用鸦胆子10~20粒，小儿每周岁1~2粒，装胶囊吞服，每日3次。或用鸦胆子15~20粒，打碎后浸入1%碳酸氢钠溶液200mL中2小时，然后行保留灌肠，每日1次或隔日1次，与口服同时进行，或口服4天后单独进行。

（十一）预防

彻底治疗患者及排包囊者。对患者进行肠道隔离至症状消失，且连续3次隔日阿米巴包囊粪便检查结果阴性。对饮食业从业者严格体检，加强食品、生活饮用水的管理；进行卫生宣教工作，注意个人卫生，饭前便后要洗手。

二、阿米巴肝脓肿

（一）概述

阿米巴肝脓肿（amebic liver abscess）又称肝阿米巴病（hepatic amebiasis），由溶组织阿米巴滋养体通过门静脉到达肝脏，引起肝细胞坏死液化形成脓肿，是最常见的肠外阿米巴病，也是肠阿米巴病最常见的并发症。主要临床表现为发热、肝大、肝区疼痛、体重下降和贫血等。

本病属于中医学"肝痈""胁痛"范畴。

（二）发病机制与病理

1. 西医发病机制与病理 肝阿米巴病是寄生在肠壁的阿米巴滋养体侵入肝脏引起的，侵入途径包括经门静脉、淋巴管或直接蔓延。侵入肝脏的滋养体大多被肝内的Kupffer细胞等消灭，仅少数存活并继续繁殖，可通过轻微的炎症反应、原虫在门静脉小分支内形成栓塞及原虫的溶组织作用等造成肝组织局灶性坏死、液化，形成微小脓肿并逐渐融合而成肝脓肿。

肝脓肿通常为单个大脓肿，也可多发，多位于肝右叶顶部。脓肿中央为巧克力酱样坏死物质。镜下可见溶解坏死的肝组织、白细胞、红细胞、脂肪、夏科－雷登晶体等，脓肿壁薄，周边组织中可发现阿米巴滋养体。若脓肿不断扩大，可向邻近组织或器官穿透。

2. 中医病因病机 基本病因病机为虫毒之邪侵犯肝肠，主要是饮食不洁，湿热、虫毒之邪内侵，由肠转肝，经络受阻，气血壅滞，热毒蕴结，肉腐血败，化为肝痈，病初多实，日久则耗气伤阴，正虚邪恋，形成虚实夹杂证。

（三）临床表现

临床表现因病程的长短、脓肿的部位与大小、是否合并细菌感染等而不同。

1. 发热 早期均有发热，体温在39℃左右，多为不规则热，可伴有畏寒、盗汗等。脓肿形成后常无发热，或仅为低热。如合并细菌感染则出现40℃或以上的弛张热。

2. 疼痛 多局限于右上腹，也可在剑突下或右腰部；常为持续性，也可为阵发性；可为钝痛、胀痛、刺痛或灼痛；体位变化或深吸气时可加重。若脓肿向肝脏顶部发展，可刺激膈肌使疼痛向右肩部放射。

3. 肝脏肿大 患者可有肝脏进行性肿大、边缘较钝，肝区叩击痛明显。如脓肿表浅则可见局部隆起、肌紧张等现象。

4. 其他表现 患者常有食欲不振、恶心、呕吐、腹胀等消化道症状。左叶脓肿可出现上腹或左上腹包块并伴有类似溃疡病样表现。脓肿压迫右下肺可发生反应性胸膜炎等，出现咳嗽、胸痛、右胸腔积液。偶有患者出现黄疸。

（四）并发症

1. 继发细菌感染 是阿米巴肝脓肿的重要并发症。表现为寒战、高热，全身中毒症状明显，常见细菌有大肠埃希菌、葡萄球菌、变形杆菌、肠球菌等，血白细胞及中性粒细胞明显增加，单纯抗阿米巴原虫治疗无效。

2. 脓肿 向邻近组织或器官穿破（向肺实质及胸腔穿破最多见），可形成肺脓肿或脓胸。也可穿破腹腔形成腹膜炎；穿破心包形成心包炎，发生心脏压塞和休克，是阿米巴肝脓肿严重的并发症；可穿破膈肌形成膈下脓肿，形成肾周围脓肿；有时也可穿破胃、胆等处。

（五）实验室检查及其他检查

1. 一般检查
（1）血液学检查 急性感染者血白细胞计数及中性粒细胞比例均增高，病程较长者白细胞计数近于正常，可有贫血、血沉增快。
（2）粪便检查 粪便镜检可找到阿米巴原虫，以包囊为主。
2. 血清学检测 血清溶组织内阿米巴特异性抗体 IgM 阳性提示为近期或现症感染，特异性抗体 IgG 阴性可排除本病。也可检测患者粪便或肝脓肿穿刺液，如溶组织内阿米巴特异性抗原阳性可明确诊断。
3. 病原学检查 粪便中可找到阿米巴原虫，以包囊为主，在组织中只能检查滋养体。脓液内如能检出滋养体则可确诊，但阳性率不高。
4. 影像学检查
（1）X 线检查 可见右侧横膈抬高或伴右肺底云雾状阴影、胸膜增厚或胸腔积液。
（2）超声检查 B 超可见液性病灶，可了解脓肿的部位、大小、数目，还可引导行肝穿刺或手术治疗。
（3）其他 CT、磁共振成像检查、放射性核素肝扫描及肝动脉造影等检查，亦有助于肝脓肿的诊断与鉴别诊断。

（六）诊断与鉴别诊断

1. 诊断
（1）流行病学资料 患者所在地有阿米巴病流行，近期有肠阿米巴病史。
（2）临床表现 发热，肝区疼痛，肝肿大、压痛及叩击痛。有腹泻史。
（3）实验室及其他检查 ①早期血白细胞计数及中性粒细胞均增高。②肝穿刺引流液呈巧克力色糊状，黏稠，有腥臭味。③影像学检查肝区可见液性病灶。④粪便或脓肿穿刺液检出阿米巴原虫。⑤血清溶组织内阿米巴特异性抗体或抗原阳性等均有助于诊断。

2. 鉴别诊断 应与细菌性肝脓肿、原发性肝癌、胆囊炎、胆石症等进行鉴别。血或脓液细菌培养、超声及影像学检查等均有助于鉴别。

（七）预后

肝阿米巴病的预后与发现的早晚，脓肿的大小、部位，患者的全身状况及并发症等有关。早期发现、及时有效治疗者预后较佳，全身状况差、出现严重并发症、治疗措施不当者预后较差。

（八）治疗

1. 病原治疗

（1）硝基咪唑类 ①甲硝唑。为国内外首选药物，成人每次 0.4g，每日 3 次，连服 10 日，必要时可酌情重复，重者可静脉滴注。一般用药后 72 小时病情开始缓解，6~9 日体温恢复正常，脓腔吸收需 4 个月左右。②替硝唑。成人每日 2g，顿服，5 日为 1 个疗程，重者可静脉滴注。硝基咪唑类可加用二氯尼特或巴龙霉素防止复发。

（2）氯喹 口服磷酸氯喹，成人每次 0.5g（基质 0.3g），每日 2 次，连用 2 日，改为 0.25g（基质 0.15g），每日 2 次，连用 2~3 周。可用于硝基咪唑类疗效不佳者。

2. 中医辨证治疗 本病病位主要在肝，治宜清肝利胆，杀虫解毒，疏肝理气。急性期多为虫毒湿热之实证，治以祛邪为主；中期热毒炽盛，肝痈脓成，治宜清热解毒，化痈排脓；后期本虚标实，治宜扶正祛邪，扶正以益气养阴为主，祛邪可在使用汤剂的基础上，用鸦胆子杀虫解毒。在西医特效药物或外科手术治疗的基础上，配合中医药辨证论治，可提高临床疗效。

（1）肝胆郁热

临床表现：发热，右胁肿大疼痛，吸气痛甚，口干口苦，呕恶纳差。舌质红，苔黄，脉弦数。

治法：清肝利胆，杀虫解毒，疏肝理气。

代表方药：柴胡清肝汤加减。

（2）热毒炽盛

临床表现：高热，口渴，右胁肿痛明显，腹胀纳差，呕恶，甚至出现黄疸、出血等。舌质红绛，苔黄而干，脉滑数或洪数。

治法：清热解毒，化痈排脓。

代表方药：大柴胡汤加减。

（3）正虚邪恋

临床表现：咽干口燥，午后潮热，自汗盗汗，神疲体瘦，纳差，大便干结。舌红少苔，脉细数。

治法：扶正祛邪，益气养阴。

代表方药：一贯煎合生脉散加减。

3. 肝穿刺引流 B 超显示脓肿直径 3cm 以上、靠近体表或有突破危险者，经抗阿米巴治疗 2~4 日后，应在超声引导下行肝穿刺引流。脓液量在 200mL 以上者，应间隔 3~5 天重复引流。引流脓液后可向脓腔内注射甲硝唑、替硝唑等抗阿米巴药物。

4. 手术治疗 如经病原治疗无效、穿刺引流无改善，或脓肿穿破邻近器官或组织等情况下，可考虑行外科手术治疗。

（九）预防

1. 控制传染源　及早并彻底治疗阿米巴患者及排包囊者。

2. 切断传播途径　防止食物被污染，消灭苍蝇、蟑螂，保护水源，养成良好的饮食卫生习惯，杜绝阿米巴包囊传播的机会。

3. 保护易感人群　加强机体防御功能，尤其营养不良、免疫功能低下者。

第二节　疟疾

一、概述

疟疾（malaria）是疟原虫寄生于人体内所引起的传染病，主要由雌性按蚊叮咬或输入带疟原虫的血液而感染。疟原虫先侵入肝细胞发育繁殖，再侵入红细胞繁殖，引起红细胞破裂而发病。临床上主要表现为反复发作的间歇性寒战、高热，继之出大汗后缓解。

中医学对疟疾的认识久远，《黄帝内经》中有"疟论""刺疟论"等篇，专论疟疾病因、病机、证候及针刺治疗等。《金匮要略·疟病脉证并治》中阐述了疟疾的辨证论治。晋代《肘后备急方·治寒疟诸症》记载用"青蒿一握，以水二升渍，绞取汁，尽服之"以治疗疟疾的方法。中医药在疟疾防控上取得了举世瞩目的成就，青蒿素的提纯明显降低了疟疾患者的死亡率。

二、病原学

人体疟原虫分为间日疟原虫（Plasmodium vivax）、恶性疟原虫（P.falciparum）、三日疟原虫（P.malariae）、卵形疟原虫（P.ovale），以及人猴共感染的诺氏疟原虫（P.knowlesi）（诺氏疟原虫主要经猴–蚊–人传播）。其中，恶性疟原虫和间日疟原虫为全世界主要引起疟疾的原虫。几种疟原虫的生活史基本相同，其完整的生活史需要在人体内和蚊体内两个阶段发育才能完成。

（一）人体内阶段

疟原虫在人体内的发育分为在肝细胞内的红外期、红细胞内的红内期和配子体形成期三个阶段。

1. 肝细胞内裂体增殖期　即红细胞前期或红细胞外期。具有传染性的雌性按蚊叮咬人体时，子孢子随按蚊的唾液进入人体血液，经血液循环而迅速进入肝脏。在肝细胞内经 9~16 日从裂殖子（merozoite）发育为成熟的裂殖体（schizont）。当被寄生的肝细胞破裂时，释放出大量裂殖子，进入血液循环，裂殖子增殖时间不等，恶性疟原虫为 5~6 日，间日疟原虫 8 日，卵形疟原虫 9 日，三日疟原虫 11~12 日。裂殖体成熟后，除部分被巨噬细胞吞噬，其余则侵入红细胞，开始红细胞内的无性繁殖周期。间日疟和卵形疟既有速发型子孢子（tachysporozoite），又有迟发型子孢子（bradysporozoite）。速发型子孢子在肝细胞内的发育较快，只需经 12~20 日就能发育为成熟的裂殖体。迟发型子孢子亦称为休眠子（hypnozoite），是间日疟和卵形疟复发的根源。三日疟和恶性疟无迟发型子孢子，故无复发。

2. 红细胞内裂体增殖期　即红内期。裂殖子侵入红细胞后发育为早期滋养体，即环状体（ring form），经滋养体（trophozoite）发育为成熟的裂殖体。裂殖体内含数个至数十个裂殖子，当被寄生的红细胞破裂时，释放出裂殖子及代谢产物，引起临床上典型的疟疾发作。血中的裂殖子再侵犯未被感染的红细胞，重新开始新一轮的无性繁殖，形成临床上周期性发作。经过 3~6 代的裂体增殖后，部分疟原虫转而发育为配子体，具有传染性。间日疟及卵形疟于红细胞内的发育周期约为 48 小时。三日疟约为 72 小时。恶性疟的发育周期为 36~48 小时，且发育先后不一，故临床发作亦不规则。

3. 红细胞内配子体形成期　部分疟原虫裂殖子在红细胞内经 3~6 代增殖后发育为雌性配子体（female gametocyte）与雄性配子体（male gametocyte），开始有性生殖的初期发育。配子体在人体内的存活时间为 30~60 日。当被雌性按蚊叮咬吸入胃内，则在按蚊体内进行有性生殖。

（二）按蚊体内阶段

按蚊体内阶段包括雌雄配子结合形成合子的有性繁殖期和孢子增殖的无性繁殖期。有性繁殖期（sexual stage）主要是疟原虫在按蚊体内的交合、繁殖阶段。当患者及无症状带虫者被雌性按蚊叮咬吸血时，配子体随之进入蚊胃内进行配子发育。雌雄配子结合形成合子（zygote），合子逐渐发育为动合子（ookinete），动合子穿过胃壁形成卵囊。卵囊成熟破裂后，子孢子进入按蚊涎腺，待其叮咬人体吸血时，子孢子即被输入被叮咬者的体内，开始下一轮的感染。

三、流行病学

（一）传染源

疟疾患者及无症状带虫者是传染源。恶性疟原虫在人体内存活一般不超过 1 年，间日疟原虫可在人体内存活约 2 年，三日疟原虫则可在人体内存活超过 10 年。

（二）传播途径

疟疾的传播媒介为雌性按蚊，经叮咬人体传播。少数病例可经输入带有疟原虫的血液或母婴传播后发病。按蚊是传播疟疾最主要的媒介，但并非所有的按蚊都可作为传播媒介，传播疟疾的重要按蚊有 30 种左右，这些按蚊都是在黄昏和凌晨之间叮咬人类而引起传播。在我国，最重要的疟疾传播媒介是中华按蚊、微小按蚊、嗜人按蚊、大劣按蚊，其中中华按蚊是平原地区间日疟的主要传播媒介，微小按蚊、嗜人按蚊和大劣按蚊分别是山区、丘陵地区、海南省的山林地区间日疟和恶性疟的主要传播媒介。

（三）易感人群

人群对疟疾普遍易感，以儿童及孕妇尤为易感。感染后可获得一定程度的免疫力，但不持久。再次感染同种疟原虫者，症状较轻或无症状。初次进入疫区人员感染疟原虫者，症状通常较重。各型疟疾之间尚未发现交叉免疫。

（四）流行特征

疟疾分布于全球北纬 60°和南纬 45°之间的广泛地域。据世界卫生组织报道，2021 年全球有 80 多个国家仍然有疟疾流行，还有 20 多亿人生活在全球疟疾流行地区。全球疟疾病例总数为 2.47 亿，疟疾死亡病例为 61.9 万例。非洲地区疟疾流行仍然最为严重，到 2021 年非洲地区面临全球约 95% 的疟疾病例和 96% 的疟疾死亡人数。中国于 2021 年被世界卫生组织认证成功消除疟疾，但每年仍有数千例境外输入性病例，2017~2021 年中国输入性疟疾病例呈现逐年下降趋势，其中，恶性疟原虫感染病例数量最多，其次为间日疟原虫感染和卵形疟原虫感染。恶性疟原虫感染病例主要来自非洲国家；间日疟原虫则主要来自亚洲国家，尤其是与中国边境接壤的东南亚国家，并大部分由中国云南省报告。

四、发病机制与病理

(一) 西医发病机制与病理

疟原虫在肝细胞内发育时一般无症状，而经红细胞内期增殖后，被寄生的红细胞内疟原虫成熟裂殖体崩解，大量裂殖子、原虫代谢产物和变性血红蛋白及红细胞碎片混入血流，引起异性蛋白反应并释放激肽类物质，刺激体温中枢，引起寒战、高热、发汗、贫血的典型临床表现。释放出来的裂殖子部分为单核吞噬细胞系统吞噬，部分则侵入新的红细胞，开始裂体增殖，不断地循环，造成周期性临床发作。患者反复发作或者重复感染疟原虫后可获得一定的免疫力，此时血液中虽仍有小量疟原虫增殖，但可无疟疾发作的临床表现，仅成为带疟原虫者。

疟疾患者临床表现的严重程度与所感染疟原虫的种类密切相关。间日疟和卵形疟原虫常仅侵犯较年幼的红细胞，红细胞受感染率较低。三日疟仅感染较衰老的红细胞，故贫血和其他临床表现都较轻。恶性疟原虫能侵犯任何年龄的红细胞，且其在红细胞内的繁殖周期较短，血液中疟原虫密度很高，因此，贫血和其他临床表现都较严重。

(二) 中医病因病机

中医学认为，疟疾的发生系正气不足，感受疟邪而致。疟邪常兼风、寒、暑、湿等时令之气，《黄帝内经》称"疟气"。病机为疟邪内侵，正邪相搏。疟邪常兼风、寒、暑、湿等时令之邪或地域之气，故临床有正疟、温疟、寒疟、湿疟、瘴疟、劳疟及疟母等不同类型。疟邪多从皮毛而入，或郁伏少阳半表半里，或留连营卫，内搏五脏，横连募原。疟邪入与阴争则恶寒，出与阳争则发热，正邪交争则寒热互作。正邪相离，邪气蛰伏，则寒热之证休止。正盛邪伏则休作定时。疟久不愈，气滞痰凝血瘀则成疟母。若疟疾长期反复发作，耗伤气血，致正虚邪恋，遇劳则发而成劳疟。

五、临床表现

1. 贫血（anemia） 疟疾多次发作后，大量被疟原虫寄生的红细胞被破坏，可出现贫血，尤以恶性疟原虫为甚。一般与脾功能亢进、免疫病理损害及骨髓造血功能受抑制有关。

2. 脑型疟疾（cerebral malaria） 脑型疟疾是恶性疟原虫感染后出现的最严重的并发症之一，少数可由间日疟原虫引起。主要是恶性疟原虫在红细胞内繁殖时，使受感染的红细胞体积增大成为球形，胞膜出现微孔，彼此黏附成团，附着于微血管内皮细胞上，引起微血管局部管腔变窄或堵塞，使相应部位的组织细胞发生缺血性缺氧和营养耗竭，从而出现脑细胞变性、坏死。

3. 脾大（splenomegaly） 脾脏在宿主抗疟原虫感染的过程中发挥着重要的作用。造成脾脏肿大的主要原因是脾充血，受感染红细胞在脾脏的毛细血管和血窦中沉积，以及单核-巨噬细胞因大量吞噬疟原虫和疟色素而增生。脾大可出现于初次发病患者发病的3~4日后。由于疟色素在脾内大量沉积，使脾脏变黑。在某些热带疟疾流行区，由于反复感染，尤其是三日疟原虫感染，可因持续性脾大，最终出现"巨脾病"，即热带巨脾综合征。

4. 黑尿热（black water fever） 又称为溶血性尿毒综合征（hemolytic uremic syndrome, HUS）。大量被疟原虫寄生的红细胞在血管内裂解，加之疟原虫本身及其释放的毒素，可引起高血红蛋白血症，出现寒战、腰痛、酱油色尿，严重者可出现中度以上贫血、黄疸，甚至发生急性肾衰竭。目前多认为是抗红细胞抗体增加所引起的自身免疫现象，患者常死于肝肾衰竭。该类情况也可由抗疟药物（如伯氨喹）所诱发。

间日疟和卵形疟的潜伏期为 13~15 日，三日疟为 24~30 日，恶性疟为 7~12 日。输血疟一般在输血后 7~10 日发病。

（一）疟疾的典型临床表现

突发寒战、高热和大量出汗为疟疾的三大典型症状。

1. 寒战期 发病时畏寒、剧烈寒战、口唇发绀、皮肤苍白或青紫，脉搏快而饱满，可有头痛、肌痛、乏力、恶心、呕吐、上腹部不适等。此期持续 10~15 分钟。反复发作数次后，寒战期可逐渐延长，持续 30~45 分钟。

2. 高热期 随着体温迅速上升，寒战停止后继以高热，体温通常可达 40℃ 以上，伴头痛、全身肌肉酸痛、乏力、口渴、烦躁、呼吸急促等，但意识清楚。发热可持续 2~6 小时。

3. 出汗期 随后开始大量出汗，体温骤降，此时患者自觉轻松舒适，但仍感乏力、口干。持续时间为 2~3 小时。

各种疟疾可出现周期性相同典型症状发作，两次发作之间都有一定的间歇期。早期患者的间歇期可不规则，但经数次发作后即逐渐变得规则。整个典型发作历时 6~10 小时，而间歇期一般无症状。间日疟和卵形疟间歇期约为 48 小时，恶性疟为 36~48 小时，三日疟约为 72 小时。各型疟疾的反复发作使得大量红细胞破坏，从而引发不同程度的贫血和脾大。

（二）凶险发作

凶险发作是指疟原虫所引起的特别严重而危险的临床表现，病死率较高。临床上常见的凶险发作有脑型、肺型、胃肠型等，主要见于恶性疟，偶见于间日疟。脑型疟主要的临床表现为剧烈头痛、发热、呕吐、谵妄、抽搐，以及不同程度的意识障碍。肺型疟疾主要的临床表现为急性肺水肿而致急性呼吸衰竭，发生急性肺水肿前均有脑、肾并发症，可出现昏迷、抽搐、尿毒症等表现。胃肠型疟疾表现类似急性胃肠炎，腹泻可多达数十次，以至脱水；亦可表现为类似急腹症，仅见下腹部剧烈疼痛，伴有呕吐而无腹泻，经抗疟治疗后腹痛可迅速消失。对患者出现急性血小板下降（＜ 50×10^9/L）、血铁蛋白显著增高者，需警惕发展至重症的可能。

（三）其他疟疾

经母婴传播的疟疾通常在出生 1 周发病。婴幼儿疟疾常见于 5 岁以下婴幼儿，起病多呈渐进型，病程较长。输血后疟疾的潜伏期多为 7~10 日，我国主要为间日疟，临床表现与蚊传疟疾相同。

（四）复发和再燃

复发（relapse）是由寄生于肝细胞内的迟发型子孢子发育成熟并进入血液而引起再发的，只见于间日疟和卵形疟，常见于病愈后的 3~6 个月。间日疟原虫热带株复发间隔时间较短（常出现在临床治愈后 1~2 个月），间日疟原虫温带株复发间隔时间较长（可达 1 年以上）。输血及母婴传播后的疟疾因无肝细胞内繁殖阶段，缺乏迟发型子孢子，故不会复发。

再燃（recrudescence）是疟疾初发后，由于免疫力低下或治疗不彻底，由血液中残存的疟原虫而引起的，因此，各种疟疾都有发生再燃的可能性。多见于病愈后的 1~4 周，可多次出现。

六、并发症

（一）黑尿热

黑尿热是恶性疟疾最严重的并发症之一，病死率高。

（二）肝损害

疟疾可引起肝炎，伴有黄疸与肝功能减退，尤以恶性疟为甚。慢性疟多次发作有导致肝硬化的可能。

（三）低血糖症

多见于恶性疟患者中的孕妇或儿童，使用奎宁或奎尼丁治疗者及重症恶性疟患者。症状不典型，常被恶性疟本身症状掩盖，主要表现为焦虑、气促、心动过速、畏寒及少尿等。

（四）肾损害

重症恶性疟和间日疟患者，可出现不同程度的蛋白尿和血尿；三日疟患者长期未愈，可出现肾病综合征。

（五）肺部病变

部分患者在发作时，其胸部 X 线检查可见小片状阴影。呼吸道症状极轻微或缺如，多数在抗疟治疗后 3~7 日消退。

（六）其他

代谢性酸中毒可与脑型疟同时出现，预后较差。在脑型疟凶险发作的恢复期，少数患者可出现吞咽障碍或语言障碍、手震颤、四肢瘫痪等后遗症，一般经治疗后可恢复。

七、实验室检查

（一）血常规

红细胞和血红蛋白在多次发作后进行性下降，恶性疟尤重；白细胞计数及中性粒细胞初次发作时可稍增多，多次发作后多转为正常或稍低，单核细胞常增多。

（二）疟原虫检查

血液涂片（薄片或厚片）染色查疟原虫，是确诊的可靠依据，并可鉴别疟原虫种类。骨髓涂片染色查疟原虫，阳性率高于血涂片。

（三）免疫学检查

抗疟抗体一般在感染后 2~3 周出现，4~8 周达高峰，以后逐渐下降。常用的有间接荧光抗体试验、间接血凝试验与酶联免疫吸附试验等，阳性率可达 90%。一般用于流行病学检查。

（四）分子生物学技术

主要是针对疟原虫的检测。核酸探针检测由于其特异性及敏感性较高，被认为可以定量或估算疟原虫血症水平。PCR 检测敏感性和特异性最高，但由于对实验技术和条件的要求较高，故限制了在现场的应用。

八、诊断与鉴别诊断

（一）诊断

1. 流行病学资料　有疟疾流行区生活或居住史，或有既往疟疾病史，或近 2 周有输血史等。

2. 临床表现　典型疟疾的临床表现是间歇性寒战、发热、大量出汗，反复发作可出现贫血和脾大。间歇发作的周期有一定规律性，但应注意在发病初期及恶性疟，其发作常不规则。脑型疟多在疟疾发作时出现神志不清、抽搐和昏迷。

3. 实验室检查　外周血涂片或骨髓涂片找到疟原虫是确诊疟疾的主要依据。血常规表现为红细胞计数减少，血红蛋白降低。

（二）鉴别诊断

临床诊断应与以发热为主要症状的其他疾病，如急性上呼吸道感染、登革热、乙型脑炎、流行性脑脊髓膜炎、中毒性菌痢、败血症、肾综合征出血热、发热伴血小板减少综合征、急性肾盂肾炎、伤寒、钩端螺旋体病、恙虫病、巴贝虫病、黑热病、急性血吸虫病、旋毛虫病等相鉴别，同时需要与伴有发热、肝脾肿大等症状的溶血性疾病，淋巴瘤、白血病、噬血细胞性淋巴组织细胞增多症等非感染性疾病相鉴别。

九、预后

间日疟、卵形疟与三日疟总体预后良好。恶性疟如及时治疗，无凶险发作，未见严重并发症则预后尚良好；反之，若发生凶险发作，尤其是脑型疟，则预后差，病死率高。婴幼儿、孕妇，尤其是初次妊娠者或年迈者，预后较差。脑型疟患者昏迷程度越深，时间越长，预后越差。外周血含疟原虫越多，预后越差。

十、治疗

（一）西医治疗

1. 抗疟药物

（1）常用杀灭红细胞内疟原虫的药物（控制临床症状）　①磷酸氯喹。成人治疗总剂量为磷酸氯喹（基质）1.2g，分 3 日服用。由于大部分疟疾流行区的恶性疟原虫对磷酸氯喹已出现抗性，因此已不推荐用于恶性疟治疗。②磷酸哌喹。该药有肝内蓄积作用，可致血清谷丙转氨酶短期升高，不建议 1 个月内重复使用，肝病患者及孕妇慎用。成人治疗总剂量为 1.2g，分 3 日服用。③磷酸咯萘啶。该药可口服、肌内注射和静脉滴注，吸收迅速（肌内注射后 0.75 小时或口服 1.4 小时后血浆浓度达高峰），半衰期较短（3 日）。④青蒿素类药物。包括青蒿琥酯注射剂、蒿甲醚注射剂，该类药口服后 1.3 小时达浓度高峰，静脉注射后 2~3 分钟达有效浓度，较易通过血脑屏障。

为缩短青蒿素类药物治疗疗程，并延缓抗药性产生，世界卫生组织强烈要求青蒿素类药物的口服制剂应采用青蒿素类药物与其他抗疟药物组合成复方或联合用药。目前，世界卫生组织推荐的以青蒿素为基础的复方或联合用药（ACT）复方制剂包括蒿甲醚/本芴醇片、青蒿琥酯/阿莫地喹片、双氢青蒿素/磷酸哌喹片和青蒿琥酯/咯萘啶片；我国《抗疟药物使用规范》推荐双氢青蒿素/磷酸哌喹片、青蒿琥酯/阿莫地喹片和青蒿素/哌喹片。

（2）杀灭肝内期疟原虫的药物（控制复发、中止传播）　磷酸伯氨喹能杀灭肝内期疟原虫防止复发，且能抑制成熟配子体在蚊体内发育，可减少疟疾传播，但对红内期疟原虫几乎无作用。该药口服吸收迅速而完全，血浆半衰期仅5~6小时，磷酸伯氨喹最严重的不良反应是可致葡萄糖-6-磷酸脱氢酶（G-6-PD）缺陷者出现严重急性血管内溶血，其他不良反应包括厌食、呕吐、腹痛等胃肠道反应，偶有头晕、嗜中性粒细胞减少等。他非诺喹是美国研制的伯氨喹类杀灭红细胞内疟原虫配子体和迟发型子孢子的药物。初步临床试验显示，成人每日口服300mg，连服7日，预防疟疾复发效果良好。

2. 抗疟治疗方案

（1）间日疟的治疗　首选磷酸氯喹片（氯喹）、磷酸伯氨喹片（伯氨喹）。治疗无效时，可选用以青蒿素类药物为基础的复方或联合用药的口服剂型进行治疗。此疗法也可用于卵形疟和三日疟的治疗。

（2）恶性疟疾的治疗　以青蒿素类药物为基础的复方或联合用药（ACT），包括青蒿琥酯阿莫地喹片、双氢青蒿素哌喹片、复方磷酸萘酚喹片、青蒿素哌喹片等。

（3）凶险型疟疾的治疗　青蒿琥酯注射剂：静脉推注青蒿琥酯首剂120mg，在12小时和24小时分别再次静脉推注各120mg；以后每日静脉推注1次，每次120mg，连续7日；如7日内患者临床症状和体征缓解并能进食，可停止使用青蒿琥酯注射液，并改口服青蒿素类复方1个疗程继续治疗。蒿甲醚注射剂：肌内注射，每日1次，每次160mg（首剂加倍），以后每日1次，每次80mg，连续7日。如患者苏醒且能进食，可停止蒿甲醚注射，改服复方青蒿素1个疗程继续治疗，必要时延长疗程至疟原虫消失。奎宁：可用于耐氯喹疟原虫株感染的治疗；磷酸咯萘啶注射液：每日1次，每次160mg，连续3日。孕妇患间日疟可采用氯喹治疗。孕期3个月以内的恶性疟患者可选用哌喹，孕期3个月以上的恶性疟患者采用ACT治疗。

3. 对症及支持治疗　发作期及退热后24小时应卧床休息；高热者可予物理降温或联合对乙酰氨基酚、布洛芬等解热镇痛药治疗，对超高热患者可短期应用糖皮质激素；寒战时注意保暖；大汗应及时擦干，并更换汗湿的衣被，以免受凉；维持水、电解质平衡；贫血者可辅以铁剂。脑型疟常出现脑水肿与昏迷，应及时给予甘露醇脱水及低分子右旋糖酐、己酮可可碱改善颅内循环，注意监测生命体征、血糖等。重症疟疾可出现C-反应蛋白及降钙素原增高，此时不应常规应用抗菌药物，但临床要注意监测，及时发现继发的细菌感染，必要时经验性应用抗菌药物。

（二）中医辨证治疗

1. 正疟
临床表现：寒战壮热，休作有时，先有哈欠乏力，继则畏寒战栗，寒罢则发热，面赤头痛，口渴心烦，终则汗出淋漓，热退身凉，诸症减或稍感神疲倦怠，多间日一发，少数一日或日一发。舌红，苔薄白或微黄，脉弦数。
治法：祛邪截疟，和解表里。
代表方药：柴胡截疟饮或截疟七宝饮加减。

2. 温疟

临床表现：寒热定时而作，热多寒少，或但热不寒，口渴引饮，汗出不畅，头痛，骨节酸痛，或伴胸闷恶心。舌红，苔黄或苔黄腻，脉数。

治法：清热解表，和解祛邪。

代表方药：白虎加桂枝汤或白虎加人参汤加减。

3. 寒疟

临床表现：寒热时作，寒多热少，头痛，肢体疼痛，口不渴或喜热饮，胸胁痞闷，神倦欲吐。舌淡红，苔薄白，脉弦紧。

治法：和解表里，温阳达邪。

代表方药：柴胡桂枝干姜汤合截疟七宝饮加减。

4. 瘴疟

（1）热瘴

临床表现：热甚寒微，或壮热不寒，头痛，肢体烦疼，面红目赤，胸闷呕吐，烦渴饮冷，大便秘结，小便热赤，甚至神昏谵语。舌质红绛，苔黄腻或垢黑，脉洪数或弦数。

治法：解毒除瘴，清热保津。

代表方药：清瘴汤加减。

（2）冷瘴

临床表现：寒甚热微，或但寒不热，或呕吐腹泻，甚则神昏不语，嗜睡昏蒙。苔白厚腻，脉弦。

治法：解毒除瘴，芳化湿浊。

代表方：加味不换金正气散。

5. 劳疟

临床表现：疟疾反复发作，日久不愈，寒热时作，面色无华，倦怠乏力，短气懒言，遇劳则复。舌淡红，苔薄白，脉细缓。

治法：益气养血，扶正祛邪。

代表方药：祛劳汤合何人饮加减。

6. 疟母

临床表现：疟疾反复发作，日久不愈，面色晦暗，胁下痞块，触之有形，按之压痛。舌质紫暗，有瘀斑，苔薄白，脉弦紧。

治法：软坚散结，祛瘀化痰。

代表方药：鳖甲煎丸加减。

十一、预防

（一）管理传染源

健全疫情报告，根治疟疾现症患者及带疟原虫者。

（二）切断传播途径

主要是消灭按蚊，防止被按蚊叮咬。清除按蚊幼虫滋生场所及广泛使用杀虫药物。个人防护可应用驱避剂或蚊帐等，避免被蚊叮咬。

（三）保护易感人群

1. 药物预防 预防服药不管是个人或集体，每种药物疗法均不宜超过半年。对高疟区的健康人群及外来人群可酌情选用。成人常用氯喹，口服基质 300mg，每周 1 次；在耐氯喹疟疾流行区，可用甲氟喹 250mg，每周 1 次；乙胺嘧啶 25mg，每周 1 次；磷酸哌喹，基质 600mg，每月 1 次，睡前服。

2. 疫苗预防 高效疫苗尚在研制中。疟疾疫苗接种与药物干预相结合将有望大大减少疟疾的发病率和病死率，但由于疟原虫抗原的复杂性，给疫苗研制带来很大困难。

第三节 黑热病

一、概述

利什曼病根据临床表现可分为内脏利什曼病（visceral leishmaniasis）和皮肤利什曼病，内脏利什曼病又称为黑热病（Kala-azar），是由趋内脏的杜氏利什曼原虫（Leishmania donovani）寄生于人体引起的寄生虫病，经白蛉叮咬传播，为地方性传染病。临床以长期不规则发热、肝大、脾大，尤其以脾大为著，消瘦、全血细胞减少及血浆球蛋白增高为主要特征。

本病属中医学"虚劳""内伤发热"等范畴。

二、病原学

杜氏利什曼原虫属锥虫科利什曼原虫属，为细胞内寄生的鞭毛虫。生活史分为前鞭毛体（promastigote）和无鞭毛体（amastigote）两个时期。前鞭毛体见于白蛉消化道，22~25℃培养基中呈纺锤形，前端有一游离鞭毛，长度与体长相仿，约 11μm×16μm。无鞭毛体（利杜体，Leishman-donovan body）见于人和哺乳动物单核吞噬细胞内，37℃组织培养中呈卵圆形，大小约 4.4μm×2.8μm。

雌性白蛉叮咬患者或受染动物时，宿主血中无鞭毛体被吸入白蛉胃中，经 2~3 日后发育为成熟前鞭毛体，约 7 日后具有感染能力的前鞭毛体大量聚集在白蛉的口腔及喙，当其再叮咬人或动物时，前鞭毛体即随唾液侵入被咬者体内，在吞噬细胞内鞭毛脱落后成为无鞭毛体。

三、流行病学

（一）传染源

患者、病犬和某些野生动物为该病的传染源。

（二）传播途径

白蛉是传播媒介，主要通过白蛉叮咬而传播，偶可经破损的皮肤或黏膜、胎盘或输血传播。我国黑热病的主要传播媒介是中华白蛉。

（三）易感人群

人群普遍易感，但易感性随年龄增长而逐渐降低。病后可获得持久免疫力。

（四）流行特征

黑热病在世界上分布很广，在亚洲主要流行于印度、中国、孟加拉国和尼泊尔，东非、北非、欧洲的地中海沿岸地区和国家，前苏联的中亚地区，以及中、南美洲的部分国家也有此病流行。我国黑热病曾流行于长江以北地区，近些年疫情主要发生在新疆、内蒙古、甘肃、四川、陕西、山西等地。本病为人畜共患原虫病，新疆、内蒙古均发现有其自然疫源地。根据流行病学特点，可将我国黑热病分为人源型、犬源型和自然疫源型三种。

四、发病机制与病理

（一）西医机制与病理

当受染白蛉叮咬人时，前鞭毛体注入人的皮下组织，少部分被中性粒细胞破坏，大部分被单核-巨噬细胞吞噬，在其中繁殖、增生，随血流至全身，待巨噬细胞破裂后逸出，又被其他单核-巨噬细胞所吞噬，如此反复，导致机体单核-巨噬细胞大量增生，以肝、脾、骨髓、淋巴结的损害最为常见。细胞增生和继发的阻塞性充血是肝、脾、淋巴结肿大的根本原因。脾功能亢进及细胞毒性变态反应导致免疫性溶血，可引起全血细胞减少，血小板显著降低。因单核吞噬细胞系统不断增生，浆细胞大量增加，致使血浆球蛋白增高。

基本病理变化是巨噬细胞及浆细胞明显增生。脾脏显著肿大，重量可达4~5kg，增生的巨噬细胞内含大量利杜体，可因脾内血流受阻充血、小动脉受压，导致脾梗死与脾功能亢进。肝脏呈轻、中度肿大，细胞内含大量利杜体；肝小叶中心肝细胞受压而萎缩，或因缺血发生肝脂肪变性，或因结缔组织增生导致肝硬化。骨髓组织高度增生而呈暗红色，脂肪组织明显减少。淋巴结肿大，皮质、髓质与窦道内可找到含利杜体的巨噬细胞。扁桃体、肺、肾、胰腺、睾丸等组织内也存在巨噬细胞增生，可找到利杜体。

（二）中医病因病机

中医学认为，本病主要是由于情志失调、虫毒感染、饮食不节、劳倦内伤等致气血阴精亏虚，功能失调。病初以气虚、血虚为主，久病血瘀，成为虚实夹杂之证。临床以虚证（气虚、血虚）或虚实兼夹（因实致虚、因虚致实）的病证多见。

五、临床表现

潜伏期一般为3~5个月，短者仅10日左右，长者可达9年。

（一）典型临床表现

1. 发热　早期以发热为主要症状，起病缓慢，症状轻而不典型，长期则多呈不规则发热，典型病例呈双峰热。早期发热持续3~5周后消退，2~3周后再度升高，如此交替，可持续1年以上。发热时可伴畏寒、乏力、盗汗、食欲不振、头昏等症状。患者虽长期发热，却能坚持一般劳作，此为其特征。

2. 脾、肝及淋巴结肿大　脾脏明显肿大，起病后2~3周即可触及，质软，以后逐渐增大，半年后可达脐部甚至盆腔，质地变硬。肝脏轻至中度肿大，质软，少数出现黄疸、腹水。淋巴结轻至中度肿大，触痛不明显。

3. 贫血及营养不良　病程后期可出现精神萎靡、头发稀疏、心悸、气短、面色苍白、浮肿及皮肤粗糙、颜色变深，故称之为黑热病（kala-azar，印度语发热、皮肤色黑之意）。发病1~2年后的晚期患者，因长期发热可导致营养不良、过度消瘦，患儿发育延缓。

病程中症状缓解与加重可交替出现，一般病后1个月进入缓解期，体温恢复、症状减轻、脾脏缩小及血象好转，持续数周，以后又可多次复发，迁延数月。

（二）特殊临床类型

1. 皮肤型黑热病 多数患者有黑热病史，亦可发生在黑热病病程中，少数为无本病病史的原发患者。皮损主要是结节、丘疹和红斑，偶见退色斑，表面光滑，不破溃亦很少自愈，结节可连成片类似瘤型麻风。可发生于身体任何部位，以面颈部多见。患者一般情况良好，大多数能照常生活及劳作，病程可长达10年。

2. 淋巴结型黑热病 较少见，好发于婴幼儿。多无黑热病病史，也可与黑热病同时发生。表现为浅表淋巴结肿大，尤以腹股沟部多见，大小不一，可融合成大块状，表浅可移动，局部无红肿热痛。全身情况良好，肝脾多不肿大或轻度肿大。

六、并发症

1. 继发细菌感染 最为常见，容易并发肺部感染、细菌性痢疾、齿龈溃烂、走马疳（坏死性口腔炎）等。

2. 急性粒细胞缺乏症 主要表现为高热，极度衰竭，口咽部溃疡、坏死，局部淋巴结肿大，外周血中性粒细胞显著减少，甚至消失。

七、实验室检查

（一）一般检查

1. 血常规 全血细胞减少，白细胞减少最为明显，多在 $1.5~3.0 \times 10^9$/L，甚至中性粒细胞缺乏；贫血常呈中度；血小板减少，一般在 $40~50 \times 10^9$/L。

2. 血清蛋白 血清球蛋白明显增加，最高可达90g/L，白蛋白减少，白/球蛋白比例常倒置。球蛋白沉淀试验阳性。

（二）病原学检查

1. 涂片法 以骨髓穿刺涂片法最为常用。以髂骨穿刺简便安全，原虫检出率为80%~90%。可选取腹股沟、肱骨上滑车、颈淋巴结做活检。脾脏穿刺检出率可高达90.6%~99.3%，有一定危险，临床很少开展。

2. 培养法 用无菌方法将上述穿刺物接种于三恩（NNN）培养基［NovyMac Neal-Nicolle（NNN）培养基］，置于22~25℃温箱内。约1周后，培养物中若见运动活泼的前鞭毛体，即判为阳性结果。

3. 动物接种法 把穿刺物接种于易感动物（如金地鼠、BALB/c小鼠等）体内，1~2个月后取肝、脾做印片涂片，瑞氏染液染色镜检。

（三）血清免疫学检查

1. 检测特异性抗体 间接免疫荧光抗体试验（IFA）、酶联免疫吸附法（ELISA）、间接血凝（IHA）等检测特异性抗体，阳性率及特异性均较高，其中 IFA 法和 ELISA 法阳性率几乎达100%，但存在假阳性。

2. 检测特异性抗原　单克隆抗体抗原斑点试验（McAb-AST）及单隆抗体斑点 ELISA（Dot-ELISA）检测循环抗原，特异性及敏感性均高，可用于早期诊断和疗效评判。

（四）分子生物学检查

利用聚合酶链反应（PCR）及 DNA 探针技术检测利杜体 DNA，具有敏感性、特异性高的优点，能够检测感染者体内虫体的载量，可用于疗效评估。

八、诊断与鉴别诊断

（一）诊断

1. 流行病学资料　黑热病流行区内的居民，或在白蛉活动季节（5~9 月）有流行区居住史。

2. 临床特点　长期不规则发热，脾脏呈进行性肿大，肝脏轻度或中度肿大，贫血，消瘦，或有鼻衄及齿龈出血等症状。

3. 实验室检查

（1）血常规　全血细胞减少，其中白细胞减少较显著，主要为中性粒细胞减少，红细胞及血小板亦减少。

（2）血清蛋白　球蛋白明显增加，白蛋白减少。球蛋白沉淀试验呈阳性。

（3）血清学检查　血清特异性抗原或抗体检测呈阳性反应。

（4）病原学检查　在骨髓、脾或淋巴结等穿刺物涂片上查见利什曼原虫，或将穿刺物注入培养基内培养出利什曼原虫的前鞭毛体。

4. 治疗性诊断　对高度疑似而未检出病原体的患者，可考虑应用锑剂进行诊断性治疗，如疗效显著则有助于本病诊断。

（二）鉴别诊断

本病应与其他长期发热、脾大及白细胞减低的疾病进行鉴别，如结核病、伤寒、疟疾、布鲁菌病、白血病、嗜血细胞综合征、恶性组织细胞病、麻风病、慢性血吸虫病等。

九、预后

早发现并早进行抗病原治疗，治愈率可达 95% 以上。如未及时有效治疗，患者可于 2~3 年因并发症而死亡。

十、治疗

（一）一般治疗

病情重者需卧床休息。给予高蛋白饮食，改善营养状况。预防和控制继发感染。对严重贫血和粒细胞减少者给予少量多次输入新鲜血。杀虫后脾冗未减轻者可考虑脾切除。

（二）病原治疗

首选 5 价锑制剂葡萄糖酸锑钠，常用 6 日疗法。成人总量为 200~220mg/kg（最大用量不超过 50kg 体重总量），儿童总量为 220~240mg/kg，等分为 6 次，每日静脉注射或肌内注射 1 次。1 个疗程近期疗效可达 99% 左右，2 年内复发率不足 10%，多数复发病例再给锑剂治疗仍有效。毒性反应轻，少数患者有发热、咳嗽、恶心、腹痛、腹泻、鼻出血、脾区疼痛等；对心、肝有一定毒性，有冠心病及肝功能损害者慎用。规范化治疗 1 年无复发视为治愈。

对锑制剂无效或有禁忌者可选用非锑制剂，如戊烷脒、两性霉素 B、巴龙霉素、米替福新等。

（三）脾切除

多种治疗无效、巨脾或伴脾功能亢进，可考虑脾切除。

（四）中医辨证治疗

1. 卫表不固

临床表现：发热或高或低，头晕，乏力，恶风寒，汗出，纳差。舌质淡，苔白，脉细弱。

治法：益气解表，除热止汗。

方药：玉屏风散合补中益气汤加减。

2. 气血亏虚

临床表现：长期不规则发热，头晕眼花，身倦乏力，心悸不宁，面色无华，唇甲色淡。舌淡苔白，脉细弱。

治法：益气健脾，补血安神。

代表方药：归脾汤加减。

3. 肝脾血瘀

临床表现：午后或夜晚发热，躯干及四肢有固定痛处或肿块，腹部积块明显，硬痛不移。舌质紫暗或有瘀斑，脉涩。

治法：活血化瘀，行气止痛。

代表方药：血府逐瘀汤加减。

十一、预防

（一）管理传染源

主要预防措施是治疗患者，对犬类严格管理和捕杀病犬。

（二）切断传播途径

在每年 5~9 月白蛉活动季节的早期及高峰前，采用化学杀虫剂（如敌敌畏等）对住房，以及畜舍内、外墙壁等处进行喷洒，灭蛉效果良好。

（三）保护易感人群

注意加强个人防护，防止白蛉叮咬。

第四节　弓形虫病

一、概述

弓形虫病（toxoplasmosis）是由刚地弓形虫（toxoplasma gondii）引起的一种人兽共患性疾病。弓形虫是细胞内寄生虫，也叫三尸虫，寄生于细胞内，随血液流动，到达全身各部位，主要侵犯眼、脑、心、肝、淋巴结等，弓形虫病主要通过口腔感染、血流感染和先天性、获得性感染等途径传播，其生活周期需要两个宿主，中间宿主包括爬虫类、鱼类、昆虫类、鸟类、哺乳类等动物和人，终宿主则有猫和猫科动物。人可以通过先天性和获得性两种途径被感染，作为一种机会性致病原虫，在免疫功能正常的个体中，感染弓形虫通常会导致轻度的自限性疾病。然而，在怀孕期间的先天性感染，可能导致流产、死产、发育缺陷和其他胎儿严重疾病，先天性感染的儿童可能导致失明和智力低下，免疫功能低下个体感染后，可能导致多种严重的临床综合征，包括脑炎、脉络膜视网膜炎、心肌炎、脓毒血症/休克、肝炎等。

作为一种可能导致巨大经济损失的社会问题疾病，目前弓形虫病尚无成熟的预防疫苗及根治药物。

中医典籍中并无"弓形虫病"这一病名，但据现代考证，认为本病可归属于中医学"虫证""三尸虫病"等范畴。

二、病原学

刚地弓形虫，属于球虫目、弓形虫科、弓形虫属。弓形虫有 5 个发育期：速殖子期、缓殖子期、裂殖子期、配子体期、子孢子期；根据其发育阶段的不同有 5 种形态，包括滋养体、包囊、裂殖体、配子体和卵囊。前 3 期为无性生殖，后 2 期为有性生殖，完成需双宿主。在终宿主（猫与猫科动物）体内，上述 5 种形态俱存；在中间宿主（包括哺乳动物、鱼类、鸟类、昆虫类等动物和人类）体内则仅有无性生殖。无性生殖常可造成全身感染，有性生殖仅在终宿主肠黏膜上皮细胞内发育造成局部感染。

不同发育期弓形虫的抵抗力有明显差异。滋养体与临床表现有关，是主要的致病形态。其对温度和消毒剂较敏感，加热 54℃能存活 10 分钟，但对寒冷有抵抗力；在 1% 甲酚液（来苏）或盐酸液中 1 分钟即死亡。包囊的抵抗力较强，4℃可存活 68 天，胃液内可耐受 3 小时，不耐干燥及高温，56℃ 10 分钟即可死亡。卵囊具有高度的传染性，对酸、碱和常用消毒剂的抵抗力较强，但对热、干燥及氨水的抵抗力弱。因此，加热是防止卵囊传播最有效的方法。

三、流行病学

（一）传染源

传染源主要是动物，尤其是感染弓形虫的猫和猫科动物，其粪便中排卵囊数量多，且持续时间长，是本病最重要的传染源。其次为猪、羊、狗、鼠等。

（二）传播途径

有先天性和获得性两种。前者指胎儿在母体经胎盘而感染；后者包括经口传播、接触传播、输血或器官移植传播，其中以经食物传播最广泛。可因食入未煮熟的含弓形虫的肉、蛋、奶类食品，接触被卵囊污染的土壤、水源，经损伤的皮肤和黏膜而感染。此外，尚可通过输血及器官移植传播。节肢动物携带卵囊也具有一定的传播意义。

（三）人群易感性

人类对弓形虫普遍易感，动物饲养员、屠宰厂工作人员和医务人员等较易感染。新感染的孕妇，其胎儿感染率较高。免疫功能低下者，如接受免疫抑制治疗者、肿瘤、器官移植和艾滋病等患者易感染本病，且多呈显性感染。

（四）流行特征

本病分布遍及全球，动物和人的感染均极普遍。根据血清流行病学调查，国内弓形虫在家畜中流行很普遍，以猫为最高，其余依次为猪、犬、羊、牛、马等，发展中国家约 2.5 亿人感染，但多数为隐性感染或原虫携带状态。

四、发病机制与病理

（一）西医发病机制与病理

弓形虫主要从消化道侵入人体，进入血液后散布全身并迅速进入单核 - 巨噬细胞，以及宿主的各脏器或组织细胞内繁殖，直至细胞胀破，逸出的原虫（速殖子）又可侵入邻近的细胞，如此反复，造成局部组织的灶性坏死和周围组织的炎性反应，此为急性期的基本病变。如患者免疫功能正常，可迅速产生特异性免疫而清除弓形虫、形成隐性感染；原虫亦可在体内形成包囊、长期潜伏；一旦机体免疫功能降低，包囊内缓殖子即破囊逸出，引起复发。如患者免疫功能缺损，则弓形虫大量繁殖，引起全身播散性损害。弓形虫还可作为抗原，引起过敏反应、形成肉芽肿性炎症。此外，弓形虫所致的局灶性损害尚可引起严重继发性病变、如小血栓形成、局部组织梗死，周围有出血和炎症细胞包绕，久而形成空腔或发生钙化。弓形虫可侵袭各种脏器或组织，病变的好发部位为中枢神经系统、眼、淋巴结、心、肺、肝和肌肉等。

肠系膜淋巴结肿大，有点状出血、坏死灶。肺内可见坚硬的白色结节、坏死斑。脾脏肿大、坏死血管周围有浸润现象。眼内可见局部坏死灶，脑部表现为局灶性或弥漫性脑膜炎。

（二）中医病因病机

中医学虽无"弓形虫病"这一病名诊断，但据其传播途径、易感人群、临床表现及预后等，弓形虫可归属于中医相关典籍中的"三尸虫"，"弓形虫病"即是中医相关典籍中因感染"三尸虫"引发的"三尸虫病"。

本病的病因不外先天禀赋不足或胎传邪毒，后天五脏失养，卫生不洁，感触污秽之物。东汉张仲景在《金匮要略》中指出："千般疢难，不越三条。"三尸虫作为"虎狼毒虫"等"不内外因"之一，是天地间异于六淫、七情的一种邪气。"三尸虫"不仅可由后天感染，还可先天就伏于父母胞胎中，若人体禀赋不耐或后天失养，摄卫、养生不慎，感触三尸虫后可即发病或伏而不发，作为一种"与人俱生"之虫而胎传子代。

本病的病机：总属正虚、邪（虫邪）实。"三尸虫"因虚动作而侵犯人体，辨病位："三尸虫病"的主脏在奇恒之腑"脑"，在病变过程中"其邪辗转，乘于五脏"。

五、临床表现

多数是没有症状的带虫者，仅少数人发病。临床上轻型多为隐性感染，重者可出现多器官功能损害。

（一）先天性弓形虫病

主要发生在初次感染的孕妇，呈急性经过。母体感染如发生在妊娠早期，多引起流产、死产或生下发育缺陷儿；妊娠中期感染，多出现死胎、早产和严重的脑、眼疾患；妊娠晚期感染，胎儿发育可以正常，但可有早产，或出生数月或数年后才逐渐出现症状，如心脏畸形、心脏传导阻滞、耳聋、小头畸形或智力低下。

（二）获得性弓形虫病

获得性弓形虫病可因虫体侵袭部位和机体反应性而呈现不同的临床表现。淋巴结肿大是获得性弓形虫病最常见的临床类型，多见于颌下和颈后淋巴结。其次弓形虫常累及脑、眼部，引起中枢神经系统异常表现。在免疫功能低下者，常表现为脑炎、脑膜脑炎、癫痫和精神异常。眼弓形虫病多数为先天性，后天所见者可能为先天潜在病灶活性所致。眼病表现以脉络膜视网膜炎为多见。

六、实验室及其他检查

（一）病原检查

1. 直接涂片 取患者血液、骨髓或脑脊液、胸腹水、痰液、支气管肺泡灌洗液、眼房水、羊水等做涂片，用常规染色或免疫细胞化学法检测，可发现弓形虫花环、链条和簇状群体，位于细胞质内。淋巴结、肌肉、肝、胎盘等活组织切片，做瑞氏或姬氏染色镜检可找到滋养体或包囊，但阳性率不高。

2. 动物接种 取待检体液或组织悬液，接种小白鼠腹腔内，可造成感染并找到病原体。第一代接种阴性时，应至少盲目传代 3 次。

3. 细胞培养 弓形虫速增殖子适应多种传代细胞系。已有 HeLa 细胞、鸡胚成纤维细胞与兔睾丸单层成纤维细胞培养的报道。

4. DNA 杂交技术 国内学者首次应用 P 标记含弓形虫特异 DNA 序列的探针，与患者外周血内细胞或组织 DNA 进行分子杂交，显示特异性杂交条带或斑点为阳性反应。特异性和敏感性均高。

（二）免疫学检查

1. 检测血清中的抗虫体表膜抗体 所用抗原主要有速殖子可溶性抗原（胞质抗原）和胞膜抗原，前者的抗体出现较早（用染色试验、间接免疫荧光试验检测），特异、敏感、重复性好，是检测的首选方法，而后者的抗体出现较晚（用间接血凝试验等检测）。采用多种方法同时检测可起互补作用而提高检出率。

2. 检测血清或体液中的弓形虫循环抗原 常用 ELISA 法，具有较高的特异性，能检出血清中 0.4 ug/mL 的抗原，是弓形虫急性感染的可靠指标。

3. 皮肤试验　弓形虫素皮内试验（toxoplasmin test）较为特异，感染后阳性出现较晚，但持续时间很久，适用于流行病学调查。

（三）其他

外周血白细胞略有增高，淋巴细胞或嗜酸性粒细胞比例增高，有时可见异型淋巴细胞。

七、并发症

主要并发症为继发细菌感染。胎儿、婴幼儿、肿瘤、艾滋病患者及长期使用免疫抑制剂者患弓形虫病后，极易继发细菌感染，出现寒战、高热等毒血症状。

八、诊断

如有视网膜脉络膜炎、脑积水、头小畸形、眼球过小或脑钙化者，应考虑本病的可能，确诊则必须找到病原体或血清学试验阳性。

九、鉴别诊断

先天性弓形虫病应与 TORCH 综合征（风疹病毒、单纯疱疹病毒、巨细胞病毒感染和弓形虫病）中的其他病相鉴别。此外，尚需与梅毒、李斯特菌或其他感染性脑病、胎儿败血症、传染性单核细胞增多症、淋巴结核等相鉴别。病原体应与利杜体和荚膜组织胞浆菌相鉴别。

十、预后

取决于宿主的免疫功能状态和受累的器官。孕期感染可致妊娠异常或胎儿先天畸形。先天性弓形虫病的预后较差，未治疗者病死率约 12%。免疫功能低下者患弓形虫病易发生全身播散，有相当高的病死率。单纯淋巴结肿大型预后良好。

十一、治疗

（一）病原治疗

成人弓形虫感染多呈无症状带虫状态，一般不需抗虫治疗。只有以下几种情况才进行抗虫治疗：①急性弓形虫病。②免疫功能缺损，如艾滋病、恶性肿瘤、器官移植等患者发生弓形虫感染。③确诊为孕妇急性弓形虫感染。④先天性弓形虫病（包括无症状感染者）。弓形虫病治疗药物的选择和持续时间取决于弓形虫病的临床表现和免疫状态。目前公认的药物有乙胺嘧啶、磺胺嘧啶、阿奇霉素、乙酰螺旋霉素（acetylspiramycin）、克林霉素等。乙胺嘧啶和磺胺嘧啶联合治疗有协同作用。对免疫功能低下患者，推荐的弓形虫病预防方法是给予复方新诺明，免疫功能正常的急性感染者疗程 1 个月，免疫功能低下者应适当延长疗程，伴艾滋病的患者应给予维持量长期服用。因乙胺嘧啶有致畸可能，孕妇在妊娠 4 个月内可选用乙酰螺旋霉素进行治疗。

（二）支持疗法

可采取加强免疫功能的措施，如给予胸腺肽等药物。对眼弓形虫病和弓形虫脑炎等，可应用肾上腺皮质激素以防治脑水肿。

（三）中医治疗

中医学认为，寄生虫致病的根源在于人体精气充盈与否。如果脏腑精气充盈有余，即便寄生虫寄生人体也不会发病或导致疾病的进行性加重，正如巢元方在《诸病源候论》中所云："若腑脏气实，则不为害；若虚则能侵蚀，随其虫之动，而能变成诸患也。"故对本病，首重补虚培元，旨在增强正气，以提高抗病能力，阻断疾病的进展。其次才是杀虫攻毒，针对本病的特异病因进行治疗，以"绝其根本"。

目前多根据中医辨证选择相应的治法和用药。如发热，属邪热在表者，可清热解表，方选银翘散、桂枝汤等加减；午后高热，中医辨证为湿重于热，三焦气机不利者，则当宣畅气机，清利湿热，方选三仁汤加减；自汗，属表虚不固者，以当扶正固表，方选玉屏风散加减等；脑积水患者可加补脾益肾药；肢体瘫痪者加强筋壮骨药；癫痫者加息风定痫药；眼部病变者加清肝明目药；发热、肝脾肿大者加清热解毒药。另外，根据现代药理研究结果及临床经验，可酌情选用青蒿、姜黄、甘草、黄芩、银杏叶、补骨脂、厚朴、萆薢等，以杀虫攻毒。合理的中医药治疗方案，常可杀灭弓形虫或减少疾病重症化的风险。

十二、预防

（一）开展卫生宣教，提高医务人员和群众对弓形虫病的认识

搞好环境卫生，做好水源、粪便及禽畜管理。不吃生肉及不熟的肉、蛋及乳类。妊娠期间尽量少与猫、狗等动物接触。对易感人群，如屠宰场及肉类加工人员等，要做好个人卫生，定期检测血清抗体。

（二）妊娠前定期检查

孕妇应定期检测血清抗体，首次检测的孕期为 10~12 周，阴性者须在 20~22 周时复查，不论首次检查还是复查，如能确定有孕期感染，均应考虑治疗性人工流产，以免产后约半数新生儿出现先天性弓形虫病。复查阴性者，应于足月时再行第 3 次检测。首次检测 IgM 阳性提示为近期感染。对孕妇进行治疗可降低新生儿出生时的亚临床感染率。

第九章
蠕虫感染性疾病

扫一扫，查阅本章数字资源，含PPT、音视频、图片等

第一节　吸虫病

一、日本血吸虫病

（一）概述

日本血吸虫病（schistosomiasis japonica）是由日本血吸虫（schistosomia japonicum）寄生在门静脉系统所引起的疾病。由皮肤接触含尾蚴的疫水而感染，主要病变为虫卵沉积于肝脏与结肠等组织而引起的虫卵肉芽肿。急性期有发热、肝脏肿大与压痛、腹痛、腹泻、便血等表现，伴外周血嗜酸性粒细胞明显增多；慢性期以肝脾肿大为主；晚期以门静脉周围纤维化为主，可发展为肝硬化。有时可发生血吸虫病异位损害。

本病属于中医学的"蛊病""蛊疫""蛊毒""积聚"等范畴。

（二）病原学

日本血吸虫雌雄异体，寄生在门静脉系统。成虫在血管内交配产卵，一条成熟雌虫日产卵约1000个。大部分虫卵滞留于宿主肝脏及肠壁内，部分虫卵随粪便排至体外。含有虫卵的粪便污染水源，在适宜温度（25~30℃）下，孵出毛蚴，侵入中间宿主钉螺，在钉螺体内发育繁殖成尾蚴。尾蚴从螺体逸出后，随水流在水面漂浮游动，当人或哺乳动物接触到含尾蚴的疫水时，尾蚴侵入宿主皮肤或黏膜，然后随血液循环流经肺而到达肝脏，在肝脏经30天左右发育为成虫，又逆血流移行至肠系膜下静脉中产卵，完成其生活史。

（三）流行病学

1. 传染源　本病的传染源为患者和保虫宿主，保虫宿主种类较多，包括牛、羊、马、猪、犬、猫等家畜和多种野生动物。

2. 传播途径　①带虫卵粪便入水：河边洗刷马桶、稻田采用新粪施肥、水域旁设置厕所及患血吸虫病的牲畜随地大便均可污染水源。②钉螺孳生：钉螺是日本血吸虫必需的唯一中间宿主，水陆两栖。钉螺感染高峰为秋季。③人体接触疫水：居民因生产（捕鱼、种田等）或生活（洗澡、游泳、饮用等）接触疫水而感染。

（四）易感人群

人群普遍易感。青壮年多见，男多于女，以农民、渔民为多。感染后可获部分免疫力，重复感染经常发生。无免疫力的非流行地区人群如遭受大量尾蚴感染，可出现暴发。儿童初次感染大量血吸虫易出现急性血吸虫病。

（五）流行特征

夏秋季感染者最多。根据地理环境、钉螺分布和流行病学特点，我国血吸虫病流行区可分为水网、湖沼和山丘三种类型。湖沼区疫情最为严重，钉螺呈大片分布；水网地区钉螺沿河沟呈网状分布；山丘型流行区钉螺沿山区水系自上而下呈线状分布，患者较少而分散，给防治工作带来困难。截至 2022 年年底，全国有 12 个血吸虫病流行省（直辖市、自治区），其中上海、浙江、福建、广东、广西 5 个省（直辖市、自治区）维持消除状态，四川和江苏 2 个省维持传播阻断状态，云南、湖北、安徽、江西、湖南 5 个省继续维持传播控制状态。

（六）发病机制与病理

1. 西医发病机制与病理

（1）发病机制 血吸虫病的发病机制为其尾蚴、幼虫、成虫、虫卵对机体引起的一系列免疫反应。发育各个阶段的日本血吸虫及其代谢产物均可引发宿主的免疫应答，并诱发相应的病理变化。尾蚴穿过皮肤可引起局部速发与迟发两型变态反应。幼虫在移行过程中，其体表抗原决定簇逐渐向宿主抗原转化，以逃避宿主的免疫攻击，因此不会引起严重的组织损伤或炎症。成虫表膜具有抗原性，可激发宿主产生相应抗体，发挥一定的保护作用。成虫肠道及器官的分泌物和代谢产物作为循环抗原，可与相应的抗体形成免疫复合物引起病变。成虫可引起寄居部位的血管损害，如静脉炎、静脉周围炎，但病变多轻微。虫卵是引起宿主免疫反应和病理变化的主要因素，虫卵肉芽肿是本病的基本病理变化。在日本血吸虫虫卵肉芽肿中可检测出高浓度可溶性虫卵抗原。虫卵周围有嗜酸性辐射样棒状物，为抗原与抗体结合的免疫复合物，称为何博礼现象（hoeppli phenomenon）。急性血吸虫病患者血清中检测出循环免疫复合物和嗜异抗体的阳性率甚高，体液与细胞免疫均参与致病；慢性与晚期血吸虫病的免疫病理变化主要与细胞因子网络紊乱有关，属迟发型变态反应。

血吸虫病引起肝纤维化是在虫卵肉芽肿基础上产生的。可溶性虫卵抗原、巨噬细胞与 T 淋巴细胞均可产生成纤维细胞刺激因子，促使成纤维细胞增殖与胶原合成。血吸虫性纤维化胶原类型主要是 I 型、III 型，晚期血吸虫病肝内胶原以 I 型为主。

（2）病理 日本血吸虫主要寄居于门静脉系统内，故受累脏器以结肠和肝脏为主。偶有成虫异位寄生或虫卵进入其他器官组织而产生异位损害。

①结肠：病变以直肠、乙状结肠和降结肠最为明显，横结肠、阑尾次之，小肠病变鲜见。早期为黏膜充血、片状出血、黏膜浅表溃疡等。慢性患者由于纤维组织增生、肠壁增厚，可出现息肉、结肠狭窄、肠系膜增厚与缩短，淋巴结肿大与网膜缠结成团，可诱发肠梗阻。虫卵沉积于阑尾，易诱发阑尾炎。②肝脏：早期肝脏充血肿大，表面可见粟粒状黄色颗粒（虫卵结节）；晚期肝脏内门脉分支管腔阻塞，门脉分支与汇管区纤维组织增生，导致特征性的血吸虫病性干线状肝纤维化。因血循环障碍，导致肝脏萎缩，表面有大小不等结节，凹凸不平，形成肝硬化。由于门静脉血管壁增厚，门静脉细支窦前性阻塞，引起门静脉高压，致使腹壁、食管、胃底静脉曲张，

易引起上消化道大出血。③脾脏：早期轻度充血、水肿、质软。晚期肝硬化引起门静脉高压、脾淤血、组织增生、纤维化、血栓形成，呈进行性增大、质硬，可呈巨脾，继发脾功能亢进。④异位损害：指虫卵或成虫寄生在门静脉系统之外的器官病变。以肺与脑为多见。肺部病变为间质性虫卵肉芽肿伴周围肺泡炎性浸润。脑部病变多见于顶叶与颞叶，主要为虫卵肉芽肿，分布在大脑灰白质交界处，周围组织可伴有胶质细胞增生和轻度脑水肿。

2. 中医病因病机　中医学认为，本病的病因是由"蛊虫""蛊毒"所致。人接触疫水，蛊虫由皮毛乘虚而入，发为蛊病。其病变可分为初、中、末三期。初期，虫邪蛊毒由皮毛而入，首犯肺卫，则见肺卫表证；蛊毒不解，由表入里，蕴结脾胃，久则化燥伤阴，可见气阴两虚证。中期，虫邪蛊毒随血内侵于肝，蕴结于脾，肝脾受损，使气机郁滞，经隧阻塞，久则积聚痞块由此而生。晚期，肝脾郁滞日久，气结血凝而成痞块，脾虚不运，水湿内停，则气滞、血瘀、水停于腹中，终成鼓胀，病重转危。

（七）临床表现

潜伏期多为30~60日，平均40日。因感染程度、时间、宿主免疫状态及治疗时间等不同，临床表现复杂多样、轻重不一。目前临床上可分为四型。

1. 急性血吸虫病　多发生于夏秋季，以7~9月多见，青壮年男性与儿童居多。常因游泳、捕鱼、打湖草、防汛等大面积接触疫水而感染。多为初次重度感染，但慢性患者感染大量尾蚴可出现急性感染表现。约半数患者在尾蚴侵入部位出现"尾蚴性皮炎"，2~3日自行消退。

（1）发热　急性期患者均有发热，热度及热程与感染程度成正相关，轻症发热数日，一般持续2~3周，重症可迁延数月，伴贫血、消瘦，多数患者热程在1个月左右。热型以间歇热多见，其次为弛张热，早晚波动很大，温差可相差5℃。无明显毒血症症状。重度感染者，高热持续不退，伴有精神萎靡、意识淡漠、重听、腹胀等，可有相对缓脉，易误诊为伤寒。

（2）过敏反应　以荨麻疹较多见，其他尚有血管神经性水肿、出血性紫癜、支气管哮喘等。血中嗜酸性粒细胞常显著增多。

（3）消化系统表现　发热期间，多伴有食欲减退、腹痛、腹泻、呕吐等。腹泻一般每日2~5次，粪便稀薄，可带血和黏液，粪检易找到虫卵，孵化阳性率高。部分患者可有便秘。重型患者由于虫卵在结肠浆膜层和肠系膜大量沉积，可引起腹膜刺激征，腹部饱满、有柔韧感和压痛，似结核性腹膜炎。经治疗热退后6~8周，上述症状可显著改善或消失。

（4）肝脾肿大　90%以上患者有肝脏肿大，以肝左叶增大为著，伴不同程度压痛，黄疸少见。约半数患者轻度脾肿大。

（5）其他　半数以上患者有咳嗽、气喘、胸痛。呼吸系统症状多在感染后2周内出现。危重患者可出现神志淡漠、心肌受损、重度贫血、消瘦及恶病质等表现，亦可迅速发展为肝硬化。

2. 慢性血吸虫病　流行区居民自幼与疫水接触，小量反复感染后绝大多数表现为慢性血吸虫病，病程超过6个月。急性期患者不经治疗或治疗不彻底，亦可演变为慢性，甚或发展为晚期血吸虫病。

（1）无症状型　轻症感染者大多数无任何症状，常因其他疾病就医或体检时发现；可有肝大，超声检查可呈网织状改变。

（2）有症状型　主要为血吸虫性肉芽肿肝病和结肠炎表现，两者可同时出现。血吸虫性肉芽肿肝病早期肝大、表面光滑、质地中等，随病变进展可发展为肝硬化，表现为肝大、质硬、表面不平、有结节。血吸虫性结肠炎常见症状为慢性腹痛、腹泻，每日1~2次，便稀、偶带血，重者有脓血便，伴里急后重。症状时轻时重，时发时愈，病程长者可出现贫血、消瘦、体力下降，以及内分泌紊乱、性欲减退、女性月经紊乱、不孕等。下腹部可触及大小不等的包块，系增厚粘连的结肠系膜、大网膜和肿大的淋巴结。

3. 晚期血吸虫病　因患者长期反复感染未经有效病原治疗发展而来。病程多在 5~15 年以上。儿童常有生长发育障碍。根据其主要临床表现，可分为以下 4 型。同一患者可具有 2~3 种不同型表现。

（1）巨脾型　是晚期血吸虫病肝硬化门脉高压的主要表现，约占 70%。脾肿大甚者过脐平线，或横径超过腹白线，下缘可达盆腔，质地坚硬、表面光滑，内缘常可扪及明显切迹。脾肿大程度与门脉高压程度、食管胃底静脉曲张的发生率及严重程度并不完全一致。

（2）腹水型　是严重肝硬化的重要标志，约占 25%。腹水可长期停留在中等量以下，但大多进行性加剧，以致腹部极度膨隆，下肢高度水肿，呼吸困难，难以进食，腹壁静脉怒张，脐疝和巨脾。因上消化道出血，诱发肝衰竭、肝性脑病或继发败血症而死亡。

（3）结肠肉芽肿型　病程 3~6 年，亦有 10 年者。因大量虫卵沉积肠壁，导致虫卵肉芽肿纤维化、腺体增生、息肉形成及反复溃疡、继发感染等，出现肠壁肿块、肠腔狭窄与梗阻。肠道症状较为突出，患者经常腹痛伴腹泻或便秘，或二者交替出现，大便为水样便、血便、黏液脓血便，亦可出现腹胀、肠梗阻。左下腹可扪及肿块或条索状物，结肠镜检可见黏膜苍白、增厚、充血水肿、溃疡或息肉、肠腔狭窄。本型可并发结肠癌。

（4）侏儒型　极少见。为幼年慢性反复感染，体内各内分泌腺出现不同程度的萎缩、功能减退，以垂体前叶和性腺功能不全最为常见，表现为身材矮小、面容苍老、生长发育低于同龄人、性发育迟缓等，但无智力减退。

4. 异位血吸虫病

（1）肺型血吸虫病　多见于急性期患者。肺部虫卵沉积部位，可见间质性病变、灶性血管炎和血管周围炎。呼吸道症状多轻微，常被全身症状所掩盖。表现为轻微咳嗽、胸部隐痛、痰少，咯血罕见。肺部体征不明显，可有干、湿啰音。重型患者肺部病变广泛，胸片可见弥漫云雾状、点片状、粟粒样浸润阴影，边缘模糊，以中下肺野为多，经病原治疗 3~6 个月后可逐渐消失。

（2）脑型血吸虫病　临床上可分为急性与慢性两型。前者多见于急性血吸虫病，表现与脑膜脑炎相似，可出现意识障碍、瘫痪、抽搐、脑膜刺激征、腱反射亢进、锥体束征等。脑脊液检查可有嗜酸性粒细胞、白细胞计数增多或蛋白质轻度增高。后者多见于慢性早期患者，主要表现为局灶性癫痫发作，可伴头痛、偏瘫等，无发热。颅脑 CT 或 MRI 显示病变常位于颞叶，亦可位于枕叶，为单侧多发性高密度结节影或异常信号，周围有脑水肿。及时诊治多预后良好，大多数患者可完全恢复，无须手术。

（3）其他　机体其他部位，如肾、睾丸、卵巢、子宫、心包、腮腺、皮肤等也可发生血吸虫病变。

（八）并发症

1. 上消化道出血　为晚期患者重要并发症，发生率 10% 左右，多为食管下段和胃底静脉曲张破裂出血。表现为呕血与黑粪，可引起出血性休克，病死率约 15%，出血后可出现腹水或诱发肝性脑病。

2. 肝性脑病　晚期患者可并发肝性脑病，多由大出血、大量放腹水、过度利尿等诱发。

3. 感染　由于患者免疫功能减退，极易并发感染，如腹膜炎、阑尾炎等。

4. 肠道并发症　并发阑尾炎者颇多，易引起阑尾穿孔、局限性脓肿或腹膜炎。严重结肠病变导致肠腔狭窄，可并发不完全性肠梗阻，以乙状结肠与直肠为多。结肠肉芽肿可并发结肠癌，多为腺癌，恶性程度较低、转移较晚。

（九）实验室检查及其他检查

1. 血常规　急性期外周血白细胞计数为（10~30）×10^9/L，嗜酸性粒细胞明显增多，常在20%~40%，高者可达90%以上，但重症者反可减少甚至消失。慢性患者一般轻度增多，在20%以内。晚期患者常因脾功能亢进引起血小板、白细胞及红细胞减少。

2. 粪便检查　发现虫卵和毛蚴是确诊血吸虫病的直接依据。一般急性期检出率较高，而慢性和晚期患者阳性率较低。检查虫卵常用改良加藤厚涂片法或虫卵透明法。

3. 肝生化指标检测　急性期患者血清 ALT 可轻度升高；慢性期患者肝功能大多正常；晚期患者血清白蛋白降低，常有白 / 球倒置现象。

4. 免疫学检查　免疫学检查方法较多，操作简便。但患者血清中抗体在治愈后仍可持续存在一段时间，不能区别过去感染与现症患者，且有假阳性、假阴性等缺点。

（1）皮内试验（intradermal test，IDT）　属速发型变态反应。曾感染过血吸虫者，体内有相应抗体。将血吸虫成虫抗原以 1 : 8000 稀释，取 0.03mL 注入受试者前臂掌侧皮内，15 分钟后观察局部丘疹大小，直径＞0.8cm 者为阳性，阳性者需进一步检查。此法简便、快速，作为血吸虫感染的筛查方法，阳性率高达 95% 以上。

（2）环卵沉淀试验（circunoval precipitin test，COPT）　当成熟虫卵内毛蚴的分泌、排出物与血吸虫患者血清内相应抗体结合后，可在虫卵周围形成特异性沉淀物，当环卵沉淀率大于 3%~5% 时，即为阳性反应，可作为诊断患者及疗效考核的方法。此法敏感度可达 85%~97%。

（3）间接血凝试验（indirect hemagglutination assay，IHA）　将可溶性血吸虫卵抗原吸附于红细胞表面，使其成为致敏红细胞，这种红细胞与患者血清相遇时，由于红细胞表面吸附的抗原和特异性抗体结合，肉眼可见红细胞凝集在一起，称阳性反应，敏感度可达 90% 以上，但与肺吸虫交叉反应率高。在流行地区，该法可作为筛查或综合体检的方法之一。

（4）酶联免疫吸附试验（ELISA）　检测患者血清中的特异性抗体，敏感度 90%~100%，可作为诊断及疗效考核的依据。

（5）循环抗原检测法　循环抗原的存在表明有活动性感染，血清和尿中循环抗原水平与粪便虫卵计数相关。此法对血吸虫病的诊断、疗效考核和防治效果评定具有重要价值。

5. 肝脏影像学检查

（1）超声检查　可见肝、脾体积大小改变，肝表面结节，门脉血管增粗、呈网织改变。必要时亦可引导行肝穿刺活检。

（2）CT 扫描　晚期血吸虫病患者肝包膜与肝内门静脉区常有钙化现象，CT 扫描可显示肝包膜增厚钙化，重度肝纤维化可表现为龟背样图像。

6. 直肠镜检查　一般于粪检多次阴性，而临床上仍高度怀疑血吸虫病时采用，是血吸虫病原诊断方法之一。通过直肠或乙状结肠镜，自病变处咬取黏膜，置光镜下压片检查有无虫卵。以距肛门 8~10cm 背侧黏膜处取材阳性率最高。有出血倾向或严重痔疮、肛裂，以及极度衰弱者不宜进行本检查。

（十）诊断与鉴别诊断

1. 诊断

（1）流行病学史　疫水接触史是本病诊断的必要条件。应仔细询问患者的籍贯、职业、是否曾去过疫区并有疫水接触史。急性血吸虫病多于发病前 2 周至 3 个月有接触史。

（2）临床特点　具有急性或慢性、晚期血吸虫病的症状和体征，如发热、皮炎、咳嗽、腹痛、腹泻、肝脾大并有压痛等。

（3）实验室检查　粪便检出活卵或孵出毛蚴即可确诊。但是慢性与晚期血吸虫病患者，因肠壁纤维化，虫卵不易掉入肠腔，粪检常为阴性，必要时可行直肠黏膜活检。血液循环抗原检测阳性提示体内有活的成虫寄生，其他血清免疫学检测阳性，亦提示患者为现症或既往感染者。

2. 鉴别诊断

（1）急性血吸虫病　应与伤寒、副伤寒、阿米巴肝脓肿、粟粒型肺结核、结核性腹膜炎、败血症等相鉴别。血液中嗜酸性粒细胞显著增多有重要的鉴别价值。

（2）慢性血吸虫病　肝脾肿大应与病毒性肝炎相鉴别，有时两者同时存在。以腹泻、便血为主要表现者易与慢性菌痢、阿米巴痢疾、结肠癌等混淆，结肠镜检查可鉴别。

（3）晚期血吸虫病　应与特发性门脉高压症、乙/丙型肝炎肝硬化等鉴别。晚期血吸虫病常有慢性腹泻、便血史，特发性门静脉高压引起巨脾与食管下段静脉曲张较多见，肝功能损害较轻，黄疸、蜘蛛痣与肝掌较少见，病原学检查与免疫学检查有助于鉴别。

（十一）预后

急性和慢性患者早期接受病原治疗后，绝大多数症状可消失，体重、体力可明显恢复。晚期患者有顽固性腹水、上消化道出血、黄疸、肝性脑病及并发结肠癌者，预后较差。

（十二）治疗

1. 西医治疗

（1）病原治疗　第一，吡喹酮。毒性小、疗效好、给药方便、适应证广，可用于各期各型血吸虫病患者。①用法和用量：急性血吸虫病，总量按 120mg/kg，于 6 日内分次服完，其中 50% 必须在前 2 日内服完，体重超过 60kg 者仍按 60kg 计算。慢性血吸虫病，成人总量按 60mg/kg，2 日内分 4 次服完；儿童体重在 30kg 以内者总量可按 70mg/kg 计算，30kg 以上者与成人相同剂量。晚期血吸虫病，一般总量可按 40~60mg/kg，2 日内分次服完，每日量分 2~3 次服；年老、体弱、有其他并发症者，可按总量 60mg/kg，3 日内分次服完；感染严重者可按总量 90mg/kg，分6 日内服完。预防性服药：IHA 阳性率占单位总人数 25% 以上时，对该单位人群应进行预防性用药；在下疫水前 1~2 小时和接触疫水后 4~5 周服药预防。每次服药总量按 40mg/kg，1 日内顿服或分 2 次服完。②不良反应：吡喹酮毒性较低，治疗量对人心血管、神经、造血系统及肝肾功能无明显影响，无致畸、致癌作用。常见的神经肌肉反应以头昏、头痛、乏力较为常见；消化道反应轻微，可有轻度腹痛、恶心，偶有食欲减退、呕吐，少数患者可出现黄疸等；心脏不良反应一般于用药后 0.5~1 小时出现，数小时内即可消失，不需处理，少数患者出现心悸、胸闷、期前收缩，偶有室上性心动过速、房颤等，心电图可见短暂的 T 波改变、ST 段压低等；偶可诱发精神失常或出现消化道出血。第二，青蒿素及其衍生物。青蒿素及其多种衍生物（如青蒿琥酯、蒿甲醚等），是目前有推广应用价值的预防日本血吸虫感染药物。①用法用量：一般于接触疫水后

7~10 日开始口服青蒿琥酯，剂量为 6mg/kg，顿服，体重超过 50kg 者，按 50kg 计算，以后每周 1 次，离开疫区后再加服 1 次。②不良反应：一般反应轻微，发热、头痛、恶心、呕吐、食欲减退、腹胀、腹痛、皮疹及瘙痒等不良反应的发生率一般在 1% 以下。

（2）对症支持治疗　①急性血吸虫病。高热、中毒症状严重者予补液治疗，维持水和电解质平衡，加强营养及全身支持疗法。合并其他寄生虫者应先驱虫治疗，合并伤寒、菌痢、败血症、脑膜炎者，均应先抗感染后用吡喹酮治疗。②慢性和晚期血吸虫病。应加强营养，改善体质，及时治疗并发症。巨脾、门静脉高压、上消化道出血等患者，可考虑外科手术治疗。有侏儒症时可短期、间歇、小剂量予性激素和甲状腺素制剂。

2. 中医辨证治疗　中医治疗本病，可分期论治。初期，邪遏卫气，予藿朴夏苓汤加减；湿热中阻，予王氏连朴饮加减；气阴两虚，予竹叶石膏汤加减。中期，肝脾血瘀，予膈下逐瘀汤加减；晚期，胁下痞块，腹部胀大，可参考"鼓胀"论治，血瘀水停者，予调营饮加减；阳虚血瘀者，予附子理中丸合桃红饮加减；阴虚血瘀者，予一贯煎合桃红饮、猪苓汤加减。

（十三）预防

1. 管理传染源　在流行区每年对患者、病畜进行普查普治。

2. 切断传播途径　消灭钉螺是切断传播途径的关键。可采取改变钉螺孳生环境的物理灭螺法（如土埋法等），同时可结合化学灭螺，采用氯硝柳胺等药物杀灭钉螺。粪便须经无害化处理后方可使用。保护水源，改善用水。

3. 保护易感人群　严禁在疫水中游泳、戏水。接触疫水时应穿防护衣裤、使用防尾蚴剂等。

二、并殖吸虫病

（一）概述

并殖吸虫病（paragonimiasis）又称肺吸虫病（lung fluke disease），是由并殖吸虫（paragonimus）寄生于人体组织器官所致的一种慢性人兽共患的寄生虫病。因吃不熟或生的溪蟹或蝲蛄而感染，可侵犯多种脏器，以肺组织最为多见。目前世界上已报道并殖吸虫超过 50 种，在中国能致病的主要为卫氏并殖吸虫和四川并殖吸虫。卫氏并殖吸虫病主要表现为咳嗽、胸痛、咳铁锈色痰等，四川并殖吸虫病主要表现为游走性皮下包块和渗出性胸膜炎。

本病可归属于中医学"肺（吸）虫病"，属中医学的"肺蛭虫病""肺虫毒病"等范畴。

（二）病原学

并殖吸虫成虫雌雄同体，有口吸盘和腹吸盘各一个，睾丸与卵巢并列。虫体富有肉质，褐黄色。并殖吸虫需要两个中间宿主。卫氏并殖吸虫常寄生在人或动物肺部，以血液和组织液为食物，产出的虫卵随痰排出或吞入消化道由粪便排入水后，在 25~30℃经 15~20 日发育孵出毛蚴。毛蚴侵入第一中间宿主螺科体内，经胞蚴、母雷蚴及子雷蚴的发育和无性增殖阶段，历经约 12 周发育为尾蚴，并从螺体内逸出。尾蚴在水中侵入第二中间宿主蟹或蝲蛄体内，可在其胸肌、足肌等部位形成囊蚴（后尾蚴），囊蚴形成是并殖吸虫的感染期。

人如生食含囊蚴的蟹或蝲蛄后，囊蚴在十二指肠内经胆汁和消化液作用，脱囊逸出后穿过肠壁进入腹腔，在各脏器间游走，然后穿过膈肌到胸腔，侵入肺，移行至细支气管附近，逐渐破坏肺组织形成虫囊，虫体在囊内发育为成虫。从囊蚴经口感染至成虫产卵，需 60~90 日。

四川并殖吸虫主要寄生于果子狸、犬、猫等哺乳动物（为保虫宿主）；人并非其适宜的终末宿主，一般不能发育成熟，多以童虫形式在体内移行，偶见成虫寄生于人肺。

（三）流行病学

1. 传染源 卫氏并殖吸虫在感染者体内产卵，虫卵随痰液和粪便排出体外，故患者是主要传染源。四川并殖吸虫一般不能在人体内发育为成虫，故病猫、病犬是主要传染源，患者不是传染源。鼠类、野猪、兔等并殖吸虫转续宿主（paratenic host）体内可携带童虫，也是重要的传染源。

2. 传播途径 食用生或半生含囊蚴的蟹或蝲蛄是人体感染的主要方式。另外，进食含活囊蚴的转续宿主动物肉，或饮用含囊蚴的生水也可感染。

3. 易感人群 人群普遍易感，儿童与青少年感染率较高。

4. 流行特征 并殖吸虫病流行于世界各地，在我国，除西藏、新疆、内蒙古、青海、宁夏外，其余各省、自治区、直辖市均有报道。主要分布在直接捕食溪蟹的地方，夏秋季多见。浙江与东北各省以卫氏并殖吸虫病为主，四川、云南、江西等地以四川并殖吸虫病较多。第三次全国寄生虫病现状调查结果显示，我国居民并殖吸虫感染率为 1.70/10 万。

（四）发病机制与病理

1. 西医发病机制与病理

（1）发病机制 并殖吸虫童虫游走或成虫定居均可引起机械性损伤，虫体代谢产物等抗原物质可导致机体的免疫病理反应。

①童虫引起的病变：人吞食含有活囊蚴的溪蟹或蝲蛄后，囊蚴被消化液溶化，后尾蚴逸出，借其肌肉收缩运动及其腺体分泌的产物破坏人体组织，穿透肠壁进入腹腔，在腹腔内移行发育为童虫，导致腹内脏器广泛的炎症和粘连。多数童虫可穿过膈肌，游动于胸腔，引起胸膜炎或胸腔积液。童虫入肺可产生窦道，形成囊肿。四川并殖吸虫的童虫在人体内移行过程中造成的损害较卫氏并殖吸虫显著，常在寄生部位形成嗜酸性肉芽肿，该虫不能在人体内发育为成虫，幼虫也极少入肺形成囊肿，而以游走性皮下包块与渗出性胸膜炎较多见。②成虫所致的病变：卫氏并殖吸虫成虫致病范围常固定于肺，也可沿疏松组织游走，使病变波及多个脏器。虫体沿纵隔向上经颅底孔进入颅内，侵犯脑组织，产生相互沟通的囊肿，形成结节状肿块。虫体入脑后多侵犯脑基底节、内囊和视丘，也可侵入侧脑室引起偏瘫或脑疝。③虫卵引起的病变：虫卵可见于囊肿间的隧道内以及成虫穿行经过的各种组织中。虫卵引起的组织反应较轻微，虫卵结节无明显坏死，属于一种机械性或异物刺激性肉芽肿反应。

（2）病理 虫体入肺引起的病理过程大致分为三期，三期是一个连续变化的过程，可同时存在于同一器官中。

①脓肿期：主要为虫体移行引起组织破坏、出血及继发感染。肉眼可见病变处呈线状或窟穴状，内有血液，并伴有炎性渗出，继之病灶周围肉芽组织形成薄膜状脓壁，逐渐形成脓肿。②囊肿期：由于渗出性炎症，大量细胞浸润、聚集、死亡、崩解、液化，脓肿内充满赤褐色果酱样液体。镜下检查可见坏死组织、夏科 – 雷登结晶和大量虫卵。囊肿壁上皮本身就是宿主的细支气管上皮，故有人认为囊肿是虫体穴居引起细支气管扩张及炎性增厚所致。③纤维瘢痕期：当囊内虫体移行他处或死亡，囊内容物通过支气管排出或被吸收后，周围肉芽组织和纤维组织不断向中心发展，使整个囊肿完全被纤维组织代替，形成瘢痕。

2. 中医病因病机 中医学认为，本病是由"肺虫""肺蛭虫"所致。山谷溪源，酝酿蒸腾，内生湿热虫毒，虫入溪蟹、蝲蛄。脾不健运之人，湿热内生，此时若因饮食不洁，生吃或半生吃蕴结虫毒之蟹、蛄，肺虫乘虚而入，内外相引，发为本病。

（五）临床表现

潜伏期短至数日，长达10年以上，多为3~6个月。本病表现复杂多样，起病多缓慢，感染量大者可表现为急性并殖吸虫病。

1. 急性并殖吸虫病　起病急，全身症状较明显。病初表现为腹痛、腹泻，稀便或黏液脓血便，可伴有食欲减退，低热，部分为弛张热伴畏寒，可反复出现荨麻疹。稍后出现胸痛、胸闷、气短、咳嗽等呼吸道症状。

2. 慢性并殖吸虫病　按被侵及的主要器官可分为胸肺型、腹型、皮肤型和脑脊髓型等。

（1）胸肺型　最常见。主要由卫氏并殖吸虫感染所致，以咳嗽、胸痛、咳出果酱样或铁锈色血痰为主要表现。当虫体在胸腔窜扰时，可侵犯胸膜，导致渗出性胸膜炎、胸腔积液、胸膜粘连、心包炎、心包积液等。

（2）腹型　约占30%，虫体穿过肠壁，在腹腔及各器官间游走，出现腹痛、腹泻、大便带血等症状。腹痛部位不固定，多为隐痛。也可引起腹腔器官组织广泛炎症和粘连，偶可引起腹膜炎及腹水。虫体侵犯肝脏可形成嗜酸性肝脓肿，导致肝生化指标异常。

（3）皮肤型　以游走性皮下包块为主要表现。包块大小不一，表面皮肤正常，肿块触之可动，常呈单个散发，偶可多个成串。一处包块消失后，间隔一段时间又在附近或其他部位出现。几乎人体体表各处均可出现，多见于腹壁、胸背、头颈等部位。

（4）脑脊髓型　儿童卫氏并殖吸虫病多见。脑型常见颅内压增高，伴颅内占位病变表现，如癫痫发作，幻觉，视觉及肢体感觉异常，或瘫痪，失语，偏盲等。四川并殖吸虫病可导致蛛网膜下腔出血。脊髓型可见下肢麻木或刺痛，或肢体瘫痪、大小便失禁等。

（5）其他类型　有的可出现阴囊肿大疼痛。无明显临床表现及脏器损害表现，仅皮内试验或血清学检测呈现阳性，血嗜酸性粒细胞增高，称亚临床型。

（六）实验室检查与其他检查

1. 一般检查　急性患者外周血白细胞计数增多，嗜酸性粒细胞比例明显增高，可占30%~40%；脑脊液、胸腔积液、腹水及痰中嗜酸性粒细胞也见增高；血沉增快。

2. 病原检查

（1）痰液　卫氏并殖吸虫病患者清晨痰液直接涂片或经10%氢氧化钾溶液消化浓集后，镜检可见虫卵及夏科-雷登晶体。

（2）粪便　15%~40%患者粪便中可查见虫卵。

（3）体液　脑脊液、胸腔积液、腹水等体液中可查见虫卵，嗜酸性粒细胞增多及夏科-雷登晶体。

（4）活组织检查　皮下结节或包块病理检查可查见虫卵、童虫或成虫。四川并殖吸虫引起的皮下包块可见典型的嗜酸性肉芽肿。

3. 免疫学检查　早期或轻度感染的亚临床型及异位损害病例，可根据特异性免疫学方法诊断。

（1）皮内试验　以1：2000成虫抗原0.1mL注射于前臂皮内，20分钟后皮丘直径＞12mm、红晕直径＞20mm者为阳性反应，阳性率可达95%，常用于现场流行病学调查，简便易行，但与华支睾吸虫、血吸虫等有部分交叉反应而可呈现假阳性。

（2）后尾蚴膜试验 患者痰中虫卵阳性者，此试验阳性率较高，特异性强，具有早期诊断价值，但须注意与其他吸虫有部分交叉反应。

（3）ELISA 检测患者血清中抗原，阳性率达 95% 以上，特异性较强，可作为诊断参考。

4. 影像学检查 X 线片检查对胸肺型病例有重要参考价值，早期可见中下肺野大小不等、边缘不清的类圆形炎性浸润阴影，病程后期可见囊肿及胸腔积液，同时伴胸膜粘连或增厚。CT 或 MRI 检查可显示胸膜、肺、腹、脑、脊髓等部位病变状态或阻塞部位等。

（七）诊断与鉴别诊断

1. 诊断

（1）流行病学资料 进入流行区的人群，有生食或半生食溪蟹、蝲蛄或饮用溪流生水史等。

（2）临床表现 有流行病学史而出现腹痛、腹泻、咳嗽、咳铁锈色痰、胸腔积液，或有游走性皮下结节或包块者，应考虑本病的可能性。

（3）实验室检查 在痰、粪及体液中查见并殖吸虫虫卵，或皮下结节中查到虫体是确诊的依据。血清学、免疫学检查有辅助诊断意义。

2. 鉴别诊断

（1）结核病 胸肺型并殖吸虫病早期表现与肺结核相似，但结核病患者可见低热、盗汗等症状，结核菌素试验阳性，胸片可见空洞，痰中查抗酸杆菌等有助于鉴别。

（2）颅内肿瘤 脑型并殖吸虫病可有头痛、呕吐、颈项强直等，与颅内肿瘤相似。但并殖吸虫感染史、发热、肺部病变、痰中查见虫卵，以及脑脊液中嗜酸性粒细胞与免疫学检查等均有助于鉴别。

（3）原发性癫痫 脑型并殖吸虫病癫痫发作时与原发性癫痫表现相似，痰中查见并殖吸虫虫卵、脑脊液免疫学检查阳性等是鉴别诊断的依据。

（八）预后

预后常因致病虫种、感染轻重及病变部位等而异。一般病例预后较好，脑型可导致残疾或死于脑疝。四川并殖吸虫病侵犯脑组织较卫氏并殖吸虫病为轻，较易恢复，后遗症少，预后较好。

（九）治疗

1. 西医治疗

（1）吡喹酮 对卫氏与四川并殖吸虫病均有良好疗效，不良反应少，疗程短，服用方便，是目前治疗并殖吸虫病的首选药物。每日剂量为 75mg/kg，分 3 次口服，2~3 日为 1 个疗程。脑型患者宜间隔 1 周后，再给予 1 个疗程。

（2）三氯苯达唑 为一种新的苯并咪唑类衍生物，对并殖吸虫有明显杀灭作用，剂量为每日 5mg/kg，顿服，3 日为 1 个疗程。疗效与吡喹酮相似，不良反应轻微。

2. 中医辨证治疗 中医学认为，本病发病主要与湿热毒邪密切相关，湿热流窜，毒力旺盛，故治疗时以清热化湿解毒为大法，根据病位不同，选用不同方剂。阻遏卫气者，予藿朴夏苓汤加减；侵入于肺，可按肺痈论治，予《千金》苇茎汤加减；弥漫三焦，予甘露消毒丹加减；阻于筋肉者，可见皮下结节或包块，予二陈汤送服小金片，阳和解凝膏外贴；流窜于脑，头痛、舌强语謇，甚或神昏，视物不清者，予解语丹加减。

（十）预防

1. 管理传染源　彻底治疗患者及感染者，管理好粪便。

2. 切断传播途径　不生吃或半生吃溪蟹、蝲蛄及转续宿主的肉，不饮用流行区溪流生水。

3. 保护易感人群　加强宣传教育，尤其是青少儿，养成良好卫生习惯，增强体质。

三、华支睾吸虫病

（一）概述

华支睾吸虫病（clonorchiasis sinensis）亦称肝吸虫病，是由华支睾吸虫（Clonorchis sinensis）寄生在人体肝内胆管引起的一种寄生虫病。因生食或食用未煮熟的含活囊蚴的淡水鱼或虾而感染。临床表现轻重悬殊，一般表现为疲乏、精神不振，上腹隐痛、腹泻、肝大等，可并发胆管炎、胆囊炎和胆石症，少数严重者可发展为肝硬化或胆管癌。

本病可归属于中医学"虫积""积聚""胁痛"等范畴。

（二）病原学

华支睾吸虫外形似葵花籽仁状，成虫体形扁平狭长，前端较细，后端钝圆，大小为（10~25）mm×（3~5）mm，半透明，有口、腹两个吸盘，雌雄同体。睾丸1对，呈分支状，前后排列于虫体后1/3处。卵巢1个，细小分叶状，位于睾丸之前。其虫卵大小为（27.3~35.1）μm×（11.7~19.5）μm，黄褐色，形似灯泡状，前端较窄，后端钝圆，卵前端卵盖明显，卵盖周缘呈肩峰状隆起，后端有一疣状突起，卵壳厚，内含一成熟毛蚴。

成虫寄生于肝内胆管，产生的虫卵随胆汁进入肠道，随粪便排出体外。虫卵入水后被第一中间宿主（淡水螺）吞食，在螺消化道内孵育出毛蚴，并穿过肠壁向肝脏移行，经历胞蚴、雷蚴阶段的分裂增殖，发育成为尾蚴。尾蚴成熟后自螺体逸出，在水中侵入第二中间宿主（淡水鱼、虾）体内发育为囊蚴。终宿主（人或哺乳动物）因食入未煮熟的淡水鱼、虾而受染。囊蚴在胃肠内经消化液的作用后，幼虫在十二指肠内脱囊逸出，继而从胆总管或穿过肠壁经腹腔进入肝脏，在肝内胆管内发育为成虫。从感染囊蚴到成虫成熟产卵需1个月左右，成虫在人体内的寿命可长达2~30年。

（三）流行病学

1. 传染源　感染华支睾吸虫的人和哺乳动物（猫、犬、猪等）为主要传染源。

2. 传播途径　人因进食未煮熟而含有华支睾吸虫囊蚴的淡水鱼或虾而感染，也有由于烤、烧、炒、煎小型鱼类不熟而感染。此外，用切生鱼肉的刀或砧板切熟食，用盛生鱼的器皿盛食物，甚至饮用囊蚴污染的生水也可被感染。

3. 易感人群　人群普遍易感。感染率高低与居民的生活习惯、卫生习惯及饮食嗜好有密切关系。

4. 流行病学特征　华支睾吸虫病主要分布于东亚和东南亚。在我国除青海、宁夏、内蒙古、西藏等尚未见报道外，在27个省、市、自治区均有本病的发生或流行。据2014~2016年全国人体重点寄生虫病现状调查结果显示，华支睾吸虫加权感染率为0.47%，推算感染人数约为598万，主要分布在广东省、广西壮族自治区等华南地区和黑龙江省、吉林省等东北地区。

2016~2018 年全国华支睾吸虫病监测点数据显示，华支睾吸虫感染率逐年下降，但其主要流行区依然分布在华南和东北两大片区。

（四）发病机制与病理

1.西医发病机制与病理

（1）发病机制　华支睾吸虫主要寄生在人体肝内中小胆管，病变因感染轻重和时间长短而异。感染轻者，可无明显病理变化。感染较重者，虫体的分泌物和代谢产物以及虫体活动时的机械刺激均可引起组织病变，常由急性炎症向慢性炎症反应发展，最后导致肝硬化、肝功能衰竭。病变以肝左叶较明显，可能和左肝管与胆总管的连接较平直，童虫易于侵入有关。胆总管内的成虫可引起肝外梗阻，合并细菌感染则发生胆管炎、胆囊炎。虫体进入胰管可引起胰管炎或胰腺炎。虫卵在胆道沉积，可形成胆道结石。长期的慢性感染与胆管细胞癌的发生密切相关。

（2）病理　肉眼观肝大，左叶更为明显。肝脏变硬、表面高低不平，可见灰白色、黄豆大小的近圆形囊状结构突出于肝表面。镜下可见胆管壁有淋巴细胞、浆细胞和嗜酸性粒细胞浸润，胆管扩张，胆管上皮细胞脱落和增生。邻近的肝细胞有脂肪变性、萎缩和坏死。成虫在胆囊内寄生，镜下可见胆囊壁有嗜酸性粒细胞及淋巴细胞浸润，而上皮细胞增生多不明显。成虫在胰腺导管内寄生，肉眼观可见胰管扩张、增厚，镜下可见胰管上皮增生，并伴有不同程度的鳞状化生。胰腺实质一般无明显改变。

2.中医病因病机　中医学认为，本病是由于饮食不洁，感染虫毒，损伤脾胃，湿热内生，湿热虫毒蕴聚肝胆所致。虫积郁久导致气滞血瘀，可形成积聚；病情日渐加重，肝失疏泄，脾失健运，水湿内停，气、血、水停于腹中，腹部渐大，成为鼓胀。

（五）临床表现

本病一般起病缓慢。潜伏期多为 1~2 个月。临床表现与感染程度及机体免疫反应有关。

轻度感染者可不出现症状，一般感染者出现倦怠、乏力、食欲减退、腹痛、腹泻、肝区痛和肝大（常以左叶为主）等。个别患者因大量成虫堵塞胆总管而出现梗阻性黄疸。严重感染者多急性起病，潜伏期短，突发寒战、高热，体温高达 39℃以上，呈弛张热，食欲减退、厌油，肝大伴压痛，可有轻度黄疸，少数脾大。数周后急性症状消失而进入慢性期，表现为疲乏、消化不良等。

慢性重复感染的严重病例可发展为肝硬化，出现黄疸及门脉高压表现，如腹壁静脉曲张、脾大、腹水等。感染严重的儿童可出现营养不良和生长发育迟缓，甚至可引起侏儒症。

（六）并发症

1.急性胆管炎和胆囊炎　急性胆管炎和胆囊炎为最常见的并发症。有在疫区居住或旅游史且生食鱼（虾）史的患者，即使粪检没有发现虫卵，也不能排除华支睾吸虫感染导致的胆管炎。

2.胆石症　虫卵、死亡的虫体、脱落的胆管上皮细胞可成为结石的核心或诱发结石形成。

3.胰腺炎及糖尿病　成虫阻塞胰管可引起胰腺炎，少数患者可出现糖尿病。

4.肝癌及胆管癌　成虫长期寄生可诱发肝胆管癌。

（七）实验室检查及其他检查

1.血常规　白细胞计数及嗜酸性粒细胞轻、中度增加，嗜酸性粒细胞一般在 10%~40%。严重感染可出现贫血。

2. 肝功能试验　肝功能受损程度与感染程度和病程有关，轻度感染者一般无明显改变，中重度感染者可有白 / 球比例倒置、血清胆红素升高等。

3. 虫卵检查　粪便和十二指肠引流胆汁检查，发现虫卵是确诊的直接依据。因虫卵较小，直接粪便镜检阳性率较低，临床多用集卵法检查。应多次检查，至少每日 1 次，连续 3 日检查粪便。十二指肠引流胆汁发现虫卵机会多于粪检，但操作难度大，临床很少使用。

4. 免疫学检查　主要用于感染程度较轻者，或用于流行病学调查。常用的方法有 IHA 或 ELISA 检测患者血清中特异性抗体，存在假阳性，也不能排除既往感染。

5. 其他　超声检查、CT 和 MRI 可显示肝内中小胆管多处扩张，胆管内有虫体及其他改变如胆管炎症等表现。影像学改变多为非特异性，不能作为确诊依据。

（八）诊断与鉴别诊断

1. 诊断

（1）流行病学资料　居住或到过流行区，有食用生或未煮熟淡水鱼、虾史。

（2）临床表现　以消化道症状与肝大（左叶肿大明显）为主，常伴有神经衰弱症或胆囊胆管炎、胆结石等。

（3）实验室检查　确诊有赖于粪便或十二指肠引流液中找到虫卵。ELISA 等免疫学方法检测血清特异性抗体，可辅助诊断。

2. 鉴别诊断

（1）异形吸虫病　由异形吸虫或横川后殖吸虫等引起。这些吸虫也是通过生食或食未煮熟的淡水鱼而感染，虫卵与华支睾吸虫卵相似，可通过粪检虫卵鉴别。临床上，当反复投以驱虫药后，虫卵仍不转阴时，可考虑进行十二指肠液引流检查，如未获得虫卵，应考虑异形吸虫感染。

（2）病毒性肝炎、肝炎肝硬化　消化道症状及肝功能损害明显，病毒性肝炎血清标志物阳性，粪检找不到华支睾吸虫卵可鉴别。

（3）胆囊炎、胆石症　华支睾吸虫所引起的胆囊炎、胆石症与胆石症合并细菌感染引起的胆囊炎症状相似，但后者感染中毒症状多较为明显。粪便检查发现虫卵可供鉴别。

（九）预后

轻症患者经过治疗，预后良好。反复感染的重症患者，或已发展到肝硬化者，经驱虫治疗后，一般情况和肝脏病变也可好转。重度感染和病程较长者，出现肝硬化及胆管癌者，预后差。

（十）治疗

1. 西医治疗

（1）病原治疗　①吡喹酮：是本病治疗的首选药物，具有疗程短、疗效高，毒性低，在体内吸收、代谢、排泄快等优点。治疗剂量为每次 20mg/kg，每日 3 次，连服 2~3 日。不良反应轻微而短暂，但当胆管内华支睾吸虫被大量驱出时，有时可引起胆绞痛或慢性胆囊炎急性发作。②阿苯达唑：对本病亦有较好疗效。每日 10~20mg/kg，分 2 次服，7 日为 1 个疗程。

（2）对症治疗　重度感染兼有营养不良、肝功能异常或肝硬化者，应注意加强营养，纠正贫血，保肝治疗。并发细菌感染时应选择合适的抗菌药物治疗，并发胆石症、胆道梗阻时，应考虑手术治疗。

2.中医辨证治疗　中医治疗本病，主要是根据不同临床表现，进行辨证论治。急性期以肝胆湿热为主者，予茵陈蒿汤加减；慢性期肝郁脾虚者，予逍遥散加减；重者肝郁血瘀，胁下痞块，推之不移，触之疼痛，予膈下逐瘀汤加减。

（十一）预防

1.管理传染源　开展对本病的流行病学调查，及时治疗患者及病畜，以控制或消灭传染源。

2.切断传播途　加强粪便及水源管理，不用未经处理的新鲜粪便施肥，不随地排大便；不在鱼塘上或河旁建厕所。禁止用粪便喂鱼，防止虫卵污染水源。

3.保护易感者　开展卫生宣教，改变不良饮食习惯，不食生的或未熟透的淡水鱼、虾。

四、姜片虫病

（一）概述

姜片虫病（fasciolopsiasis）是由布氏姜片吸虫（Fasciolopsis buski）寄生在人、猪小肠内所致的人兽共患寄生虫病。临床以腹痛、腹泻、消化功能紊乱、营养不良为主要表现。由生食菱角、藕、荸荠等水生植物而感染。

本病属于中医学"赤虫病"范畴。

（二）病原学

布氏姜片虫是寄生于人体最大的吸虫。活虫呈椭圆形、扁平似姜片而得名。虫体长达20~75mm，宽8~20mm，厚达0.5~3mm，呈肉红色，雌雄同体。成虫有口腹吸盘各一个，两吸盘相距较近，口吸盘位于虫体前端，腹吸盘呈漏斗状、较大，虫体凭借腹吸盘吸附在宿主的小肠黏膜上。虫卵为椭圆形，呈棕黄色或淡黄色，大小为（130~140）μm×（80~85）μm，是人体常见寄生虫卵中最大的。卵壳薄而均匀，一端具有不明显的卵盖，近卵盖端有一尚未分裂的卵细胞，周围有20~40个卵黄细胞。

姜片虫成虫发育需有两个宿主（扁卷螺和人或猪）。虫卵随粪便排出体外后，在水中的适宜温度与湿度下，经3~7周，虫卵内毛蚴发育成熟孵出。毛蚴侵入中间宿主扁卷螺，经胞蚴、母雷蚴、子雷蚴等阶段而发育成尾蚴，尾蚴从螺体内逸出吸附在水生植物如菱角、荸荠、藕节的表面，脱去尾部成囊蚴。当终宿主人或猪生食受染的水生植物时，囊蚴进入人体或猪体内，在小肠经消化液和胆汁作用下，囊壁破裂，尾蚴逸出，借助吸盘吸附于十二指肠或空肠上段的黏膜上吸取营养，经1~3个月发育成为成虫并产卵。成虫在人体内的寿命为4~4.5年，在猪体内为1年左右。

姜片虫囊蚴具有一定抵抗力。28~30℃时囊蚴在湿纸上可存活10日以上，5℃可活1年。囊蚴不耐高热，在煮沸1分钟或阳光曝晒1日可死亡。囊蚴在干燥环境中不易存活。

（三）流行病学

1.传染源　患者和受感染的猪是主要传染源。

2.传播途径　流行区人群因生食带有囊蚴的水生植物或饮带有囊蚴的生水而被感染。常见的水生植物有菱角、荸荠和茭白。流行区常以水浮莲等喂猪，故猪的感染率很高。

3.易感人群　人群普遍易感，5~20岁发病率最高。感染后无明显保护性免疫，故可重复感染。

4. 流行特征　本病是地方性传染病，我国除东北、内蒙古、新疆、西藏、青海和宁夏等外，其余多个省（自治区）均有人或猪姜片虫病流行，其中以南部及中部的水乡为主要流行区。青少年多见，感染有明显的季节性，主要在夏秋季，以 8~10 月为多。

（四）发病机制与病理

1. 西医发病机制与病理

（1）发病机制　主要为机械性损伤及虫体代谢产物被吸收后引起的变态反应和毒性反应。成虫以腹吸盘强力吸附在十二指肠和空肠上段的黏膜上，引起被吸附的黏膜及邻近组织发生炎症，导致患者的消化功能障碍。虫体大量摄取肠道内营养成分，加之遮盖肠壁黏膜，妨碍肠道对营养物质的消化与吸收，导致营养不良。虫数较多时，可成团堵塞肠腔，导致肠梗阻。虫体代谢产物又可引起过敏反应，血中嗜酸性粒细胞增多。

（2）病理　小肠黏膜等病变部位充血、水肿、点状出血，甚至形成溃疡或脓肿。黏膜与黏膜下层可见淋巴细胞、中性粒细胞和嗜酸性粒细胞浸润。

2. 中医病因病机　中医学认为，本病病因为饮食不洁，因生食含有赤虫囊蚴的水生植物，虫体寄生于体内。初病之时，虫毒内积，致气机阻滞，脾失健运；久则因虫体吸食人体气血，消耗水谷精微而致脾胃虚弱，气血生化乏源。

（五）临床表现

潜伏期 1~3 个月。因感染的轻重和患者的体质差异，临床表现不一。轻度感染多无症状或症状轻微，仅有上腹部不适或消化不良。中、重度感染时有腹痛、腹泻、食欲减退、恶心、呕吐等症状。腹痛多在上腹部或右季肋下部，少数在脐周。以隐痛为主，偶有剧痛或绞痛，多见于早晨空腹或饭后。可有腹泻，粪便中常有不消化食物，量多腥臭，腹部胀气。或腹泻与便秘交替出现。儿童常有精神神经症状如睡眠不安、磨牙、抽搐等。少数患者由于长期慢性腹泻，引起严重营养不良，继发肠道和肺部感染，并可导致全身衰竭而死亡。大量感染者可因虫体成团而并发肠梗阻。有些患者有自动排虫史或吐虫史。

（六）实验室检查

1. 血常规　可有轻度贫血，白细胞数略增加，嗜酸性粒细胞常增高，可达 10%~20%。

2. 粪便检查　常用直接涂片法、沉淀集卵法及定量透明法。由于姜片虫卵大，易于查到，一般采用一次粪检 3 张涂片，检出率可达 90% 以上。轻度感染者，可用集卵法，以提高检出率。定量透明法既可定性又可定量计数，可用于普查、药物疗效及防治效果的考核。

3. 成虫鉴定　患者可从粪便中排出成虫，偶尔也可呕吐出成虫。胃镜检查可直接观察到寄生于小肠的成虫。根据成虫的形态特征可进行诊断。

（七）诊断与鉴别诊断

1. 诊断　生活在流行区，并有生食水生植物或饮生水习惯者，出现消化不良、上腹部隐痛、慢性腹泻、食欲减退等胃肠道症状及营养不良者，应考虑本病。粪便中查出姜片虫卵或在呕吐物中发现成虫时，可确诊此病。

2. 鉴别诊断　本病应注意与钩虫病、蛔虫病相鉴别，鉴别主要依赖大便检查虫卵。

（八）预后

本病一般预后良好。

（九）治疗

1. 西医治疗

（1）病原治疗　①吡喹酮。作为病原治疗的首选药物，具有高效、低毒、使用方便等优点，且不良反应轻。常用剂量为10~20mg/kg，分3次口服，1日服完。治疗1个月虫卵阴转率为97.5%~100%。②硫氯酚。成人剂量为3g，儿童为50mg/kg，晚间顿服或连服两晚，便秘可加口服泻剂，一次服药疗效可达70%以上。

（2）对症治疗　对于重症患者，应先加强支持疗法，改善营养，纠正贫血，然后进行驱虫治疗。

2. 中医辨证治疗　中医治疗本病以杀虫、消积、健脾为主。初期虫积肠道，腹痛腹胀，便溏者，可予化虫丸加减；久病脾虚虫积，面黄肌瘦，腹痛频作，甚则腹大如鼓，食少神疲者，可予肥儿丸加减。另外，中药槟榔内含槟榔碱，能麻痹虫体的神经系统，增进肠蠕动，是驱除姜片虫的有效成分。煎剂用量成人50g，加水4倍，浸泡12小时，煎煮2小时，滤去沉渣，清晨空腹顿服，连服3日；儿童每日2~3g，总量不超过30g。不良反应有头晕、恶心、呕吐、腹痛等，但不严重。

（十）预防

1. 管理传染源　普查、普治患者，直至治愈。流行区内的猪应该圈养，并定期给予药物，如吡喹酮等进行驱虫治疗。

2. 切断传播途径　加强粪便管理，尤其管好猪粪，粪便应经无害化灭卵处理后方可使用。积极开展养鱼养鸭等生物学灭螺措施，或应用化学灭螺措施。

3. 保护易感人群　加强卫生宣传教育，普及防病知识。提倡不生食水生果品，不喝生水。菱角、荸荠等水生植物应煮熟，或用开水烫5分钟后再食用。水生青饲料经发酵、加热等方式杀死囊蚴后再喂猪。

第二节　丝虫病

一、概述

丝虫病（filariasis）是由于丝虫（filaria）寄生于人体淋巴系统、皮下组织或浆膜腔所引起的寄生虫病。临床特征早期为反复发作的淋巴管炎和淋巴结炎，晚期为因淋巴管阻塞引起的淋巴水肿、象皮肿等不同表现。本病流行区域广泛，危害严重。

本病可归属于中医学"流火""丹毒""膏淋""水疝""大脚风"等范畴。

二、病原学

丝虫是由吸血节肢动物传播的一类寄生性线虫。成虫寄生在终宿主脊椎动物的淋巴系统、皮下组织、腹腔、胸腔等处。雌虫为卵胎生，产出带鞘或不带鞘的微丝蚴（microfilaria）。微丝蚴多数寄生在血液中，少数寄生在皮内或皮下组织。幼虫在中间宿主吸血节肢动物体内进行发育，当这些中间宿主叮咬吸血时，成熟的感染期幼虫即由其喙逸出，经皮肤侵入终宿主体内发育为成虫。对人体有致病作用的丝虫现知有 8 种，我国仅有班氏丝虫（wuchereria bancrofti）和马来丝虫（brugia malayi）两种较为流行。

（一）成虫

班氏丝虫和马来丝虫的成虫形态相似，虫体乳白色，细长如丝线，体长不到 1cm，雌虫大于雄虫，体表光滑，雌雄异体，但经常缠绕在一起。班氏雄虫体长 28.2~42mm，宽约 0.1mm，马来雄虫体长稍短，两种雄虫结构相似，主要区别：班氏雄虫的肛孔两侧有 8~10 对乳突，马来雄虫仅有 4 对；班氏雄虫的肛孔至尾端有 1~2 对乳突，马来雄虫则无。两种雌虫形态结构基本相同，其体长和宽度约为雄虫的 1 倍。

（二）微丝蚴

雌虫胎生幼虫，呈丝状活动，称微丝蚴，其虫体细长，头端钝圆，尾端尖细，外被有鞘膜。班氏微丝蚴长约 280μm、宽约 7μm，马来微丝蚴较班氏短细。微丝蚴从淋巴系统进入血循环后，白日多藏匿于肺的微血管内，夜间进入周围血液循环，具有明显的夜现周期性（nocturnal periodicity），通常班氏微丝蚴为夜晚 10 时至次晨 2 时，马来微丝蚴为晚 8 时至次晨 4 时，微丝蚴周期性活动的机制尚未完全清楚。感染期幼虫又称丝状蚴，寄生于蚊体内。

（三）生活史

班氏丝虫和马来丝虫生活史基本相同，分为两个阶段：一个阶段在蚊虫（中间宿主）体内，另一阶段在人（终宿主）体内。

1. 在蚊体内　雌蚊叮咬微丝蚴阳性患者时，微丝蚴被吸入蚊胃内，经 1~7 小时脱鞘，穿过胃壁，经腹腔进入胸肌，1~3 周经二次脱皮，发育成感染期幼虫，离开胸肌，移行至蚊吻下唇，再叮咬人时，侵入人体。

2. 在人体内　感染期幼虫侵入人体后，部分幼虫在组织内移行和发育过程中死亡，部分幼虫到达淋巴管或淋巴结，经 8~12 个月发育为成虫，交配后，产生微丝蚴。两种丝虫成虫寄生于人体淋巴系统的部位有所不同：班氏丝虫除寄生于浅部淋巴系统外，还可寄生于深部淋巴系统中，主要见于下肢、阴囊、精索、腹股沟、腹腔、肾盂等处；马来丝虫多寄生于上、下肢浅部淋巴系统，以下肢为多见。成虫的寿命一般为 4~10 年，个别可长达 40 年。

三、流行病学

（一）传染源

携带微丝蚴的人，包括无症状带虫者是本病的主要传染源。人是班氏丝虫唯一的终宿主和储存宿主；马来丝虫还可寄生在猫、犬、猴等哺乳动物体内，有可能作为储存宿主而成为动物传染源。

（二）传播途径

通过雌蚊叮咬传播。班氏丝虫的主要传播媒介是淡色库蚊和致乏库蚊，马来丝虫以中华按蚊为主要传播媒介。

（三）易感人群

人群普遍易感。男女发病率无明显差异，20~25 岁年龄组感染率与发病率最高，1 岁以下者极少。病后可获得一定的免疫力，但抗体水平低，保护性弱，故可反复感染。

（四）流行特征

全球有 80 多个国家和地区有丝虫病流行。班氏丝虫病呈世界性分布，主要流行于热带和亚热带；马来丝虫病仅限于亚洲，主要流行于东南亚。每年 5~10 月即夏秋季为本病高发季节，此期气温高、湿度大，适合蚊虫滋生繁殖和微丝蚴在蚊体内发育。中国曾是世界上受丝虫病危害最严重的国家之一，中国政府高度重视丝虫病的防治，将其列入重点疾病防治规划，至 2006 年，我国中部和南部的山东、河南、安徽、江苏、上海、浙江、江西、福建、广东、广西、海南、湖南、湖北、贵州、四川和台湾等地已全部达到了消除丝虫病标准，彻底阻断了丝虫病的传播。我国卫生部于 2006 年 3 月向世界卫生组织递交了《中国消除淋巴丝虫病国家报告》。2007 年，世界卫生组织总干事陈冯富珍致函中国卫生部高强部长，确认中国消除丝虫病，但在原有丝虫病流行地区，我国仍有数十万慢性丝虫病患者。

四、发病机制与病理

（一）西医发病机制与病理

1. 发病机制　人体感染丝虫后，其发病机制取决于多种因素，如机体免疫反应、丝虫的种类和数量、虫体的死活情况、重复感染的次数、寄生部位和有无继发感染等。在丝虫病的发病过程中，发挥主要作用的是成虫，尤其是雌虫；感染期幼虫在其移行、发育至成虫的过程中也起到一定的作用；过去认为血液中的微丝蚴与发病关系不大，但近来许多资料证实微丝蚴能导致热带肺嗜酸性粒细胞增多症（tropical pulmonary eosinophilia，TPE）。

感染期幼虫侵入人体发育为成虫的过程中，幼虫和成虫所产生的代谢产物以及成虫在子宫内的排泄物，均能引起全身性过敏反应及局部淋巴组织反应，表现为周期性发作的淋巴管炎、淋巴结炎、丝虫热等，此急性淋巴管（结）炎被认为是 I 型或 III 型变态反应所致；后期的淋巴管阻塞性病变及继发感染等表现，被认为属于 IV 型变态反应所致。

2. 病理　丝虫病的病变主要在淋巴结及淋巴管，活虫引起的反应一般较轻，而死虫常引起剧烈的组织炎症反应。

（1）淋巴系统病变　可分为急性期、亚急性期及慢性期。急性期主要表现为以渗出为主的急性炎症，淋巴结充血，淋巴管管壁水肿，管腔中充满粉红色的蛋白质液体和嗜酸性粒细胞。亚急性期淋巴结和淋巴管内出现增生性肉芽肿，中心为变性的成虫和嗜酸性粒细胞，周围有纤维组织和上皮样细胞围绕；此外，有大量淋巴细胞和浆细胞聚集，类似结核结节，严重者组织坏死、液化，并有大量嗜酸性粒细胞浸润，形成嗜酸性脓肿。慢性期典型表现是淋巴管内皮细胞增生，内膜增厚及纤维化，管腔内附有息肉或纤维栓子，进展为闭塞性淋巴管内膜炎。

（2）继发病变　当淋巴管及淋巴结阻塞时，由于内压增高发生曲张而破裂，出现淋巴尿、淋巴腹水、阴囊鞘膜淋巴积液、下肢淋巴水肿、乳糜尿、乳糜积液、乳糜腹泻及乳糜腹水等。象皮肿是晚期丝虫病的最突出表现，病变皮肤及皮下组织明显增厚、粗糙、肥大而下垂，皮肤褶皱加深，有如大象的皮肤外观，因而得名。由于局部血循环障碍，抵抗力降低，易继发细菌感染，使象皮肿加重或恶化，甚至形成局部溃疡。

（二）中医病因病机

中医学认为，本病是湿热疫毒之邪侵袭人体所致。邪热犯肺，肺失宣肃，卫表不和，可见畏寒发热、咳逆气促等症。疫毒化火，攻窜脉络，胶结成痰，发为"丹毒""流火"。湿热疫毒之邪壅塞经络，浸淫肝经，流注膀胱，可见下肢肿胀、少腹胀痛、睾丸肿胀、小便混浊等。久则内伤脾肾，脾虚气陷，肾虚不固，导致脂液外泄，小便白如膏脂。

五、临床表现

丝虫病临床表现轻重不一，50%~70% 的感染者无症状，而血中有微丝蚴存在。潜伏期短者3~4 个月，长者 2~3 年，一般 6 个月~1 年。

（一）急性期

1. 淋巴结炎和淋巴管炎 淋巴结炎可单独发生，而淋巴管炎一般都伴有淋巴结炎，好发于四肢，以下肢多见，常一侧发生，也可两腿同时或先后发生。呈不定时周期发作，每月或数月发作一次。临床表现为腹股沟和腹部淋巴结肿大疼痛，并有压痛，随之淋巴管肿胀、疼痛，沿大腿内侧自上而下蔓延，形成离心性红线，称为逆行性淋巴管炎，持续 3~5 日后自行消失。发作时患者畏寒，发热，全身乏力。炎症波及毛细淋巴管时，局部皮肤出现弥漫性红肿、发亮，有灼热感及压痛，类似丹毒，称丹毒样皮炎，俗称"流火"，持续约 1 周消退。继发细菌感染时可形成脓肿。

2. 丝虫热 周期性突然发生寒战、高热，持续 2 日至 1 周消退。部分患者仅低热而无寒战，在屡次发作后，局部症状才逐渐显露。

3. 精囊炎、附睾炎、睾丸炎 主要见于班氏丝虫病。患者自觉由腹股沟向下蔓延的阴囊疼痛，常向大腿内侧放射。睾丸及附睾肿大，阴囊红肿压痛，一侧或双侧精索可摸及 1 个或数个结节性肿块，有压痛，炎症消退后缩小变硬，反复发作后肿块逐渐增大。可伴有鞘膜积液及腹股沟淋巴结肿大。

4. 肺嗜酸性粒细胞浸润综合征 又称丝虫性嗜酸性粒细胞增多症（filarial hypereosinophilia），表现为畏寒、发热、咳嗽、哮喘、淋巴结肿大等，肺部有游走性浸润病灶，胸部 X 线显示肺纹理增粗和广泛粟粒样斑点状阴影，痰中有嗜酸性粒细胞和夏科 – 雷登结晶。外周血象：白细胞计数升高，嗜酸性粒细胞增多（20%~80%），血中很难找到微丝蚴。少数患者可出现荨麻疹及血管神经性水肿等。如不治疗，微丝蚴血症可持续 10 年之久。

（二）慢性期

以淋巴系统增生和阻塞引起的表现为主，但多数患者炎症和阻塞性病变常交叉重叠出现。

1. 淋巴结肿大和淋巴管曲张 淋巴结肿大是由于炎症及淋巴窦扩张所致，常伴其周围向心性淋巴管曲张。见于一侧或两侧腹股沟和股部，局部呈囊性肿块，中央发硬，穿刺可抽出淋巴液，有时可找到微丝蚴。淋巴管曲张常见于精索、阴囊及大腿内侧。精索淋巴管曲张可互相粘连成条索状，易与精索静脉曲张混淆，二者也可并存。

2. 鞘膜腔积液 多见于班氏丝虫病，可发生于一侧或双侧。轻者无明显症状；积液多时，阴囊体积增大，呈卵圆形，可有重垂或下坠感，皮肤皱褶消失，透光试验阳性。积液常呈草绿色，也可呈乳白色，穿刺液离心沉淀可找到微丝蚴。

3. 乳糜尿　为班氏丝虫病晚期的主要表现之一。乳糜尿患者淋巴管破裂部位多在肾盂及输尿管，很少在膀胱。临床呈间歇性发作，隔数周、数月或数年再发。常突然出现，发作前可无症状或有畏寒、发热，腰部、盆腔及腹股沟处疼痛，继之出现乳糜尿。乳糜尿易凝固，可堵塞尿道，致排尿困难，严重者伴肾绞痛。将乳糜尿置于玻璃杯中可分为三层：上层为脂肪；中层为较清的液体，混有小凝块；下层为粉红色沉淀物，含红细胞、淋巴细胞及白细胞等，有时能找到微丝蚴。

4. 淋巴水肿与象皮肿　是丝虫病的重要临床表现，常同时存在，难以鉴别。淋巴水肿可因淋巴液回流改善后自行消退，若淋巴回流持续不畅，则进展为象皮肿，表现为凹陷性坚实性水肿，皮肤变粗增厚，皮皱加深，有苔藓样、疣状结节，易继发细菌感染，形成慢性溃疡。象皮肿以下肢多见，少数见于阴茎、阴囊、阴唇、上肢及乳房。

（三）其他临床表现

其他可见有眼部丝虫病、乳房丝虫性结节、肾损害、心包炎、多发性关节炎、肝脓肿等。

六、并发症

主要并发症是继发细菌感染。长期应用免疫抑制剂患者罹患丝虫病后，极易继发细菌感染，出现高热、寒战、严重毒血症状等。

七、实验室检查及其他检查

（一）血常规

白细胞计数在（10~20）×10^9/L，嗜酸性粒细胞显著增高，可达 20% 以上。如继发细菌感染，中性粒细胞计数和比例将显著增高。

（二）血液微丝蚴检查

血液微丝蚴检查是确诊丝虫病的主要依据。一般在晚 10 时至次晨 2 时之间验血，阳性率较高。

1. 涂片法　取耳垂血 3 滴（60μL），置于洁净玻片上，用另一张玻片的角涂成约长 2cm、宽 1.5cm 的长方形厚血膜，干后放在清水中溶血 5~10 分钟，待干，固定染色镜检。20 世纪 80 年代起规定取血 120μL，即六大滴双片法。

2. 鲜血片法　取耳垂血 1 滴（20μL）于玻片上，加水数滴溶血，加盖玻片低倍镜检查。阳性时可见微丝蚴自由摆动，前后屈伸。此法阳性率偏低。

3. 浓集法　取静脉血 2mL，注入盛有 0.4mL 抗凝剂试管内，加蒸馏水 8~10mL，溶血后离心沉淀，取沉淀镜检寻找微丝蚴。此法阳性率高。

4. 白天诱虫法　白天口服乙胺嗪 100mg，在 15、30、60 分钟分别采血镜检。

5. 微孔膜过滤法　取抗凝静脉血，经孔径为 3μm 微孔膜过滤器，微丝蚴留于薄膜上，用加热苏木精染色后镜检。此法检出率高于涂片法和浓集法。

（三）各种体液微丝蚴检查

在鞘膜积液、乳糜尿、淋巴液、乳糜腹水、心包积液等体液中可检出微丝蚴。

（四）活组织检查

可取皮下结节、浅表淋巴结、附睾结节等病变组织活检，尤其是血中微丝蚴检查阴性者，查找成虫以确定诊断。

（五）免疫学检查

免疫学检查包括皮内试验、间接免疫荧光抗体检查、补体结合试验、酶联免疫吸附试验等，因与其他线虫有交叉反应，故特异性不高。

（六）分子生物学检查

DNA 杂交试验和 PCR 等可用于丝虫病诊断。

（七）淋巴管造影

通常显示为输入淋巴管扩张和输出淋巴管狭小，淋巴结实质缺损显影。

八、诊断与鉴别诊断

（一）诊断

1. 微丝蚴血症 流行季节流行区居住史，夜间采血检查微丝蚴阳性。

2. 急性丝虫病 流行季节流行区居住史；有反复发作的非细菌感染性肢体（或阴囊、女性乳房）淋巴结炎和淋巴管炎（或精索炎、睾丸炎、附睾炎），局部疼痛、触痛、肿胀、温热感，或有丹毒样皮炎，症状持续超过 3 日，伴有发热、头痛、乏力等全身症状；夜间采血检查微丝蚴阳性和（或）间接荧光抗体试验或酶联免疫吸附试验检测抗体阳性。

3. 慢性丝虫病 较长期流行区居住史；有不对称性肢体淋巴水肿、象皮肿、鞘膜积液、乳糜尿，以及阴囊或女性乳房肿大（马来丝虫病慢性体征局限于肢体淋巴水肿、象皮肿，且肿胀处限于膝、肘关节远端）；夜间采血检查微丝蚴阳性；间接荧光抗体试验或酶联免疫吸附试验检测抗体阳性；在尿、淋巴液、鞘膜积液（或其他抽出液）内查见微丝蚴，在淋巴管、淋巴结内查见成虫，或在病理组织切片查见丝虫断面。

4. 诊断性治疗 对于疑似丝虫病而血中未找到微丝蚴者，可试服乙胺嗪，药物作用于丝虫成虫，部分患者可在 2~14 日后出现淋巴系统反应和淋巴结结节，有助于丝虫病诊断。

（二）鉴别诊断

丝虫病急性淋巴管炎、淋巴结炎与细菌性淋巴管、淋巴结炎鉴别；腹股沟或股部淋巴结肿块应与疝气鉴别；精索炎与附睾炎应与结核性附睾丸炎鉴别；精索淋巴管曲张与精索静脉曲张鉴别；丝虫性乳糜尿与结核、肿瘤、胸导管受压或损伤引起的乳糜尿鉴别；丝虫性下肢象皮肿与其他原因引起的象皮肿鉴别。

九、预后

丝虫病对生命威胁不大，早期及时诊断治疗，多能治愈康复；但反复发作淋巴结炎、淋巴管炎和象皮肿患者，对劳动力影响较大；继发细菌感染，可加重病情，严重者危及生命；持续乳糜尿也对患者危害甚大。

十、治疗

（一）西医治疗

1. 病原治疗

（1）乙胺嗪　又名海群生，对微丝蚴和成虫均有杀灭作用，是目前治疗丝虫病的首选药物。起效迅速且对马来丝虫病疗效比班氏丝虫病好。乙胺嗪治疗剂量、用法、疗程可根据丝虫种类、患者一般情况和感染程度而定，治疗方法有以下几种：①短程疗法。适用于体质较好的马来丝虫病患者。成人1.5g于晚上顿服或每日0.75g，每日2次，连服2日。该疗法不良反应较大。②中程疗法。用于血中微丝蚴较多和重度感染及班氏丝虫病。每次0.3g，每日2次，疗程7日。③间歇疗法。成人每次0.5g，每周1次，连服7周。此法阴转率高，疗效可靠，不良反应少。④流行地区全民食用乙胺嗪药盐。药盐为每千克食盐加3g乙胺嗪，食用6个月，可取得一定疗效。

乙胺嗪不良反应少，主要是治疗过程中因大量微丝蚴或成虫死亡产生的过敏反应，以及作用于成虫产生局部症状。一般马来丝虫病较班氏丝虫病反应重。对严重心、肝、肾疾病，活动性肺结核，急性传染病，妊娠3个月内或8个月以上，月经期妇女应缓治或禁用。

（2）伊维菌素　对微丝蚴有与乙胺嗪相同治疗效果，不良反应更轻，成人100~200μg/kg，单剂或连服2日。本品为阿维菌素的衍生物，属口服半合成的广谱抗寄生虫药，对班氏丝虫和马来丝虫均有疗效。

（3）呋喃嘧酮　对班氏丝虫成虫和微丝蚴均有杀灭作用。每日20mg/kg，分2~3次，连服7日。不良反应与乙胺嗪相近。

（4）多西环素　每日200mg，连续服用8周，可抑制班氏微丝蚴产生达14个月，可减少但不能完全清除成虫。

（5）阿苯达唑　成人单剂400mg/kg，常与乙胺嗪、伊维菌素联用。

2. 对症治疗

（1）淋巴管炎和淋巴结炎　由丝虫病本身引起者可口服强的松、保泰松、阿司匹林等，疗程2~3日。继发细菌感染可加用抗生素。

（2）乳糜尿　卧床休息时加腹带，抬高骨盆部，多饮开水，多食淡菜，限制脂肪及高蛋白质饮食。必要时可用1%硝酸银或12.5%碘化钠溶液进行肾盂冲洗，或采用外科手术治疗。对乳糜血尿者，可酌情应用止血药物。

（3）象皮肿　保持患肢皮肤清洁，避免挤压摩擦，可采用辐射热或微波热疗法。下肢严重的象皮肿可实施皮肤移植术，阴囊象皮肿可施行整形术。

（二）中医辨证治疗

中医治疗本病，早期以清热、利湿、解毒为主，兼有痰核肿大者，辅以消肿散结、活血通络之法；晚期脾肾亏虚，注重补益脾肾。邪热犯肺，恶寒发热，咳逆喘促者，予麻杏石甘汤合桑菊饮加减；火毒窜络，下肢红肿灼痛，可见自上而下红线者，予仙方活命饮加减；肝经湿热，少腹有条索状压痛，或睾丸肿痛者，予龙胆泻肝汤加减；膀胱湿热，小便混浊，淋沥涩痛者，予萆薢分清饮合八正散加减；邪毒壅络，下肢肿胀，按之随手而起，或成溃疡，不易愈合，予四妙丸合活络效灵丹加减；脾虚气陷，小腹坠胀，小便混浊如膏脂者，予补中益气汤加减；肾虚不固，小便白如膏脂，伴腰酸膝软者，予桑螵蛸散加减。

十一、预防

（一）控制传染源

实行普查普治，及早发现患者和带虫者，及时治愈，既能保证人民健康，又能够减少和杜绝传染。加强对已消除本病地区的病原、蚊媒和血清学的流行病学监测。

（二）切断传播途径

防蚊灭蚊，消灭蚊虫孳生地。在多蚊季节鼓励使用蚊帐、驱避剂、防蚊网等。

（三）保护易感人群

在流行区采用乙胺嗪食盐疗法，以降低人群中微丝蚴阳性率。

第三节　线虫病

一、钩虫病

（一）概述

钩虫病（ancylostomiasis，hookworm disease）是由十二指肠钩虫（ancylostoma duodenale）和（或）美洲钩虫（necator americanus）寄生于人体小肠所致的寄生虫病。临床主要表现为幼虫引起的皮炎、咳嗽等，及成虫引起的贫血、胃肠功能失调、营养不良、异食癖、劳动力下降等。轻者称钩虫感染，可无任何症状，严重者可致心功能不全、儿童发育障碍。

本病可归属于中医学"黄肿病""疳黄""黄胖"范畴。

（二）病原学

寄生于人体的钩虫主要有十二指肠钩虫和美洲钩虫。雌虫较雄虫大，雄虫尾部有交合伞。成熟十二指肠钩虫雌虫每日产卵 1 万 ~3 万个，美洲钩虫每日产卵 0.5 万 ~1 万个。两者虫卵形态相似，呈椭圆形，无色透明，卵壳薄，内含 2~8 个细胞。虫卵随粪便排出体外，在温暖、潮湿、疏松的土壤中 24~48 小时发育为杆状蚴。杆状蚴经 5~6 日发育成具有感染性的丝状蚴。丝状蚴对外界抵抗力强，在适宜环境中可存活数周，但遇日光曝晒易死亡。当接触人体皮肤或黏膜接触时，丝状蚴侵入人体微血管，随血流经右心至肺，穿破肺微血管进入肺泡，沿支气管上行至咽部，随宿主的吞咽活动经食管进入小肠，在小肠内形成口囊，再经 3~4 周发育为成虫。成虫寄生在小肠上段。自丝状蚴侵入皮肤到发育成熟交配产卵一般为 5~7 周。钩虫成虫寿命可达 5~7 年，但70%~80% 的成虫在人体内仅可存活约 1 年。

（三）流行病学

1. 传染源　钩虫感染者及钩虫病患者为主要传染源。其中钩虫病患者粪便中排出的虫卵数量多，作为传染源的意义更大。

2.传播途径 皮肤接触感染为主,手指间和脚趾间的皮肤是钩蚴最常见的入侵部位。生食含钩蚴的蔬菜、瓜果可经口感染。此外,孕妇感染钩蚴后可经胎盘感染胎儿。

3.易感人群 人对钩虫普遍易感,以青壮年农民为多,男性多于女性,儿童较少,可重复感染。

4.流行特征 钩虫病呈世界性分布,尤其是热带和亚热带地区多见,感染较重的国家有埃及、墨西哥、巴西、泰国、印度及中国等。我国以海南、四川、广西、浙江、福建、广东、湖南等地为重,北方多以十二指肠钩虫多见,南方则以美洲钩虫多见。2014~2016年第三次全国人体重点寄生虫病现状调查结果显示,我国钩虫感染率已由6.12%降至2.62%,人群感染率显著下降,但钩虫仍为我国土源性线虫感染的优势虫种。

(四)发病机制与病理

1.西医发病机制与病理

(1)皮肤损害 由钩虫幼虫引起皮炎,丝状蚴侵入皮肤后数分钟至1小时,局部皮肤出现红色丘疹,1~2天出现充血、水肿以及细胞浸润的炎症反应。感染后24小时,大多数幼虫仍滞留在真皮层及皮下组织内,然后经淋巴管或微血管到达肺部。

(2)肺部病变 当钩虫幼虫穿过肺微血管到达肺泡时,可引起肺间质和肺泡点状出血和炎症。感染严重者可产生支气管肺炎。当幼虫沿支气管向上移行至咽部,引起支气管炎与哮喘。

(3)小肠病变 钩虫口囊咬附于小肠黏膜上皮,以摄取黏膜上皮和血液为食,并不断更换吸附部位,同时分泌抗凝物质,导致黏膜伤口不断渗血,渗血量远比钩虫吸血量为多。致使小肠黏膜出现散在的点状或斑点状出血,表面糜烂,周围有水肿及炎性细胞浸润。严重者黏膜下层出现大片出血性瘀斑,甚至引起消化道大出血。慢性失血是钩虫病贫血的主要原因。贫血程度取决于钩虫虫种、负荷虫数、感染时间以及宿主体内铁贮存量等因素。长期慢性失血可出现小细胞低色素性贫血和低蛋白血症。

严重贫血可引起心肌脂肪变性、心脏扩大、长骨骨髓显著增生、反甲、毛发干枯脱落和食管与胃黏膜萎缩等病理变化。儿童严重感染可导致生长发育障碍。

2.中医病因病机 中医学认为,本病病因为虫毒内侵,人体卫外功能不足或脏腑功能失调是虫毒内侵的重要基础。虫毒侵及肌表,可见皮肤红肿瘙痒;内舍于肺,可见哮咳、咽痒;虫体寄生于肠道,可致脾胃功能失调,久则气血亏虚。

(五)临床表现

潜伏期不固定。临床表现轻重不一,大多数为无症状的钩虫感染者。

1.幼虫引起的临床表现

(1)钩蚴性皮炎 是钩虫感染最常见的早期临床表现。钩蚴侵入皮肤后数分钟出现,多发生于手指和足趾间,也可见于掌缘、足缘、手脚背部、下肢或臀部。表现为局部皮肤出现烧灼、针刺或奇痒等感觉,继而出现红色点状丘疹、疱疹或小出血点,如皮肤抓破,可继发细菌感染形成脓疱。一般3~4日后炎症消退,7~10日皮损自行愈合。可重复感染。

(2)呼吸系统症状 感染后3~7日,由于大量钩蚴移行至肺部,患者可出现咳嗽、咯痰、咽痒等症状,重度感染者呈剧烈干咳、哮喘发作,伴有发热、痰中带血、声音嘶哑。呼吸系统症状持续数日至数周后消失。肺部检查可闻及干啰音或哮鸣音。

2. 成虫所致的临床表现

（1）贫血及相关症状　贫血是钩虫病的主要症状，主要由慢性失血所致。患者均在感染后10~20周出现不同程度贫血，重度感染者可出现进行性贫血。临床表现为不同程度的头晕、眼花、耳鸣、乏力、心悸、气促、劳动力下降。重症贫血伴低蛋白血症者，常有下肢水肿，甚至出现腹水与全身水肿。

（2）消化系统症状　由小肠黏膜损伤所引起。大多数患者在感染初期食欲亢进，好食易饥，但劳动力反而下降。1~2个月后则出现上腹部隐痛或不适、食欲减退、恶心、呕吐、腹泻、消瘦、乏力等消化道功能失调症状。重度感染者常有异嗜癖，如食生米、泥土等。少数发生消化道出血者，表现为持续黑便，常被误诊为十二指肠溃疡出血。

（六）并发症

儿童长期患钩虫病者，可出现生长发育障碍，智力减退、侏儒症等表现。

成人可并发闭经、性欲减退、不育等，此外还可引起贫血性心脏病，甚至出现心力衰竭等。

孕妇患钩虫病易并发妊娠高血压综合征，妊娠期间由于需铁量增加，钩虫感染更易发生缺铁性贫血，引起流产、早产或死胎，新生儿死亡率增高。

（七）实验室检查及其他检查

1. 血液学检查　红细胞计数、血红蛋白量及血细胞比积不同程度降低，呈小细胞低色素性贫血。白细胞计数及嗜酸性粒细胞数在感染初期增加，后期严重贫血时反而逐渐减少。血清铁浓度显著降低。

2. 骨髓象　显示增生象，以中幼红细胞增生为主。骨髓游离含铁血黄素与铁粒细胞减少或消失。

3. 粪便检查　①粪便隐血试验：常呈阳性。②直接涂片和饱和盐水漂浮法：可查见虫卵，直接涂片法操作简单，但检出率低，可利用钩虫卵较饱和盐水比重低的特点，应用漂浮法提高检出率。③虫卵计数改良加藤法和Stoll稀释虫卵计数法：可测定钩虫感染程度。以每克粪便虫卵数（EPG）表示，EPG < 3000为轻度感染，3001~10000为中度感染，> 10000为重度感染。④钩蚴培养法：采用滤纸条试管法，取定量粪便培养，对孵出的丝状蚴进行虫种鉴别及计数，此方法可靠但耗时长，不能用于快速诊断。⑤成虫淘洗法：主要用于新药驱虫的疗效考核。方法为收集患者服药后24~48小时的全部粪便，用水缓慢多次淘洗后按虫种计数。

4. 内镜检查　胃镜及肠镜检查时可在十二指肠、盲肠等部位发现活的虫体，吸附于肠壁，周围有少量新鲜渗血。

5. 免疫学检查　常用ELISA法检测患者血清中的相应抗体。

（八）诊断与鉴别诊断

1. 诊断　在流行地区，接触被钩蚴污染的土壤或生食钩蚴污染的蔬菜者，出现钩蚴性皮炎、咳嗽、哮喘、贫血、异食癖、消化功能失调等症状，或婴幼儿发育障碍、营养不良，应怀疑钩虫病。通过粪便检查检出虫卵者可确诊。

2. 鉴别诊断　本病出现咳嗽、哮喘时，应与慢性支气管炎、支气管哮喘等相鉴别；有上腹部隐痛，尤其出现黑便时应与慢性胃炎、消化性溃疡等相鉴别；钩虫病贫血应与其他原因引起的贫血相鉴别。

（九）预后

本病如能早期诊断，及时驱虫，尽早纠正贫血，预后一般良好。

（十）治疗

1. 西医治疗

（1）驱虫治疗　目前常用的驱虫药物均为广谱驱肠道线虫药，其机制是选择性和不可逆性抑制肠道线虫摄取葡萄糖，使虫体糖原耗竭并抑制虫体线粒体延胡索酸还原酶系统，减少三磷酸腺苷的生成，导致虫体死亡，具有杀死成虫和虫卵的作用。但其驱虫作用缓慢，治疗后数日才排出虫体。

①阿苯达唑：适用于各型钩虫病。成人剂量每日 400mg 顿服，隔 10 日再服 1 次。或每日 200mg，连服 2~3 日。孕妇、哺乳期及 2 岁以下儿童禁用。2~12 岁儿童剂量减半。虫卵阴转率可达 90% 以上。②甲苯达唑：成人剂量为每日 400mg，分两次口服，连服 3 日。4 岁以上儿童与成人剂量相同，2~4 岁儿童剂量减半。感染严重者需多次反复治疗。③复方阿苯达唑（每片含阿苯达唑 67mg，噻嘧啶 250mg）：成人和 7 岁以上儿童 2 片，顿服，治疗后 2 周复查钩虫卵阴转率为 69.91%。④复方甲苯达唑（每片含甲苯达唑 100mg，盐酸左旋咪唑 25mg）：成人每日 2 片，连服两日。4 岁以下儿童剂量减半。孕妇忌用。治疗后 15 日复查，钩虫卵阴转率为 93%。

（2）对症治疗　贫血严重者首先纠正贫血。饮食中应富含铁质、蛋白质、维生素等营养物质，同时酌情补充铁剂。孕妇和婴幼儿钩虫病贫血严重者，可小量输血，滴速宜慢，以免发生肺水肿及心力衰竭。

（3）钩蚴性皮炎　感染后 24 小时内患处皮肤用左旋咪唑涂肤剂或 15% 阿苯达唑软膏外涂，每日 2~3 次，重者连续 2 日。皮炎广泛者可口服阿苯达唑，每日 10~15mg/kg，分 2 次口服，连续 3 日，有止痒、消炎及杀死皮内钩虫幼虫作用，也可阻止或预防呼吸系统病变的发生。

2. 中医辨证治疗　中医治疗本病，一方面要解毒杀虫，另一方面要扶正固本，益气养血。虫毒犯表者，局部皮肤出现斑疹瘙痒，可予荆防方加减；虫邪犯肺者，咽痒呛咳，甚至咳血，予三拗汤加贯众；久病脾虚虫积者，予黄病绛矾丸合化虫丸；气血亏虚者，予八珍汤加减。

（十一）预防

1. 管理传染源　对钩虫病患者的粪便进行严格消毒处理。同时根据感染率高低，采取普遍治疗或选择性重点人群治疗，如对中小学学生，每年用阿苯达唑或复方甲苯达唑进行驱虫，有利于阻断钩虫病的传播。

2. 切断传播途径　加强粪便管理，推广粪便无害化处理。改变传统的施肥及耕作方法，尽量避免赤足下地，防止钩蚴侵入皮肤。不吃不卫生的蔬菜，防止钩蚴经口感染。

3. 保护易感人群　在流行区加强钩虫病防治相关知识宣传，提高居民自我防护意识。在钩虫病感染率高的地区开展集体驱虫治疗。目前尚无可靠的预防钩虫感染的疫苗。

二、蛔虫病

（一）概述

蛔虫病（ascariasis）是似蚓蛔线虫（ascaris lumbricoides）寄生于人体小肠或其他器官所致的

寄生虫病。多数为无症状感染。临床表现因寄生或侵入部位、感染程度不同而异，可有过敏及不同程度的消化道症状，或幼虫移行至肺、眼、脑、脊髓等器官，引起相应的异位病变。少数患者可发生胆道蛔虫病等严重并发症。

本病可归属于中医学"虫证"范畴。蛔，古称蚘、蛟蛕；蛔虫病又称蚘虫病、心虫病。民间称"消食虫"，古称"长虫"。历代医家记载甚多，如《金匮要略》专篇论述了"蚘虫病"，在蛔虫病防治方面积累了丰富的经验。

（二）病原学

蛔虫是寄生于人体内最大的线虫之一，寄生于小肠上段。成虫雌雄异体，形似蚯蚓，呈乳白色或淡红色。雌雄交配后，雌虫产卵，卵分为受精卵和非受精卵，受精卵随粪便排出，在适宜湿度和温度下发育成感染期虫卵。感染期虫卵随被其污染的食物或水进入人体后，大部分被胃酸杀灭，少数进入小肠，在小肠内孵出幼虫。幼虫侵入肠黏膜和黏膜下层，进入肠壁静脉，经肝、右心，到达肺，在肺泡内经第 2 次和第 3 次蜕皮后，沿支气管、气管逆行至咽部，随吞咽动作而入消化道，在小肠内经第 4 次蜕皮发育成童虫，数周后发育为成虫。从人体感染到雌虫开始排卵需 9~11 周。蛔虫在人体内的寿命一般为 1 年。

（三）流行病学

1. 传染源　患者和带虫者是本病的主要传染源。鸡、犬、猫、猪等动物也可成为传染源，苍蝇等昆虫可因携带或吞食活虫卵后再排出而传播成为传播媒介。

2. 传播途径　经口吞入感染期虫卵为主要感染方式。可由被虫卵污染的手入口；生食带有活虫卵的蔬菜、瓜果，以及虫卵随飞扬的灰尘吸入咽部被吞下而感染。

3. 易感人群　人对蛔虫普遍易感。农村地区的学龄前儿童和低龄学童感染率高。

4. 流行特征　蛔虫病为世界性分布，在温带、亚热带及热带均有流行，而在气候适宜、生活水平低下、环境卫生和个人卫生差，以及以人粪作为肥料的地域尤为常见。全球 153 个国家或地区存在蛔虫病流行，严重流行区感染率可高达 95%。我国主要分布在中西部和东南沿海地区，农村高于城市，儿童高于成人。常为散发，也可发生集体感染，无明显季节性。2020 年全国人体土源性线虫感染监测点数据显示人群蛔虫感染率为 0.19%，整体呈下降趋势。

（四）发病机制与病理

1. 西医发病机制与病理

（1）幼虫的致病作用　幼虫移行所引起的炎症反应主要与 I 型和 III 型变态反应有关。蛔虫初次感染后可分泌抗原物质，宿主产生相应抗体而发生炎症反应。同时幼虫移行可造成毛细血管损伤，导致出血及细胞浸润。严重感染者肺部病变可融合成片，支气管黏膜嗜酸性粒细胞浸润、炎性渗出与分泌物增多，导致支气管痉挛与哮喘。严重感染时幼虫还可进入体循环，侵入多种组织引起异位病变。

（2）成虫的致病作用　成虫寄生在空肠及回肠上段，通过虫体的机械性刺激及分泌的消化物质引起肠黏膜上皮细胞脱落和轻度炎性反应，导致消化吸收障碍、营养不良，严重感染时可造成儿童发育障碍。大量成虫可缠结成团引起不完全性肠梗阻。蛔虫有钻孔习性，在宿主身体不适、进食辛辣食物或服用驱虫药剂量不当等因素刺激下，可钻入开口于肠壁的各种生理性管道，不仅可引起胆道蛔虫症、蛔虫性胰腺炎、阑尾炎及肝蛔虫病，甚至向上钻入气管引起窒息。

（3）虫卵的致病作用　雌虫有时可穿破肠壁到达肝脏、胰腺、肠系膜、腹膜等处产卵，在局部引起由巨噬细胞、嗜酸性粒细胞、类上皮细胞及虫卵组成的肉芽肿病变。

2. 中医病因病机　中医学认为，本病病因为杂食生冷、肥甘厚味或不洁之瓜果蔬菜，蛔虫寄生于肠腑，吸食水谷精微，损伤脾胃，耗伤气血。蛔虫性好动，善于钻孔，窜入胆腑，则为"蛔厥"；蛔结肠腑，则为"虫瘕"。

（五）临床表现

人感染蛔虫后，症状轻重不一。

1. 蛔虫幼虫移行症　常见于短期内食入大量感染期虫卵的患者，潜伏期为 7~8 日。可出现蛔虫性哮喘、支气管炎甚至肺炎。临床可见低热、咳嗽、咽部异物感或哮喘样发作。肺部可闻及啰音或哮鸣音。病程持续 1~2 周。

2. 肠蛔虫病　多数病例无明显症状。少数患者有不定时、反复发作的腹痛，部位以脐周多见。可伴有食欲不振、恶心、呕吐、腹泻或便秘。严重感染者可有食欲减退、体重下降、贫血等，有时可吐出或随粪便排出蛔虫。儿童感染者可出现神经精神症状，如精神不宁、惊厥、夜惊等，偶尔出现异嗜癖，严重时造成营养不良、发育迟缓。蛔虫代谢产物可引起宿主的皮肤、肺、结膜、肠黏膜的过敏反应，表现为荨麻疹、哮喘、结膜炎、腹泻等。

3. 异位蛔虫病　蛔虫离开寄生部位，到达其他器官，引起相应病变及临床表现，称为异位蛔虫病。除常见的胆道蛔虫病、胰管蛔虫病、阑尾蛔虫病以外，蛔虫还可窜入脑、肝、脾、眼、耳鼻喉、气管、胸腔、泌尿生殖道等器官和部位引起病变。蛔虫性脑病多见于幼儿，经驱虫治疗后可迅速好转。

（六）并发症

蛔虫病最常见的并发症为胆道蛔虫病，亦可引起蛔虫性肠梗阻、肠穿孔、弥漫性腹膜炎等。

（七）实验室检查及其他检查

1. 血常规　幼虫移行、异位蛔虫病及并发感染时，白细胞计数和嗜酸性粒细胞可增高。

2. 病原学检查　粪涂片及饱和盐水漂浮法可查到虫卵，后者可提高虫卵检出率。改良加藤法虫卵检出率较高。

3. 影像学检查　肺部蛔虫感染者胸片可见肺门增粗、肺纹理增强及边界模糊的点状、絮状浸润影。胆道蛔虫病患者腹部彩超有时可见蛔虫在扩张的胆总管活动。内镜检查可发现十二指肠内蛔虫。逆行胆胰管造影可显示胆管内虫体。CT 或 MRI 检查主要对胰管内微小蛔虫诊断有一定帮助。

（八）诊断

根据流行病学史，哮喘样发作、肺部炎症、嗜酸性粒细胞增高、不定时反复发作的腹痛等表现，可考虑蛔虫病的可能。确定诊断依靠粪便检查出蛔虫卵，或有吐出、便出蛔虫史。超声及逆行胰胆管造影有助于异位蛔虫病的诊断。蛔虫性肠梗阻者影像学发现蛔虫阴影即可诊断。

（九）预后

蛔虫病一般预后较好。重度感染伴并发症者或原有消化系统疾病者预后较差。

（十）治疗

1. 西医治疗

（1）病原治疗　主要应用苯咪唑类药物驱虫治疗，严重感染者需多个疗程，治疗过程中应及时发现及控制蛔虫躁动，减少药物刺激引起的胆道蛔虫病。主要包括：①阿苯达唑：适用于多种肠线虫单独或混合感染者。阴转率与剂量有关。成人可 400mg 顿服。孕妇禁用。哺乳期妇女，严重肝、肾、心功能不全者，活动性溃疡者慎用。治疗中可引起虫体躁动，有诱发胆道蛔虫病等并发症风险。②左旋咪唑：成人 150mg，儿童 2.5mg/kg，睡前顿服或分早晚各一次服用。可使虫体肌肉麻痹，抑制蛔虫窜动，用于防止胆道蛔虫病。③甲苯达唑：4 岁以上 200mg 顿服，或每次 100mg，每日 2 次，连服 3 日。服药后有呕吐蛔虫现象。④复方甲苯达唑：每次 1~2 片，连服 1~2 日。疗效优于单独使用甲苯达唑和左旋咪唑，无呕吐蛔虫现象。⑤氟苯达唑：驱虫作用优于甲苯达唑，每次 100mg，每日 2 次，连服 2~3 日。⑥哌嗪枸橼酸盐：可使虫体麻痹，不能附着于宿主肠壁而排出体外。成人每次 3~3.5g，睡前顿服，连服 2 日。小儿剂量为 75~150mg/kg，一日不超过 3g，睡前顿服，连服 2 日。

（2）并发症治疗　胆道蛔虫病以解痉止痛、早期驱虫、控制感染为主，少数患者需要手术治疗。蛔虫导致不完全性肠梗阻者先内科治疗，包括禁食、镇静、解痉止痛、胃肠减压、稳定内环境等，待腹痛缓解后再进行驱虫。可服用适量豆油或花生油，或用氧气疗法使蛔虫团松解，腹痛消失后 1~2 日再驱虫。如为完全梗阻并发肠坏死、穿孔或腹膜炎者，应及时手术治疗。

2. 中医辨证治疗　中医治疗本病以安蛔、驱蛔、调理脾胃为原则。蛔虫窜入胆腑，右上腹出现阵发性剧烈绞痛，甚至肢冷汗出，而成"蛔厥"者，可予乌梅丸加减；蛔虫结于肠腑，出现腹中包块，腹中剧痛，而成"虫瘕"者，可予乌梅丸合小承气汤加减；蛔虫证腹痛时作，伴有面色萎黄，形体消瘦者，可予香砂六君子汤合布袋丸加减。

（十一）预防

1. 管理传染源　对带虫者及患者进行驱虫治疗。

2. 切断传播途径　搞好粪便管理，对粪便进行无害化处理，防止粪便污染环境。

3. 保护易感人群　加强健康宣传，普及蛔虫病防治知识。养成良好的个人卫生习惯，不生食蔬菜、瓜果，不饮生水。儿童不吮吸手指，防止虫卵经手入口。

三、蛲虫病

（一）概述

蛲虫病（enterobiasis）是由蠕形住肠线虫（enterobius vermicularis）寄生于人体肠道而引起的寄生虫病。主要症状为肛门周围及会阴部夜间瘙痒。

本病可归属于中医学"虫证"范畴。

（二）病原学

蛲虫成虫细小，呈乳白色线头样。雌虫长 8~13mm，宽 0.3~0.5mm，虫体中部膨大，尾端长直且尖细，生殖系统为双管形；雄虫较小，长 2~5mm，宽 0.1~0.2mm，尾端向腹部卷曲，有一交合刺。

虫卵呈长椭圆形，两侧不对称，一侧扁平，一侧微凸，无色透明，卵壳较厚。虫卵具有传染性。成熟的虫卵进入人体后，在十二指肠内孵出幼虫，后沿小肠下行，在结肠发育为成虫。从虫卵被吞入至虫体发育成熟产卵，需要2~4周。

成虫主要寄生在人体回盲部，头部附着在肠黏膜或刺入黏膜深层，以肠腔内容物、组织或血液为食。雌雄交配后，雄虫死亡而被排出体外；雌虫发育成熟后向下移行，当宿主入睡后爬出肛门外，在肛门周围及会阴皮肤褶皱处产卵。每条雌虫平均产卵数万个。产卵后多数雌虫自然死亡，但有少数可再回到肛门内，甚至进入尿道、阴道等。刚排出的虫卵在宿主体温条件下，6小时即可发育成含杆状蚴的感染性虫卵。感染性虫卵随被污染的手、食物等进入人体肠道并发育为成虫。虫卵亦可经肛门逆行进入肠道发育为成虫。

蛲虫虫卵对外界环境的抵抗力很强。在阴凉、潮湿、不通风的环境中可存活2~3周以上。煮沸、5%苯酚、10%甲酚皂溶液可杀灭虫卵。

（三）流行病学

1.传染源 人是唯一的终宿主，感染者是唯一的传染源。

2.传播途径

（1）自身感染 雌虫在肛门周围蠕动引起瘙痒，儿童用手搔抓时，感染期虫卵污染手指，经肛门–手–口方式形成自身感染。易引起反复感染，是蛲虫病需多次治疗才能治愈的原因。

（2）接触感染 虫卵污染食物、衣裤、被褥、玩具及其他生活用品而引起接触感染，是集体机构及家庭传播本病的重要方式。

（3）呼吸道感染 虫卵可漂浮于空气中，或附着于尘埃，经口鼻吸入而引起感染。

（4）逆行感染 虫卵在肛门周围孵化，幼虫再从肛门逆行入肠内发育为成虫而感染。

传播途径以前两种多见，后两种发生率极低。

3.易感人群 人对本病普遍易感，各年龄人群均可发病，以5~7岁儿童感染率较高，具有家庭及儿童集体机构聚集性的特点。

4.流行特征 蛲虫病为世界性疾病，以居住拥挤、卫生条件差的地区多见。温带、寒带地区感染率高于热带，儿童是主要的感染人群。

（四）发病机制与病理

1.西医发病机制与病理

（1）发病机制 蛲虫不同发育阶段均可刺激肠壁引起胃肠道功能失调。成虫头部可刺入肠黏膜及黏膜下层，引起局部炎症及微小溃疡，由于其寄生期短暂，故肠黏膜病变轻微。蛲虫偶尔可穿入肠壁深层寄生，引起出血、溃疡，甚至小脓肿。极少数女性患者可发生异位寄生，如侵入阴道、子宫内膜、输卵管等引起相应部位炎症。若虫体进入腹腔，可导致腹膜炎及肉芽肿。雌虫在肛门周围爬行、产卵导致局部瘙痒，长期慢性刺激及搔抓产生局部皮肤损伤、出血和继发感染。

（2）病理 蛲虫肉芽肿为白色、中心微黄的小结节。组织切片镜下可见，外层为胶原纤维的被膜，内层为肉芽组织包绕着的中心坏死区，坏死区内有虫体或虫卵。

2.中医病因病机 中医学认为，本病病因为饮食不洁，蛲虫虫卵经口进入肠道，影响脾胃运化功能；虫扰魄门，可致肛门奇痒，影响睡眠；久病则耗伤气血。

（五）临床表现

轻度感染者无明显症状，重度感染者可引起营养不良及代谢紊乱。主要症状为肛周和会阴部瘙痒，夜间明显，可严重影响睡眠。儿童患者常有不安、夜惊、磨牙等表现。由于奇痒搔抓可导致局部炎症、破溃和疼痛，甚至并发感染。蛲虫侵入肠黏膜，引起机械或化学性刺激，可出现食欲下降、腹痛、腹泻、恶心等消化道症状。长期睡眠不足可引起患者精神萎靡，性情怪异，部分患者可出现异食癖。蛲虫异位寄生可引起尿道炎、阴道炎、子宫内膜炎、输卵管炎，甚至侵入腹腔，导致蛲虫性腹膜炎和肉芽肿，常被误诊为肿瘤或结核病等。

（六）实验室检查

1. 成虫检查　根据雌虫夜间在肛周产卵的习性，于患者入睡后 1~3 小时，检视其肛门、会阴等处发现成虫即可确诊，反复检查可提高检出率。

2. 虫卵检查　常用棉签拭子法及透明胶纸粘贴法。一般于清晨排便前用生理盐水浸透再挤干的棉签拭子擦拭，或用透明胶纸粘贴于肛门周围，连续检查 3~5 次，虫卵检出率可接近 100%。由于雌虫多不在肠道内产卵，因此粪虫卵检出率小于 50%。

（七）诊断与鉴别诊断

1. 诊断　凡有夜寐不安、夜惊，并伴有肛门周围及会阴部瘙痒者应考虑蛲虫病。查到成虫或虫卵可确诊。

2. 鉴别诊断　本病的局部症状应与肛门及会阴部的真菌或其他感染鉴别；消化道症状应与消化系统疾病、其他肠道寄生虫病鉴别；神经精神症状应与其他原因导致的过敏症、神经衰弱等疾病鉴别；异位损害应与其他原因引起的相应疾病鉴别。

（八）预后

本病预后良好。

（九）治疗

1. 西医治疗

（1）驱虫治疗　驱蛲虫治疗可快速有效治愈，但由于蛲虫病极易自身感染，并具有集体和家庭聚集性的特点，因此应集体服药治疗，且需重复 1~2 次。常用药物如下：①阿苯达唑：2 岁以上及成人顿服 400mg，1~2 岁顿服 200mg，两周后重复一次，几乎可全部治愈。1 岁以下及孕妇不宜服用。该药不仅可杀死成虫及幼虫，还可使虫卵不能孵化。②甲苯咪唑：成人与儿童剂量相同，100mg/d，顿服，连服 3 日，治愈率达 95% 以上。孕妇避免使用。③噻嘧啶、双萘羟酸噻嘧啶（抗虫灵）：为广谱驱虫药。小儿 30mg/kg，成人每次 1.2~1.5g，睡前顿服，疗效 80% 以上。两周重复 1 次。

（2）局部对症治疗　可用蛲虫膏、2% 白降汞软膏、10% 氧化锌油膏、3% 百部药膏等涂于肛门周围，具有杀虫止痒作用。还可将大蒜、凡士林共同捣成泥，睡前取适量涂于肛门周围，连用 1 周，亦有较好疗效。

2. 中医辨证治疗　中医治疗本病，以杀虫止痒为主，贯穿始终，兼有湿热者，清热利湿；久病脾胃虚弱者，健脾和胃。虫扰魄门，肛门奇痒者，予追虫丸加减；肝胆湿热，小便色黄，尿频尿急者，可配合龙胆泻肝汤；久病脾胃虚弱者，佐以香砂六君子汤。

（十）预防

1. 控制传染源　发现集体性儿童机构或家庭内感染者，应进行蛲虫感染普查、普治，7~14

日重复检查，对阳性者再行治疗 1 次，以消除传染源。

2. 切断传播途径　加强蛲虫知识介绍及卫生宣传，加强饮水和食物管理，加强个人卫生防护，教育儿童养成良好卫生习惯，勤换内衣裤，对污染物品进行彻底消毒处理。

3. 保护易感人群　加强对儿童的保护和教育。改善个人卫生习惯。

四、旋毛虫病

（一）概述

旋毛虫病（trichinosis）是由旋毛虫（trichinella spp）寄生于人体组织引起的动物源性人兽共患寄生虫病。流行于哺乳动物间，因生食或半生食含有旋毛虫幼虫包囊的动物肉类而感染。临床主要以发热、胃肠道症状、肌肉剧烈疼痛、嗜酸性粒细胞明显增高为特征。重者可引起心肌炎、肺炎、脑炎等。

本病可归属于中医学"虫积""发热""泄泻"等病证范畴。

（二）病原学

旋毛虫又称旋毛形线虫（trichinella spiralis），属线形动物门、线虫纲、咀刺目、毛形线虫科、毛形线虫属，是一种很小的、前细后粗的白色小线虫，雄虫长 1.4~1.6mm、雌虫长 3~4mm，肉眼勉强可以看到。成虫寄生在人与多种动物的小肠内，幼虫则寄生在肌肉内。肌肉期幼虫是旋毛虫对人体的感染阶段。

当人或动物吃了含有旋毛虫幼虫包囊的肉后，包囊被消化，幼虫逸出钻入十二指肠和空肠的黏膜内，经 5~7 日即发育为成虫，交配后，雄虫死亡，雌虫钻入肠腺或黏膜下淋巴间隙中生产幼虫，大部分幼虫随血流散布到全身。幼虫只能在骨骼肌寄生发育。刚进入肌纤维的幼虫是直的，随后迅速发育增大，逐渐卷曲并形成包囊。包囊内含有囊液和 1~2 条卷曲的幼虫，个别可达 6~7 条。包囊在数月或 1~2 年开始钙化，钙化包囊的幼虫仍能存活数年。

旋毛虫幼虫不耐热，肉块中心温度达 71℃时，即可被杀死，因此，肉类应完全彻底做熟后再食用。但是，旋毛虫幼虫耐低温，幼虫在 –15℃和 –12℃分别可存活 20 日和 57 日，将生肉保存在家用冰箱短期冰冻保存不能杀死旋毛虫。此外，熏烤、腌制及曝晒等方法通常不能杀死肉中的旋毛虫。

（三）流行病学

1. 传染源　旋毛虫病属动物源性疾病，150 多种动物可自然感染旋毛虫。猪、鼠为重要传染源，其他动物如犬、猫、羊，以及多种野生动物如熊、狼、野猪、狐等亦可感染。旋毛虫病患者无传染性。

2. 传播途径　主要通过生食或半生食含有旋毛虫的肉类及其制成品，也可通过食入被旋毛虫幼虫或包囊的粪便污染的食物或水而感染。其中生食猪肉感染者占 90%。由于近年旅游业的发展和流动人口的增加，旋毛虫病在非流行区逐渐增多。

3. 易感人群　人群普遍易感，主要与生食肉类习惯有关。人感染后可获得一定免疫力，再次感染时可减少发病或减轻病情。

4. 流行特征　旋毛虫病广泛分布于世界各地，以西欧和北美发病率最高，近 20 年来世界各地陆续出现暴发病例。据估计，全球现今约有 1100 万病例。我国于 1964 年首次在西藏林芝发现本病，主要在西南地区（云南、西藏、四川）、部分中部地区（湖北、河南）和东北三省流行，死亡病例均发生在西南地区。散发病例见于一年四季，暴发病例多发生于节假日、传统节日或婚丧、建房等聚餐时。

（四）发病机制与病理

1. 西医发病机制与病理

（1）发病机制　发病与机械性作用、过敏反应及中毒性损伤等三方面因素有关。成虫寄生于肠道引起消化道症状，幼虫移行造成血管、组织和脏器损害。幼虫及其分泌物、排泄物导致过敏或中毒性病变。在幼虫移行期，在其经过处会出现炎性反应，如急性动脉内膜与外膜炎、全身性血管炎和水肿。肺部产生灶性或广泛性肺出血、肺水肿、支气管肺炎和胸腔血性积液。累及中枢神经系统的病变有非化脓性脑膜炎和颅内压增高，皮层下可见肉芽肿性结节，脑脊液中偶见幼虫。

（2）病理　旋毛虫寄生部位的肠黏膜充血、水肿、出血或浅表溃疡。心肌呈充血、水肿样改变，淋巴细胞、嗜酸细胞浸润，并可见心肌纤维断裂和灶性坏死。骨骼肌以舌肌、咽肌、胸大肌、腹肌、肋间肌、腓肠肌受累最明显，表现为间质性肌炎、纤维变性及炎性细胞浸润等，久之可发生肌纤维萎缩。此外，在肝、肾可见脂肪变性或肿胀。如侵及其他脏器则可造成相应的损害。

2. 中医病因病机　中医学认为，本病病因包括饮食不洁及脾胃虚弱两个方面，饮食不洁为外因，脾胃虚弱为内因。脾胃虚弱，虫毒乘虚而入，发为本病。

（五）临床表现

潜伏期一般为6~20日，最短数小时，最长可至46日。

1. 早期　小肠侵入期，相当于成虫在小肠阶段。主要为小肠黏膜炎症，可有恶心、呕吐、腹痛、腹泻等，通常持续1周，病情相对较轻。

2. 急性期　幼虫移行期。多急性起病，主要表现为发热、水肿、皮疹、肌肉剧痛等。发热多伴畏寒，以弛张热或不规则热为常见，持续2周，重者最长可达8周。发热的同时，约80%的患者会出现水肿，主要发生在眼睑、颜面、眼结合膜，重者可伴下肢或全身水肿，进展迅速，水肿多可持续1周左右。皮疹多与发热同时出现，好发于背、胸、四肢等部位，疹形可为斑丘疹、猩红热样疹或出血疹等。全身肌肉疼痛甚剧，多与发热同时或继发热、水肿之后出现，患者肌肉疼痛或压痛，以腓肠肌为甚，皮肤呈肿胀硬结感。重症患者常感咀嚼、吞咽、呼吸、眼球活动时疼痛。此外，累及咽喉可有吞咽困难和喑哑；累及心肌可出现心音低钝、心律失常、奔马律和心功能不全等；侵及中枢神经系统常表现为头痛、脑膜刺激征，甚则抽搐、昏迷、瘫痪等；肺部病变可导致咳嗽和肺部啰音；眼部常出现失明、视物模糊和复视等症状。

3. 恢复期　包囊形成期。病程第3~4周，急性期症状逐渐消退，而乏力、肌痛、消瘦等症状可持续较长时间。

（六）实验室检查

1. 一般检查

（1）血常规　早期幼虫移行期白细胞计数及嗜酸性粒细胞显著增多，白细胞达（10~20）×10⁹/L，嗜酸性粒细胞占20%~40%，甚至可高至90%，有重要诊断意义。严重感染或免疫力低下时，嗜酸性粒细胞可不增多，甚至下降。

（2）血生化检查　血清磷酸肌酸激酶明显增高。

2. 病原学检查　病程 10 日后腓肠肌或三角肌等组织压片，显微镜下可查见梭形包囊及活动幼虫，可用 1% 蛋白酶和 1% 盐酸消化肌肉组织，离心后检查比压片法检出率高。肌活检准确性高，但阳性检出率低，仅为 50%，尤其发病早期和病情较轻者通常为阴性。见有钙化的包囊或幼虫，则提示陈旧性感染。患者的血液、脑脊液经离心后也可查到幼虫。

3. 血清免疫学检查

（1）特异性抗体　发病早期 IgM 抗体阳性，后期或恢复期 IgG 抗体呈阳性，持续时间长（半衰期 20~23 日），且检出率高。酶联免疫吸附法敏感性强、特异性高，感染第 1 周即可为阳性，第 3 周阳性率可达 90%，6 周后 100% 为阳性。

（2）特异性抗原　采用虫体可溶性抗原、排泄分泌抗原结合单克隆抗体、多克隆抗体 – 间接双抗体夹心 ELISA 法检测患者血清中循环抗原，结果阳性提示为现症感染，且具疗效考核价值。

4. 分子生物学检查　根据幼虫移行早期的活动特点，可利用 PCR 技术在体外扩增特异性旋毛虫 DNA。该方法敏感性高、特异性强，有利于早期监测和疾病诊断。

（七）诊断与鉴别诊断

1. 诊断

（1）流行病学资料　发病前 1~2 周有生食或半生食动物肉类（猪肉、狗肉等）及其制品史，或食入混有生肉屑的食物史。

（2）临床特点　以发热、水肿（眼睑或面部最为多见）、肌肉疼痛、皮疹、眼结膜下充血、腹痛、腹泻、乏力等为主要表现。重度感染可出现心肌炎、心包积液、脑炎及支气管肺炎等。

（3）实验室检查　①动物肉类检查：在患者吃剩的生肉或食用的同批动物肉类中发现旋毛虫幼虫。②其他实验室检查：嗜酸性粒细胞显著增多，血清免疫学检查阳性，肌肉活检找到幼虫有助于确诊。

2. 鉴别诊断　旋毛虫病应与急性华支睾吸虫病、急性并殖吸虫病、急性日本血吸虫病、细菌性食物中毒、急性出血性坏死性肠炎、流行性感冒、急性肾小球肾炎、结节性多动脉炎、变应性血管炎、风湿热、钩端螺旋体病、流行性斑疹伤寒、地方性斑疹伤寒、皮肌炎及多发性肌炎、嗜酸性粒细胞增多性肌痛综合征、嗜酸性粒细胞白血病等相鉴别。

（八）预后

及时诊断治疗者预后好，常于 1~2 个月恢复。感染严重而并发心肌炎、脑炎者预后不良，易遗留后遗症。

（九）治疗

1. 西医治疗

（1）一般治疗　急性期、病重者宜卧床休息。改善营养、补充水分、维持水电解质平衡。必要时补充血浆、白蛋白。心功能不全时给予强心药物，烦躁不安、头痛剧烈者给予镇静、止痛等对症治疗，脑水肿、颅内压增高者给予脱水治疗。

（2）病原治疗　首选阿苯达唑，对各期旋毛虫均有较好的杀灭作用，疗效接近 100%。成人用量为 400~500mg，每日 2~3 次；儿童剂量为 20mg/（kg·d），每日 2 次，疗程 5~7 日。一般治疗 2 日后体温开始下降，4 日后体温恢复正常，水肿和肌肉疼痛逐渐减轻或消失。该药不良反应少而轻，用药 2~3 日后少数患者因为体内虫体死亡崩解，释放异质蛋白，引起类赫氏反应，表现为发热、心慌、头昏、恶心等。其他可选用药物有甲苯咪唑，100mg，每日 3 次，10 日为 1 个疗程，该药对肠内各期和肠外旋毛虫均有杀灭作用，不良反应极少。

2. 中医辨证治疗　中医治疗本病以驱虫解毒、调理脾胃为原则。虫踞肠道，扰乱肠道气机，发热、腹痛腹泻者，可予葛根芩连汤加减。毒郁肌肤，气血郁滞，肌肉剧痛者，可予柴葛解肌汤加减；久病脾胃愈虚，水谷停滞，清浊不分，可予参苓白术散加减。

（十）预防

1. 管理传染源　积极提倡和推动科学养猪方法，提高生猪圈养率；加强检疫，隔离病猪。积极灭鼠，防止鼠粪污染饲料和猪圈。

2. 切断传播途径　加强肉类检疫。对屠宰场进行严格检验，依法杜绝私宰，未经检疫的肉类不得售卖。

3. 保护易感人群　加强卫生宣传教育，使广大群众认识旋毛虫病的危害，自觉采取防控措施，不生食或食用未煮熟的猪肉等动物肉类及其制品，养成良好的饮食卫生习惯。

第四节　肠绦虫病

一、概述

肠绦虫病（intestinal cestodiasis）是由寄生在人体小肠内的各种绦虫所引起的一类肠道寄生虫病。我国常见的有猪带绦虫病（taenia solium）和牛带绦虫病（taenia saginata），系因进食有活囊蚴的猪肉或牛肉而被感染，临床无症状或仅有轻度的胃肠道症状，以大便中排出白色带状节片为特征。

绦虫，古代称之为"寸白虫"或者"白虫"。《金匮要略》记载"食生肉，饱饮乳，变成白虫"；明代《景岳全书·杂证谟》云："寸白虫，此虫长寸许，色白，其状如蛆，母子相生，有独行者，有个个相接不断者，故能长至一二丈。"

二、病原学

在我国常见的绦虫有猪带绦虫、牛带绦虫，其次是短膜壳绦虫、长膜壳绦虫和犬复孔绦虫。猪带绦虫和牛带绦虫为雌雄同体，呈乳白色，虫体扁平如带状。猪带绦虫成虫长 2~4 m，牛带绦虫为 4~8m，由头节、颈部及链体三部分组成。头节较细，有吸盘和带小钩的顶突。颈部为生长部分，产生节片形成链体。妊娠节片充满虫卵，可与虫卵随粪便排出体外。虫卵呈圆球形，棕黄色，内含一个发育成熟的六钩蚴。

猪带绦虫和牛带绦虫成虫寄生于人体小肠内，人是唯一终末宿主，猪和牛是主要的中间宿主。猪食入含虫卵或孕节的饲料而感染，虫卵或孕节在小肠内经消化，六钩蚴逸出，借小钩和分泌物钻入小肠壁，随血流或淋巴散布到猪全身各处（如肌肉、心、脑等），虫体逐渐长大，中间细胞溶解形成空腔，充满液体，约经 10 周发育为成熟的囊尾蚴。囊尾蚴在猪体内可存活 3~5 年，甚至十余年。含囊尾蚴的猪肉俗称"米猪肉""豆猪肉"。人进食生的或未煮熟的有囊尾蚴的猪肉后，囊尾蚴在小肠内经胆汁刺激翻出头节吸附于肠黏膜，2~3 个月后发育为成虫，并开始排出孕节或虫卵。成虫在人体内可存活长达 25 年。人也可以是猪带绦虫的中间宿主，食入猪肉绦虫卵或孕节后，可在体内发育成囊尾蚴而成囊尾蚴病，但不能发育为成虫。牛带绦虫与猪带绦虫的生活史相同，但人体罕有牛囊尾蚴寄生，提示人对牛带绦虫的六钩蚴有天然免疫力。

三、流行病学

（一）传染源

人是猪带绦虫和牛带绦虫的终末宿主，故肠绦虫患者是唯一传染源。患者粪便排出的虫卵，可使猪或牛感染囊尾蚴病。

（二）传播途径

本病主要经进食生的或未煮熟的含囊尾蚴的猪肉和牛肉途径传播。或生熟肉使用同一砧板、餐具被污染等均可引起感染。

（三）易感人群

人群普遍易感，以青壮年农民居多，男多于女。

（四）流行特征

本病呈世界性分布，发展中国家常见。在我国北方和中原地区均有猪带绦虫病，云南出现地方性流行；西南及西藏、内蒙古、新疆等地多见牛带绦虫病；短膜壳绦虫病主要见于东北和华北地区。肠绦虫病具有家庭聚集的特点。

四、发病机制与病理

（一）西医发病机制与病理

1. 发病机制 肠绦虫侵袭人体小肠黏膜后引起的一系列病变是其主要发病机制。猪带绦虫头节以吸盘和小钩吸附于小肠黏膜上，可引起肠壁损伤及溃疡，严重者可穿透肠壁引起腹膜炎。成虫移行可致异位寄生。牛带绦虫以吸盘吸附于小肠黏膜上，吸盘压迫并损伤肠黏膜，可引起局部轻度亚急性炎症反应。短膜壳绦虫的头节吸盘、小钩及体表的微毛对肠黏膜可造成机械性损伤及虫体的毒性分泌物可致肠黏膜炎症，本病可反复自身感染，严重感染时可出现肠黏膜的出血、坏死、溃疡。多条绦虫寄生偶可因虫体结团造成部分性肠梗阻。虫体排泄物可引起荨麻疹、支气管哮喘、嗜酸性粒细胞增多症等变态反应表现。

2. 病理 猪带绦虫和牛带绦虫吸附在小肠黏膜上，很少产生病理变化，但当寄生虫数较多时，绦虫头节吸盘可压迫并损伤肠黏膜，局部有轻度亚急性炎症反应，而猪带绦虫因其头节有小钩，甚可穿透肠壁引起腹膜炎。短壳膜绦虫主要引起肠黏膜坏死，有的可形成深达肌层的溃疡，并伴有淋巴细胞和中性粒细胞浸润。临床上可出现腹部疼痛、消化不良、食欲亢进、恶心、呕吐等症状。

（二）中医病因病机

中医学认为，本病因进食含有活囊蚴的猪肉或牛肉使绦虫进入肠道，虫踞肠道，大肠传导功能失司，胃肠腐熟功能受损，病久则脾胃虚损，形成先实后虚。绦虫入侵人体后，绦虫病初期，成虫盘踞肠中，肠道气机阻滞，引起腹部隐痛，腹胀不适，甚或恶心、呕吐；后期吸食人体水谷精微，扰乱脾胃运化，从而引起腹胀、腹痛，甚至消瘦、乏力等症。

五、临床表现

自吞食猪带绦虫或牛带绦虫的囊尾蚴至粪便中出现虫体节片或虫卵，此即潜伏期，一般为3个月，最长可达半年。短膜壳绦虫的潜伏期为自吞食含短膜壳绦虫虫卵至粪便中出现虫体节片或虫卵。猪带绦虫和牛带绦虫病的症状多较轻微，患者常无不适，粪便中发现白色带状节片为最初和唯一症状。牛带绦虫妊娠节片活动力较强，主动从患者肛门逸出，引起患者肛门瘙痒感。半数患者有上腹或全腹隐痛，少数可有食欲不振、恶心、呕吐、腹泻等消化系统症状，偶有神经过敏、磨牙、失眠等神经系统症状。猪带绦虫患者因自体感染而患有囊尾蚴病者占2.3%~25%，感染期越长危险性亦越大。牛带绦虫病严重的并发症为肠梗阻与阑尾炎。短膜壳绦虫感染轻者常无症状，感染严重者，尤其是儿童，可出现恶心、呕吐、食欲减退，以及头痛、头晕、烦躁、失眠，甚则惊厥等胃肠道和精神神经症状。

六、并发症

可并发阑尾炎或肠梗阻。猪绦虫病可并发囊尾蚴病。

七、实验室检查

（一）血常规

病程早期血嗜酸性粒细胞可轻度增加，白细胞计数多无变化。

（二）病原学检查

1. 虫卵检查　可用直接涂片、肛门拭子法或透明胶纸法查绦虫卵，查获虫卵可确诊为绦虫病，但不能鉴别虫种。

2. 妊娠节片检查　采用压片法检查，可见猪带绦虫妊娠节片类子宫分支为7~13个，呈树枝状；而牛带绦虫则为15~30个，呈对分支状。

3. 头节检查　驱虫治疗24小时后，头节被驱出表明治疗彻底。根据头节形状及小钩有无可区分虫种。猪带绦虫头节为球形，其头节上有两圈小钩；牛带绦虫头节为方形，无小钩。

4. 分子生物学检查　DNA–DNA斑点印迹法可用于检测绦虫卵。聚合酶链反应（PCR）和环状介导等温DNA扩增（LAMP）技术可用于检测人体内的猪带绦虫或牛带绦虫成虫，具有特异性与敏感性。

（三）免疫学检查

用虫体匀浆或虫体蛋白质作抗原进行皮内试验、环状沉淀试验、补体结合试验或乳胶凝集试验可检测出体内抗体，阳性率为73.3%~99.2%；用酶联免疫吸附试验可检测宿主粪便中特异性抗原，敏感性100%，且具有高度特异性，与蛔虫、钩虫和鞭虫无交叉反应。

八、诊断

1. 流行病学资料　有进食生的或未煮熟的猪或牛肉史，尤其是来自流行地区者应注意。
2. 临床表现　临床上可见呕吐或排出粪便含白色带状节片。

3. 实验室检查及其他检查 粪便中找到绦虫卵可确诊，但不能鉴别虫种。妊娠节片检查不但可以确诊绦虫病，还可鉴别绦虫种类。

九、治疗

（一）西医治疗

主要为驱虫治疗，驱虫治疗后应留取 24 小时内全部粪便，以查找头节确定疗效。治疗时应防止恶心、呕吐反应，以免妊娠节片反流，引起自身感染导致囊虫病。

1. 吡喹酮 属广谱驱虫药物。猪和牛带绦虫按 15~20mg/kg，短膜壳绦虫按 25mg/kg，清晨空腹顿服。无须导泻，疗效可达 95% 以上。药物主要作用于虫体表皮，引起虫体肌肉麻痹和痉挛，使其出现损伤，继而破溃死亡，并可致虫体随肠蠕动从粪便排出体外。

2. 苯咪唑类 甲苯达唑，每次剂量为 300mg，2 次 / 天，疗程 3 天，孕妇不宜使用。疗效好，肠道很少吸收，不良反应少。阿苯达唑，每次剂量为 8mg/（kg·d），疗程 3 天，效果优于甲苯达唑。主要通过抑制虫体能量代谢杀死虫体。

（二）中医辨证治疗

驱虫大法应贯穿始终。辨证论治时，发病初期多实，以祛邪为主；后期多虚，以扶正为主。
1. 初期
临床表现：脘腹隐痛，腹胀或腹泻，肛门瘙痒，大便中发现白色节片。舌苔白腻，脉细弦。
治法：杀虫消积。
代表方药：化虫丸加减。
2. 后期
临床表现：形体消瘦，纳呆食少，腹胀便溏。舌淡，苔薄白，脉细弱。
治法：健脾益气杀虫。
代表方药：香砂六君子汤合驱虫药加减。

（三）其他治疗

槟榔和南瓜子合剂 成人空腹服用研成粉末的 50~100g 南瓜子仁，2 小时后服用槟榔煎剂（干槟榔 60~80g，加水 500mL 煎至 150~200mL），半小时后服用 50% 的硫酸镁溶液 60mL，嘱患者大量饮水，有便意时尽量控制，待无法忍耐时再用力排便。南瓜子和槟榔具有麻痹虫体的作用，使虫体不能吸附在肠壁上而排出。

十、预防

（一）管理传染源

在流行区开展普查普治，对患者进行早期、彻底驱虫治疗。加强人粪管理，防止猪、牛感染，改放牧为圈养，饲料不被污染。灭鼠则对预防短膜壳绦虫有重要作用。

（二）切断传播途径

加强肉类检疫，严禁出售含囊尾蚴的肉类。加强卫生教育，改变生食肉类、生熟饮食器具不分的习惯。在绦虫病地方性流行区，对猪和牛采用氯硝柳胺预防性治疗。

（三）保护易感人群

重点是加强宣传教育，提高对肠绦虫病的认识，改变不良的饮食习惯，不食用生的或未煮熟的猪肉和牛肉。

第五节　囊尾蚴病

一、概述

囊尾蚴病（cysticercosis），又称猪囊尾蚴病、囊虫病，是一种常见的危害较为严重的人体寄生虫病，系猪肉绦虫幼虫（囊尾蚴）寄生于人体各组织器官所引起的疾病。患囊尾蚴病的猪肉被称为"米肉"或"豆肉"，人因吞食猪肉绦虫卵而被感染。临床表现常因寄生部位及感染程度不同而异，其中以侵犯脑部最为严重，甚至危及生命。

本病可归属于中医学"痰核""痫证"等范畴。

二、病原学

猪肉绦虫成虫可引起肠绦虫病，而猪肉绦虫幼虫（囊尾蚴）可引起囊尾蚴病。猪肉绦虫虫卵经口进入胃和小肠经消化液作用，虫卵内所含的六钩蚴破膜而出形成囊尾蚴，钻入肠壁血管随血液循环进入全身各器官组织从而致病。

猪囊尾蚴外观呈囊泡状，黄豆大小，乳白色，微透明。囊内含囊液，囊壁薄，内面有一个米粒大小的白点，即为翻转蜷缩的头节。囊尾蚴按其形态和大小分为 3 型：纤维素型、葡萄状型和中间型。纤维素型最常见，位于皮下结缔组织而得名，脑囊尾蚴患者中以该型多见。

三、流行病学

（一）传染源

猪肉绦虫病患者是囊尾蚴病的唯一传染源。患者粪便中排出的虫卵或孕节对本人及其周围人群均有传染性。

（二）传播途径

吞食猪肉绦虫虫卵以经口感染为主要传播途径。感染方式有三种：①内源性自体感染，即患者由于呕吐使妊娠节片或虫卵反流入胃或十二指肠，经消化液作用，六钩蚴孵出而感染。这种方式感染程度较重，囊尾蚴可遍布全身肌肉、皮下组织和脑部。②外源性自体感染，即患者手指污染上自己粪便中的虫卵，再经口感染。③异体感染，因食入被猪肉绦虫虫卵污染的食物，或与猪肉绦虫患者密切接触，经口吞食虫卵所致。

（三）易感人群

人群普遍易感，患者以 21~40 岁青壮年为主，男女比为（2~5）：1，以农民居多，近年来儿童和城市居民患病率有所上升。

（四）流行特征

本病多为散发，呈世界分布，多见于欧洲、中南美洲、非洲、东南亚等国家，特别是在有吃生猪肉习惯的地区或民族中流行。国内以东北、华北、西北、西南等地发病率较高，是我国北方主要的人兽共患的寄生虫病。猪肉绦虫流行地区均可见囊尾蚴病的散发病例。发病率农村高于城市，多为散发。发病与食肉习惯、饮食卫生及个人卫生习惯有密切关系。

四、发病机制与病理

（一）西医发病机制与病理

1. 发病机制　猪肉绦虫虫卵经口进入宿主的胃、十二指肠，在消化液和胆汁的作用下，六钩蚴孵出，钻入肠黏膜，通过小血管进入血液循环至全身各组织器官，部分发育为囊尾蚴，整个过程需2~3个月。

2. 病理　囊尾蚴病变程度因其寄生部位、数量及局部组织反应不同而异，整个病程为10~20年。猪囊尾蚴可寄生于人体任何部位，以脑、皮下、肌肉和眼多见，寄生于脑组织时病变最严重，也最为常见。

（二）中医病因病机

中医学认为，本病由饮食不节，食寸白虫虫节或虫卵后导致，患者素体脾胃虚弱，湿热内蕴，则是发病的内在因素。本病病机的中心环节在于虫邪入侵，脾胃受损，津液不行。停滞之津液夹虫邪秽浊之气而成痰浊，随气流移，至气虚邪凑之处注而为病。痰湿沿经络流注四肢、项背或脑膜等处形成"痰核"，痰核出现于肌肤之间，则不痛、不痒、不热；出现于脑髓则有头痛、头晕、目胀、失明，甚或癫痫等。

五、临床表现

潜伏期为3个月至数年，5年内居多。按寄生部位可分为以下几种类型：

（一）脑囊尾蚴病

临床表现极为复杂多样，从无症状至引起猝死，病情轻重不等，以癫痫发作最为常见。可分为下列几型，各型间可相互交叉或转化。

1. 皮质型（癫痫型）　囊尾蚴多寄生于大脑皮层运动区，导致反复发作的各种类型癫痫。

2. 脑室型（高颅压型）　以第四脑室多见，囊尾蚴阻塞脑室孔，早期表现为颅内压升高，囊尾蚴悬于室壁，患者在急转头时突发眩晕、呕吐或循环呼吸障碍而猝死，或发生小脑扁桃体疝，称活瓣综合征（又称布伦斯征，Brus征）或体位改变综合征。

3. 蛛网膜下腔型或颅底型（脑膜炎型）　病变局限在颅底后颅凹，表现为囊尾蚴性脑膜炎。初期有低热、头痛、呕吐、颈强直等颅内压增高症，以及眩晕、听力减退、耳鸣及共济失调等，预后较差。

4. 脊髓型　囊尾蚴侵入椎管，压迫或破坏脊髓，表现为截瘫、感觉障碍、大小便潴留等。
此外，以上四型混合存在，其中以皮质型和脑室型混合存在的最复杂、症状最重。

（二）皮下组织和肌肉囊尾蚴病

约 2/3 的囊尾蚴患者有皮下囊尾蚴结节。皮下结节直径 0.5~1.5cm，多呈圆形或卵圆形，质地较硬有弹性，与周围组织无粘连，无压痛，表面也无色素沉着和炎症反应，数目多少不一，从几个到成百上千个，以头颈和躯干分布较多，四肢较少。

（三）眼囊尾蚴病

占囊尾蚴病的 1.8%~15%，常为单侧感染，寄生部位以玻璃体及视网膜多见。

六、实验室检查及其他检查

（一）常规检查

1. 血常规　可有外周血嗜酸性粒细胞轻度增多。
2. 脑脊液脑囊尾蚴病　患者脑脊液压力升高，细胞数（10~100）×10^6/L，以淋巴细胞为主；蛋白含量升高；糖、氯化物多正常。

（二）病原学检查

1. 粪便检查　可做粪便直接涂片或集卵法，发现虫卵或结节。
2. 皮下结节活检　找到猪囊尾蚴头节可直接确诊。

（三）免疫学检查

用猪囊尾蚴液纯化后作为抗原，与患者血清或脑脊液行皮内试验（ID），ID 阳性者可辅助诊断。用 IHA、ELISA、酶免疫测定（EIA）等检测患者血清或脑脊液中的短程抗体 IgG_4 或循环抗原（CAg）时，均有较高的敏感性和特异性。但由于抗体可持续数年，因此 IHA、ELISA 不可作为疗效考核指标，而 CAg 和短程抗体 IgG_4 可作为疗效考核指标。

（四）分子生物学检查

基因重组技术，构建来源于猪囊尾蚴 mRNA 的 cDNA 文库，以患者和病猪的血清为探针，从 cDNA 文库中筛选出目的克隆 cCL 等，以 cCL 融合蛋白作为抗原，具有高度特异性和敏感性。

（五）影像学检查

X 线头颅平片、头颅 CT 及 MRI 检查对本病具有诊断意义。

（六）病理检查

皮下结节应常规做活组织检查，病理切片中见到囊腔中含囊尾蚴头节可确诊。

七、诊断与鉴别诊断

（一）诊断

1. 流行病学资料　在流行区有生食或半生食猪肉史，或既往有肠绦虫病史，或粪便中发现绦虫卵或妊娠节片。

2. 临床表现　凡具有癫痫发作、颅内压增高、精神障碍者，结合流行病学资料，应考虑脑囊尾蚴病的可能；皮下结节，有助于眼、皮下或肌肉囊尾蚴病的诊断。

3. 实验室检查与其他检查　皮下结节活检可确诊；免疫学检查有重要的诊断价值；病期较长的囊尾蚴病者在 X 线上可见钙化影；颅脑 CT 与 MRI 在脑囊虫病的诊断中具有重要价值；血象和脑脊液检查有参考价值。

（二）鉴别诊断

脑囊尾蚴病应与颅内肿瘤、结核性或隐球菌性脑膜炎、脑血管疾病、神经性头痛、原发性癫痫病，以及其他寄生虫病等所致的癫痫相鉴别；皮下结节应与皮脂囊肿、多发性神经纤维瘤、风湿结节及肺吸虫病皮下结节相鉴别；眼囊虫病应与眼内肿瘤、异物、葡萄膜炎及视网膜炎相鉴别。

八、预后

脑囊尾蚴病伴痴呆者预后不良，病原治疗效果不满意，且常发生不良反应；眼囊尾蚴病及时手术摘除预后良好。视网膜囊尾蚴病如经久不治可致失明。

九、治疗

（一）病原治疗

1. 阿苯达唑　是目前治疗囊尾蚴病的首选药物。每日 18~20mg/kg，分 2 次口服，10 日为 1 个疗程，间隔 2~3 周后进行下一个疗程，一般重复 2~3 个疗程。不良反应主要有头痛、低热，少数有视力障碍、癫痫等，个别患者反应较重，可发生脑疝或过敏性休克。上述不良反应多发生在服药后 2~7 日，持续 2~3 日，也有少数患者在第 1 个疗程结束后 7~10 日才出现反应。第 2 个疗程不良反应明显减少且减轻。

2. 吡喹酮　对各型囊虫病均具有很好的疗效，作用强而迅速，不良反应发生率高且严重。当虫体大量死亡后可释放异体蛋白，引起强烈变态反应，尤其在脑囊尾蚴病患者中反应更为强烈，有发生脑疝的危险。不同类型囊尾蚴病可采取不同的治疗方案。治疗皮下肌肉型患者，成人总剂量为 120mg/kg，3 次 / 日，口服，连用 3~5 日。囊尾蚴性假性肌肥大者，可重复 1~2 个疗程。治疗脑型患者，总剂量为 200mg/kg，3 次 / 日，口服，连用 10 日为 1 个疗程。不良反应主要有头痛、恶心、呕吐、皮疹、精神异常等。少数可出现心悸、胸闷等症状，心电图显示 T 波改变和期外收缩，一过性转氨酶升高。偶见室上性心动过速、心房颤动。脑囊虫病和眼囊虫病者及有精神障碍与痴呆表现者均不宜使用。

3. 槟榔和南瓜子　鲜南瓜子仁 50~100g，槟榔 60~120g，水煎，兑入适量蜂蜜空腹顿服。

（二）对症治疗

颅内压增高者，先给予 20% 甘露醇 250mL 静脉滴注，加用地塞米松 5~10mg，每日 1 次，连用 3 日后再行病原治疗，药物治疗期间应常规使用地塞米松和降颅内压药物，必要时应行颅脑开窗减压术或脑室分流术降低颅内压。发生过敏性休克时可用 0.1% 肾上腺素 1mg 皮下注射，氢化可的松 200~300mg 加入葡萄糖液中静脉滴注。对癫痫频繁发作者，可酌用地西泮、异戊巴比妥钠及苯妥英钠等药物。

（三）手术治疗

眼囊虫病应及早手术摘除，术后如需要可行病原治疗；颅内单个囊虫也可行手术治疗。囊尾蚴合并猪肉绦虫病者，应先治肠绦虫病。

（四）中医辨证治疗

中医治疗以杀虫祛痰为主，健脾扶正为辅。

1. 痰虫互结

临床表现：皮下、肌肉结节，不痒不痛，推之可移，以头颈及躯干多见。舌苔白腻，脉滑。

治法：杀虫祛痰。

代表方药：二陈汤加槟榔、雷丸、硝石等。

2. 囊虫袭脑

临床表现：发作性昏倒或抽搐，口吐白沫，片刻方醒，头痛，呕吐，视物模糊，或失明，或精神异常，或痴呆。舌苔白腻，脉弦滑。

治法：化痰开窍，杀虫定痫。

代表方药：定痫丸加槟榔、雷丸等。

（五）注意事项

1. 脑囊虫病 癫痫症状持续存在，若临床和影像学检查显示病原学治愈时，则停用抗虫药，仅采用抗癫痫治疗。

2. 囊虫病 合并猪肉绦虫病者，通常应先治绦虫病。

十、预防

（一）管理传染源

在流行区开展普查普治，彻底治疗猪肉绦虫病患者，并对感染绦虫病的猪尽早行驱虫治疗。

（二）切断传播途径

改变不良卫生习惯，加强屠宰场的管理及卫生检疫制度，加强粪便的无害化处理、改善生猪的饲养方法，以彻底切断本病的传播途径。

（三）保护易感人群

加强宣传教育，注意个人卫生，提高人群免疫力；囊尾蚴疫苗正处于基础开发阶段。

第六节 棘球蚴病

棘球蚴病（echinococcosis）又称包虫病（hydatid disease），是棘球绦虫的蚴虫感染人体所致疾病的总称。主要分布于全球广大牧区，在人与动物之间传播。我国流行细粒棘球蚴病（又称囊型棘球蚴病）和泡型棘球蚴病（又称多房棘球蚴病），以前者为主。

本病可归属于中医学"积聚"范畴。

一、细粒棘球蚴病

（一）病原学

囊型棘球蚴病的病原体是细粒棘球绦虫。在我国，犬是细粒棘球绦虫的终宿主，羊是主要的中间宿主，人因摄入细粒棘球绦虫卵也可成为中间宿主。

（二）流行病学

1.传染源 感染细粒棘球绦虫的狗是适宜的终宿主和主要传染源。

2.传播途径 主要经消化道传播。虫卵可污染狗的皮毛，人与狗密切接触污染手，经口感染。如虫卵污染蔬菜、水源也可导致感染。

3.易感人群 人群普遍易感，以牧民和农民为多。大多在儿童时期感染，青壮年时期发病。

4.流行特征 本病为人畜共患的自然疫源性疾病，呈世界性分布，我国主要在牧区流行。

（三）发病机制与病理

1.西医发病机制与病理 棘球蚴在人体内生长速度不一，该病的进程很慢，大多感染后10年才出现症状。对人体的危害主要是随着囊体的增大所产生的压迫症状，以及囊液外流引起的过敏反应。棘球蚴囊的生发层向囊内长出原头节和育囊，原头节可以脱落，原头节和育囊可发展成子囊，母囊的生发层还可直接形成子囊，子囊又以同样的方式形成孙囊，这样囊肿逐渐长大产生压迫症状。随着棘球蚴的生长，囊肿周围出现炎性细胞浸润，启动纤维化过程形成纤维性外囊，其厚度不等，随时间延长而生长，有的可达1cm。增大的囊肿压迫引起机械损伤，如肝细胞多见萎缩坏死。

2.中医病因病机 中医学认为，本病病因为虫毒，虫毒经口侵入，损伤脾胃，脾失健运，水湿内停，"蛊毒"漫淫，首先犯肝，影响肝之疏泄，损伤气机，肝脾不和；或犯在肺，肺失肃降；或在脑，蒙蔽清窍，扰乱脑神；湿毒郁结，渐成"蛊胀""积聚"，病久，血瘀气滞，气血两亏，"蛊胀"久部，可以化热，偶有破溃，则流毒阻塞，可成险。

（四）临床表现

潜伏期为10~20年。

1.肝细粒棘球蚴病 最为常见，约占棘球蚴病的75%，肝右叶多见。早期无症状，当囊肿逐渐增大时，患者可有饱胀牵拽感，或肝区坠痛或钝痛；若蚴囊位于肝门附近向下生长，可压迫胆管和门静脉引起黄疸、皮肤瘙痒和门静脉高压症；如肝内囊肿靠近肝脏表面，可见右上腹部渐渐隆起一肿块，形圆而光滑，坚韧而有弹性，并可触及液波感及震颤感（因子囊相互撞击而形成）。如棘球蚴囊因外力而致破裂，可有剧烈腹痛、休克、发热、荨麻疹等急性过敏性休克以及急腹症表现，病情严重者可致死亡。囊液破入腹腔或胸腔，头节片可发生移植，形成其他部位继发性棘球蚴病。肝细粒棘球蚴病的并发症主要是继发细菌感染和包虫囊破裂，两者可互为因果。

2.肺细粒棘球蚴病 早期囊肿小，一般无症状，常在体检X线片检查时发现，随囊肿增大可引起胸部隐痛、咳嗽、咳痰、咯血等症状。若囊肿破裂可见大咯血，有的穿破至支气管引起呛咳、呼吸困难，偶因大量囊液溢出可致窒息。

3.脑细粒棘球蚴病 发病率低，多见于儿童。表现为头痛、视乳头水肿等颅内高压症，可有癫痫发作。多伴有肝或肺棘球蚴病。

4. 其他部位棘球蚴病 肾脏、脾脏、心肌、心包等偶尔寄生细粒棘球蚴，出现相应器官压迫症状。

（五）实验室检查及其他检查

1. 病原检查 从囊液中可获棘球蚴或其碎片，镜下观察到原头节可确诊。

2. 免疫学检查

（1）皮内试验（Casoni 试验） 阳性率可达 70%~95%，可作为初筛试验。但与结核病、并殖吸虫病、猪囊尾蚴病等有交叉反应，特异性不高。

（2）血清免疫学检测 包括琼脂扩散、对流免疫电泳、间接血凝、ELISA 等，其中 ELISA 法灵敏度和特异性均较高。但对单个囊肿、未破裂的囊肿以及无合并其他脏器囊肿的患者检出率较低。

3. 影像检查 X线对本病的诊断定位有帮助；CT 扫描对内脏棘球蚴病诊断有重要意义；B 超有简便、快速等优点，可见囊肿内液性暗区，是基层应用最多的诊断方法。

（六）诊断与鉴别诊断

1. 诊断 在流行区与狗有密切接触史，肝、肺等脏器占位性病变，应高度怀疑本病。影像学检查发现囊肿、血清免疫学试验阳性提示有棘球蚴感染。肺棘球蚴囊液破入支气管，患者咯出粉皮样膜状物质，显微镜下查到头节或小钩可确诊。

2. 鉴别诊断 主要与肝脏非寄生虫性良性囊肿、肝脓肿、肠系膜脓肿、肺脓肿、肺结核、肺转移癌、脑囊尾蚴病、脑转移癌、原发性肝癌及结节性肝硬化等鉴别。

（七）治疗

本病早期进行手术治疗，辅以有效杀虫治疗，可取得较好疗效。大部分患者发现时已达晚期，失去手术最佳时期，但仍可以行姑息手术治疗及化学治疗。

1. 手术治疗 外科手术切除囊型棘球蚴病变为根治本病的首选。应争取在出现压迫症状或出现并发症前进行。

2. 药物治疗 有手术禁忌证或不能进行手术治疗者，采用药物治疗。阿苯达唑，每日 12~15mg/kg，分 2 次口服，4 周为 1 个疗程，间隔 2 周后重复，共 6~10 个疗程，必要时疗程可延长到 2 年，有效率可达 80%。本药毒副作用较轻，但有致畸作用，孕妇禁用。

3. 对症治疗 出现肝、肺、脑、肾等相应器官损害时，宜酌情治疗，以维护脏器功能；继发细菌感染时抗菌治疗；过敏反应时对症处理等。

4. 中医辨证治疗 中医治疗主要根据虫停部位，从而进行辨证治疗。

（1）包虫着肝

临床表现：右上腹无痛性肿块，按之坚韧、光滑，有囊样感，伴脘腹痞胀，食欲减退，右胁下闷痛，可伴有贫血、瘦弱，甚或黄疸、腹水。舌边可有斑点，苔白，脉弦涩。

治法：疏肝理气，杀虫散结。

代表方药：柴胡疏肝散合灭消包虫汤加减。

（2）包虫袭肺

临床表现：干咳阵作，久而不止，胸满胸闷，咳痰带血，如破溃入胸则呼吸困难，发热，胸腔积液。舌红，苔少，脉细数。

治法：开胸散结，扶正驱虫。

代表方药：瓜蒌薤白半夏汤合灭消包虫汤加减。

（3）包虫侵脑

临床表现：头痛较剧，固定不移，呕吐不止，或癫痫发作，突然昏仆，四肢抽搐，口吐白沫，或为截瘫等。舌淡，苔白滑，脉弦滑。

治法：杀虫降逆，息风化痰。

代表方药：半夏白术天麻汤合灭消包虫汤加减。

（八）预防

1. 管理传染源 广泛宣传养狗的危害性，野狗应捕杀，牧羊犬和警犬应定期检疫，流行区的狗定期用吡喹酮杀虫。

2. 切断传播途径 避免与狗接触，注意饮食和个人防护。加强屠宰场管理，病畜内脏应深埋，防止被犬吞食，避免犬粪中虫卵污染水源。

3. 保护易感人群 加强卫生健康宣传教育，注意个人卫生。

二、多房棘球蚴病

多房棘球蚴病（multilocular hydatidosis）是多房棘球绦虫的幼虫泡型棘球蚴（泡球蚴）寄生人体所致的疾病，又称泡球蚴病（alveolar echinococcosis，Ae）、多房性包虫病（echinococcosismultilocularis）。在生物学、流行病学、病理学和临床表现等方面，泡型与囊型棘球蚴病具有显著不同。

（一）病原学

泡型棘球蚴病的病原体是多房棘球绦虫本虫在自然界以红狐、野犬、狼等为终宿主，啮齿动物为中间宿主，人偶尔可作为中间宿主发生本病。

（二）流行病学

多房棘球蚴病主要分布于北半球高纬度寒冷山区。我国青海、宁夏、甘肃、新疆、内蒙古、黑龙江、西藏及四川甘孜州有病例报道，是一种自然疫源性人兽共患疾病。人因误食被虫卵污染的食物或水，或接触狗、狐而感染，以农牧民、狩猎人员为多，男性青壮年为主。

（三）发病机制与病理

1. 西医发病机制与病理 虫卵被吞食后穿过肠黏膜达门静脉，到肝脏后发育为泡球蚴。在肝内浸润性生长，破坏肝脏基本结构，病变为单个大块或几个坚硬肿块，边界不清，极似原发性肝癌。切片可见坏死组织和空腔，光镜可见不规则串珠状小囊泡，周边有纤维组织增生。严重者可破坏整个肝叶，可侵及门静脉、胆总管、下腔静脉。其脱落入血的生发膜细胞可转移至肺和脑，引起相应脏器病理改变。

2. 中医病因病机 中医学认为，本病病因是饮食不洁，吃入体内的食物中沾有虫卵。本病以虫、痰、瘀、湿为纲，以积聚渐成为目，病久则脾胃受损，化源不足，加之多房棘球绦虫吸取水谷精微，使气血两虚，虫邪外袭为其因，以痰瘀胶结、津留成积为其本，以耗气伤津滞络化热为其标，积之所成，病程漫长，难以治愈。

（四）临床表现

多房棘球蚴在体内生长极为缓慢，潜伏期可达 10~30 年。肝多房棘球蚴病临床可见肝区痛，腹胀，消瘦，肝脏显著肿大、质硬、表面有结节。病变波及肝门与胆总管亦可引起黄疸和门静脉高压症。肝功能衰竭和脑转移是患者死亡的主要原因。肺多房棘球蚴病以两肺中下部粟粒或结节形病灶为多，可出现咯血、咳嗽等症状。脑多房棘球蚴病临床表现同脑细粒棘球蚴病。

（五）实验室检查及其他检查

1. 一般检查　可有轻度贫血，嗜酸性粒细胞轻度增高，血沉明显加快，约 1/3 的患者有肝功能损伤。

2. 免疫学检查　皮内试验多为阳性。采用 ELISA 检测抗原 Em_2（角质层抗原成分之一），敏感性为 90.4%，特异性为 100%。

3. 影像学检查　B 超、CT 见肝内有边缘不清晰肿块，肿块中央坏死呈液性暗区，难与肝癌鉴别。

（六）诊断与鉴别诊断

1. 诊断

（1）流行病学史　患者来自流行区；在疫区长期居住；与狗、狐等有密切接触史；捕杀狐，剥其皮毛的狩猎人员。

（2）临床表现　肝脏肿大与隐痛，腹部有肿块，质硬，表面有结节。

（3）影像学检查 B 超或 CT 检查　肝脏有边界不清的实性病变。

（4）实验室检查　包虫皮内试验阳性，且常呈强阳性反应，有助于诊断；ELISA 检测血清 Em_2 等抗原阳性可确定诊断。

2. 鉴别诊断　主要应与原发性肝癌、结节性肝硬化等鉴别。

（七）预后

本病早期发现采取手术并化学药物杀虫治疗，具有较好的疗效，晚期肝脏结构被破坏，预后差。

（八）治疗

1. 西医治疗　早期手术切除效果好，但肝组织广泛受累无手术指征可采用阿苯达唑，每日 10mg/kg，分 2 次服，疗程一般 2~3 年或更长。

2. 中医辨证治疗　同细粒棘球蚴病。

（九）预防

同细粒棘球蚴病。

第七节　蠕虫蚴移行症

一、概述

蠕虫蚴移行症（larva migrans）是指某些动物蠕虫幼虫侵入人体，在人体内移行和寄生时所致的一类疾病。由于人体并非其适宜宿主，故不能发育成成虫和产卵，只能以幼虫形式寄生，最后自行死亡。这些幼虫在移行过程中可使被侵犯的组织产生特殊的局部病变，同时宿主可产生明显而持久的变态反应，临床表现为发热、嗜酸性粒细胞增多、相关器官肉芽肿性损害。根据病变部位不同，临床可分为皮肤蠕虫蚴移行症（cutaneous larva migrans，CLM）和内脏蠕虫蚴移行症（visceral larva migrans，VLM）两大类。

皮肤蠕虫蚴移行症，中医学以"匐行疹"统称，内脏蠕虫蚴移行症中医虽无相对应的病名，根据临床表现可归属"哮证""喘证""咳嗽"等范畴。

二、病原学

（一）皮肤蠕虫蚴移行症

皮肤蠕虫蚴移行症指动物蠕虫蚴侵入人体皮肤移行时产生皮肤损害的临床综合征，常出现缓慢弯曲前进的线状红色疹，称匐行疹。病原体以寄生于猫、犬的巴西钩口线虫的幼虫和寄生在羊、牛、猪等的类圆线虫的幼虫常见。此外，棘颚口线虫、牛仰口线虫、羊仰口线虫、斯氏狸殖吸虫、曼氏迭宫绦虫等幼虫也可引起本症。钩虫蚴往往移行到皮肤或皮下组织等处引起损害，有时还会伴有内脏蠕虫蚴移行症。

（二）内脏蠕虫蚴移行症

内脏蠕虫蚴移行症指动物蠕虫幼虫感染人体后，在深部组织脏器内移行所引起的相关脏器受损为主要临床表现的一组综合征。病原体包括三大类：①线虫：以犬弓首线虫为代表。此外，猪弓首线虫、猫弓首线虫、犬钩口线虫、广州管圆线虫等线虫的幼虫也可引起本症。其中，广州管圆线虫幼虫所致内脏蠕虫蚴移行症主要表现为嗜酸性粒细胞性脑膜炎和脑炎。②绦虫：以曼氏迭宫绦虫的裂头蚴为代表。可因饮用含原尾蚴的剑水蚤的生水，或生食含裂头蚴的转续宿主（鸟类、兽类）或第二中间宿主（蛙、蛇）而感染。③吸虫：以斯氏狸殖吸虫为代表，在我国分布广泛，以童虫在体内各脏器间游走为主要特征。临床症状以肺部多见，症状轻重不等，病程长短也不同。

三、流行病学

（一）传染源

感染动物蠕虫的动物可以作为终宿主，人为非适宜宿主，称为转续宿主。一些动物如蛇、蛙、虾、蟹、海鱼及啮齿类动物等，也可作为转续宿主。被感染的动物是蠕虫蚴移行症的主要传染源。转续宿主作为传染源的作用不可忽视。

（二）传播途径

CLM病原体的蠕虫蚴多数经皮肤感染，亦可经口感染；VLM病原体主要通过生食或半生食含动物蠕虫幼虫的中间宿主或转续宿主的肉类而经口感染。

（三）易感人群

人群普遍易感，与生产劳动及生活习惯有关。人类并不是其适宜宿主，但可成为特殊的转续宿主。

四、发病机制与病理

(一) 西医发病机制与病理

1. 发病机制　感染期幼虫在人体内不能发育为成虫，但可在人体内移行，导致局部组织损害，出现蠕虫蚴移行症。经口感染动物蠕虫后，蠕虫蚴虫在小肠孵出，侵入某些脏器并在其中移行，可产生局部组织损害及全身症状。幼虫在皮肤和各器官中移行时，人体对侵入幼虫产生强烈的过敏及炎症反应，形成嗜酸性粒细胞浸润为主的肉芽肿。幼虫在贯穿通过的组织中常留下虫穴与蜿蜒隧道，虫穴内含豆腐渣样坏死组织与渗出物，肉芽肿及隧道周围有嗜酸性粒细胞浸润。皮肤蠕虫蚴移行症的感染期幼虫进入皮肤后，因不能穿透到生发层下，故在真皮和颗粒层间移行，形成蜿蜒隧道并引起速发变态反应，隧道表面呈红色硬斑，并有局部的皮损及水疱等。由于动物蠕虫在人体内不能发育成熟，故实验室检查不能查到虫卵。

2. 病理　病变组织病理切片可见嗜酸性粒细胞浸润及肉芽肿等。

(二) 中医病因病机

中医学认为，本病病因为感受虫毒外邪，六淫外袭，或因饮食不洁，脏腑功能失调所致。外邪侵袭肺卫，肺气不宣郁于经络，瘀于肌腠而成匐行疹。肺失宣肃，气道不利，肺气上逆引起咳嗽、咳痰等症状；饮食不洁，伤及脾胃，痰浊内生，壅塞肺气，引起咳嗽、哮喘等；日久入里化热，灼伤肺络而致咯血等。

五、临床表现

由于引起蠕虫蚴移行症的病原体种类较多，对人体的感染方式及损害部位不同，临床表现也有所不同。

(一) 皮肤蠕虫蚴移行症

引起皮肤蠕虫蚴移行症的病原体不同，其临床表现亦有差异，入侵部位以足部最多见，手部次之。人体皮肤与被污染猫钩虫与犬钩虫幼虫的土壤接触后，感染性幼虫可由足及手部皮肤侵入。数小时后局部皮肤发痒，出现红色丘疹。局部皮肤奇痒，尤以入夜为甚。持续两周至数月，随虫体死亡逐渐吸收而好转。猫与犬钩虫的幼虫偶可自皮肤经血流移行至肺，临床上可有轻度咳嗽，痰中可发现幼虫，外周血嗜酸性粒细胞增多、血清 IgE 增高，胸部 X 线检查可有游走性肺浸润。

(二) 内脏蠕虫蚴移行症

内脏蠕虫蚴移行症是指动物蠕虫幼虫侵入人体，幼虫在体内移行引起肝、肺、脑、眼等器官病变，而产生的一系列综合征。病情轻重取决于感染幼虫数量、受累部位和持续时间。轻者可一年以上无症状，但嗜酸性粒细胞增多。重者可出现发热、腹痛、腹泻、恶心、呕吐、乏力、消瘦、肌肉关节痛。80% 患者有肝脏肿大伴肝功能异常。约 50% 患者有肺部病变。偶有幼虫侵入视网膜可引起嗜酸性肉芽肿，致视力障碍。少数患者可累及脑部引起脑膜脑炎。外周血嗜酸性粒细胞长期增高，并伴免疫球蛋白增高。病程 5~18 个月，至幼虫死亡而愈。

六、实验室检查

(一) 一般检查

血常规可见持续性的嗜酸性粒细胞增多。弓首线虫病有 IgG、IgM 升高，有时 IgE 亦升高。

(二) 病原学检查

皮肤蠕虫蚴移行症通过体表活组织检查、自动挤出或排出虫体后可确诊。内脏蠕虫蚴移行症可通过肝、肺等罹患器官的穿刺或剖腹标本观察病变，并找到幼虫可确诊，但虫体检出率较低。

(三) 免疫学检查

对内脏蠕虫蚴移行症诊断有较高价值，沉淀试验、荧光抗体试验亦有一定价值，ELISA 检测血清中病原体特异性抗体的灵敏度和特异性都较高：①弓首线虫蚴病：应用标准化的弓首线虫抗原液做皮内试验具有相当的敏感性和特异性，以第二期犬弓首线虫做抗原的间接血凝试验也有较高的特异性和敏感性。②用棘颚口线虫成虫或幼虫抗原对疑诊患者做对流免疫电泳可呈阳性；斯氏狸殖吸虫移行症患者用成虫抗原皮内试验可进行病例初选及流行病学调查。③用异尖类线虫幼虫切片做抗原进行荧光抗体试验也有一定的特异性。

七、诊断与鉴别诊断

(一) 诊断

蠕虫蚴移行症的共同特征是持续性的嗜酸性粒细胞增多，以及幼虫在皮肤和各器官中移行引起的以嗜酸性粒细胞浸润为主的肉芽肿性损害。临床诊断需根据流行病学资料、临床表现，结合活体组织学检查、皮内试验与免疫学试验等综合诊断。

(二) 鉴别诊断

本病需与肝脓肿、肝囊肿、肺结核、非霍奇金淋巴瘤等相鉴别；出现腹部症状要与其他外科急腹症相鉴别；累及眼部时要与视网膜母细胞瘤等鉴别。

八、预后

本病预后与分布部位、感染虫体的数量及受累器官等有关。一般皮肤蠕虫蚴移行症预后较好，侵入神经系统引起脑脊髓膜炎则预后较差。

九、治疗

(一) 西医治疗

1. 皮肤蠕虫蚴移行症 对由线虫幼虫引起的皮疹可用噻苯达唑局部涂擦或口服，或左旋咪唑涂布剂局部涂擦，具有较好疗效。对于蠕虫蚴引起的皮下包块可手术摘除治疗，应同时口服吡喹酮、阿苯达唑等。

2. 内脏蠕虫蚴移行症 主要是病原治疗。常用于杀灭吸虫类、绦虫类蠕虫蚴的药物是吡喹酮；常用于杀灭线虫类蠕虫蚴的是阿苯达唑。疗程中应密切观察和及时处理可能发生的过敏性休克、颅内压增高等不良反应。

（二）中医辨证治疗

1. 虫犯肌表

临床表现：手足发痒，局部有红色曲折的线状红疹，奇痒，或见发热、周身疼痛。舌苔白腻，脉浮或浮数。

治法：疏风杀虫，清热解毒。

代表方药：荆防败毒散加减。

2. 虫毒犯肺

临床表现：发热，咳嗽，咳痰，气喘，胸痛，或伴腹痛腹泻，恶心呕吐，乏力消瘦等。舌红，苔黄，脉滑数。

治法：清肺化痰，解毒杀虫。

代表方药：苇茎汤加减。

十、预防

蠕虫蚴移行症所涉及的病原寄生虫较多，常因生产及生活的多种活动而受到感染，因此预防应从多方面着手。应加强卫生宣传，提高人们的卫生知识水平，了解这些病原寄生虫的感染方式及预防措施，如不食生或半生的螺、虾、鱼片、蛙肉、蛇肉、猪肉等，不喝生水，改善居住条件及卫生设施。同时，要提高医疗卫生工作人员的专业技术水平，及时识别和治疗这类疾病。

第十章

医院感染

扫一扫，查阅本章数字资源，含PPT、音视频、图片等

一、概述

医院感染（nosocomial infection，或 hospital acquired infection）又称院内感染或医院内获得性感染，是指住院患者在医院内获得的感染，主要包括住院期间发生的感染和在医院内获得但在出院后才出现临床表现的感染，但不包括入院前已开始或入院时已存在的感染。医院感染虽然不是某种具体的传染病，但与传染病同属感染病的范畴。

医院感染可分为外源性感染（exogenous infection）和内源性感染（endogenous infection）。外源性感染又称为交叉感染（cross infection），是指携带病原体的医院内患者、工作人员和探视者，以及医院环境中细菌的侵袭或定植造成的感染；内源性感染也可以称为自源性感染（autogenous infection），是指患者自身的皮肤、口腔、咽部和胃肠道等处的机会致病菌，由于数量或者定植部位的改变而引起的感染。

二、病原学

细菌、病毒、真菌、立克次体和原虫等病原体均能引起医院感染。有时可从同一患者体内分离出不止一种病原体，既可以是几种细菌的混合感染，也可以是细菌与真菌或病毒的混合感染。

引起医院感染的病原体有以下特点：①以机会病原菌为主。机会病原菌约占医院获得性感染病原体的90%，而机会病原菌大多数属人体正常菌群的组成部分。这类菌群在一定条件下，亦可以使宿主发生感染，所以称这些菌群为机会病原菌。机会感染常发生在抗感染免疫力低下的患者，尤其是长期住院患者，多为年老体弱者，且常有较严重的基础疾病，有些还较长时间使用激素、广谱抗生素、大剂量放化疗或经受过较大的手术创伤等，这些因素均可使机体免疫力降低，从而使得在生理状态下的非病原菌群得以大量繁殖或易位，进而引起感染。②聚集性发病。引起医院感染的病原菌存在于院内，包括住院患者、医务人员、探视者携带的微生物、医院环境中存在的微生物，以及被污染、未彻底消毒的医疗器械、患者的血液和体液中的病原菌。这些病原菌在医院内聚集性存在，一旦发病可在院内引起疾病迅速传播，以至聚集性发病甚至于暴发流行。③感染的病原菌常具有多重耐药性。医院感染的病原菌中，以革兰阴性杆菌最易成为多重耐药菌株，且易引起医院感染的暴发流行。细菌耐药性产生的动力源于抗生素的抗菌作用。一方面，在抗菌药物应用过程中耐药性细菌较敏感细菌繁殖快；另一方面，通常细菌在获得耐药性的过程中，也可能获得了侵袭力及产生毒素的有关基因，从而增强了其毒力，更容易攻击免疫力低下的宿主。

（一）细菌

细菌是引起医院感染的主要病原体，约 90% 以上的感染为细菌所致。自青霉素类药物广泛使用以来，导致医院感染病原体中革兰阴性杆菌持续增多，目前占比 60% 以上，如肺炎克雷伯菌、铜绿假单胞菌、大肠埃希菌和鲍曼不动杆菌等。

1. 医院感染的病原体中，表皮葡萄球菌和不动杆菌，可黏附于塑料表面，一旦静脉或动脉插入塑料管被它们污染，就很容易引起败血症。

2. 泌尿系感染的主要病原菌是大肠埃希菌，能黏附在泌尿系统的上皮细胞上。

3. 实验报告一再证明，同一种细菌，在医院外和医院内分离出的菌株，具有不同的耐药性；尤其是肠杆菌科细菌和假单胞菌，对氨基糖苷类抗生素的耐药表现得尤为突出。

4. 人感染的主要致病菌是凝固酶阳性的金黄色葡萄球菌，广泛分布于自然界、人的皮肤、人体与外界相通的腔道中。

5. 在人群中，金黄色葡萄球菌带菌状态相当普遍，15% 的人长期携带致病性金黄色葡萄球菌。

6. 铜绿假单胞菌是革兰阴性杆菌，非发酵菌，假单胞菌属，它广泛分布于医院的各种潮湿场所、物品上，对外界环境的抵抗力较其他细菌更强。

7. 大肠埃希菌是革兰阴性杆菌，广泛存在于自然界水和土壤中，是人和动物肠道的正常菌群，是机会致病菌。常引起泌尿系、腹腔、胆道、血液等部位感染。

8. 肺炎克雷伯菌易在患者的上呼吸道定植，是 ICU 最常见的机会致病菌，可通过医护人员的手传播。

近年来，假单胞菌属和其他单胞菌、不动杆菌属、产碱杆菌及黄杆菌属有上升趋势，革兰阳性菌中化脓球菌逐渐减少，表皮葡萄球菌等凝固酶阴性的机会致病菌增多，常可引起严重的医院感染。同时，厌氧菌的耐药近年来也不断产生，类杆菌属是医院厌氧菌感染中最常见的病原菌，可引起胃肠道和妇科手术后的腹腔和盆腔感染，败血症和心内膜炎比较常见。梭杆菌属可引起口腔和呼吸系统的感染。难辨梭菌是抗生素相关腹泻的主要致病菌。结核分枝杆菌感染常发生于免疫功能低下的人群。非结核分枝杆菌感染多见于心脏手术后造成的心包炎和心内膜炎。

（二）真菌

随着超广谱抗菌药物的广泛应用、植入式手术和内置医用装置的应用不断增多、各种介入性操作和移植性治疗手段的开展，以及免疫抑制剂的应用，医院内真菌感染的发病率明显上升。

在医院感染的真菌病原体中，最常见的是念珠菌属，其中白假丝酵母菌属仍占较高比例，成为医院内肺部感染和消化道感染的常见病原体，多在静脉保留导管引起的败血症和免疫功能缺陷患者中造成严重的感染。其他常见的真菌包括曲霉菌、毛霉菌和新生隐球菌。

（三）病毒

病毒也是医院感染的主要病原体。医院感染常见的病毒包括流感病毒、副流感病毒、呼吸道合胞病毒、腺病毒、柯萨奇病毒、单纯疱疹病毒、巨细胞病毒、HIV、肠道病毒和肝炎病毒等。其中巨细胞病毒感染多见于移植及使用免疫抑制剂的患者；呼吸道合胞病毒常引起呼吸道感染；轮状病毒和诺如病毒等肠道病毒可引起老年和婴幼儿患者的腹泻；乙型和丙型肝炎病毒在院内主要通过输血及输注其他血制品、血液透析进行传播。

三、流行病学

（一）感染源

医院环境中的任何物体都可能成为感染源，主要包括体表或体内携带病原体的患者、无症状携带者或医护人员，也包括病原体自然生存和滋生的场所或环境。

（二）传播途径

1.接触传播　在医院感染中，接触传播是最主要的传播途径。病原体从患者或无症状携带者直接传给接触者，如直接接触感染者病灶的体液或分泌物而受到感染。

2.血液传播　主要见于乙型肝炎病毒、丙型肝炎病毒和人类免疫缺陷病毒传播。

3.共同媒介物传播　主要见于药品、医疗器械和插管、导管、内镜、透析装置等侵袭性诊疗设备受病原体污染所致，一旦发生，可短期内甚至同时引起多人感染。

4.呼吸道传播　以空气中带有病原微生物的气溶胶微粒和尘埃为媒介。雾化吸入和吸氧装置也可传播病原菌。

5.消化道传播　主要见于饮用水、食物被污染而引起的医院内肠道感染。

（三）人群易感性

住院患者对机会致病菌和机会病原体的易感性均较高，但以下几类患者感染概率更高。

1.免疫功能因所患疾病受到严重影响的患者，如恶性肿瘤、糖尿病、肝肾功能不全、结缔组织病、慢性阻塞性肺疾病、血液病等。

2.新生儿、婴幼儿和老年人。

3.烧伤、创伤患者。

4.长期使用广谱抗生素的患者；长期接受免疫抑制剂治疗的患者；器官移植患者；污染手术或侵袭性操作术后的患者。

四、发病机制与病理

（一）西医的发病机制

1.宿主免疫功能减退　烧伤、创伤、手术和侵袭性诊疗措施造成住院患者皮肤黏膜屏障的破坏，接受激素、免疫抑制剂治疗、放化疗，以及恶性肿瘤、肝病、血液病等基础性疾病引起的免疫功能低下，都是宿主免疫功能减退的主要原因。

2.各种侵袭性诊疗措施　进行麻醉插管、留置尿管、内镜检查、气管切开等侵袭性诊疗操作时，患者感染病原体的概率会增加。

3.抗菌药物使用不当　长期使用广谱抗生素，会使体内正常菌群受到抑制而削弱了定植抵抗力，破坏了宿主体内微生态的平衡，同时使一些耐药的菌株被选择出来得以繁殖，并引起医院感染。

4.操作不规范　医院或医护人员消毒、隔离、无菌操作或手卫生等操作不规范，可能会导致病原菌残留在消毒灭菌不彻底的器械、设备上，患者接触而发生感染。此外，在中医特色技术实施的过程中，如果操作者违反无菌操作原则或消毒不严格，可能引起感染。

（1）针刺类治疗行为引起的感染　针刺治疗过程中，如果操作者消毒不严格、手卫生不到位，针具被污染，可复用针具灭菌不合格等，有医院感染的风险，国内外均报道有因反复使用未消毒的针灸针而发生乙型病毒性肝炎传播和分枝杆菌感染的蜂窝织炎。

（2）熏洗、热敷、刮痧、拔罐类治疗引起的感染　这类治疗过程中的器械若不注意消毒，患者的皮肤如有损伤，也容易产生感染。

（二）中医发病机制

清代陈耕道《疫痧草》记载，有医生诊疗完痧症患者之后洗手、以面罩遮口再去诊疗下一位患者的记载，可以视作预防"医院感染"的雏形。在医院感染方面，传统中医并无相关概念及应对措施。但中医特色诊疗技术因其独特的优势已被广泛的应用，但其带来的医院感染风险危险不容忽视，由于易感人群大多数为住院患者，常患有多种慢性疾病，机体正气不足，气血阴阳失衡，易受外邪侵袭，更易发病。

五、临床表现

（一）潜伏期

对于无明确潜伏期的感染，将入院 48 小时后发生的感染认为是医院感染；对于有明确潜伏期的感染，可以根据相关疾病的平均潜伏期推测是否为医院感染。

（二）常见感染部位和感染特点

1. 肺部感染　肺部感染（又称医院肺炎，nosocomial pneumonia，NP）是最常见的医院感染，病死率居医院感染首位。常发生于外科手术患者及肿瘤、白血病、慢性阻塞性肺疾病、长期卧床及气管切开术等危重患者中，ICU 患者感染率更高。据统计，导致外科手术患者发生肺部感染的因素包括：①术前住院时间过长。②手术持续时间过长。③上腹部手术和喉部手术。④应用呼吸机及持续时间较长。⑤吸烟的患者。主要临床表现包括发热、咳嗽、痰液黏稠、呼吸增快甚至呼吸困难、肺部湿啰音等症状。确诊须经过 X 线胸片或肺 CT 检查和痰培养，以明确诊断。

2. 尿路感染　尿路感染也是常见的医院感染，在我国医院感染中位居第二位。常发生于进行尿路器械诊疗的患者，少数由血源性或其他不明原因引起。临床上可分为有症状泌尿系感染、无症状泌尿系感染和其他尿路感染。

（1）有症状泌尿感染　症状较为明显，包括尿急、尿频、尿痛等尿道刺激症状，或有下腹触痛，肾区叩痛，伴或不伴发热，尿检白细胞男性 ≥ 5 个 / 高倍视野，女性 ≥ 10 个 / 高倍视野，并符合下述之一者可诊断：①清洁中段尿或尿道留取尿液培养出革兰阳性球菌数 ≥ 10^4 CFU/mL，革兰阴性杆菌数 ≥ 10^5 CFU/mL，耻骨联合上膀胱穿刺留取尿液培养细菌菌数 ≥ 10^3 CFU/mL。②新鲜尿液标本经离心经显微镜检查（400×），在 30 个视野中有半数视野见到细菌。③重复两次导尿标本得到相同病原学检测结果。

（2）无症状尿路感染　同时满足以下两个条件者，可诊断为无症状细菌性尿路感染：①留置尿管，无任何症状或体征，体温不超过 38℃，无尿急、尿频、排尿困难、耻骨上压痛或肋脊角疼痛及叩痛。②尿培养阳性（细菌菌数 ≥ 10^5 CFU/mL，但细菌种类不超过两种），且血培养至少发现一种与尿培养一致的细菌。

（3）其他尿路感染　①从体液或感染组织中分离出病原体。②肾脓肿或其他感染症状，通过直接检查、外科手术或病理组织检查证实者。③影像学、手术、组织病理或其他方法证实者。

3. 消化道感染　包括抗菌药物相关性腹泻和胃肠炎。

（1）抗菌药物相关性腹泻　又称假膜性小肠结肠炎或假膜性肠炎。常发生于胃肠道手术术后、肠梗阻、尿毒症和老年患者应用抗菌药物的过程当中。临床症状包括腹泻、腹痛、腹部压痛，可合并发热，常伴有水样便、血便、黏液脓血便等。如不及时治疗，严重感染者的致死率高达 30%。诊断标准：①近期有抗生素应用史。②腹泻症状：大便频次 > 3 次 / 天，连续两天以上，伴随大便形状改变。③大便涂片镜检示肠道菌群失调，或发现有意义的优势菌群（阳性球菌、梭状杆菌或真菌），可伴便血、腹胀或发热等临床表现。④拟诊抗菌药物相关性腹泻的患者须排除以下情况：a.各种类型的感染性腹泻，如细菌性痢疾、食物中毒等；b.引起腹泻的消化道疾病，如结直肠癌、炎症性肠病等；c.胃肠道术后一年以内；d.其他除抗生素以外有明确病因的腹泻。

（2）胃肠炎　即感染性胃肠炎，指入院 48 小时后出现腹泻稀便每天超过 3 次、连续两天以上者，为常见的流行性医院感染，临床表现因病原菌不同而异。

4. 全身感染　发病率占医院感染的 5% 左右，其中原发性败血症占所有医院感染的一半以上，其他来源于原发局部炎症或感染病灶。全身感染无特异性临床表现，不同年龄的患者和感染不同的病原体使得临床表现存在差异性。常见的临床表现为不规则寒战、高热达 39~40℃ 以上，弛张热型，中毒症状较为明显，血常规检查白细胞和中性粒细胞计数显著升高，血培养可见病原菌生长，常见的病原菌为革兰阳性球菌，革兰阴性杆菌和少部分真菌。

5. 其他感染　主要包括各器官或组织手术后的感染，发生在手术切口或手术深部器官或腔隙的感染，如切口感染、器官脓肿、腹膜炎等。器官移植引起的感染多与应用免疫抑制剂相关。

六、诊断与鉴别诊断

（一）诊断依据

医院感染的诊断依据主要依靠临床表现、实验室检查、流行病学资料等。

1. 临床表现　主要根据患者的基本表现进行诊断，包括感染的部位、患者的年龄、基础疾病的种类、感染的程度、治疗效果等基本情况。

2. 实验室检查　依赖细菌培养、血清学、分子生物学等检查，非结核分枝杆菌感染、肺部真菌感染可借助病理学检查。

3. 流行病学资料　可作为参考，在医院感染流行或暴发时更具有意义，特别是发生在传染病医院感染高峰时期（如 SARS、新型冠状病毒感染等）。

（二）诊断

具有下列情况之一者可确诊为医院感染。

1. 无明显潜伏期，入院 48 小时后发生的感染为医院感染；有明确的潜伏期，自入院时起超过平均潜伏期后发生的感染为医院感染。

2. 患者发生的感染直接与上次住院有关。

3. 在原有感染的基础上培养分离出新的病原体，或出现新的感染部位（除外脓毒血症迁延病灶）。

4. 新生儿在分娩过程当中或产后获得的感染。

5. 由于各类诊疗措施激活的潜在性感染，如疱疹病毒、结核杆菌等感染。

6. 医务人员在医院工作期间获得的感染。

（三）鉴别诊断

下列情况不属于医院感染。

1. 皮肤黏膜开放性伤口或分泌物中只有细菌定植而无具体炎症临床表现。

2. 新生儿经胎传获得的感染（多为出生后 48 小时内发病），如单纯疱疹病毒感染、弓形虫病、水痘等。

3. 由物理性、化学性刺激引起的炎症反应。

4. 患者入院时就已存在的慢性感染，在住院期间出现急性发作或并发症。

5. 全身感染的迁徙性病灶，或原有的慢性感染复发，不能证明系医院内获得者。

七、治疗

（一）西医治疗

1. 病原治疗

（1）根据病原体种类、药敏结果、感染部位、患者基础疾病、免疫功能状态、抗菌药物 PK/PD 等特点，选用合适的抗菌药物。

常用抗菌药物的选用方案，参考如下：①革兰阳性球菌：青霉素、苯唑西林、大环内酯抗生素、头孢哌酮和万古霉素等。②革兰阴性杆菌：氨苄西林、氯霉素、哌拉西林、头孢唑林、头孢菌素或氟喹诺酮类。③铜绿假单胞菌：阿米卡星、哌拉西林、氟喹诺酮类、头孢哌酮、头孢他啶或亚胺培南 / 西拉司丁（泰能）等。④厌氧菌：甲硝唑和替硝唑、青霉素、克林霉素和拉氧头孢等。⑤深部真菌：多烯类如两性霉素 B，咪唑类如咪康唑、酮康唑、氟康唑、伊曲康唑，嘧啶类如氟胞嘧啶等，以及棘白菌素类如卡泊芬净。⑥念珠菌：口腔炎用 1% 甲紫，肠炎及阴道炎用制霉菌素，全身用药可选用伊曲康唑。⑦颅内感染：青霉素 G、氯霉素或三代头孢菌素。

（2）根据疗效、不良反应，酌情调整给药途径、剂量、次数、疗程。

抗菌药物的给药途径：①静脉滴注：常用于病情较重者，以快速达到较高的血药浓度，在病情得到控制后可改为口服或肌内注射。②静脉推注：用于重症或急症患者，病情缓解后可改为静脉滴注。③肌内注射和口服：用于轻中度感染患者。④局部用药：用于浅表部感染，剂量和疗程应相应减少。

（3）为控制细菌的耐药性，应当加强抗菌药物的联合使用。

抗菌药物的联合应用：①严重急性感染、病原菌未明确前，暂时进行联用抗菌药物。②严重的混合型细菌感染，一种抗菌药物无法达到较好的疗效时，或同时患有细菌感染和病毒感染时，应当采取抗菌药物的联合应用。

（4）针对不良反应的措施：老年人和患有严重基础性疾病的患者易出现不良反应或过敏反应，应当适当调整抗菌药物的种类、剂量和疗程。

2. 对症支持治疗

（1）积极治疗基础疾病。

（2）维持水、电解质的平衡，补充必要的热量和营养物质。

（3）维护循环系统、呼吸系统、消化系统中重要器官的正常生理功能。

（4）有脓肿或炎性积液时，应及时采取有效的引流措施。

（二）中医治疗

1.中医辨证治疗

（1）中医辨证为虚证　对于中医辨证为虚证的医院感染，患者多表现为不同程度的营养不良、免疫功能低下。《素问·评热病论》云："邪之所凑，其气必虚。"《素问·刺法论》云："正气存内，邪不可干。"中医学认为，补益正气可利于病邪祛除、不易再受病邪的侵袭。在治疗时以补肺、健脾、益肾为主进行中医药干预，应用补益类中药可改善患者的营养状态和免疫状况。

（2）中医辨证为实证　中医辨证为实证的医院感染，多因腑气不通、浊气不降引起。大肠传导功能失常导致有害物质在体内滞留，引起胃肠道细菌大量繁殖。因此，对于此类患者可予通腑行气为主要治疗方法，临床多选承气汤类，具体可根据患者体质和病位的不同，选用峻下、润下、缓下等通腑之剂，也可采用中药灌肠等给药方法进行治疗。

2.传统中医诊疗手段的应用

（1）穴位针刺、穴位贴敷等外治法能够改善机体功能，调节脏腑气机。

（2）中药熏洗、药浴等疗法能够提高患者自身免疫力。

八、防控

（一）建立和完善医院感染管理组织和监测系统

1.建立和完善医院感染管理组织是加强医院感染管理的关键　根据我国卫生健康部门有关文件精神和各地具体情况，可成立医院感染管理委员会、院感部、医院感染控制中心等部门，以落实对医院感染防控的具体措施。

2.建立医院感染数据统计的监管系统　主动监测医院感染的发生、分布情况以及影响因素，统计感染率、病原体种类和细菌耐药谱等有价值的数据资料，有助于制定更有效的医院感染防控制度。日常监测工作包括：①医院感染病例的类别。②调查和汇集医院感染的病因和诱因。③在患者、医护人员、医疗器械和环境中采样进行培养，进行细菌药物敏感试验。④细菌耐药性监测。⑤医院感染资料数据库的积累、分析。⑥定期召开监测资料的统计分析报告会。

（二）预防措施

1.建立标准预防的基本措施和规章制度

（1）清洁卫生方面　包括医院的环境卫生和科室与治疗室的清洁卫生。

（2）消毒方面　包括污物与污水的消毒，科室和病室的消毒，医院感染高发区的消毒，医护人员应特别注意手消毒，重复使用的医疗用品和设备（中医治疗使用的拔罐类等器具）应确保下次使用前清洁消毒和灭菌。

（3）隔离方面　①病原性隔离：隔离传染病患者，以防止传播。②对医院感染的患者，应当对其分泌物、排泄物进行消毒处理。③保护易感人群，防止其受到感染。④医务人员在接触患者的血液、体液、分泌物时，必须采取防护措施，如佩戴口罩、手套、穿隔离衣，小心处置锐器和针头，防止锐器刺伤。⑤对于长期在医院工作的医护人员和其他人员，应定期进行全面体检；对长期在病房工作的人员，可进行鼻腔部和手部的细菌培养。

（4）医疗污物处理　医疗垃圾应当严格地按照相关规定规范进行处理和运输。

（5）无菌技术　必须严格执行手术室与其他诊疗措施的无菌技术。

2. 提高医护人员的防控意识　对医护人员要进行足够的自身院感危机意识培养，并进行规范化管理和定期检查培训。健全和完善中医诊疗过程的规章制度，提高中医师在传统中医治疗过程中的无菌观念和医院感染防控意识。

3. 抗菌药物的合理应用　定期开展医院感染与抗菌药物的理论知识学习，对存在的问题进行纠正。

（三）防控措施

针对医院常见的医院感染或有局部暴发感染时应采取的防控措施。

1. 流行病学调查、分析和预防措施。

2. 对不同感染的患者采取不同的隔离措施。

3. 加强消毒和灭菌工作。

4. 对医院感染患者及时诊断和治疗。

5. 对医院的住院患者和陪护家属定期开展防控知识科普和宣教。

6. 加强手卫生知识科普宣教和管理制度。

7. 严格执行医院隔离技术规范。

扫一扫，查阅本章数字资源，含PPT、音视频、图片等

一、传染病的消毒

（一）消毒的概念

消毒（disinfection）是用物理、化学或生物的方法，消除或杀灭体外环境中病原微生物的一系列方法，借以切断病原微生物的传播途径，阻止和控制传染病的发生和播散。

（二）消毒的目的

防止病原体播散到社会中引起传染病的流行；防止患者发生交叉感染，出现并发症；保护医护人员免受感染。有效地控制感染的措施除消毒外，要进行必要的隔离，以及工作中的合理防护和无菌操作。

（三）消毒的种类

1. 疫源地消毒 对疫源地内污染的环境和物品的消毒。疫源地消毒包括：

（1）随时消毒 疫源地内有传染源存在时进行的消毒。不同传染病的病原体排出途径不同，随时消毒的范围、对象和方法也不同。随时消毒是预防交叉感染的重要措施之一。

（2）终末消毒 传染源离开疫源地后，对疫源地进行的一次彻底消毒。消毒范围包括患者所处的环境、排泄物和接触过的物品等，以及患者离开前的沐浴更衣等身体的消毒，对死亡患者尸体的处理等。

2. 预防性消毒 指在未发现传染源存在的情况下，对可能被病原体污染的物品、场所和人体进行的消毒措施。如公共场所消毒，运输工具消毒，饮水用具及餐具消毒，医护人员手的消毒及手术室消毒等。

（四）消毒方法

根据消灭微生物强弱，可将消毒方法分为以下四类。

1. 灭菌 可杀灭一切微生物，物理消毒法如热力灭菌、电离辐射、微波等，化学消毒剂如醛类、环氧乙烷、过氧化氢、过氧乙酸等。

2. 高水平消毒 可杀灭包括分枝杆菌、病毒、真菌、细菌芽孢在内的微生物，如紫外线、过氧化氢、臭氧及含氯类消毒剂等。

3. 中水平消毒 杀灭除细菌芽孢以外的多种微生物，包括超声波消毒法，以及碘类、醇类、

酚类和有些含氯类消毒剂。

4. 低水平消毒 只能消灭细菌繁殖体、亲脂类病毒和部分真菌，如通风换气、冲洗及低效消毒剂氯己定（洗必泰）和苯扎溴铵（新洁尔灭）等。

（五）消毒技术的应用

消毒技术主要包括物理方法、化学方法及生物方法，通过生物方法利用生物因子去除病原体，作用缓慢且灭菌不彻底，一般不用于疫源地消毒。

根据消毒原理不同，可将消毒方法分为以下几种：

1. 物理消毒法 包括机械、热、光、电、微波、辐射等消毒法。

（1）机械消毒 一般应用肥皂刷洗，流水冲净，可消除手上绝大部分细菌；使用口罩可防止病原体自呼吸道排出或侵入；应用通风装置过滤器可隔离手术室、实验室及病房的空气，保持洁净状态。

（2）热力灭菌 通过高温使病原体蛋白质及酶凝固变性，失去正常代谢功能而死亡，包括燃烧、煮沸、流动蒸汽、高压蒸汽、预真空型压力蒸汽灭菌等。

（3）辐射消毒 分为电离辐射和非电离辐射。

电离辐射中丙种射线的高能电子束（阴极射线），主要应用于精密医疗器械、人工器官、移植器官及一次性医疗用品等。电离辐射设备昂贵，对物品及人体有一定伤害，故使用较少。

非电离辐射包括紫外线、红外线和微波。红外线和微波主要依靠产热杀菌。紫外线应用最多，可引起细胞成分，特别是核酸、蛋白质和酶发生变化，导致微生物死亡。紫外线照射人体能发生皮肤红斑，紫外线眼炎和臭氧中毒等，故使用时应采取相应保护措施。

（4）过滤除菌 应用于医院、实验室及其他建筑中，可清除空气及液体中的微生物。三级空气过滤器，可清除空气中 0.5~5μm 尘埃。

2. 化学消毒法 主要是应用化学药物清除病原微生物的方法，常用的化学消毒剂包括以下几类：

（1）醇类消毒剂 常用的有乙醇、异（正）丙醇、复合醇消毒剂。75% 浓度乙醇（酒精）应用于皮肤消毒和浸泡体温计消毒。可迅速杀灭细菌繁殖体，对真菌孢子有一定杀灭作用，对细菌芽孢及肝炎病毒作用较差。异丙醇对细菌杀灭能力大于乙醇，但经呼吸道可导致麻醉，毒性较大。

（2）含氯消毒剂 常用氯石灰（漂白粉）、次氯酸钠、氯胺和二氯异氰尿酸钠等。可应用于分泌物、排泄物、水、环境和疫源地的消毒。此类消毒剂有效成分次氯酸可渗入细胞内，破坏细胞代谢，酸性环境中杀菌力强而迅速，高浓度能杀死芽孢，余氯毒性低且价格低廉。

（3）氧化消毒剂 主要有过氧乙酸、过氧化氢、高锰酸钾和臭氧等。过氧乙酸是一种高效速效消毒剂，具有漂白和腐蚀作用，性质不稳定，遇热、有机物、重金属离子、强碱等容易分解。浸泡消毒浓度为 0.2%~1.0%，10~20 分钟可杀灭细菌繁殖体，浓度 1% 5 分钟即可杀灭芽孢，环境消毒浓度为 0.2%~0.4%，作用时间 30~60 分钟，擦拭消毒常用浓度为 0.2%~0.3%，洗手浓度为 0.2% 溶液浸泡 1 分钟。

（4）含碘消毒剂 常用包括碘伏、碘酊、复合含碘消毒剂。应用于皮肤黏膜消毒，医疗器械应急处理。碘通过卤化作用，影响蛋白质代谢。此类消毒剂广谱无刺激性、无毒性、作用迅速而持久。

（5）醛类消毒剂 主要包括甲醛、戊二醛和邻苯二甲醛，适用于橡胶、塑料、精密仪器、内镜器械的消毒，不宜用作皮肤、黏膜消毒。此类消毒剂有广谱、速效等优点，可杀死细菌繁殖体及芽孢，也可用于肝炎病毒的消毒。

（6）杂环类气体消毒剂 常用有环氧乙烷、环氧丙烷，可用于医疗器械、纸张、皮毛、塑料、人造纤维、金属品等物品的消毒。环氧乙烷常温下为气体灭菌剂，可破坏病原体微生物的蛋白质代谢，具有活性高、穿透力强、不损害物品、无留残毒等优点。须密闭保存，防其毒性，防火防爆。

（7）其他消毒剂 如酚类（石炭酸、来苏、六氯酚等）、季铵盐类（新洁尔灭、消毒宁、消毒净等）和洗必泰等，这类消毒剂属于低效消毒剂，不能消灭细菌芽孢，适用于皮肤及医疗器械的消毒。

（六）各种物品的消毒

医院消毒是预防和控制医院感染及传染病传播的重要措施。必须遵照《医院消毒技术规范》执行。

1. 医疗器械的危险性分类及消毒原则 按对人体危害程度，医疗器械污染后分为高、中、低度危险品，采取的消毒方法不同。

（1）高度危险性物品 可与破损皮肤及黏膜直接接触或穿过皮肤及黏膜进入组织器官的物品，包括手术器械、穿刺针、输液器、注射针、导管、移植物及活检钳等，此类物品须采用灭菌法消毒。

（2）中度危险性物品 仅与皮肤及黏膜接触而不进入组织器官的物品，包括体胃肠道内镜、气管镜、喉镜、呼吸机管道等。此类物品须用中、高效消毒法，其中软式内镜须用高水平消毒。

（3）低度危险性物品 仅直接或间接接触健康无损的皮肤和黏膜，带有无害微生物，仅受到一定量致病菌污染才引起危害的物品，包括生活卫生用品、患者与医护人员生活及工作环境中的物品、诊疗物品等。此类物品低水平消毒即可，如被传染病病原体污染才须针对性消毒处理。

2. 各种物品常用消毒方法 除根据以上危险等级选择消毒方法外，还需根据污染微生物的种类、数量，物品的材质及性质选择具体的消毒方法，既要达到消毒的目的，也要考虑减少消毒过程中药剂对物品的损害。医院内各种物品常用消毒方法见表 11-1。

表 11-1 医院内各种物品常用消毒方法

消毒对象	科室	范围	消毒方式	有效期限
空气	临床	日常消毒	开窗通风	
			紫外线灯	
		终末消毒	过氧化氢	按产品说明书要求
物体表面	ICU、手术室、婴儿室、病房、各实验室	日常消毒	500mg/L 含氯消毒剂	现用现配，24 小时有效
		多重耐药菌	400~700mg/L 含氯消毒剂每日 ≥2 次	现用现配
		婴儿室	75% 酒精	按产品说明书要求，连续使用不超过 7 日
	临床、医技	治疗室、换药室、器械间、非侵入性仪器表面、护士站	250mg/L 含氯消毒剂	现用现配，24 小时有效
			75% 酒精	按产品说明书要求，连续使用不超过 7 日
			消毒湿巾	
	临床	走廊、病房	500mg/L 含氯消毒剂	现用现配，24 小时有效
	临床、医技	办公室	日常清水	
			消毒湿巾	

续表

消毒对象	科室	范围	消毒方式	有效期限
地面	临床、医技	日常	500mg/L 含氯消毒剂	
		患者呕吐物、大出血、标本遗洒	先用吸湿材料擦除污物，再用 500mg/L 含氯消毒剂	现用现配，24 小时有效
皮肤	临床	注射、穿刺、采血部位	碘伏、碘酊、75% 乙醇	按产品说明书要求，连续使用不超过 7 日
			复方季铵盐	按产品说明书要求
			≥ 2g/L 氯己定乙醇（70% 体积分数）消毒液	按产品说明书要求
			洗必泰	开启后 7 日
		手术部位	碘伏、碘酊	按产品说明书要求，连续使用不超过 7 日
			≥ 2g/L 氯己定乙醇（70% 体积分数）消毒液	按产品说明书要求
			有效碘 500mg/L 消毒液	按产品说明书要求，连续使用不超过 7 日
		黏膜或伤口创面冲洗	≥ 2g/L 氯己定水溶液	按产品说明书要求
			3% 过氧化氢	按产品说明书要求
器械	血液净化中心	透析机内管路	柠檬酸	按产品说明书要求
	内镜中心供应室	内镜	2% 戊二醛	按产品说明书要求
			邻苯二甲醛	按产品说明书要求
			过氧乙酸	按产品说明书要求
			二氧化氯	按产品说明书要求
			酸性氧化电位水	流动浸泡
			含氯消毒剂	按产品说明书要求

（七）医务人员手的清洁与消毒

手卫生，为医务人员在从事职业活动过程中的洗手、卫生手消毒和外科手消毒的总称。规范的手卫生是防止病原体传播的最简单、最重要手段之一。手上微生物可分为常居菌和暂居菌。常居菌是能从大部分人体皮肤上分离出来的微生物，是皮肤上持久的固有寄居菌，机械清洗不容易去除，如凝固酶阴性葡萄球菌、棒状杆菌类、丙酸菌属、不动杆菌属等，一般情况下不致病，在一定条件下能引起导管相关感染和手术部位感染等。暂居菌是寄居在皮肤表层，常规洗手容易清除的微生物。直接接触患者或被污染的物体表面时可获得，可随时通过手传播，与医院感染关系密切。工作人员的手是院内感染传播病原体的重要媒介，因此，正确规范的洗手技术和消毒方法至关重要。手卫生的方法和步骤按照《医务人员手卫生规范》中的相关要求进行。

1. 洗手与卫生手消毒

（1）洗手，是医务人员用流动水和洗手液（肥皂）揉搓冲洗双手，去除手部皮肤污垢、碎屑和部分微生物的过程。卫生手消毒，是医务人员用手消毒剂揉搓双手，以减少手部暂居菌的过程。

（2）当手部有血液或其他体液等肉眼可见污染时，应该进行洗手。

当出现以下情况时，医务人员应该洗手和（或）使用手消毒剂进行卫生手消毒：①接触患者前。②清洁、无菌操作前，包括进行侵入性操作前。③暴露患者体液风险后，包括接触患者黏膜、破损皮肤或伤口、血液、体液、分泌物、排泄物、伤口辅料等之后。④接触患者后。⑤接触患者周围环境后，包括接触患者周围的医疗相关器械、用具等物体表面后。

当出现以下情况时，医务人员应该先洗手，然后进行卫生手消毒：①接触传染病患者的血液、体液和分泌物，以及被传染性病原微生物污染的物品后。②直接为传染病患者进行检查、治疗、护理或处理传染患者污物之后。

手部没有肉眼可见污染时，宜使用手消毒剂进行卫生手消毒。此外，戴手套不能代替手卫生。

2. 外科手消毒 外科手消毒，是外科手术前医护人员用流动水和洗手液揉搓冲洗双手、前臂至上臂下 1/3，再用手消毒剂清除或者杀灭手部、前臂至上臂下 1/3 暂居菌和减少常居菌的过程。外科手消毒应遵循以下原则：先洗手，后消毒；不同患者手术之间、手套破损或手被污染时，应重新进行外科手消毒。

（八）消毒效果的监测

消毒后直接使用物品应定期检测，怀疑有污染时随时检测。检测方法及结果应符合《医院消毒卫生标准》。

（1）医疗用品消毒效果的监测 高度危险性医疗器械应无菌；中度危险性器材菌落数应 ≤ 20 CFU/ 件（CFU/g 或 CFU/100cm²）并不得检出致病性微生物；低度危险性医疗器械应 ≤ 200 CFU/ 件（CFU/g 或 CFU/100cm²）并不得检出致病性微生物。

（2）压力蒸汽灭菌效果的监测 包括物理监测法、化学监测法、生物监测法和 B–D 测试，主要为生物监测法和化学监测法。生物监测法应用含标准嗜热脂肪杆菌芽孢菌片作为指示剂。化学检测法即利用化学指示卡或胶带根据其颜色和性状改变来判断。

（3）消毒液的监测 消毒液的有效成分含量依照产品企业标准进行检测，也可使用经国家卫生行政部门批准的消毒剂浓度试纸（卡）进行监测。使用中灭菌消毒液无菌生长；使用中皮肤黏膜消毒液染菌量 ≤ 10 CFU/mL，其他使用中消毒液染菌量 ≤ 100 CFU/mL。

（4）紫外线灯的监测 开启紫外线灯 5 分钟后，将指示卡置于紫外灯下垂直距离 1 米处，有图案一面朝上，照射 1 分钟，紫外线照射后，观察指示卡色块的颜色，将其与标准色块比较，读出照射强度值。使用中紫外线灯辐照强度 ≥ 70 μW/cm² 为合格；30 W 高强度紫外线新灯的辐照强度 ≥ 180 μW/cm² 为合格。测定时电压 220 ± 5V，温度 20~25℃，相对湿度 < 60%，紫外线辐照计应在计量部门检定的有效期内使用；指示卡应获得卫生部门消毒产品卫生许可批件，并在有效期内使用。

（5）餐具消毒效果的监测 采用灭菌棉拭子或灭菌滤纸于消毒后使用前进行监测，大肠菌群和沙门菌均不得检出。

（6）卫生洁具消毒效果监测 布巾、地巾等物品可用无菌剪取的方法，将剪下的材料直接投入相应的中和剂中送检。未检出致病菌为合格。

（7）医院医用织物消毒效果监测 用浸湿无菌采样液的棉拭子在规格板内进行采样。细菌菌落总数 ≤ 200 CFU/100cm²，不得检出大肠埃希菌群、金黄色葡萄球菌。

（九）医院内各类环境，空气、物体表面、医务人员手的消毒卫生标准

具体标准见表 11-2。

表 11-2　各类环境中细菌菌落总数卫生标准

环境类别	范围	空气CFU/m³	空气CFU/m³	物体表面CFU/cm²
Ⅰ类	层流洁净手术室 其他洁净场所	符合 GB50333 要求 ≤ 4.0（30 分钟）	≤ 150	≤ 5
Ⅱ类	普通手术室、产房、新生儿室、导管室、保护性隔离室、烧伤病房、重症监护病房	≤ 4.0（15 分钟）		≤ 5
Ⅲ类	母婴同室、血液透析中心、供应室检查包装灭菌区和无菌物品存放区、各类普通病房和房间	≤ 4.0（5 分钟）		≤ 10
Ⅳ类	普通门急诊及其检查、治疗室、感染性疾病科门诊及病区	≤ 4.0（5 分钟）		≤ 10
医务人员手	卫生手			≤ 10
	外科手			≤ 5

注：除表内要求外，不得检出乙型溶血性链球杆菌、金黄色葡萄球菌及其他致病微生物。母婴同室、早产儿室、婴儿室、新生儿室及儿科病房不得检出沙门菌。

二、传染病的隔离

（一）隔离的概念

隔离（isolation）是指采用各种方法、技术，防止病原体从患者及携带者传播给他人的措施。这是控制传染病流行的一项重要内容和措施。应针对不同传染病的病原学和流行病学特点，采取相应的隔离措施和隔离检疫期限。对于不明原因的突发传染病，有效的隔离措施在控制其进一步扩散方面起着决定性的作用。

（二）不同传播途径疾病的隔离与预防

1. 标准预防与隔离原则

（1）标准预防，针对医院所有患者和医务人员采取的一组预防感染措施。包括手卫生，根据预期可能的暴露选用手套、隔离衣、口罩、护目镜或防护面屏，以及安全注射。也包括穿戴合适的防护用品处理患者环境中污染的物品与医疗器械。

标准预防基于患者的血液、体液、分泌物（不包括汗液）、非完整皮肤和黏膜均可能含有感染性因子的原则。

（2）在标准预防的基础上，医院应根据疾病的传播种类（接触传播、飞沫传播、空气传播和其他途径传播），结合本院的实际情况，制定相应的隔离与预防措施。

（3）隔离病室应有隔离标志，并限制人员的出入。黄色为空气传播的隔离，粉色为飞沫传播的隔离，蓝色为接触传播的隔离。

（4）同种传染病患者可同室隔离，可疑传染病患者应分开单间隔离。

2. 接触传播的隔离与预防　接触经接触传播的疾病，如肠道感染、多重耐药菌感染、皮肤感染等，在标准预防的基础上，还应采用接触传播的隔离与预防。

3. 空气传播的隔离与预防　接触经空气传播的疾病，如肺结核、水痘等，在标准预防的基础

上，还需采用空气传播的隔离和预防。

4.飞沫传播的隔离与预防 接触经飞沫传播的疾病，如百日咳、白喉、流行性感冒、病毒性腮腺炎、流行性脑脊髓膜炎等，在标准预防的基础上，还应采用飞沫传播的隔离预防。

5.其他传播途径疾病的隔离与预防 根据疾病的特性，应采取相应的隔离与防护措施，常见传染病传染源、传播途径、隔离与预防要求，见表11-3。

表 11-3 常见传染病传染源、传播途径及隔离预防

疾病名称		传染源	传播途径				隔离预防						
			空气	飞沫	接触	生物媒介	口罩	帽子	手套	防护镜	隔离衣	防护服	鞋套
病毒性肝炎	甲型、戊型	潜伏期末期和急性期患者			+		±	±	+		+		
	乙型、丙型、丁型	急性和慢性患者及病毒携带者			#		±	±	+				
麻疹		患者	+	++	+		+	+	+		+		
流行性腮腺炎		早期患者和隐性感染者		+			+	+					
脊髓灰质炎		患者和病毒携带者		+	++	苍蝇、蟑螂	+	+	+		+		
流行性出血热		啮齿类动物、猫、猪、狗、家兔	++		+		+	+	+		±	±	
狂犬病		患病或隐性感染的犬、猫、家畜和野兽			+		+	+	+		+		
伤寒、副伤寒		患者和带菌者			+		±	±	+				
细菌性痢疾		患者和带菌者			+			±	+		+		
霍乱		患者和带菌者			+				+		+		+
猩红热		患者和带菌者		++	+		+	+	+		+		
白喉		患者、恢复期或健康带菌者		++			+	+	±				
百日咳		患者		+			+	+	±				
流行性脑脊髓膜炎		患者和脑膜炎双球菌携带者		++			+	+	+		±		
鼠疫	肺鼠疫	感染了肺鼠疫杆菌的啮齿类动物和患者		++	+	鼠蚤	+	+	+		±		
	腺鼠疫	感染了肺鼠疫杆菌的啮齿类动物和患者			+	鼠蚤	±	+	+		+		
炭疽		患病的食草类动物和患者		+	+		+	+	+		+		
流行性感冒		患者和隐性感染者		+	+		+	+	+				
肺结核		开放性肺结核患者	+	++			+	+	±		+		
SARS		患者		++	+		+	+	+		+	+	+
HIV		患者和病毒携带者			●				+		+		
手足口病		患者和隐性感染者		+	+		+	+	+		+		
梅毒		梅毒螺旋体感染者			●				+		+		
淋病		淋球菌感染者			■				+		+		
人感染高致病性禽		病禽、健康带毒的禽		+	+		+	+	+		±	+	+

注1：在传播途径一列中，"+"：其中传播途径之一；"++"：主要传播途径；"#"：为接触患者的血液、体液而传播；"●"：为性接触或接触患者的血液、体液而传播；"■"：为性接触或接触患者分泌物污染的物品而传播。

注2：在隔离预防一列中，"+"：应采取的防护措施；"±"：工作需要可采取的防护措施。

（三）隔离的期限

传染病患者的隔离期限原则是根据传染病的最长传染期而确定的，同时应根据临床表现和微生物检验结果来决定是否可以解除隔离。某些传染病患者出院后应追踪观察。

（四）医护人员防护用品的使用

医用防护用品包括医用外科口罩、医用防护口罩、护目镜、防护面罩、无菌手套、隔离衣、防护服等，具体穿脱方法可参照《医院隔离技术规范》进行。

I 常见传染病的潜伏期、隔离期和检疫期

附表 1　常见传染病的潜伏期、隔离期和检疫期

疾病名称		潜伏期（日）		隔离时间	接触者检疫期及处理
		一般	最短~最长		
病毒性肝炎	甲型	30	15~45	发病起隔离 21 日	密切接触者检疫 45 日，接触后 2 周内注射丙种球蛋白
	乙型	60~90	28~180	急性期应隔离到 HBsAg 阴转，恢复者不转阴按携带者处理	检疫 45 日，接种乙肝疫苗
	丙型	60	15~180	急性期应隔离到病情稳定，恢复者按携带者处理	无须隔离
	丁型		30~140	RNA、HDV RNA 转阴	同乙肝
	戊型	40	15~75	自发病日起隔离 3 周	检疫期 60 日
脊髓灰质炎		5~14	3~35	自发病日起至少隔离 40 日，第 1 周呼吸、消化道隔离	医学观察 20 日
霍乱		1~3	4 小时 ~6 日	症状消失后，隔日一次大便培养连续 3 次阴性	医学观察 5 日，便培养 3 次阴性并服药预防
细菌性痢疾		1~3	数小时 ~7 日	症状消失后隔日一次便培养，连续两次阴性	医学观察 7 日
伤寒		8~14	3~60	体温正常后 15 日或症状消失后 5 日、10 日便培养两次阴性	医学观察 23 日
副伤寒甲、乙		6~10	2~15		医学观察 15 日
副伤寒丙		1~3	2~15		医学观察 15 日
阿米巴痢疾		7~14	2 日 ~1 年	症状消失后连续三次粪便检查溶组织阿米巴滋养体及包囊阴性	饮食工作者发现溶组织阿米巴滋养体及包囊应调离工作
流行性感冒		1~3	数小时 ~4 日	退热后 48 小时解除隔离	医学观察 3 日，发现发热等症状应早期隔离
麻疹		8~12	6~21	至出疹后 5 日，合并肺炎至出疹后 10 日	易感者医学观察 21 日；接触者可肌内注射丙种球蛋白
风疹		18	14~21	至出疹后 5 日解除隔离	一般不检疫；对孕妇尤其怀孕 3 个月内者，可肌内注射丙种球蛋白
流行性腮腺炎		14~21	8~30	至腮腺完全消肿，约 21 日	一般不检疫，幼儿园和部队密切接触者医学观察 30 日
流行性脑脊髓膜炎		2~3	1~10	至症状消失后 3 日，但不少于发病后 7 日	医学观察 7 日，可做咽拭子培养，密切接触的儿童可服磺胺或利福平预防

续表

疾病名称	潜伏期（日）		隔离时间	接触者检疫期及处理
	一般	最短~最长		
白喉	2~4	1~7	症状消失后连续两次咽培养阴性或症状消失后 14 日	医学观察 7 日
猩红热	2~5	1~12	至症状消失后。咽培养连续 3 次阴性或发病后 7 日	医学观察 7~12 日，可作咽培养
百日咳	7~10	2~23	至痉咳后 30 日或发病后 40 日	医学观察 21 日，儿童可用红霉素预防
传染性非典型肺炎	4~7	2~21	隔离期 3~4 周	接触者隔离 3 周，流行期间来自疫区人员医学观察 2 周
人感染高致病性禽流感	2~4	1~7	体温正常，症状消失，胸部 X 线影像检查显示病灶明显吸收 7 日以上	密切接触者医学观察期限为最后一次暴露后 7 日
流行性乙型脑炎	7~14	4~21	防蚊设备室里隔离至体温正常	无须检疫
森林脑炎	10~15	7~30	不隔离	无须检疫
流行性斑疹伤寒	10~14	5~23	彻底灭虱隔离至退热后 12 日	彻底灭虱后医学观察 14 日
地方性斑疹伤寒	7~14	4~18	隔离至症状消失	不需要检疫，进入疫区被蜱咬伤者可服多西环素预防
羌虫病	10~14	4~20	不需隔离	无须检疫
虱传回归热	7~8	2~14	彻底灭虱隔离至退热后 15 日	彻底灭虱后医学观察 14 日
流行性出血热	14~21	4~60	隔离至退热	无须检疫
艾滋病	15~60	9 日~10 年以上	HIV 或 P24 核心蛋白消失	医学观察两周
腺鼠疫	2~4	1~12	隔离至肿大的淋巴结消失，鼠疫败血症症状消失后培养 3 次阴性	接触者可服用四环素或 SD 预防，发病地区进行疫区检测
肺鼠疫	1~3	3 小时~3 日	就地隔离至症状消失后培养连续 6 次阴性	同腺鼠疫
狂犬病	1~3 个月	4 日~10 年	至症状消失	可疑狂犬病或犬类咬伤应注射疫苗和血清
布鲁氏菌	14	7~360	可不隔离	无须检疫
炭疽	1~4	0.5~12	症状消失，溃疡愈合，分泌物或排泄物培养两次（间隔 5 日）阴性	医学观察 12 日
淋病	1~5		性接触隔离	对性伴侣检查
梅毒	14~28	10~90	不隔离	对性伴侣进行检查
间日疟	10~15	11~25	病室应防蚊、灭蚊	无须检疫
恶性疟	7~12		病室应防蚊、灭蚊	无须检疫
三日疟	20~30	8~45	病室应防蚊、灭蚊	无须检疫
班氏丝虫病	约 1 年		病室应防蚊、灭蚊	无须检疫
马来丝虫病	约 12 周			
黑热病	3~5 个月	10 日~2 年	病室应防蚊、灭蚊	无须检疫
埃博拉出血热	8~10	2~21	隔离至病毒检测阴性	医学观察 21 日
寨卡病毒病	2~7	3~12	血液核酸连续检测两次阴性，病程不少于 10 日	隔离措施 10 日以上

Ⅱ　常见传染病的预防接种

附表 2　常见疫苗接种办法

制品名称	性质	接种对象	接种剂量和方法	免疫期与复种	保存和效期
脊灰灭活疫苗	死/自病毒	2 月龄以上婴幼儿为主，其他年龄亦可	2 月龄、3 月龄各接种 1 剂，肌内注射，每次 0.5mL	免疫期 3 年以上	2~8℃避光，严禁冷冻，有效期 36 个月
脊灰减毒活疫苗	活/自病毒	4 月龄以上婴幼儿	4 月龄 1 剂，口服，糖丸剂型每次 1 粒；液体剂型每次 2 滴（约 0.1mL）	免疫期 3~5 年，4 岁时加强 1 次	-20℃保存 24 个月，2~10℃保存 5 年，20~22℃保存 12 天，30~32℃保存 2 天
麻疹活疫苗	活/自病毒	主要为 8 个月以上的易感儿童	三角肌下缘附着处皮下注射 0.2mL	免疫期 4~6 年以上，7 岁时加强 1 次	2~10℃暗处，液体疫苗有效期 2 个月，冻干疫苗有效期 1 年，开封后应在 1 小时内用完
乙型脑炎减毒活疫苗	活/自病毒	8 月龄~2 岁儿童及非流行区进入流行区人群	8 月龄、2 周岁各接种 1 剂，皮下注射，每次 0.5mL	免疫期 1 年	2~8℃的暗处保存，有效期 18 个月
乙型脑炎灭活疫苗	死/自病毒	8 月龄以上儿童及非流行区进入流行区人群	8 月龄接种 2 剂，间隔 7~10 天，肌内注射，每次 0.5mL	免疫期 1 年，2 周岁、6 周岁各接种 1 剂，肌内注射，每次 0.5mL	2~8℃的避光保存，有效期 2 年
流感灭活疫苗	死/自病毒	≥6 月龄愿意接种流感疫苗且无接种禁忌证	6 月龄~8 岁儿童：首次接种者，接种 2 剂次，间隔 ≥4 周，肌内注射，6~35 月龄每剂次 0.25mL，36 月龄~8 岁每剂次 0.5mL；既往接种过流感疫苗的接种 1 剂，6~35 月龄每剂次 0.25mL，36 月龄~8 岁每剂次 0.5mL	免疫期 6~10 个月	2~8℃暗处保存，严禁冻结，有效期 12 个月
流感减毒活疫苗	活/自病毒	3~17 岁愿意接种流感疫苗且无接种禁忌证	肌内注射，接种 1 剂，0.2mL	免疫期 6~10 个月	2~8℃暗处保存，严禁冻结，有效期 12 个月
甲型肝炎减毒活疫苗	活/自病毒	18 月龄以上甲型肝炎易感者	18 月龄接种 1 剂，皮下注射，0.5mL	免疫期 4 年以上	2~8℃避光保存，严禁冻结，有效期 24 个月
甲型肝炎灭活疫苗	死/自病毒	18 月龄以上甲肝易感者	18 月龄、24 月龄各接种 1 剂，肌内注射，15 岁以下每次 0.5mL，15 岁以上每次 1mL	免疫期 4 年以上	2~8℃避光保存，严禁冻结，有效期 42 个月
重组乙型肝炎疫苗	自/抗原	新生儿、婴幼儿、15 岁以下未免疫人群和高危人群	全程接种需 3 针，按照"0-1-6 个月"程序。①新生儿：出生后 24 小时内接种第 1 针，1 月龄和 6 月龄时接种第 2 针和第 3 针；上臂外侧三角肌或大腿前外侧中部肌内注射。使用重组酵母乙型肝炎疫苗，每针次 10μg，不论母亲 HBsAg 阳性与否；使用重组 CHO 细胞乙型肝炎疫苗，HBsAg 阴性母亲所生新生儿每针次 10μg，HBsAg 阳性母亲所生新生儿每针次 20μg。HBsAg 阳性母亲所生新生儿需在出生后 12 小时内不同部位注射 1 剂 HBIG。②15 岁以下未免疫人群：0、1、6 个月各上臂三角肌中部肌内注射 20μg，免疫功能低下者可增加疫苗接种剂量（如 60μg）和针次	注射后抗体产生不佳者加强免疫，再接种 1 针 60μg 或 3 针 20μg，如仍无应答者可再接种 1 针 60μg。有抗体应答者免疫期一般可达 30 年。对高危人群应检测抗-HBs，如 ＜10 IU/mL，可给予加强免疫	2~8℃避光保存，严防冻结，有效期 2 年

续表

制品名称	性质	接种对象	接种剂量和方法	免疫期与复种	保存和效期
森林脑炎疫苗	死/自/病毒	重点使用于本病流行地区人群，进入该区的非流行区者也可用	皮下注射2次，相隔7~10天，2~6岁每次0.5mL，7~9岁每次1mL，10~15岁每次1.5mL，16岁以上每次2.0mL	免疫期1年，每年加强注射1次，16岁以上3mL，2~15岁剂量同初种	2~10℃暗处保存，有效期8个月，25℃以下，有效期1个月
狂犬病疫苗	死/自/病毒	狂犬病Ⅱ和Ⅲ级暴露者和接触狂犬病病毒的实验室工作人员、可能涉及狂犬病病例管理的医护人员、狂犬病病例的密切接触者、兽医、猎人、动物驯养师、经常接触动物的农学院学生等高风险人群	①狂犬病Ⅱ和Ⅲ级暴露者暴露后预防：5针免疫程序，第0、第3、第7、第14和第28天各接种1剂，肌内注射，2岁及以上人群接种于上臂三角肌；2岁以下幼童大腿外侧上1/3处。"2-1-1"免疫程序：第0天接种2剂（左、右上臂三角肌各接种1剂），第7和第21天各接种1剂。每剂次0.5mL。②高风险人群暴露前免疫：第0天和7天分别肌内注射1剂。免疫功能低下者第0天、第7天，以及第21、第28天分别肌内注射1剂	免疫期3个月。免疫接种过程中或上次免疫程序最后1针完成后3个月内再次暴露者，无须加强免疫；全程免疫后3个月及以上再次暴露者，应加强注射2次，第0天和第3天各接种1剂	2~8℃避光保存，严禁冻结，冻干疫苗复溶后立即使用，如需保存，在2~8℃环境下不得超过6~8小时；有效期18个月
黄热病冻干疫苗	活/自/病毒	出国进入流行区或从事黄热病研究的人员	以无菌生理盐水5mL溶解后，皮下注射0.5mL，水溶液保持低温，1小时内用完	免疫期10年	-20℃有效期1年半，2~10℃有效期6个月
流行性斑疹伤寒疫苗	死/自/立克次体	重点使用于本病流行地区人群	皮下注射3次，相隔5~10天，15岁以上分别注射0.5mL、1.0mL、1.0mL、15岁以下0.3~0.4mL、0.6~0.8mL、0.6~0.8mL	免疫期1年，每年加强注射1次，剂量同第3针	2~10℃暗处保存，有效期1年，不得冻结
钩端螺旋体菌苗	死/自/螺旋体	流行地区7岁以上的人群及进入该地区的人员	皮下注射2次，相隔7~10天，剂量分别为1.0mL、2.0mL；7~13岁用量减半	接种后1个月产生免疫力。免疫维持1年，每年复种	2~8℃暗处保存，有效期1年半
卡介苗	活/自/细菌	3个月以内婴儿	出生时皮内注射0.1mL	免疫期5~10年，3月龄~3岁儿童结核菌素试验阴性者加强1次，皮内注射0.1mL	2~8℃避光保存，使用时应注意避光，有效期24个月
霍乱菌苗	死/自/细菌	根据疫情安排，重点为环境卫生及饮食业工作人员、医务人员及水上居民	皮下注射2次，相隔7~10天，6岁以下0.2mL、0.4mL；7~14岁0.3mL、0.6mL；15岁以上0.5mL、1.0mL	免疫期3~6个月，每年加强注射1次，剂量同第2针	2~10℃，有效期1年半
伤寒、副伤寒甲、乙三联菌苗	死/自/细菌	重点使用于部队、水路口岸及沿线人员、环境卫生及饮食业工作人员	皮下注射3次，相隔7~10天，1~6岁0.2mL、0.3mL、0.3mL；7~14岁0.3mL、0.5mL、0.5mL；15岁以上0.5mL、1.0mL、1.0mL	免疫期1年，每年加强注射1次，剂量同第3针	2~10℃暗处，有效期1年
霍乱、伤寒、副伤寒甲、乙四联菌苗	死/自/细菌	同上	同上	同上	同上

续表

制品名称	性质	接种对象	接种剂量和方法	免疫期与复种	保存和效期
布鲁菌苗	活／自／细菌	疫区人群在产羔季前 2~4 个月接种，布鲁菌素阳性反应者可不接种	菌苗用 0.5mL 灭菌生理盐水溶解（每滴 0.05mL）后，采用皮上划痕法接种：儿童划 1 个 1~1.5cm 长的"#"字，滴 1 滴；成人划 2 个"#"字，滴 2 滴，2 滴相距 2~3cm，严禁注射	免疫期 1 年，每年接种 1 次	2~10℃暗处保存，有效期 1 年
鼠疫菌苗	活／自／细菌	重点使用于本病流行地区人群，非流行区人员接种 10 天后才能进疫区	皮上划痕法：剂量每人 0.05mL，划痕长 1~1.5cm，2~6 岁划 1 个"#"字，7~13 岁划 2 个"#"字，14 岁以上 3 个"#"字，相隔 2~3cm，严禁注射	同上	同上
炭疽菌苗	活／自／细菌	本病常发地区人群、牧民、屠宰、皮毛、制革人员及兽医	皮上划痕法：滴 2 滴菌苗于上臂外侧，相距 3~4cm，每滴做"#"字划痕，长 1~1.5cm	同上	2~10℃暗处保存，有效期 2 年，25℃以有效期 1 年
A 群脑膜炎球菌多糖疫苗	死／自／细菌	6 个月~15 岁以下儿童及少年，流行区成人	6 月龄、9 月龄各接种 1 剂，皮下注射，每次 0.5mL	免疫期 1 年	2~8℃避光保存，严禁冻结，有效期 24 个月
A 群 C 群脑膜炎球菌多糖疫苗	死／自／细菌	3 周岁以上儿童及成人	3 周岁、6 周岁各接种 1 剂，皮下注射，每次 0.5mL	尚不明确	2~8℃避光保存，严禁冻结，有效期 24 个月
麻疹腮腺炎风疹联合减毒活疫苗	活／自／病毒	8 个月以上的易感儿童为主	8 月龄、18 月龄各 1 剂，皮下注射，0.5mL	免疫期 11 年	2~8℃避光保存，严禁冻结，有效期 18 个月
腮腺炎疫苗	活／自／病毒	8 个月龄以上易感者	三角肌皮下注射 0.5mL	免疫期 10 年	2~8℃或 0℃以下保存，有效期 1 年半
吸附精制白喉类毒素	自／类毒素	6 个月龄~12 岁儿童	皮下注射 2 次，每次 0.5mL，相隔 4~8 周	免疫期 3~5 年，第 2 年加强注射 1 次 0.5mL，以后每 3~5 年注射 1 次，0.5mL	25℃以下暗处，不可冻结，有效期 3 年
吸附精制破伤风类毒素	自／类毒素	发生创伤机会较多的人群	全程免疫：第 1 年注射 2 次，相隔 4~8 周 0.5mL，第 2 次 1 次，0.5mL，均肌内注射	免疫期 5~10 年，加强注射一般每 10 年注射 1 次 0.5mL	25℃以下暗处，不可冻结，有效期 3 年半
吸附无细胞百白破联合疫苗	死／自／细菌和类毒素	3 个月至 6 岁儿童	3 月龄、4 月龄、5 月龄、18 月龄各接种 1 剂，肌内注射，每次 0.5mL	免疫期 3~5 年，6 岁时用白喉破伤风联合疫苗加强免疫 1 次	2~8℃避光保存，严禁冷冻，有效期 24 个月
吸附白喉破伤风联合疫苗	死／自／类毒素	6 岁以上儿童	6 周岁 1 剂，肌内注射，0.5mL	免疫期 3~5 年	2~8℃避光保存，严禁冷冻，有效期 36 个月
精制白喉抗毒素	被／抗毒素	①白喉患者。②未做过白喉类毒素全程免疫的密切接触者	治疗：依病情决定 3 万~10 万 U 肌内注射或静脉注射；预防：1 次皮下注射或肌内注射 1000~2000U 可与类毒素 0.5mL 联合使用，同时分两处皮下注射	免疫期 3 周	2~10℃，液状制品有效期 2~3 年，冻干制品 3~5 年

续表

制品名称	性质	接种对象	接种剂量和方法	免疫期与复种	保存和效期
精制破伤风抗毒素	被/抗毒素	①破伤风患者。②受伤后有发生破伤风危险者	治疗：首次肌内注射或静脉注射5万~20万U，儿童与成人量同，新生儿24小时内用半量，以后视病情决定追加用量和间隔 预防：1次皮下注射或肌内注射1500~3000U，儿童与成人量相同	免疫期3周	2~10℃，液状制品有效期3~4年，冻干制品5年
多价精制气性坏疽抗毒素	被/抗毒素	受伤而有发生气性坏疽可能者及患者	治疗：3万~5万U静脉注射，同时适量注射伤口周围组织内，以后依病情而定；预防：1次皮下或肌内注射1万U	免疫期3周	同上
精制肉毒抗毒素	被/抗毒素	确定或可疑肉毒中毒患者	治疗：1万~2万U肌内注射或静脉注射，以后依病情而定；预防：1次皮下注射或肌内注射1000~2000U	免疫期3周	同上
人狂犬病免疫球蛋白	被/免疫血清	狂犬病Ⅲ级暴露及严重免疫功能缺陷的Ⅱ级暴露者	首次暴露者疫苗接种后立刻使用，最迟不超过首剂疫苗接种后7天；最大剂量20IU/kg，全部直接浸润注射在伤口周围，黏膜暴露者滴/涂在黏膜上，不得与狂犬病疫苗注射在同一部位	免疫期3周	2~8℃避光保存，严禁冻结，有效期12个月
精制抗狂犬病血清	被/免疫血清	同上	皮试阴性后使用，最大剂量40IU/kg。注射部位，使用时间同上	免疫期3周	2~10℃，液状制品有效期3~4年，冻干制品5年
乙型肝炎免疫球蛋白	被/免疫球蛋白	HBsAg阳性母亲所产新生儿，医源性或意外受HBsAg阳性血暴露者	①新生儿：HBsAg阳性母亲所生新生儿出生后12小时内，越早越好，肌内注射100IU（同时在不同部位接种1剂次乙肝疫苗）。②医源性或意外暴露者：如未接种过乙肝疫苗，或接种过乙肝疫苗但抗-HBs＜10mIU/mL，或抗-HBs水平不详的意外暴露者，24小时内，肌内注射200~400IU（同时在不同部位接种1剂次乙肝疫苗，并按"0-1-6个月"程序接种乙肝疫苗，每剂次20μg	免疫期2个月	2~8℃避光保存，有效期24个月
人丙种球蛋白	被/球蛋白	丙种球蛋白缺乏症患者，甲型肝炎密切接触者	治疗丙种球蛋白缺乏症：每次肌内注射0.5mL/kg； 预防甲型肝炎：儿童1次肌内注射0.05~0.1mL/kg（成人每次3mL）； 预防麻疹：1次肌内注射0.05~1.5mL/kg（儿童最大量每次6mL）	免疫期3周	2~10℃，有效期2年半
新型冠状病毒灭活疫苗（Vero细胞）	自/死病毒	3岁以上，无接种禁忌	基础免疫2剂次，每剂间隔≥3周；加强免疫1剂次，与第二剂次间隔≥6个月，每次0.5mL		2~8℃避光保存，避免冻结，有效期24个月

Ⅲ 医防融合与疫情防控

医疗和预防是医疗卫生工作的重要组成部分，由于学科分离、体系割裂以及缺乏密切合作，两大学科之间出现"裂痕"——临床医学与公共卫生脱节及公共卫生人才数量不足、结构不合理等问题，造成资源重复和浪费。医疗卫生工作中"重医轻防"观念日渐突出，各级医疗机构对于疾病预防重视程度不够，不利于维护国民的健康权益。由于学科分离、体系割裂以及长时间缺乏密切合作，医疗和预防之间出现缝隙，造成资源重复和浪费。医疗卫生工作中"重医轻防"的观念日渐突出，各级医疗机构对于疾病预防缺乏重视，这对于维护国民的健康权益极为不利。

近年来，随着深度老龄化带来的慢性非传染性疾病（下称慢性病）高发，以及新型冠状病毒感染疫情的暴发，"医防融合"的理念再次引起政府和学界的重视。加大公共卫生改革力度，完善公共卫生安全治理体系，创新医防协同机制是新时期面临的重要使命。国务院办公厅在《深化医药卫生体制改革 2022 年重点工作任务》中指出，要完善慢性病健康管理适宜技术和服务模式，推进基层慢性病医防融合管理等。新型冠状病毒感染疫情的出现，使"医防融合"体系建设更加迫切，弥合"医防裂痕"，促进"医防融合"，加强公共卫生人才队伍建设，对疫情防控具有重要意义。"医防融合"作为国家提倡的健康治理策略，是推进健康中国建设，加强公共卫生服务体系建设，实现"以治病为中心"向"以健康为中心"的重要抓手。公立医院承担疾病诊治和疫情防控的主要任务，是"医防融合"的重要着力点和落脚点，加强公共卫生人才队伍建设，做好"医防融合"，能够有效缓解医保支付的压力，并为社会发展提供健康资本。

一、"医防融合"的概念

字面上，"医防融合"是"医中有防"和"防中有医"，两者相互联系、相互协作，以更有效地应对健康问题。但是，疾病诊疗与疾病预防作为医疗服务体系和公共卫生服务体系的构成元素，片面地将"医防融合"理解为两个元素之间的融合是不准确的。"医防融合"应该理解为医疗服务与公共卫生服务的融合，即医疗、公共卫生相互渗透，融合为一体，强调两者在服务过程中的融合和有效衔接。此外，"医防融合"的目的是为居民提供更加完整的健康服务，目前面临的困境并非医疗服务质量问题，而是前端疾病预防力量薄弱，忽视影响健康的"上游因素"，导致常见病、多发病和重大疾病给卫生系统带来沉重负担。所以，"医防融合"必须突出预防的重要性，既要在健康教育、健康监测、免疫、控烟、疾病筛查等前端下功夫，也要在疾病诊疗、康复护理等后端融入疾病预防的理念。

因此，"医防融合"是指破除医疗服务体系和公共卫生服务体系之间的体制机制障碍，从组织管理、资源配置、业务流程、信息共享、队伍建设等多方面促进融合，在统一健康价值观的基础上，建立部门合作机制，使医疗服务与公卫服务有效衔接、协同发力，为居民提供全方位、全周期的健康服务，以达到预防疾病、防止健康问题恶化、提高健康水平等目标。具体来讲，医疗机构和公共卫生机构围绕着公民健康，提供高质量的医疗卫生服务。在医疗服务体系内贯彻三级预防的原则，在开展疾病诊疗的同时，提供防止疾病复发、恶化、健康风险控制等预防性服务；在提供公卫服务时，融入医疗服务的力量，为公共卫生工作提供专业和资源支持，使居民获得优质的健康促进、疾病预防等公共卫生服务。

新型冠状病毒感染疫情的暴发使公众认识到，不仅要在基层医疗机构的慢性病管理方面进行医防融合，传染病疫情防控同样需要医疗机构开展医防融合。因此，疫情防控形势下的"医防融合"也有新的内涵，即使医疗和公共卫生服务相互渗透、融为一体，特别是在医院和基层医疗机构内，通过建立良好的体制与运行机制，使医疗与公卫两者朝着有序方向融合、衔接，产生协同效应，使之面对突发重大疫情时能最大限度地发挥整体功能，保障公众生命健康。

二、医防融合的重要性

"医防融合"是将"治疗疾病"与"预防疾病"相结合，即医疗服务与公共卫生服务有机融合，真正实现"预防为主，防治结合"，促进预防与医疗协同发展的策略。"医防融合"更强调"防"，强调公共卫生服务工作的推进。"医防融合"对我国慢性病防治的管理起到了至关重要的作用，新型冠状病毒感染疫情使我们意识到"医防融合"对传染病防治的重要作用。

高质量的医疗卫生服务不仅仅是单纯的治疗行为，而是将预防性干预措施融入整个治疗过程中。因此，医疗服务与公共卫生体系的融合能让所有患者无缝获得健康促进、预防干预等公共卫生服务，这是卫生系统高质量发展的基本前提。医疗服务可为患者提供即时收益，所以，不论是政治还是资金方面，医疗体系都能得到强大支持，相比之下，公共卫生体系的发展一直处于弱势。因此，融合的体系能够为公共卫生的发展创造有利条件，提供比以往更多的社会关注、政治支持、财政资金。医防融合将会提升卫生系统的成本收益水平，显著降低常见病和多发病给个人和政府带来的沉重负担，加强现代化治理水平与能力。在考虑卫生系统的成本管理时，政府很多时候都是将重点放在行政人员成本居高不下的项目上，却容易忽略重点的"上游因素"，包括：一级预防中的营养教育、免疫、产前保健、体育锻炼、控烟以及提高人口素质等；二级预防中通过发现并早期介入危险人群的干预措施，例如血压筛查和血糖监测。因此，医疗服务与公共卫生相融合可以将上游因素、医疗服务以及下游因素串联起来，实现卫生系统高质量治理。

三、促进"医防融合"机制的策略

目前，我国面临着慢性病防控和传染病防控，尤其是新发传染病及重大传染病疫情应对的双重压力，仅仅依靠公共卫生机构来解决这些问题，力量有限，需要通过资源整合和机构协同，构建"医防融合"服务体系，提供整合型卫生服务。新型冠状病毒感染疫情暴发至今，我国疫情防控取得了积极成效，但其中也暴露出了公共卫生治理方面的诸多问题，尤其是应对突发急性传染病时，公共卫生与医疗之间协同配合不足，降低了疫情防控的效率，这是公共卫生与医疗长期割裂所展现的弊端，对此，建立应对突发新发传染病或重大疫情的"医防融合"机制至关重要。

1. 推动机构组织管理融合　要建立权力融合机制，即通过改变各层级医疗卫生机构的权力关系，完善决策机构，形成上下联动的工作机制，提升组织内部沟通决策的效率。公立医院内建立新发突发传染病"医防融合"领导小组，由医院和公共卫生机构领导担任组长，成员由各临床科室主任、公共卫生部门管理人员等组成，发生突发急性传染病时迅速启动领导小组工作，形成一个指挥有力、组织有序、响应及时的应急管理和决策组织。在此过程中，公共卫生机构和医疗机构目标统一，权责清晰，分工明确，双方合作贯穿急性传染病防控的全过程。

2. 实现筹资体系融合　要建立稳定的财政补偿机制，通过优化筹资结构和投入策略，形成对医疗机构公共卫生服务的合理补偿机制，提高公共卫生资金的供给效率和使用效率。要建立重大疫情协作投入机制，在面临重大疫情的情况下，通过健全投入机制，更好地引导公共卫生、基层机构与医院之间进行协同合作。

3. 实现人力资源融合　要建立融合激励机制，对融合过程中的新岗位执业人员的培养、准入、使用、待遇保障、考核评价等进行设计。此外，确定促进公卫和医疗系统的人员流动，提升人员配置效率的有效方式。要建立基层人员培养机制。必须特别关注如何充分发挥基层医疗卫生机构人员在预警监测、医疗救治等基础功能，提升其在启动重大疫情和突发公共卫生事件应对的作用和能力。还要建立学科融合机制。在医学院校中，设计医防融合的人才理论培养体系和实践的课程，促进公共卫生、医疗机构的人力资源在多部门的融合与协同。

4. 实现疫情防控与应急相融合　要建立公共卫生应急机制。在应对突发公卫事件中，从早期预警、联防联控到综合救治、恢复重建的阶段，通过服务融合与机构协同，建立预防为主的医疗卫生服务协同机制，加强"预防"与"救治"的衔接。要建立联防联控机制。通过构建政府各部门－社会－个人的多层次疫情应对系统，加强三个层次之间的整合、互动和协同，加强疫情应对的灵活性和反应性。基层医疗机构、公立医院和公共卫生机构之间加强沟通联系与信息共享，建立早期预警和响应机制，提高风险应对的灵活性和反应性。在此过程中，医疗机构充分发挥技术和能力优势，从个案诊断中及时、敏锐地识别风险，及时上报给公共卫生机构；公共卫生机构迅速反应，开展流行病学调查，准确研判风险，并采取相应的防控措施。

5. 实现信息共享、科学研究与实验室合作　要加强公共卫生机构、医疗机构和研究机构在科学研究等方面进行合作，打通信息共享、疾病控制、临床治疗的交流渠道，促进数据共享与成果转化，真正提高疾病预防与控制和重大疫情防控的能力。要建立国家实验室及各省分部，并设计有效的管理制度，确保在疫情暴发的时候实验室可以有效地为基础临床协调服务，在疫情监测分析、病毒溯源、防控救治、疫苗研发、资源调配等方面更好地发挥支撑作用。

6. 加强公立医院公共卫生人才队伍建设

（1）强化公共卫生服务意识，培养"医防融合"复合型人才　公立医院应建立完善的公共卫生事件应急处置体系，制定切实可行的应急预案，并定期进行应急演练，提高医护人员整体公共卫生应急处置能力。可建立"医防融合"工作委员会，以院领导为主要负责人，将临床科室和公共卫生管理部门负责人纳入领导小组，负责建立"医防融合"工作规划、设定具体工作流程，统筹安排"医防融合"工作，协调相关科室沟通渠道，监督考核工作完成情况。加大力度培养"医防融合"复合型人才，在现有人员配备的基础上，最大限度地保证医院公共卫生工作顺利开展。加强临床医护人员公共卫生系统培训，及时更新、普及、强化传染病防治相关知识培训，提高医务人员传染病鉴别诊断能力，强化公共卫生服务意识。

（2）调整公共卫生工作人员数量和结构　近年来，新型冠状病毒感染疫情对公立医院的运营产生了巨大影响，提高医院整体公共卫生管理水平，提高医务人员工作积极性，在加强"医防融合"复合型人才队伍建设的基础上，理顺公共卫生工作流程，合理调整公共卫生工作分工，加强各部门协同配合，提高医院公共卫生管理效率和水平具有重要意义。可在临床科室中抽调医院感染控制工作经验丰富的医护人员，负责定期对临床科室的公卫工作开展情况督导，并对发现的问题进行及时反馈。充分调动全院医务人员公共卫生知识技能学习积极性，变被动为主动，全面提升全院公共卫生综合管理水平。在提高公共卫生人才综合素质的基础上，定期邀请公共卫生专家到医院进行疫情防控经验分享，并实地指导医院公共卫生工作，弥补医院公卫工作缺陷，使公卫人员在经验分享中提升实践能力并运用于实际工作中。

7. 建立常态化联防联控机制 急性传染病疫情常态化防控阶段，公共卫生和医疗机构应分工明确、协同发力，实现服务、资源、队伍融合，加强"预防"和"救治"的衔接。公共卫生机构围绕着寻找传染源、切断传播途径和保护易感人群三个环节，降低发病率，医疗机构则发挥医疗救治功能，减少病死率，并为公共卫生机构提供技术和资源支持。另外，充分调动基层医疗机构的力量，发挥其健康指导、预警监测、医疗救治等功能，提高基层疫情防控和应对突发公共卫生事件的能力与水平。

Ⅳ 传染病病区的设置和管理

一、传染病病区的设置

病区指由一个护士站统一管理的多个病室（房）组成的住院临床医疗区域，与住院部公用区域或公用通道由门分隔。一般包括病室（房）、护士站、医生办公室、医务人员值班室、治疗室、污物间等。

根据患者获得感染危险性的程度，应将医院分为 4 个区域。同一等级分区的科室宜相对集中，传染病病区属于高危险区，宜相对独立，宜与普通病区和生活区分开。

二、设置原则

1. 医院传染病病区的设置应纳入医院总体建设规划，根据功能合理安排布局。

2. 传染病病区内部应严格设置防护分区，严格区分人流、物流的清洁与污染路线流程，采取安全隔离措施，严防交叉污染和感染。

3. 传染病病区的各类功能用房应具备良好的灵活性和可扩展性，做到可分可合，能适应公共卫生医疗救治需要。

三、总体卫生要求

1. 选址

（1）传染病病区与其他建筑、公共场所的间距应达到相应的国家标准。

（2）传染病病区应设置在医疗机构内独立区域，与普通病区相隔离。传染病病区应设有醒目的标志。

2. 布局

（1）病区内病房（室）、治疗室等各功能区域内的房间应布局合理，洁污分区明确。

（2）收治传染病患者的医院应具备隔离条件，独立设区，病房内通风良好。通风系统应区域化，防止区域间空气交叉污染。

（3）设施、设备应符合医院感染防控要求，应设有适于隔离的房间和符合《医务人员手卫生规范》要求的手卫生设施。

（4）治疗室等诊疗区域内应分区明确，洁污分开，配备手卫生设施；应保持清洁干燥，通风良好。没有与室外直接通风条件的房间应配置空气净化装置。

（5）新建、改建病房（室）宜设置独立卫生间，多人房间的床间距应大于 0.8 米，床单元之间可设置隔帘，病室床位数单排不应超过 3 床；双排不应超过 6 床。

3. 消毒

（1）应根据病区采用的消毒方法，按照《医疗机构消毒技术规范》要求开展相应监测。使用不稳定消毒剂如含氯消毒剂、过氧乙酸等时，应现配现用，并在每次配制后进行浓度监测，符合要求后方可使用。

（2）采用紫外线灯进行物体表面及空气消毒时，应按照《医疗机构消毒技术规范》的要求，监测紫外线灯辐照强度。

（3）怀疑医院感染暴发与空气、物体表面、医务人员手、消毒剂等污染有关时，应对空气、物体表面、医务人员手、消毒剂等进行监测，并针对目标微生物进行检测。

四、具体卫生要求

1. 呼吸道传染病病区的建筑布局与隔离要求

（1）适用于经呼吸道传播疾病患者的隔离。

（2）建筑布局　应设在医院相对独立的区域，分为清洁区、潜在污染区和污染区，设立两通道和三区之间的缓冲。缓冲间两侧的门不应同时开启，以减少区域之间空气流通。经空气传播疾病的隔离病区，应设置负压病室，病室的气压宜为 –30 Pa，缓冲间的气压宜为 –15 Pa。

（3）隔离要求

1）应严格服务流程和三区的管理。各区之间界线清楚，标识明显。

2）病室内应有良好的通风设施。

3）疑似患者应单独安置。

4）受条件限制的医院，同种疾病患者可安置于一室，两病床之间距离不少于 1.1 米。

2. 负压病室的建筑布局与隔离要求

（1）适用于经空气传播疾病患者的隔离。

（2）建筑布局　应设病室及缓冲间，通过缓冲间与病区走廊相连。病室采用负压通风，上送风、下排风；病室内送风口应远离排风口，排风口应置于病床床头附近，排风口下缘靠近地面但应高于地面 10cm。门窗应保持关闭。

1）病室送风和排风管道上宜设置压力开关型的定风量阀，使病室的送风量、排风量不受风管压力波动的影响。

2）负压病室内应设置独立卫生间，有流动水洗手和卫浴设施。配备室内对讲设备。

（3）隔离要求

1）送风应经过初、中效过滤，排风应经过高效过滤处理，每小时换气 6 次以上。

2）应设置压差传感器，用来检测负压值，或用来自动调节不设定风量阀的通风系统的送、排风量。病室的气压宜为 –30 Pa，缓冲间的气压宜为 –15 Pa。

3）应保障通风系统正常运转，做好设备日常保养。

4）一间负压病室宜安排一个患者，无条件时可安排同种呼吸道感染疾病患者，并限制患者到本病室外活动。

5）患者出院所带物品应进行消毒处理。

3. 感染性疾病病区的建筑布局与隔离要求

（1）适用于主要经接触传播疾病患者的隔离。

（2）建筑布局 应设在医院相对独立的区域，远离儿科病房、重症监护病房和生活区。设单独口和入、出院处理室。

（3）中小型医院可在建筑物的一端设立感染性疾病病区。

（4）隔离要求

1）应分区明确，标识清楚。

2）不同种类的感染性疾病患者应分室安置；每间病室不应超过4人，病床间距应不少于1.1米。

3）病房应通风良好，自然通风或安装通风设施，以保证病房内空气清新。

4）应配备适量非手触式开关的流动水洗手设施。

五、医院感染预防与控制

1. 标准预防措施

（1）进行有可能接触患者血液、体液的诊疗、护理、清洁等工作时应戴清洁手套，操作完毕，脱去手套后立即洗手或进行卫生手消毒。

（2）在诊疗、护理操作过程中，有可能发生血液，体液飞溅到面部时，应戴医用外科口罩、防护眼镜或防护面罩；有可能发生血液、体液大面积飞溅或污染身体时，应穿戴具有防渗透性能的隔离衣或者围裙。

（3）在进行侵袭性诊疗、护理操作过程中，如在置入导管、经椎管穿刺等时，应戴医用外科口罩等医用防护用品，并保证光线充足。

（4）使用后针头不应回套针帽，确需回帽应单手操作或使用器械辅助；不应用手直接接触污染的针头、刀片等锐器，废弃的锐器应直接放入耐刺、防渗漏的专用锐器盒中；重复使用的锐器，应放在防刺的容器内密闭运输和处理。

（5）接触患者黏膜或破损的皮肤时，应戴无菌手套。

（6）应密封运送被血液、体液、分泌物、排泄物污染的被服。

（7）有呼吸道症状（如咳嗽、鼻塞、流涕等）的患者、探视者、医务人员等，应采取呼吸道卫生（咳嗽礼仪）相关感染控制措施。

2. 隔离原则

（1）在标准预防的基础上，医院应根据疾病的传播途径（接触传播、飞沫传播、空气传播和其他途径传播），结合本院的实际情况，制定相应的隔离与预防措施。

（2）一种疾病可能有多种传播途径时，应在标准预防的基础上，采取相应传播途径的隔离与预防。

（3）隔离病室应有隔离标志，并限制人员的出入，黄色为空气传播的隔离，粉色为飞沫传播的隔离，蓝色为接触传播的隔离。

（4）患者的隔离

1）接触传播的患者隔离 应限制患者的活动范围；应减少转运；如需要转运时，应采取有效措施，减少对其他患者、医务人员和环境表面的污染。

2）空气传播的患者隔离 无条件收治时，应尽快转送至有条件收治呼吸道传染病的医疗机构进行收治，并注意转运过程中医务人员的防护；当患者病情允许时，应戴外科口罩，定期更换；并限制其活动范围；应严格空气消毒。

3）飞沫传播的患者隔离　遵循标准预防措施对患者进行隔离与预防。应减少转运，需要转运时，医务人员应注意防护；患者病情允许时，应戴外科口罩，并定期更换，应限制患者的活动范围。患者之间，患者与探视者之间相隔距离在 1 米以上，探视者应戴外科口罩；加强通风，进行空气的消毒。

3. 隔离的管理要求

（1）在新建、改建与扩建时，建筑布局应符合医院卫生学要求，并应具备隔离预防的功能，区域划分应明确、标识清楚。

（2）应根据国家的有关法规，结合本医院的实际情况，制定隔离预防制度并实施。

（3）隔离的实施应遵循"标准预防"和"基于疾病传播途径的预防"的原则。

（4）应加强传染病患者的管理，包括隔离患者，严格执行探视制度。

（5）应采取有效措施，管理感染源、切断传播途径和保护易感人群。

（6）应加强医务人员隔离与防护知识的培训，为其提供合适、必要的防护用品，正确掌握常见传染病的传播途径、隔离方式和防护技术，熟练掌握操作规程。

（7）医务人员的手卫生应符合《医务人员手卫生规范》的要求，隔离区域的消毒应符合国家有关规定。

4. 职业防护

（1）应遵循标准预防的原则，在工作中执行标准预防的具体措施。

（2）存在职业暴露风险者，如无免疫史并有相关疫苗可供使用，宜接种相关疫苗。

（3）发生职业暴露后，应及时进行局部处理，并按照要求和流程进行报告。

（4）发生职业暴露后，应根据现有信息评估被传染的风险，现有信息包括源患者的液体类型（如血液，可见体液，其他潜在的传染性液体或组织和浓缩的病毒）和职业暴露类型（经皮伤害、经黏膜或破损皮肤和叮咬）。

（5）对于乙型肝炎病毒职业暴露者，应通过乙肝疫苗接种史和接种效果对职业暴露者评估乙肝病毒感染的免疫状况，并针对性采取相应预防措施。

（6）职业暴露后应追踪检测相关指标。

（7）具体评估、处理、预防及检测流程应遵循《血源性病原体职业接触防护导则》及《医务人员艾滋病病毒职业暴露防护工作指导原则》。

六、制定依据

WS/T510–2016 病区医院感染管理规范

GBZ/T 213 血源性病原体职业接触防护导则

GB 19193 疫源地消毒总则

WS 310.1 医院消毒供应中心 第 1 部分：管理规范

WS 310.2 医院消毒供应中心 第 2 部分：清洗消毒及灭菌技术操作规范

WS 310.3 医院消毒供应中心 第 3 部分：清洗消毒及灭菌效果监测标准

WS/T 311 医院隔离技术规范

WS/T 312 医院感染监测规范

WS/T 313 医务人员手卫生规范

WS/T 367 医疗机构消毒技术规范

WS/T 368 医院空气净化管理规范

医务人员艾滋病病毒职业暴露防护工作指导原则（中华人民共和国原卫生部 2004 年）

Ⅴ 呼吸道传染病救护技术（含中医）

附表 3　呼吸道传染病救护技术（含中医）

技术种类	技术名称	适应证	禁忌证	操作流程	技术要点/参数模式设定	注意事项
氧气疗法	低流量吸氧	不伴高碳酸血症的单纯低氧血症，高度怀疑缺氧	心跳呼吸骤停，自主呼吸微弱，昏迷，气道阻塞导致的低氧血症，通气功能障碍，重度呼吸衰竭	评估患者—连接流量表及湿化瓶—调整氧气流量—检查管路通畅—连接患者—监护患者情况进行调整	鼻导管：吸入氧浓度（%）= 21+4×氧流量（L/min），吸氧浓度不能达到50%以上；普通吸氧面罩：计算浓度同上，吸入氧浓度可达50%~60%；贮氧气囊面罩或文丘里面罩：计算浓度同上，吸入氧浓度可达60%以上	使用后不可改善氧合者应尽早改用高流量吸氧或机械通气
	高流量吸氧	轻、中度Ⅰ型呼吸衰竭，轻度呼吸窘迫（呼吸频率≥24次/分）	极重度Ⅰ型呼吸衰竭，其余同低流量吸氧	评估患者—连接管路—开机并设置参数—检查管路通畅—连接患者—监护患者情况进行调整	气体流量：初始设置30~40L/min，可根据患者耐受度进行调整，CO_2潴留者可适度提高；吸氧浓度：调整范围在21%~100%，可根据患者氧合情况进行调整，CO_2潴留者应尽量选择较低浓度，一般不超过30%；温度：调整范围在31~37℃，根据患者耐受度调整	选择合适的鼻塞，注意管路通畅情况，使用后不可改善氧合者应尽早改用机械通气
气道紧急管理	经口气管插管术	需机械通气的呼吸衰竭，气道阻塞或需保护，心跳呼吸骤停	绝对禁忌：张口受限致气管导管不能进入，无法通过的上气道阻塞；相对禁忌：喉头水肿，严重凝血障碍，颈椎骨折脱位，气道肿物等	评估患者及物品检查准备—插管前评估是否困难气道—正确摆放患者体位—清理口腔异物后喉镜暴露声门插管—评估插管位置—气囊充气后固定再次检查评估	喉镜型号选择：成人一般选择大号或中号弯喉镜，儿童根据年龄身高选择合适型号直喉镜；气管导管选择：成年男性一般选用7.5~8.5号气管导管，成年女性一般选用7.0~8.0号导管，特殊困难气道至少选用6.0号以上导管，儿童根据情况选择；插管深度：导管尖端距门齿约22±2cm，儿童根据情况选择；插管后气囊充气：通常为5~8mL，一般不超过10mL，有条件可选用囊压表充气，压力范围25~30mmHg	摆放合适患者体位，插管前预充氧将患者血氧提升至90%以上，喉镜应用上提法暴露声门，助手按压喉结部位有助于暴露声门
	可视喉镜辅助经口气管插管术	同经口气管插管术	同经口气管插管术	同经口气管插管术	喉镜型号选择：成人一般选择通用型号可视喉镜，儿童应根据年龄身高选择；其他同经口气管插管术	可视喉镜能更好观察声门，插管前应重点检查摄像头是否正常工作
	经皮气管切开术	同经口气管插管术，但插管失败，无法通过其他方法进行通气；有经口或经鼻气管插管禁忌证；需长期进行有创机械通气	绝对禁忌：婴幼儿；相对禁忌：小于12岁，无法准确定位环状软骨，气管远端部分或全部横切，重度肥胖，凝血功能障碍	评估患者手术部位情况—准备手术器械—摆放合适体位—局麻后穿刺置入导丝—穿刺点局部切口—用扩张器沿导丝进入气道并逐层钝性分离至气管层—置入气管套管—监控患者情况	体位：仰卧位，尽量暴露前颈部；穿刺部位：第2~4气管环间，最好位于第2和第3气管环间；气管套管选择：成年女性使用4~5号套管，成年男性使用5~6号套管	常见并发症：出血，喉部软骨和气管内壁损伤，喉和气管狭窄，伤口感染，假性通道，皮下气肿，纵隔气肿，气胸，气管食管瘘，气管软化

续表

技术种类	技术名称	适应证	禁忌证	操作流程	技术要点/参数模式设定	注意事项
机械通气	无创通气	急性呼吸衰竭，急性肺水肿，预防拔管后呼吸衰竭	严重呼吸窘迫，心跳呼吸骤停，意识障碍或气道自我保护力丧失，气道梗阻，上消化道大出血，头面外伤或畸形，无法配合	评估患者—呼吸机管路连接—选择合适面罩—连接患者—调整参数—监护患者情况进行调整	面罩选择：一般选用口鼻面罩或全脸面罩；通气模式：一般选择压力支持通气或双水平正压通气，对于急性肺水肿可选用持续正压通气；参数设置：呼气末正压初始设置为5cmH₂O，吸气末正压一般设置不超过20cmH₂O，吸气时间一般设置不超过3秒，吸氧浓度根据病情调整	选择合适的面罩是影响通气成败的重要因素，无创通气1小时后无好转应转为有创通气，常见并发症为胃肠胀气、压疮、吸入性肺炎
	有创通气	严重通气障碍，无创通气无效的低氧血症，严重呼吸窘迫，心跳呼吸骤停	无绝对禁忌证；相对禁忌证：头面部创伤，颈椎损伤，出凝血功能障碍	评估患者—呼吸机管路连接—经口气管插管—连接患者—调整参数—监护患者情况进行调整	模式选择：通气目标可分为定容和定压，触发可分为机定和患者，终止可分为时间和潮气量，呼吸控制类型可分为指令、辅助、自主，按不同组合衍生出各种通气模式，结合疾病种类和治疗目标选择；潮气量：通常6~10mL/kg；呼气末正压：至少达到5cmH₂O；吸氧浓度：初始设定100%，根据病情调整；呼吸频率、吸气压：根据病情调整	常见并发症：呼吸机相关肺损伤，气压伤，内源性呼气末正压增高，心排出量下降，呼吸机相关肺炎，呼吸机依赖
穿刺治疗	胸膜腔穿刺术	脓胸，不明原因胸腔积液的诊断，大量胸腔积液，血胸或血气胸	出凝血功能障碍，肺大泡	评估患者定位穿刺点—摆放体位—麻醉后穿刺—抽液或留置引流管—抽液或引流结束拔管	体位选择：坐位或半坐位；穿刺部位：腋中线或腋后线6~8肋间；引流量：诊断性穿刺为100mL，减压为首次小于800mL，脓胸尽量全部引流	注意防治复张性肺水肿；常见并发症：气胸，血胸，胸膜反应
	胸腔闭式引流术	大量气胸，大量胸腔积液，大量血胸或血气胸，开胸手术后	出凝血功能障碍，恶性疾病终末状态，肺大泡	评估患者—穿刺点定位—选择合适引流管路—摆放合适体位—麻醉后穿刺点钝行分离肌层—送入引流管—缝合固定—连接合适引流瓶—定期评估适时拔管	体位选择：坐位或半坐位；切口部位：气体选择锁骨中线第2肋间，液体选择腋中线或腋后线6~8肋间；引流管深度：侧孔进入胸膜腔0.5~1cm；水封瓶：单侧气体引流可使用单一水封瓶，气液胸引流需选用多水封瓶	根据瓶内气液面波动情况判断导管通畅度，拔管时嘱患者深吸气后屏气；常见并发症：胸膜反应后休克，切口感染，血胸
循环替代	体外膜氧合	难治性重度呼吸衰竭，需要肺保护性通气的急性呼吸窘迫综合征，肺移植，肺栓塞	院外心跳呼吸骤停，年龄大于74岁，无法置入合适的血管插管，过长的机械通气，抗凝禁忌	评估患者选择合适血管通路—镇静镇痛后穿刺置管—预处理装置系统—管路连接患者启动设备—设备与管路监控管理—监控血栓、溶血、氧合器—监护患者情况调整	模式选择：分为静脉-静脉体外膜氧合和静脉-动脉体外膜氧合，根据疾病种类选择；水箱温度：37℃；氧气/血流比：常规设定为1：1；血流速度：60~120mL/kg·min，仅用于清除CO₂时，血流量可降至0.75L/min	操作团队应由呼吸、危重症、心胸外科、血管外科、超声等多学科人员组成，协同配合；严重并发症：出血，血栓，脓毒症
中医救治	穴位针刺	晕厥，虚脱，高热，抽搐	出凝血功能障碍，针刺部位有溃疡创伤肿物等，孕妇	针具准备—评估患者病情—体位选穴定位—消毒针刺—行针得气留针—出针	晕厥：水沟、中冲、涌泉、足三里；虚脱：素髎、水沟、内关；高热：大椎、十二井、十宣、曲池、合谷；抽搐：水沟、内关、合谷、太冲	常见异常情况：晕针，滞针，弯针，断针，血肿；头面部出针后应延长压迫时间

续表

技术种类	技术名称	适应证	禁忌证	操作流程	技术要点/参数模式设定	注意事项
中医救治	脏腑推拿	便秘，胃肠功能紊乱	急腹症，血流动力学不稳定，大量腹水，肝脾肿大	评估患者病情—选取合适体位—手法操作—定时评估病情	仰卧位：以一指禅推法于中脘、天枢、大横治疗，以掌磨法顺时针摩腹；俯卧位：以一指禅推法沿脊柱两侧从肝俞、脾俞到八髎穴治疗，用按揉法在肾俞、大肠俞、八髎、长强治疗	一般治疗3天，评估无效应加用其他治疗方法

Ⅵ 消化道传染病救护技术（含中医）

附表4　消化道传染病救护技术（含中医）

技术种类	技术名称	适应证	禁忌证	操作流程	技术要点/参数模式设定	注意事项
消化道紧急管理	三腔二囊管	适用于一般止血措施难以控制的门静脉高压症合并食管胃底静脉曲张破裂出血	患者坚决不接受三腔二囊管压迫止血治疗，或患者神志不清，不能配合完成操作	评估患者—检查气囊完整性—液状石蜡涂抹导管—润滑鼻腔—经鼻或口置入三腔二囊管—判断置管是否到位—胃囊管注入气体—向外牵拉—血管钳夹闭末端	1.置管深度应超过65cm，胃管内以能够抽出胃液或血液，1或经胃管注入空气后在剑突下听诊进行确定。2.经胃囊开口注入空气200~300mL，1囊内压力达到50~70mmHg。可通过滑轮装置以0.5kg重物牵引。3.每2~3小时检查气囊压力1次，每12小时放气1次。4.胃囊充气仍不能止血者，则向食管囊注入100~200mL气体	加强护理，操作宜缓慢，1切忌快而粗暴，患者置管后应侧卧或头偏向一侧，避免压迫气道造成呼吸困难，拔出置管时应口服石蜡油，拔出置管后密切观察
穿刺技术	腹腔穿刺	1.抽液化验及病理检查，以确定腹腔积液的性质及病原体。2.大量腹水时放液以减轻压迫症状。3.行人工气腹作为诊断和治疗手段。4.腹腔内注射药物。5.进行诊断性穿刺，以明确腹腔内有无积液、积脓、积血	严重肠胀气；腹腔慢性炎症广泛粘连；妊娠后期；有肝性脑病倾向者不宜放腹水；疑有卵巢囊肿、多房性包虫病；弥散性血管内凝血；躁动不能合作者	评估患者—选择体位—标记穿刺位置—消毒—局部麻醉后进针—抽液或留置引流管—术毕拔针—无菌纱布覆盖及胶布固定	1.体位选择：坐位、半卧位或侧卧位。2.穿刺部位：脐与左髂前上棘中外1/3交点。3.消毒范围直径约15cm。4.局部麻醉：持5mL注射器抽取利多卡因5mL，先斜刺至皮下注射隆起皮丘，再直刺（先回抽后给药）。5.诊断性穿刺抽液量为100mL，大量腹水需缓慢排液，首次不超过1000mL，以后每次不超过3000mL	严格无菌操作；放腹水不宜过快，大量放腹水后密切观察患者；腹水量多者采用迷路穿刺法；放水前后均应测量腹围、脉搏、血压
肠内营养治疗	留置胃管	消化道疾病及手术后伴有不同程度意识丧失或吞咽功能障碍的卒中患者	鼻中隔偏曲、高血压、食管癌、存在消化道出血和急性胃炎患者	评估患者—正确摆放患者体位—经患者鼻腔置入胃管—无侵入固定法将饲管固定于鼻翼两端	1.体位选择：平卧位。2.插管深度：患者前发际至剑突或有鼻尖经耳垂到剑突的距离在45cm左右。3.密切监测患者胃残留量：鼻饲前回抽胃部，确定胃残留量，每4~8小时检测1次，间断鼻饲者鼻饲前监测。超过50mL的胃液，延缓鼻饲；超过150mL胃液，说明胃动力差。及时给药促进胃动力，增强括约肌和胃部蠕动帮助胃排空	护理人员要及时清理患者鼻翼两侧的汗和分泌物；两周更换置管于另一个鼻孔；易引起反流、误吸、呛咳等，导致严重并发症

技术种类	技术名称	适应证	禁忌证	操作流程	技术要点/参数模式设定	注意事项
中医救治	三伏天穴位贴敷	脾肾阳虚型泄泻	皮肤破损处；对药物过敏患者；婴幼儿、孕妇、经中医辨证属热性病者	评估患者病情—物品准备—选穴并消毒—敷贴并加以胶布固定—留贴—取下穴贴—嘱患者注意事项	选穴：脾俞（双）、肾俞（双）、足三里（双），根据病情可做增减。药物敏感患者：进行密切观察，当患者皮肤产生灼烧感、热辣感时，要将药贴及时移除	穴位贴敷时间为2~4小时，可适当延长或缩短时间；可在头伏、中伏、末伏进行穴位贴敷，贴后忌食生冷辛辣，禁冷水洗浴
	穴位针刺	慢性功能性腹泻	身体极度衰竭者；高热昏迷期间；针刺局部有破损、感染、溃疡及肿瘤等；自发性出血、凝血功能障碍	评估患者病情—针具准备—选取合适体位—选穴定位—消毒—针刺留针—行针—出针	选穴：中脘、天枢、关元、阴陵泉、上巨虚、足三里	在发病的不同阶段，根据患者的症状和体征，选取不同的穴位分期而治；针灸器械应严格消毒灭菌，避免交叉感染

主要参考书目

［1］吴银根，沈庆法．中医外感热病学［M］．上海：上海科学技术出版社，1991.

［2］刘金星．中西医结合传染病学［M］．北京：中国中医药出版社，2005.

［3］陈德宇．中西医结合皮肤性病学［M］．北京：中国中医药出版社，2005.

［4］吴又可．温疫论［M］．北京：人民卫生出版社，2007.

［5］中华中医药学会．中医内科常见病诊疗指南 西医疾病部分［M］．北京：中国中医药出版社，2008.

［6］俞根初．重订通俗伤寒论［M］．北京：中国中医药出版社，2011.

［7］汪受传，虞坚尔．中医儿科学［M］．3 版．北京：中国中医药出版社，2012.

［8］范昕建，黄象安．中西医结合传染病学［M］．北京：人民卫生出版社，2012.

［9］南月敏．中西医结合传染病学［M］．北京：中国中医药出版社，2012.

［10］林锦．流感的中西医治疗［M］．北京：中国中医药出版社，2013.

［11］郭会军，杨建宇，刘志斌．中西医结合传染病学［M］．北京：中医古籍出版社，2014.

［12］周华，徐春军．中西医结合传染病防治［M］．北京：人民卫生出版社，2015.

［13］李兰娟，王宇明．感染病学［M］．3 版．北京：人民卫生出版社，2015.

［14］李兰娟．传染病学高级教程［M］．北京：人民军医出版社，2015.

［15］韩雪清．各型流感的流行与防控［M］．北京：科学出版社，2016.

［16］陈红风．中医外科学［M］．4 版．北京：中国中医药出版社，2016.

［17］邓鑫．中西医结合传染病学［M］．长沙：湖南科学技术出版社，2017.

［18］黄象安．传染病学［M］．2 版．北京：中国中医药出版社，2017.

［19］周晓农．2015 年全国人体重点寄生虫病现状调查报告［M］．北京：人民卫生出版社，2018.

［20］Dennis L.Kasper．哈里森感染性疾病［M］．北京：北京联合出版公司，2018.

［21］陈达灿，李红毅．中西医结合皮肤性病学［M］．2 版．北京：科学出版社，2018.

［22］马宝璋，杜惠兰．中医妇科学［M］．上海：上海科学技术出版社，2018.

［23］李兰娟，任红．传染病学［M］．9 版．北京：人民卫生出版社，2018.

［24］南月敏．中西医结合传染病学［M］．9 版．北京：中国中医药出版社，2018.

［25］蔡定芳．病证结合传染病学［M］．上海：上海科学技术出版社，2019.

［26］张学军，郑捷．皮肤性病学［M］．9 版．北京：人民卫生出版社，2019.

［27］谷野，张明香，刘洪艳．布鲁菌病［M］．沈阳：辽宁科学技术出版社，2019.

［28］张伯礼，吴勉华．中医内科学［M］．4 版．北京：中国中医药出版社，2019.

［29］高志良，任红．传染病学［M］．北京：人民卫生出版社，2019.

［30］黄象安，高月求.中西医结合传染病学［M］.2版.北京：人民卫生出版社，2020.

［31］巴里.M.约翰.大流感：最致命瘟疫的史诗［M］.上海：上海科学技术出版社，2020.

［32］谷晓红，马健.温病学［M］.5版.北京：中国中医药出版社，2021.

［33］吴勉华，石岩.中医内科学［M］.5版.北京：中国中医药出版社，2021.

［34］王庆国，周春祥.伤寒论选读［M］.北京：中国中医药出版社，2021.

［35］冯全生，吕文亮.温病学［M］.4版.北京：人民卫生出版社，2021.

［36］赵霞，李新民.中医儿科学［M］.5版.北京：中国中医药出版社，2021.

［37］王吉耀，葛均波，邹和建.实用内科学（上）［M］.16版.北京：人民卫生出版社，2022.

全国中医药行业高等教育"十四五"规划教材

全国高等中医药院校规划教材（第十一版）

教材目录

注：凡标☆号者为"核心示范教材"。

（一）中医学类专业

序号	书　名	主　编		主编所在单位	
1	中国医学史	郭宏伟	徐江雁	黑龙江中医药大学	河南中医药大学
2	医古文	王育林	李亚军	北京中医药大学	陕西中医药大学
3	大学语文	黄作阵		北京中医药大学	
4	中医基础理论☆	郑洪新	杨　柱	辽宁中医药大学	贵州中医药大学
5	中医诊断学☆	李灿东	方朝义	福建中医药大学	河北中医药大学
6	中药学☆	钟赣生	杨柏灿	北京中医药大学	上海中医药大学
7	方剂学☆	李　冀	左铮云	黑龙江中医药大学	江西中医药大学
8	内经选读☆	翟双庆	黎敬波	北京中医药大学	广州中医药大学
9	伤寒论选读☆	王庆国	周春祥	北京中医药大学	南京中医药大学
10	金匮要略☆	范永升	姜德友	浙江中医药大学	黑龙江中医药大学
11	温病学☆	谷晓红	马　健	北京中医药大学	南京中医药大学
12	中医内科学☆	吴勉华	石　岩	南京中医药大学	辽宁中医药大学
13	中医外科学☆	陈红风		上海中医药大学	
14	中医妇科学☆	冯晓玲	张婷婷	黑龙江中医药大学	上海中医药大学
15	中医儿科学☆	赵　霞	李新民	南京中医药大学	天津中医药大学
16	中医骨伤科学☆	黄桂成	王拥军	南京中医药大学	上海中医药大学
17	中医眼科学	彭清华		湖南中医药大学	
18	中医耳鼻咽喉科学	刘　蓬		广州中医药大学	
19	中医急诊学☆	刘清泉	方邦江	首都医科大学	上海中医药大学
20	中医各家学说☆	尚　力	戴　铭	上海中医药大学	广西中医药大学
21	针灸学☆	梁繁荣	王　华	成都中医药大学	湖北中医药大学
22	推拿学☆	房　敏	王金贵	上海中医药大学	天津中医药大学
23	中医养生学	马烈光	章德林	成都中医药大学	江西中医药大学
24	中医药膳学	谢梦洲	朱天民	湖南中医药大学	成都中医药大学
25	中医食疗学	施洪飞	方　泓	南京中医药大学	上海中医药大学
26	中医气功学	章文春	魏玉龙	江西中医药大学	北京中医药大学
27	细胞生物学	赵宗江	高碧珍	北京中医药大学	福建中医药大学

序号	书 名	主 编		主编所在单位	
28	人体解剖学	邵水金		上海中医药大学	
29	组织学与胚胎学	周忠光	汪 涛	黑龙江中医药大学	天津中医药大学
30	生物化学	唐炳华		北京中医药大学	
31	生理学	赵铁建	朱大诚	广西中医药大学	江西中医药大学
32	病理学	刘春英	高维娟	辽宁中医药大学	河北中医药大学
33	免疫学基础与病原生物学	袁嘉丽	刘永琦	云南中医药大学	甘肃中医药大学
34	预防医学	史周华		山东中医药大学	
35	药理学	张硕峰	方晓艳	北京中医药大学	河南中医药大学
36	诊断学	詹华奎		成都中医药大学	
37	医学影像学	侯 键	许茂盛	成都中医药大学	浙江中医药大学
38	内科学	潘 涛	戴爱国	南京中医药大学	湖南中医药大学
39	外科学	谢建兴		广州中医药大学	
40	中西医文献检索	林丹红	孙 玲	福建中医药大学	湖北中医药大学
41	中医疫病学	张伯礼	吕文亮	天津中医药大学	湖北中医药大学
42	中医文化学	张其成	臧守虎	北京中医药大学	山东中医药大学
43	中医文献学	陈仁寿	宋咏梅	南京中医药大学	山东中医药大学
44	医学伦理学	崔瑞兰	赵 丽	山东中医药大学	北京中医药大学
45	医学生物学	詹秀琴	许 勇	南京中医药大学	成都中医药大学
46	中医全科医学概论	郭 栋	严小军	山东中医药大学	江西中医药大学
47	卫生统计学	魏高文	徐 刚	湖南中医药大学	江西中医药大学
48	中医老年病学	王 飞	张学智	成都中医药大学	北京大学医学部
49	医学遗传学	赵丕文	卫爱武	北京中医药大学	河南中医药大学
50	针刀医学	郭长青		北京中医药大学	
51	腧穴解剖学	邵水金		上海中医药大学	
52	神经解剖学	孙红梅	申国明	北京中医药大学	安徽中医药大学
53	医学免疫学	高永翔	刘永琦	成都中医药大学	甘肃中医药大学
54	神经定位诊断学	王东岩		黑龙江中医药大学	
55	中医运气学	苏 颖		长春中医药大学	
56	实验动物学	苗明三	王春田	河南中医药大学	辽宁中医药大学
57	中医医案学	姜德友	方祝元	黑龙江中医药大学	南京中医药大学
58	分子生物学	唐炳华	郑晓珂	北京中医药大学	河南中医药大学

（二）针灸推拿学专业

序号	书 名	主 编		主编所在单位	
59	局部解剖学	姜国华	李义凯	黑龙江中医药大学	南方医科大学
60	经络腧穴学☆	沈雪勇	刘存志	上海中医药大学	北京中医药大学
61	刺法灸法学☆	王富春	岳增辉	长春中医药大学	湖南中医药大学
62	针灸治疗学☆	高树中	冀来喜	山东中医药大学	山西中医药大学
63	各家针灸学说	高希言	王 威	河南中医药大学	辽宁中医药大学
64	针灸医籍选读	常小荣	张建斌	湖南中医药大学	南京中医药大学
65	实验针灸学	郭 义		天津中医药大学	

序号	书名	主编		主编所在单位	
66	推拿手法学☆	周运峰		河南中医药大学	
67	推拿功法学☆	吕立江		浙江中医药大学	
68	推拿治疗学☆	井夫杰	杨永刚	山东中医药大学	长春中医药大学
69	小儿推拿学	刘明军	邰先桃	长春中医药大学	云南中医药大学

（三）中西医临床医学专业

序号	书名	主编		主编所在单位	
70	中外医学史	王振国	徐建云	山东中医药大学	南京中医药大学
71	中西医结合内科学	陈志强	杨文明	河北中医药大学	安徽中医药大学
72	中西医结合外科学	何清湖		湖南中医药大学	
73	中西医结合妇产科学	杜惠兰		河北中医药大学	
74	中西医结合儿科学	王雪峰	郑健	辽宁中医药大学	福建中医药大学
75	中西医结合骨伤科学	詹红生	刘军	上海中医药大学	广州中医药大学
76	中西医结合眼科学	段俊国	毕宏生	成都中医药大学	山东中医药大学
77	中西医结合耳鼻咽喉科学	张勤修	陈文勇	成都中医药大学	广州中医药大学
78	中西医结合口腔科学	谭劲		湖南中医药大学	
79	中药学	周祯祥	吴庆光	湖北中医药大学	广州中医药大学
80	中医基础理论	战丽彬	章文春	辽宁中医药大学	江西中医药大学
81	针灸推拿学	梁繁荣	刘明军	成都中医药大学	长春中医药大学
82	方剂学	李冀	季旭明	黑龙江中医药大学	浙江中医药大学
83	医学心理学	李光英	张斌	长春中医药大学	湖南中医药大学
84	中西医结合皮肤性病学	李斌	陈达灿	上海中医药大学	广州中医药大学
85	诊断学	詹华奎	刘潜	成都中医药大学	江西中医药大学
86	系统解剖学	武煜明	李新华	云南中医药大学	湖南中医药大学
87	生物化学	施红	贾连群	福建中医药大学	辽宁中医药大学
88	中西医结合急救医学	方邦江	刘清泉	上海中医药大学	首都医科大学
89	中西医结合肛肠病学	何永恒		湖南中医药大学	
90	生理学	朱大诚	徐颖	江西中医药大学	上海中医药大学
91	病理学	刘春英	姜希娟	辽宁中医药大学	天津中医药大学
92	中西医结合肿瘤学	程海波	贾立群	南京中医药大学	北京中医药大学
93	中西医结合传染病学	李素云	孙克伟	河南中医药大学	湖南中医药大学

（四）中药学类专业

序号	书名	主编		主编所在单位	
94	中医学基础	陈晶	程海波	黑龙江中医药大学	南京中医药大学
95	高等数学	李秀昌	邵建华	长春中医药大学	上海中医药大学
96	中医药统计学	何雁		江西中医药大学	
97	物理学	章新友	侯俊玲	江西中医药大学	北京中医药大学
98	无机化学	杨怀霞	吴培云	河南中医药大学	安徽中医药大学
99	有机化学	林辉		广州中医药大学	
100	分析化学（上）（化学分析）	张凌		江西中医药大学	

序号	书 名	主 编		主编所在单位	
101	分析化学（下）（仪器分析）	王淑美		广东药科大学	
102	物理化学	刘 雄	王颖莉	甘肃中医药大学	山西中医药大学
103	临床中药学☆	周祯祥	唐德才	湖北中医药大学	南京中医药大学
104	方剂学	贾 波	许二平	成都中医药大学	河南中医药大学
105	中药药剂学☆	杨 明		江西中医药大学	
106	中药鉴定学☆	康廷国	闫永红	辽宁中医药大学	北京中医药大学
107	中药药理学☆	彭 成		成都中医药大学	
108	中药拉丁语	李 峰	马 琳	山东中医药大学	天津中医药大学
109	药用植物学☆	刘春生	谷 巍	北京中医药大学	南京中医药大学
110	中药炮制学☆	钟凌云		江西中医药大学	
111	中药分析学☆	梁生旺	张 彤	广东药科大学	上海中医药大学
112	中药化学☆	匡海学	冯卫生	黑龙江中医药大学	河南中医药大学
113	中药制药工程原理与设备	周长征		山东中医药大学	
114	药事管理学☆	刘红宁		江西中医药大学	
115	本草典籍选读	彭代银	陈仁寿	安徽中医药大学	南京中医药大学
116	中药制药分离工程	朱卫丰		江西中医药大学	
117	中药制药设备与车间设计	李 正		天津中医药大学	
118	药用植物栽培学	张永清		山东中医药大学	
119	中药资源学	马云桐		成都中医药大学	
120	中药产品与开发	孟宪生		辽宁中医药大学	
121	中药加工与炮制学	王秋红		广东药科大学	
122	人体形态学	武煜明	游言文	云南中医药大学	河南中医药大学
123	生理学基础	于远望		陕西中医药大学	
124	病理学基础	王 谦		北京中医药大学	
125	解剖生理学	李新华	于远望	湖南中医药大学	陕西中医药大学
126	微生物学与免疫学	袁嘉丽	刘永琦	云南中医药大学	甘肃中医药大学
127	线性代数	李秀昌		长春中医药大学	
128	中药新药研发学	张永萍	王利胜	贵州中医药大学	广州中医药大学
129	中药安全与合理应用导论	张 冰		北京中医药大学	
130	中药商品学	闫永红	蒋桂华	北京中医药大学	成都中医药大学

（五）药学类专业

序号	书 名	主 编		主编所在单位	
131	药用高分子材料学	刘 文		贵州医科大学	
132	中成药学	张金莲	陈 军	江西中医药大学	南京中医药大学
133	制药工艺学	王 沛	赵 鹏	长春中医药大学	陕西中医药大学
134	生物药剂学与药物动力学	龚慕辛	贺福元	首都医科大学	湖南中医药大学
135	生药学	王喜军	陈随清	黑龙江中医药大学	河南中医药大学
136	药学文献检索	章新友	黄必胜	江西中医药大学	湖北中医药大学
137	天然药物化学	邱 峰	廖尚高	天津中医药大学	贵州医科大学
138	药物合成反应	李念光	方 方	南京中医药大学	安徽中医药大学

序号	书 名	主 编		主编所在单位	
139	分子生药学	刘春生	袁 媛	北京中医药大学	中国中医科学院
140	药用辅料学	王世宇	关志宇	成都中医药大学	江西中医药大学
141	物理药剂学	吴 清		北京中医药大学	
142	药剂学	李范珠	冯年平	浙江中医药大学	上海中医药大学
143	药物分析	俞 捷	姚卫峰	云南中医药大学	南京中医药大学

（六）护理学专业

序号	书 名	主 编		主编所在单位	
144	中医护理学基础	徐桂华	胡 慧	南京中医药大学	湖北中医药大学
145	护理学导论	穆 欣	马小琴	黑龙江中医药大学	浙江中医药大学
146	护理学基础	杨巧菊		河南中医药大学	
147	护理专业英语	刘红霞	刘 娅	北京中医药大学	湖北中医药大学
148	护理美学	余雨枫		成都中医药大学	
149	健康评估	阚丽君	张玉芳	黑龙江中医药大学	山东中医药大学
150	护理心理学	郝玉芳		北京中医药大学	
151	护理伦理学	崔瑞兰		山东中医药大学	
152	内科护理学	陈 燕	孙志岭	湖南中医药大学	南京中医药大学
153	外科护理学	陆静波	蔡恩丽	上海中医药大学	云南中医药大学
154	妇产科护理学	冯 进	王丽芹	湖南中医药大学	黑龙江中医药大学
155	儿科护理学	肖洪玲	陈偶英	安徽中医药大学	湖南中医药大学
156	五官科护理学	喻京生		湖南中医药大学	
157	老年护理学	王 燕	高 静	天津中医药大学	成都中医药大学
158	急救护理学	吕 静	卢根娣	长春中医药大学	上海中医药大学
159	康复护理学	陈锦秀	汤继芹	福建中医药大学	山东中医药大学
160	社区护理学	沈翠珍	王诗源	浙江中医药大学	山东中医药大学
161	中医临床护理学	裘秀月	刘建军	浙江中医药大学	江西中医药大学
162	护理管理学	全小明	柏亚妹	广州中医药大学	南京中医药大学
163	医学营养学	聂 宏	李艳玲	黑龙江中医药大学	天津中医药大学
164	安宁疗护	邸淑珍	陆静波	河北中医药大学	上海中医药大学
165	护理健康教育	王 芳		成都中医药大学	
166	护理教育学	聂 宏	杨巧菊	黑龙江中医药大学	河南中医药大学

（七）公共课

序号	书 名	主 编		主编所在单位	
167	中医学概论	储全根	胡志希	安徽中医药大学	湖南中医药大学
168	传统体育	吴志坤	邵玉萍	上海中医药大学	湖北中医药大学
169	科研思路与方法	刘 涛	商洪才	南京中医药大学	北京中医药大学
170	大学生职业发展规划	石作荣	李 玮	山东中医药大学	北京中医药大学
171	大学计算机基础教程	叶 青		江西中医药大学	
172	大学生就业指导	曹世奎	张光霁	长春中医药大学	浙江中医药大学

序号	书名	主编		主编所在单位	
173	医患沟通技能	王自润	殷越	大同大学	黑龙江中医药大学
174	基础医学概论	刘黎青	朱大诚	山东中医药大学	江西中医药大学
175	国学经典导读	胡真	王明强	湖北中医药大学	南京中医药大学
176	临床医学概论	潘涛	付滨	南京中医药大学	天津中医药大学
177	Visual Basic 程序设计教程	闫朝升	曹慧	黑龙江中医药大学	山东中医药大学
178	SPSS 统计分析教程	刘仁权		北京中医药大学	
179	医学图形图像处理	章新友	孟昭鹏	江西中医药大学	天津中医药大学
180	医药数据库系统原理与应用	杜建强	胡孔法	江西中医药大学	南京中医药大学
181	医药数据管理与可视化分析	马星光		北京中医药大学	
182	中医药统计学与软件应用	史周华	何雁	山东中医药大学	江西中医药大学

（八）中医骨伤科学专业

序号	书名	主编		主编所在单位	
183	中医骨伤科学基础	李楠	李刚	福建中医药大学	山东中医药大学
184	骨伤解剖学	侯德才	姜国华	辽宁中医药大学	黑龙江中医药大学
185	骨伤影像学	栾金红	郭会利	黑龙江中医药大学	河南中医药大学洛阳平乐正骨学院
186	中医正骨学	冷向阳	马勇	长春中医药大学	南京中医药大学
187	中医筋伤学	周红海	于栋	广西中医药大学	北京中医药大学
188	中医骨病学	徐展望	郑福增	山东中医药大学	河南中医药大学
189	创伤急救学	毕荣修	李无阴	山东中医药大学	河南中医药大学洛阳平乐正骨学院
190	骨伤手术学	童培建	曾意荣	浙江中医药大学	广州中医药大学

（九）中医养生学专业

序号	书名	主编		主编所在单位	
191	中医养生文献学	蒋力生	王平	江西中医药大学	湖北中医药大学
192	中医治未病学概论	陈涤平		南京中医药大学	
193	中医饮食养生学	方泓		上海中医药大学	
194	中医养生方法技术学	顾一煌	王金贵	南京中医药大学	天津中医药大学
195	中医养生学导论	马烈光	樊旭	成都中医药大学	辽宁中医药大学
196	中医运动养生学	章文春	邬建卫	江西中医药大学	成都中医药大学

（十）管理学类专业

序号	书名	主编		主编所在单位	
197	卫生法学	田侃	冯秀云	南京中医药大学	山东中医药大学
198	社会医学	王素珍	杨义	江西中医药大学	成都中医药大学
199	管理学基础	徐爱军		南京中医药大学	
200	卫生经济学	陈永成	欧阳静	江西中医药大学	陕西中医药大学
201	医院管理学	王志伟	翟理祥	北京中医药大学	广东药科大学
202	医药人力资源管理	曹世奎		长春中医药大学	
203	公共关系学	关晓光		黑龙江中医药大学	

序号	书 名	主 编	主编所在单位	
204	卫生管理学	乔学斌 王长青	南京中医药大学	南京医科大学
205	管理心理学	刘鲁蓉 曾 智	成都中医药大学	南京中医药大学
206	医药商品学	徐 晶	辽宁中医药大学	

（十一）康复医学类专业

序号	书 名	主 编	主编所在单位	
207	中医康复学	王瑞辉 冯晓东	陕西中医药大学	河南中医药大学
208	康复评定学	张 泓 陶 静	湖南中医药大学	福建中医药大学
209	临床康复学	朱路文 公维军	黑龙江中医药大学	首都医科大学
210	康复医学导论	唐 强 严兴科	黑龙江中医药大学	甘肃中医药大学
211	言语治疗学	汤继芹	山东中医药大学	
212	康复医学	张 宏 苏友新	上海中医药大学	福建中医药大学
213	运动医学	潘华山 王 艳	广东潮州卫生健康职业学院	黑龙江中医药大学
214	作业治疗学	胡 军 艾 坤	上海中医药大学	湖南中医药大学
215	物理治疗学	金荣疆 王 磊	成都中医药大学	南京中医药大学